W0110782

medicina peligrosa

Arthur Hailey

medicina peligrosa

Círculo de Lectores

Título del original inglés, Strong medicine
Traducción, Helena Valentí
Cubierta, BIME

Círculo de Lectores, S.A.
Valencia, 344 Barcelona
2 3 4 5 6 7 8 9 5 8 0 4

Depósito legal B. 10637-1985
Impreso y encuadernado por
Printer, industria gráfica sa
Sant Vicenç dels Horts 1985
Printed in Spain
ISBN 84-226-1901-6

Edición no abreviada
Licencia editorial para Círculo de Lectores
por cortesía de Editorial Planeta

NOTA PERSONAL DEL AUTOR A LOS LECTORES

En 1979, cuando publiqué Overload, *os anuncié que me retiraba. Me sentía cansado. Había tenido una vida muy llena. A los millones de lectores que tengo en todo el mundo les agradecía, y les agradezco todavía hoy, las formas variadas y múltiples con que han enriquecido mi vida y han posibilitado mi descanso.*

Para los años que me quedaban de vida, proyectaba dedicar más tiempo —y viajar más— en compañía de mi querida esposa Sheila, además de a la pesca, a leer más libros, a escuchar música, es decir, al tipo de cosas normalmente vedado a los escritores profesionales.

Sin embargo, desconocía cuán próximo me hallaba de la muerte, debido a seis obturaciones en las arterias coronarias, estado que me diagnosticó, al poco tiempo, mi amigo médico, el doctor Edward Robbins, de San Francisco, quien me aconsejó una operación inmediata. La operación —un desvío cuádruple— fue efectuada por el doctor Denton Cooley y sus colegas del Instituto Cardiaco de Texas, equipo hacia el cual mi gratitud rebasa todos los límites imaginables.

Sheila me animó y ayudó con su presencia, como ha hecho durante nuestro matrimonio de amor. No es casualidad que en la presente novela los nombres de Celia y Sheila sean de pronunciación tan similar.

El resultado de todo ello fue recobrar la salud y nueva energía, hasta el punto que Sheila un día me dijo: «Creo que deberías escribir otro libro.»

Consejo que seguí. Medicina peligrosa *es prueba de ello.*

Las enfermedades, de la desesperación nacidas,
en desesperados remedios encuentran curación,
si la encuentran.

SHAKESPEARE, *Hamlet*

Abrumados estamos por el acopio infinito de medicamentos
de que nos hacen panegírico,
y para colmo nos añaden otro.

THOMAS SYDENHAM, M. D. (1624-1689)

PRÓLOGO

1985

En un 747, en la parte delantera de la cabina de primera clase, y a la media hora de despegar de Londres, el doctor Andrew Jordan cogió la mano de su mujer.

—Tranquilízate —le dijo—. No pasará nada.

—Claro que pasará. Para esto está Dennis Donahue —replicó ella.

Andrew hizo una mueca al oír nombrar al demagogo senador norteamericano de Nueva Inglaterra.

—La boca comenzaba a hacérseme agua ante la perspectiva del almuerzo, y tú te empeñas en revolverme el estómago mencionando a ese asqueroso —quejóse él.

—Un poco de seriedad, Andrew. Recuerda que debido a los medicamentos han muerto personas.

—Tú trabajas a otro nivel.

—No importa; si hay denuncia, a mí también me implicarán. Es posible que vaya a la cárcel.

Él trató de animarla:

—No te adelantes a los acontecimientos, aunque te prometo ir a verte diariamente y llevarte pasteles rellenos de hojas de serrar.

—¡Andrew! —exclamó ella, mirándolo con una sonrisa en la que se mezclaba la tristeza con la ternura.

A los veintiocho años de matrimonio cuán magnífico es, se dijo él, admirar a tu mujer por su belleza, inteligencia y fuerza. Y todo eso, pensó, sin caer en sentimentalismos. Eran cualidades que él había tenido ocasión de admirar un millar de veces.

—¡Qué bonito! —comentó una voz desde el pasillo.

Andrew miró. Era la azafata, radiante, joven, alegre, que observaba cómo se cogían de la mano.

Él le dijo con cara muy seria:

—Los viejos también se enamoran.

—¿De veras? —replicó la azafata, siguiendo la broma—. Nunca lo hubiera dicho. ¿Más champán?

—Sí, por favor.

A él no se le escapó la manera con que le miraba la chica, y comprobó, una vez más, que, a pesar de sus años, era un hombre atractivo, incluso a los ojos de una persona que hubiera podido ser su hija. ¿Cómo le había descrito la semana pasada aquel periódico de Londres? «El ilustre y apuesto doctor de pelo plateado, esposo de...», etc., etc. Andrew no lo había comentado, pero la verdad es que se había sentido sumamente halagado.

Llena de nuevo la copa, Andrew se arrellanó en la butaca. Disfrutaba de lo lindo con todos los detalles que comportaba volar en primera clase, aunque actualmente no aparecieran revestidos de la importancia de otros tiempos. Por supuesto que los pagaban con el dinero de su mujer. No es que él no cobrara un buen sueldo, como médico internista, pero dudaba mucho de que hubiera, por sí solo, alcanzado para pagar el pasaje de primera clase del vuelo Londres-Nueva York, y de lo que no cabía ninguna duda es que jamás hubiera podido costear el *jet* privado con que él y su mujer acostumbraban a viajar por Estados Unidos.

Alto, se dijo, con que *habían* solido viajar hasta el presente. De ahora en adelante era imposible saber qué les esperaba.

De todos modos, el dinero no había sido jamás tema de disputa entre ellos dos. Desde el primer día su mujer había dejado bien en claro que lo que era de uno era de ambos. Siempre habían tenido cuentas corrientes conjuntas y, aunque la contribución de Andrew era actualmente bastante inferior a la de ella, ninguno de los dos se había entretenido en hacer comparaciones aritméticas.

Las ideas de Andrew fueron perdiendo precisión a medida que el 747 giraba lentamente hacia el oeste y sobrevolaba el Atlántico.

La pareja continuó con las manos entrelazadas.

—Andrew, cuánto bien me hace sentirte a mi lado —dijo ella—. Siempre conmigo. Y siempre tan fuerte...

—Es curioso —observó él—. «Fuerte» es precisamente la palabra que mentalmente te aplicaba a ti.

—Hay distintas maneras de ser fuerte —indicó ella—. La tuya me es necesaria.

El habitual ajetreo de la vida a bordo había comenzado: se estaban haciendo los preparativos para el almuerzo. Se desplegaban mesitas, que se recubrían de manteles blancos y de cubertería.

Al poco rato su mujer añadió:

—Pase lo que pase, me defenderé.

—Como de costumbre, ¿no crees?

Ella reflexionaba con su acostumbrada meticulosidad.

—Dentro de unos días escogeré un abogado. Tiene que ser alguien experimentado, aunque no excesivamente brillante. Demasiada labia podría ser perjudicial.

Él le estrechó la mano.

—Me gustas cuando hablas así.

Ella le contestó con una sonrisa:

—¿Estarás a mi lado durante el juicio?

—No faltaré ni un día. Los enfermos tendrán que sacar fuerzas de flaqueza hasta que todo haya pasado.

—Eso sí que no me lo creo —repuso ella—. Pero me gustaría que no me dejaras sola.

—No soy el único médico. Ya nos arreglaremos.

—Quién sabe —dijo ella—, quién sabe, tal vez el abogado sea capaz de hacer milagros.

Andrew hundió el cuchillo en el caviar que acababan de ponerle delante. Por serias que fueran las dificultades de su situación, nada podía echar a perder *aquello*.

—Todo es posible —contestó él, extendiendo el caviar sobre la tostada—. Lo nuestro al principio fue un milagro. Y ha habido más, gracias a ti. ¿Por qué no otro? Dedicado especialmente a ti.

—Sería realmente un milagro.

—Lo será —le corrigió él.

Andrew cerró los ojos. Con el champán y la altitud le había entrado sueño. Pero en su somnolencia le vino el recuerdo del primer milagro.

Hacía mucho tiempo...

PRIMERA PARTE

1957-1963

CAPÍTULO I

El médico manifestó en voz baja:

—Su mujer se muere, John. Es cuestión de horas.

Al ver la palidez y la angustia reflejada en la cara del delgado joven que le escuchaba, vestido todavía con el mono de la fábrica, añadió:

—Me gustaría poder decirle algo distinto. Pero me parece que usted prefiere saber la verdad.

Se encontraban en el hospital de Saint Bede, de Morristown, New Jersey. Comenzaban a llegar los primeros ruidos de la noche, los escasos ruidos nocturnos de una ciudad de provincias, que apenas interrumpían el silencio entre ellos.

A la mortecina luz de la habitación del hospital, Andrew se fijó en el doble movimiento convulso de la nuez de la garganta del marido de la moribunda, y luego le oyó decir:

—No puedo creerlo. Si acabamos de empezar. Es el comienzo. Tenemos un niño de meses.

—Sí, ya lo sé.

—Me parece tan...

—¿Injusto?

El joven asintió. De aspecto muy decente y trabajador. John Rowe. Veinticinco años, cuatro años menos que el propio doctor Jordan, y se tomaba muy mal la noticia, claro. De buena gana Andrew hubiera dicho cualquier cosa para consolarlo. Aunque Andrew comenzaba ya a estar avezado a la muerte, y había aprendido a reconocer sus síntomas, todavía no sabía cuál era la mejor manera de comunicar su proximidad a los parientes o amigos del moribundo. ¿Qué era mejor? ¿Que el médico fuera franco, que no se anduviera con remilgos, o existía una forma más sutil? Eso no lo enseñaban en la escuela de medicina, ni en ninguna parte.

—Los virus no se atienen a ningún concepto de justicia —dijo—, aunque también es cierto que normalmente no se comportan como con Mary. Lo habitual es que reaccionen al tratamiento.

—¿No hay nada? ¿Ningún medicamento que...?

Andrew movió la cabeza negativamente. Para qué iba a entrar en detalles y contestar: *Todavía no. De momento no hay ninguna droga para contrarrestar una hepatitis infecciosa aguda.* ¿Qué ganarían con eso? Hacía unas horas había celebrado consulta con su superior, el doctor Noah Townsend, que era el jefe médico del hospital.

No hacía mucho que había dicho a Andrew:

—Ha hecho todo lo que podía hacerse. Yo lo hubiera hecho exactamente igual.

Fue entonces cuando Andrew decidió mandar recado a la fábrica de Boonton, la población vecina donde trabajaba John Rowe, en el turno de noche. *¡Qué mala suerte!* Andrew miró la cabecera del lecho de metal en que yacía, inmóvil, la paciente. Era la única cama de la habitación, señalada ostentosamente con un cartel que rezaba: «Contagiosos.»

La ampolla del suero intravenoso estaba colocada correctamente para su función de verter gota a gota la mezcla de dextrosa, solución salina y un complejo de vitaminas B en la vena del antebrazo de Mary Rowe.

Afuera estaba todo oscuro; de vez en cuando llegaban ruidos que anunciaban tormenta, llovía a cántaros. Una noche espantosa. La última noche de una joven, esposa y madre, que hacía sólo una semana había gozado de perfecta salud. ¡Qué mala pata! ¡Qué injusto!

Estábamos a viernes. El lunes, Mary Rowe, menuda y bonita, aunque obviamente indispuesta, se había presentado en el despacho de Andrew. Se quejó de mareos, de una sensación de debilidad y de falta de apetito. Tenía 38,5° de fiebre. Cuatro días antes había sufrido de los mismos síntomas, y había vomitado, pero al día siguiente se había sentido mucho mejor, por lo que creyó que le había pasado. Pero ahora volvía a sentir lo mismo. Se sentía malísimamente, peor que el otro día.

Andrew le miró el blanco de los ojos: comenzaban a estar amarillos. Y en determinadas zonas de la piel habían aparecido las manchas típicas de la ictericia. Le palpó el hígado, lo sintió blando e inflamado. Le hizo unas cuantas preguntas y descubrió que el mes pasado había estado en México con su marido, por unas breves vacaciones. Sí, se habían alojado en un modesto hotel porque era más económico. Sí, habían comido platos de la cocina indígena y bebido agua del grifo.

—Tiene que ingresar inmediatamente en el hospital —le dijo Andrew—. Tenemos que hacerle un análisis de sangre para estar seguros, pero creo casi con certeza que sufre una hepatitis infecciosa.

Entonces, al ver el susto de Mary Rowe, le había explicado que lo más probable era que hubiera ingerido algún alimento contaminado o agua infectada, durante su estancia en México, y que probablemente la infección provenía de un recipiente mal lavado. Era frecuente en países de poca higiene.

En cuanto al tratamiento, sería más que nada para refortalecerla, asistido de las medidas necesarias para que el cuerpo absorbiera intravenosamente todo el líquido que le hacía falta. El noventa y cinco por ciento de la gente se curaba completamente. Al cabo de tres o cuatro meses de tratamiento, añadió Andrew; aunque Mary podría volver a su casa al cabo de unos días.

Con una sonrisa desalentada. Mary le había preguntado:

—¿Y si yo soy una del cinco por ciento restante?

Andrew se había reído y le había contestado:

—Ni lo piense. Es una estadística que no le afecta a usted.

Y en eso se había equivocado.

En vez de mejorar, Mary Rowe había empeorado. La bilirrubina de su cuerpo había seguido aumentando, la ictericia se había agudizado, lo que se hubiera detectado, de todos modos, por el color alarmantemente amarillo que había cogido su piel. Y lo que todavía era más grave: el miércoles se habían hecho unas pruebas que indicaban que el contenido de amoniaco de la sangre había llegado a un grado peligroso. El amoniaco provenía del intestino y el hígado no podía asimilarlo.

Desde el día anterior su estado mental se había deteriorado. Había aparecido confusa, desorientada, sin saber dónde estaba ni por qué, y no había reconocido a Andrew, ni a su esposo. Fue entonces cuando Andrew había advertido al marido que su mujer estaba grave.

La frustración y la impotencia habían atormentado a Andrew durante todo el jueves y, entre las visitas a los otros enfermos, había reflexionado sobre el caso, pero sin resultado. Habíase dado cuenta de que el obstáculo principal era la acumulación de amoniaco. ¿Qué podía hacerse para diluirlo, eliminarlo? Sabía que, de momento, no se conocía ningún método para conseguirlo.

Por último, e injustamente, de eso se daba cuenta ahora, había descargado su mal humor sobre la latosa representante del laboratorio de fármacos que había aparecido por la tarde en su despacho para endosarle sus productos. Era uno de los vendedores «al detalle». ¿O debía de haber dicho vendedora? Le importaba un comino. No se acordaba de su cara, ni de su nombre, salvo que llevaba gafas y que era muy joven, una muchacha, y seguramente sin experiencia.

Era representante de los laboratorios Felding-Roth. Más tarde Andrew se preguntó por qué diablos se había avenido a recibirla al comunicarle la chica de recepción su visita; pero el hecho es que la había recibido, pensando seguramente que nunca se sabe, aunque, al comenzar ella su perorata sobre el nuevo antibiótico sacado por su laboratorio, Andrew se había distraído con otras cosas, hasta que le oyó decir:

—No me escucha, doctor —y él se había puesto furioso.

—Debe de ser porque tengo cosas más importantes en que pensar y usted me está haciendo perder el tiempo.

Fue una grosería, cosa excepcional en él. Pero su intensa preocupación por Mary Rowe se combinó explosivamente con el malestar que le producían las empresas productoras de fármacos y el acoso de sus técnicas de ventas. Por supuesto que algunas de las drogas producidas eran buenas, pero sus regateos e incluso los sobornos descarados de los médicos ofendían a Andrew. Había topado con ello por primera vez en la escuela de medicina, donde los estudiantes, futuros recetadores desde el punto de vista de los laboratorios, eran halagados y mimados por sus representantes. Una de las cosas que hacían era regalar estetoscopios y maletines, regalos que determinados estudiantes no tenían inconveniente en aceptar. Andrew, no. A pesar de que no era rico, había preferido conservar su independencia y pagárselo todo él.

—Dígame, doctor, si no le importa —le había dicho la representante de Felding-Roth—, qué le preocupa tanto.

Él se lo había contado, le había hablado de la aguda intoxicación de amoniaco que sufría Mary Rowe, y había añadido sarcásticamente que más les valdría a los laboratorios que, en vez de producir y competir por más antibióticos, se dedicaran a descubrir una droga capaz de detener el influjo del amoniaco en el cuerpo.

Se calló y seguramente hubiera pedido perdón por el exabrupto, del que en seguida se había avergonzado, de no ser porque la muchacha había ya recogido sus cosas y se encaminaba hacia la puerta.

—Buenas tardes, doctor —dijo al despedirse.

Todo eso fue ayer, y hoy Andrew sabía tan poco como entonces qué hacer con Mary Rowe, quien había entrado en coma. Aunque apresurarse a la cabecera de su lecho había sido lo correcto, Andrew sabía antes de llegar al hospital que no había nada que hacer. Tenían que limitarse a mantener funcionando el gota a gota intravenoso. Eso, y no perder las esperanzas.

Ahora, al acabar el día, estaba claro que era inútil esperar nada. El estado de Mary Rowe era irreversible.

Luchando por tragarse las lágrimas, John Rowe preguntó:

—¿Recobrará la conciencia, doctor? ¿Se enterará Mary de que estoy a su lado?

—Siento decirle que me parece poco probable —contestó Andrew.

—Me quedaré con ella, de todos modos.

—No faltaría más. Las enfermeras se mantendrán al tanto, y yo daré las oportunas instrucciones al médico de turno.

—Gracias, doctor.

Al marcharse, Andrew se preguntó: «¿Gracias de qué?» Sintió la necesidad de tomar un café y se encaminó directamente a donde suponía que lo encontraría hecho.

La sala de estar reservada a los médicos era una pieza cuadrada, como una caja, con escasos muebles, sillones, un estante para el correo, un televisor, un escritorio de reducidas dimensiones y armaritos para los médicos que estaban de turno. Pero tenía la ventaja que era privada y que siempre había café a punto. Al entrar Andrew, estaba vacía.

Se sirvió café y se sentó en un sillón viejo y cómodo. Era inútil permanecer más tiempo en el hospital, pero sentía una repugnancia instintiva por irse inmediatamente a su piso de soltero, piso cómodo, que le había encontrado Hilda, la mujer de Noah Townsend, pero que a menudo le resultaba excesivamente solitario.

El café quemaba. Mientras esperaba a que se enfriara, Andrew lanzó una mirada al *Newark Star-Ledger*. En la primera página, con grandes titulares, comentaban acerca de algo llamado Sputnik, un satélite que los rusos habían lanzado al espacio con gran aparato propagandístico y anunciando que significaba «el comienzo de una nueva era espacial». Según decía el periódico, se esperaba que el presidente Eisenhower ordenara apresuradamente que Estados Unidos iniciara también su propio programa espacial. Los científicos norteamericanos se sentían «humillados y traumatizados» ante la superioridad de los rusos. Andrew se alegró de leerlo, esperando que con ello también se animaran a trabajar con mayor ahínco en el campo de la medicina. Aunque se habían hecho avances durante los doce años de la posguerra, todavía quedaban lagunas en que los médicos estaban totalmente a oscuras.

Dejó el periódico y cogió *Medical Economics*, revista que le divertía cuando no le fascinaba. Decíase que era la revista que con más interés leían todos los médicos, mayor que el despertado por la prestigiosa *New England Journal of Medicine.*

Medical Economics se proponía una función muy clara: la de aconsejar a los médicos sobre las mejores maneras de ganar más dinero y, una vez ganado, de invertirlo o de gastarlo. Andrew se puso a leer un artículo titulado: «Ocho maneras de reducir al mínimo los impuestos de su despacho particular.» Andrew suponía que tenía el deber de esforzarse por comprender cómo se manejaba el dinero; el dinero que se ganaba cuando terminaban las prácticas, cosa que tampoco le habían enseñado en la facultad de medicina. Desde que había entrado a trabajar en el despacho del doctor Townsend, hacía un año y medio, Andrew había descubierto con sorpresa que la cuenta corriente que tenía en el banco a su nombre no cesaba de aumentar. Experiencia para él insólita y no del todo desagradable. Aunque estaba bien decidido a no dejarse dominar por el dinero, sin embargo...

—Perdón, doctor...

Era la voz de una mujer. Andrew se volvió a mirar.

—He ido a su despacho, doctor Jordan. Al no encontrarlo allí, he decidido ir al hospital.

¡Demonios! Era la representante del día anterior. Iba con una gabardina empapada. Llevaba el pelo chorreando y las gafas empañadas por el vaho. ¿A qué había venido?

—Por lo visto no se ha dado cuenta de que esta sala está reservada exclusivamente a los médicos. Y no se admiten visitas de vendedoras...

Ella le atajó:

—En el hospital. Ya lo sé. Pero es muy importante.

Con una serie de movimientos rápidos dejó la cartera, se quitó las gafas, las limpió y se sacó la gabardina.

—Hace un día espantoso. He quedado empapada en el aparcamiento.

—¿Qué es lo que tiene tanta importancia? —preguntó Andrew.

La mujer, que según él notó de nuevo era todavía una chica, de apenas veinticuatro años, tiró la gabardina sobre un sillón. Se puso a hablar con precisión y con la voz muy clara:

—El amoniaco, doctor. Ayer me dijo que una enferma de hepatitis sufría gravemente de una intoxicación de amoniaco. Dijo que más les valdría a...

—Me acuerdo perfectamente de lo que dije.

La chica le miró a los ojos, con sus ojos grises y verdosos. Andrew se dio cuenta de que se encontraba frente a una fuerte personalidad. No era precisamente bonita, pero tenía una cara de pómulos altos que resultaba muy agradable; de tener el pelo seco y bien peinado, seguramente mejoraría mucho. Y sin la gabardina, tenía buen tipo.

—Estoy segura, doctor, que su memoria es mejor que sus modales.

Él fue a decir algo, pero ella le interrumpió con un ademán impaciente:

—Ayer no le dije, porque no podía, que la empresa en la que yo trabajo, Felding-Roth, desde hace varios años está investigando sobre una droga que reduce la secreción de amoniaco por las bacterias intestinales. Es la droga indicada para el estado en que se encuentra su paciente. Yo sabía algo de ello, pero no hasta dónde habían llegado las investigaciones.

—Me alegro de saber que están trabajando en ello —dijo Andrew—, pero no alcanzo a comprender...

—Lo comprenderá si me escucha.

La vendedora se apartó las mechas de pelo mojado que le caían sobre la cara.

—La droga producida se llama Lotromicina y ha sido experimentada con animales exhaustivamente. Está ya lista para probarla con seres humanos. Le traigo una dosis de Lotromicina.

Andrew se puso en pie.

—Me parece entender, señorita... —No se acordaba de su nombre y, por primera vez, se sintió incómodo.

—No esperaba que hubiera retenido mi nombre —dijo ella—. Celia de Grey.

—Por lo visto me sugiere, señorita De Grey, que recete una droga que sólo ha sido experimentada con animales.

—Todas las drogas tienen que ser experimentadas por primera vez con un ser humano.

—Mire: yo preferiría no meterme en berenjenales —adujo Andrew.

La vendedora arqueó las cejas escépticamente; habló con voz endurecida:

—¿Aunque su paciente esté a las puertas de la muerte y sabiendo que no hay nada que hacer? Dígame, doctor: ¿cómo está la enferma? La de que me habló ayer.

—Ha empeorado —contestó Andrew—. Ha entrado en coma.

—Es decir, que se muere...

—Escuche —indicó Andrew—: comprendo su buena voluntad, señorita De Grey, y siento mucho la forma con que la he tratado esta mañana. Pero el hecho es que ya no hay nada que hacer. Es demasiado tarde para ponerse a experimentar con nuevas drogas y, aun suponiendo que me aviniera a probarlo, ¿sabe usted la de papeles y permisos que he de rellenar?

—Sí —contestó la vendedora. Los ojos le echaban chispas y estaban clavados en la cara de Andrew, quien, de pronto, pensó que comenzaba a gustarle la franqueza y brusquedad de aquella joven. Ella prosiguió—: Sé muy bien los permisos y papeles que ha de rellenar. La verdad es que desde que me despedí de usted, he pasado casi todo el tiempo informándome al respecto; además de acorralar al director del laboratorio para que me diera un poco de Lotromicina. De la cual, de momento, hay muy poca. Pero lo conseguí, hace tres horas, en los laboratorios Camden, y he venido directamente a verle, a pesar del mal tiempo.

—Se lo agradezco... —comenzó a decir Andrew, pero la chica sacudió la cabeza impacientemente.

—Es más, doctor Jordan. Lo de los papeles está prácticamente solucionado. Para recetar esta droga sólo necesita el permiso de este hospital y de otro similar. Nada más.

Él la miraba sin poder despegar los ojos de su rostro.

—Increíble.

—No perdamos tiempo —se apresuró a decir Celia de Grey. Abrió la cartera y sacó unos papeles—. Lea esto, para empezar. Es la descripción de la Lotromicina que el laboratorio ha hecho para usted. Esto es una memoria del médico de la compañía, las instrucciones de cómo debe administrarse la droga.

Andrew cogió los dos primeros papeles del montón.

Comenzó a leerlos y en seguida se despertó su interés.

Habían transcurrido casi dos horas.

—La enferma está *in extremis,* Andrew; no veo qué podemos perder. —La voz que hablaba por el teléfono era la de Noah Townsend.

Andrew había localizado al jefe médico del hospital en una cena particular, y le había consultado sobre la droga experimental, la Lotromicina.

Townsend añadió:

—¿Dice que el marido ya ha dado su consentimiento?

—Sí, por escrito. Al administrador lo he pescado en su casa. Ha venido al hospital y nos ha escrito a máquina el formulario. Está firmado y atestado.

Antes de la firma, Andrew había hablado con John Rowe, en el pasillo donde se encontraba la habitación de su mujer. El joven había reaccionado con gran interés, y Andrew se vio en la necesidad de advertirle que no abrigara excesivas esperanzas. La firma había salido algo torcida, debido al temblor excitado de la mano de John Rowe. Pero era legible, y legal.

Después, Andrew dijo a Noah Townsend:

—El administrador ha confirmado que los documentos enviados por Felding-Roth están conformes. Por lo visto las cosas han sido más fáciles al no tener la droga que cruzar ninguna demarcación estatal.

—Asegúrese de que quede constancia de todo eso en el historial clínico de la paciente.

—Ya está incluido.

—¿De modo que sólo le falta mi permiso?

—Para el hospital, sí.

—Concedido —dijo el doctor Townsend—. No es que espere gran cosa, Andrew, la verdad. Tengo la impresión de que la enferma está demasiado grave, pero hagamos la experiencia como Dios manda. Ahora, si me lo permite, vuelvo al delicioso faisán asado que me acaban de poner en el plato.

Andrew colgó el teléfono. Había llamado desde la sección de las enfermeras. Preguntó:

—¿Todo listo?

La enfermera jefe, una enfermera ya mayor que trabajaba sólo a media jornada, había preparado una bandejita con la jeringa hipodérmica. De la nevera sacó, entonces, un recipiente de cristal transparente en que había la droga en cuestión.

—Sí, todo listo.

A la cabecera del lecho de Mary Rowe estaba el mismo médico de la mañana, el doctor Overton. John Rowe esperaba un poco al margen.

Andrew explicó en qué consistía la droga al médico, un tejano de carácter extravertido y de cuerpo fornido, que exclamó:

—¿Qué se propone, un milagro?

—No —contestó secamente Andrew. Y volviéndose al marido de Mary Rowe, dijo—: Quiero advertirle de nuevo, John, que el resultado del experimento es muy incierto. Si no fuera que, dadas las circunstancias...

—Lo he comprendido. —La voz había sido baja, cargada de emoción.

La enfermera preparó a la inconsciente Mary Rowe para la inyección, que tenía que ser intramuscular, y en la nalga, tal como Andrew había ya explicado al médico de turno.

—Según el laboratorio productor de la droga, la dosis tiene que repetirse cada cuatro horas. Lo he dejado escrito, pero prefiero dejárselo encomendado a usted particularmente...

—Descuide, jefe. Todo irá bien. —El médico añadió en voz baja—: ¿Organizamos una apuesta? Yo apuesto por un empate...

Andrew le mandó callar con una mirada. El tejano había estado haciendo prácticas en el hospital desde hacía más de un año, y había demostrado ser muy competente, pero de una falta de sensibilidad absoluta.

La enfermera terminó de dar la inyección y luego tomó el pulso y la presión sanguínea de la enferma.

—Ninguna reacción, doctor. Ningún síntoma de cambio vital.

Andrew hizo un gesto de alivio con la cabeza. No había esperado una reacción positiva, y sí, en cambio, la posibilidad de alguna negativa, teniendo en cuenta el estado experimental de la droga. Seguía dudando, sin embargo, de que Mary Rowe sobreviviera lo que quedaba de noche.

—Llámeme a mi casa si empeora —ordenó. Luego se marchó, no sin antes decir al marido—: Buenas noches, John.

Al llegar a su apartamento, cayó en la cuenta de que no había informado de lo sucedido a la representante de Felding-Roth, a quien había dejado en la sala de estar del hospital. Esta vez se acordó de su nombre, De Grey. ¿Cindy? No, Celia. Iba a llamar por teléfono, cuando se dijo que lo más probable es que ella misma se hubiera puesto al corriente. Hablaría con ella mañana.

CAPÍTULO II

Habitualmente, los sábados por la mañana Andrew no iba al hospital hasta el mediodía, y pasaba la primera parte de la mañana atendiendo a sus clientes del despacho. Aquel día lo hizo al revés, y a las nueve se presentó en Saint Bede.

La tormenta de la noche anterior había despejado la atmósfera y hacía una mañana clara y fresca, aunque soleada.

Andrew subía las escaleras que conducían a la entrada principal, cuando se abrió la puerta y apareció el corpulento cuerpo del doctor Overton, quien, al parecer, salía dispuesto a echársele encima. Overton estaba muy nervioso. Iba con el pelo revuelto, como si acabara de levantarse de la cama y no hubiera tenido tiempo de peinarse. Habló jadeando. Agarró a Andrew del brazo:

—Le he llamado. Pero ya había salido. El portero de su apartamento me ha dicho que estaba en camino para aquí. Quería ser yo el primero en verle.

—¿Qué pasa? —preguntó Andrew apartando el brazo.

El interno tragó saliva con dificultad.

—No importa. Ya verá.

Overton se puso a caminar a grandes zancadas. Evitó hablar o mirar a Andrew durante el ascenso hasta la cuarta planta.

Salió precipitadamente del ascensor, con Andrew pisándole los talones.

Se detuvieron a la puerta de la habitación en la que, la noche anterior, Andrew había dejado a Mary Rowe, inconsciente, a su marido, a la enfermera y al médico interno.

—Pase —dijo Overton con un gesto de la mano—. Pase.

Andrew entró en el cuarto. Y se detuvo. Con la mirada asombrada.

A sus espaldas, el interno dijo:

—Debiera haber aceptado mi apuesta, doctor Jordan. —Y añadió—: De no haberlo visto, no me lo hubiera creído.

Andrew dijo en voz baja:

—Me parece que yo tampoco.

Mary Rowe le sonrió. Había recobrado totalmente la consciencia y estaba sentada en la cama, con una bonita camisa de encaje azul. La sonrisa era débil, su estado general también lo era, saltaba a la vista, pero el contraste con el del día anterior era tan grande, que parecía milagroso. Bebía agua de un vaso de plástico que tenía todavía en la mano. El color amarillo de la tez, que tan intenso había sido el día anterior, había mermado considerablemente. Al entrar Andrew en la habitación, el marido se había levantado de la silla con una gran sonrisa y alargado los brazos en su dirección.

—Gracias, doctor. Muchas gracias.

La protuberante nuez de la garganta de John Rowe subió y bajó convulsamente al estrecharle la mano Andrew.

Mary Rowe le siguió con un férvido, aunque bajito:

—¡Que Dios le bendiga, doctor!

Llegó el turno del médico interno; Overton estrechó la mano de Andrew, zarandeándole violentamente el brazo.

—Felicidades —dijo, añadiendo un «señor» poco habitual en él. Andrew se sorprendió al ver que los ojos del tejano se arrasaban de lágrimas.

Entró precipitadamente la enfermera jefe, señora Ludlow. Habitualmente recorría el hospital con el rostro siempre serio y preocupado. Aquella mañana estaba resplandeciente.

—Todo el hospital se ha enterado, doctor Jordan. Todos hablan de usted.

—Bueno —dijo Andrew—: es una droga en estado de prueba. Lotromicina. Me la trajeron. Yo no...

—En la casa se le considera un héroe —le atajó la enfermera—. Yo de usted no los contradeciría.

—He ordenado hacer un análisis de sangre —indicó el médico interno—. El contenido del amoniaco ha bajado a un nivel no peligroso. La bilirrubina, en cambio, sube, de modo que, a partir de ahora, el proceso de curación seguirá el curso rutinario. Increíble —terminó diciendo para sí mismo.

Andrew se dirigió a la paciente.

—Me alegro por usted, Mary. —De pronto recordó—: ¿Alguien ha visto a la chica de Felding-Roth? ¿A la señorita De Grey?

—Ha venido hoy muy temprano —repuso la señora Ludlow—. Debe de estar en el departamento de las enfermeras.

—Perdonen —dijo Andrew y salió de la habitación.

Celia de Grey esperaba en el pasillo. No llevaba la misma ropa de la noche anterior. Una sonrisa le iluminaba suavemente toda la cara.

Al mirarse, Andrew notó que en los dos había cierto sentimiento de malestar.

—Está muy bonita hoy con el pelo seco —observó.

—Y usted no pone la cara adusta de ayer —replicó ella.

Se produjo un breve silencio, y luego él dijo:

—¿Lo sabe?

—Sí.

—Ahí dentro —prosiguió Andrew, señalando la puerta de la habitación— me han felicitado y dado las gracias. Pero a quien deberían dárselas es a usted.

Ella contestó, sonriendo todavía:

—El médico es usted.

De súbito cayeron las barreras, y se echaron a reír a la vez. Y a llorar simultáneamente. Al poquísimo rato, Andrew la había tomado en sus brazos y la besaba.

Ante una taza de café y un pastelillo de manzana que compartían los dos, Celia de Grey se quitó las gafas y dijo:

—He llamado al director médico de la compañía para notificarle lo que ha pasado. Él lo ha contado a la gente del equipo. Están todos muy contentos.

—Es natural —dijo Andrew—. Han conseguido un buen fármaco.

—Me han dicho que le pidiera si no querría redactar un informe detallado sobre el uso que ha hecho de la Lotromicina, para publicarlo en algún boletín médico.

—Encantado —contestó él.

—Repercutirá excelentemente en el negocio de la empresa Felding-Roth —reconoció ella con voz profesional—. Pero a usted también puede beneficiarle.

—Es posible —reconoció con una sonrisa Andrew.

Bebió el café con aire reflexivo. Reconocía que por un golpe fortuito, de la suerte, debido totalmente a la rapidez de reacción de aquella joven vendedora, había contribuido a un importante episodio de la historia de la medicina. Pocos médicos tenían una oportunidad como aquélla.

—Bueno —puntualizó Andrew—. Déjeme que le diga una cosa. Ayer usted, Celia, me acusó de no tener modales, y con razón. Quiero pedirle perdón. Reconozco que fui grosero con usted.

—No crea —reconoció ella con voz animada—. Me cayó bien. Le vi preocupado por su paciente, simplemente. Lo demás le importaba un rábano. Como es frecuente en usted.

Esta última observación sorprendió a Andrew, que preguntó:

—¿Cómo lo sabe?

—Me lo han dicho —contestó ella, sonriendo de nuevo con

afecto—. Sé muchas cosas de usted —añadió, quitándose las gafas, y volviéndoselas a poner, gesto que, por lo visto, era muy frecuente en ella—. En parte porque, debido a cuestiones de mi trabajo, estoy obligada a informarme acerca de los médicos, pero también porque... Bueno: eso se lo diré más tarde.

La chica resultaba insólita y bastante compleja. Andrew preguntó:

—¿Qué sabe de mí?

—Bueno, pues... que fue de los primeros de su promoción en la facultad de Johns Hopkins. Que hizo sus prácticas como interno en el hospital general de Massachusetts, y yo sé de sobra que sólo los mejores pueden entrar en este hospital. Luego, que el doctor Townsend le seleccionó de entre cincuenta solicitantes, porque pensó que usted era el mejor. ¿Qué más quiere saber?

Él se rió ruidosamente.

—No sé qué más puede haber —dijo.

—Pues que además de ser un buen hombre, es una buena persona. Todos lo dicen. También tiene sus defectos, no crea. Ya me he enterado, por supuesto.

—No me diga —profirió él—. ¿Quiere decir que no soy perfecto?

—Tiene sus puntos negros —observó Celia—. Como por ejemplo eso de creer que los laboratorios farmacéuticos son perversos. Claro que en ciertas cosas tiene usted razón, pero...

—No necesita decir más —exclamó Andrew, levantando una mano—. Confieso que es una manía mía. Pero le aseguro que esta mañana estoy dispuesto a cambiar de actitud.

—Me alegro, pero no se precipite —añadió Celia, hablando de nuevo con voz profesional—. En nuestra industria hay muchas cosas buenas, como la de esta mañana. Pero también hay muchos aspectos nocivos, que a mí no me gustan y que espero poder cambiar.

—Que usted espera cambiar —repitió Andrew—. ¿Usted sola?

—Ya sé en qué está pensando, en que no soy más que una mujer —atajó ella.

—Pues sí, lo confieso, puesto que ha sido usted la primera en decirlo.

Celia dijo con suma seriedad:

—Ha llegado la hora de que las mujeres se pongan a hacer muchas de las cosas que ustedes, los hombres, han negligido.

—En este momento estoy predispuesto a creerme incluso eso —repuso Andrew—. Sobre todo acerca de usted. Pero dígame lo que me iba a decir.

Por primera vez notó que Celia de Grey vacilaba.

—Bueno —dijo, mirando con sus ojos grises y verdosos la cara de Andrew—. Yo quería dejarlo para otro día, pero, si usted insiste, se lo diré. He decidido casarme con usted.

¡Qué mujer!, llena de vida y de personalidad, y muy sorprendente. Nunca había conocido a nadie parecido. Andrew comenzó a reírse, luego cambió de idea.

Un mes más tarde, ante la presencia de unos pocos amigos íntimos y de algunos familiares, el doctor Andrew Jordan contraía matrimonio con Celia de Grey.

CAPÍTULO III

Al segundo día de su luna de miel, Celia dijo a Andrew:

—Nuestro matrimonio será un éxito. Conseguiremos que funcione.

—Lo que es por mí... —Andrew rodó sobre la toalla que compartían ambos sobre la playa, alcanzando con los labios la nuca de su mujer—. Yo diría que ya funciona.

Estaban en la isla Eleuthera, de las Bahamas. Bajo un cielo lleno de sol y traspasado por unas nubecillas que parecían retazos de algodón. La playa era de arena blanca y se alargaba infinitamente. No había nadie, fuera de ellos dos. La brisa removía suavemente las ramas de las palmeras y rizaba el borde del mar, reluciente y en calma.

—Si te refieres al sexo, no lo hacemos mal —reconoció Celia—. ¿No crees?

Andrew se incorporó apoyándose en un codo.

—Que no lo hacemos mal, ¿dices? Si tú eres como la dinamita. ¿Dónde diablos aprendiste...? —Pero prefirió no seguir—. No, no me lo digas.

—Yo podría hacerte la misma pregunta —rebatió ella, riendo. Con la mano le acarició el muslo a la vez que con la lengua le reseguía la línea de la boca.

Él la abrazó, murmurando:

—Oye, volvamos a la cabaña.

—¿Por qué no aquí mismo? ¿O detrás de aquellas hierbas?

—¿Y escandalizar a los indígenas?

Ella se echó a reír al ver la prisa con que él se ponía en pie. Ambos echaron a correr por la playa.

—¡Serás mojigato!... En serio, ¿quién me lo iba a decir?

Andrew la hizo entrar en la pintoresca cabaña con tejado de ramas en que vivían desde el día anterior, y en que iban a vivir los diez días siguientes.

—No me apetece tumbarme entre los cangrejos y las hormigas, la verdad.

Mientras hablaba se quitó el bañador.

Pero Celia había sido más rápida y ya le esperaba desnuda sobre la cama. Riendo todavía.

Al cabo de una hora, de nuevo los dos en la playa, Celia dijo:
—Pues, como te decía de nuestro matrimonio...
—Funcionará —la atajó Andrew—. Estoy de acuerdo.
—Para que funcione, ambos hemos de tener una vida llena.
Andrew estaba tumbado, en actitud de hombre satisfecho, con las manos entrelazadas debajo de la nuca.
—Sigo estando de acuerdo.
—Es decir, que debemos tener niños.
—Bueno, si puedo ayudarte con eso, dilo.
—Andrew, un poco de seriedad...
—No puedo. Soy demasiado feliz.
—Bueno, pues yo sí.
—¿Cuántos niños han de ser? ¿Y cuándo? —preguntó él.
—Lo tengo bien pensado —dijo Celia—. Creo que deberíamos tener dos: el primero, cuanto antes; el segundo, dos años después. De esta manera, habré terminado de criar a los treinta.
—Muy bien —asintió él—. ¿Y qué planes tienes para la vejez? Después de los treinta, quiero decir.
—Dedicarme a mi carrera. ¿No te lo había dicho?
—No me acuerdo de ello. Pero no sé si tú te acuerdas, amor mío, del modo en que me embarcaste en este matrimonio. No me diste tiempo de nada.
—Bueno —rezongó Celia—. Lo de los niños lo hablé con Sam Hawthorne. Él opinó que era una buena idea.
—¡Al diablo Sam...! ¿Cómo se llama? La verdad es que no sé de quién hablas —añadió Andrew, arrugando la frente—. A ver, ¿era aquel que vino a la boda, representando a Felding-Roth?
—Exactamente. Sam Hawthorne es mi patrón, el director de ventas. Vino con su mujer, Lilian.
—Ya. Ahora recuerdo.
Andrew recordaba a Sam Hawthorne, un individuo alto, de aspecto muy simpático, con la cara arrugada y acartonada, como uno de los rostros esculpidos en la montaña de Rushmore. Su mujer, Lilian, era una morena bastante atractiva.
Al revivir mentalmente los tres días pasados, Andrew concretó:
—Ya me perdonarás si te parecí un poco sonámbulo aquel día.
Una de las cosas que mejor recordaba fue la aparición de Celia, de blanco, con un velo corto, en la sala de recepción del hotel en que habían decidido celebrar la ceremonia de la boda. La ceremonia estuvo a cargo de un juez muy simpático que era miembro de la junta del hospital de Saint Bede. El doctor Townsend había conducido a Celia del brazo.

Noah Townsend apareció como el personaje idóneo para la ocasión, como el no va más del médico de cabecera de la familia. De aire digno, la cabeza canosa, muy parecido al primer ministro británico Harold Macmillan, quien precisamente aquellos días aparecía frecuentemente en televisión a raíz de la crisis de Suez y de las tensiones entre Estados Unidos e Inglaterra.

La madre de Celia asistió a la ceremonia. Era viuda, una mujer menuda, de aspecto modesto, y vivía en Filadelfia. El padre de Celia había muerto en la segunda guerra mundial.

Bajo el sol de las Bahamas, Andrew cerró los ojos, en parte para protegerse de su resplandor, y en parte para recrear mejor el instante en que el doctor Townsend había entrado con Celia del brazo.

Durante el mes a partir del día en que Celia le había anunciado su propósito de casarse con él, Andrew había ido cayendo gradualmente bajo la mágica influencia de la muchacha. Tales eran sus palabras, aunque reconocía que la palabra correcta hubiera sido «amor». Pero le parecía que lo suyo era algo más y a la vez diferente, el arrinconamiento gradual del individualismo que hasta entonces él había perseguido como estado idóneo, y el rápido entrelazamiento de dos vidas y de dos personalidades, entrelazamiento que, aunque le asustaba, le producía un intenso placer. Celia era una persona absolutamente fuera de lo corriente. Con ella no había habido manera de aburrirse. Era una persona siempre sorprendente, culta, inteligente, inventiva, llena de proyectos, bullendo constantemente, a su aire y llena de colorido. Casi desde el primer día, Andrew había tenido la impresión de ser un hombre excepcionalmente afortunado, como si en un juego de azar le hubiera salido la carta óptima, el as codiciado. Y presentía que los demás, al serles presentada Celia, la codiciaban.

En su vida, Andrew había tenido otras mujeres, pero nunca había sido por mucho tiempo, y con ninguna había deseado casarse. Lo cual convertía en verdaderamente notable el hecho de que, a partir de la «propuesta» de Celia, no hubiera tenido ni un solo instante de duda, de vacilación, o de ganas de retractarse.

Y, sin embargo..., hasta el momento en que la vio aparecer de blanco, radiante, hermosa, joven, deseable, no se podía pedir más; hasta entonces, como una bola de fuego en plena explosión, Andrew no había sentido enamorarse: había sentido la certeza, una certeza y una seguridad poco corrientes en la vida personal de nadie, de que había tenido una suerte extraordinaria, de que aquello iba a durar toda la vida y de que, a pesar del cinismo de la época, ellos dos jamás se divorciarían, ni separarían.

Había sido aquella palabra, «divorcio», lo que le había mantenido a distancia, y soltero, durante los años en que todos sus amigos y conocidos se casaban. Habían sido sus padres, por supuesto, quienes le habían convencido de aquello. Su madre había asistido a la boda, contando con muchos aspavientos que había interrumpido el proceso de separación de su cuarto marido para no perderse la «primera» boda de su hijo Andrew. El padre de Andrew había sido el «segundo» marido, y cuando él le preguntaba qué tipo de persona había sido, ella siempre contestaba:

—¡Oh, si ya no me acuerdo ni de qué cara tenía! Hace veinte años que no le veo, y la última noticia que tengo de él es de que vive como un viejo verde en París, con una putilla de diecisiete años.

Durante su vida, Andrew había hecho un esfuerzo para comprender a su madre. Tristemente, sin embargo, había llegado a la conclusión de que era una belleza con cabeza de chorlito que había atraído a hombres similares a ella.

La había invitado a la boda, cosa de la que se arrepintió luego, por deber, más que nada. Y por convicción de que todo el mundo tenía un vínculo sentimental espontáneo con sus padres. A su padre también le había participado la boda, en una carta que había enviado a la última dirección de que había tenido noticia, pero no había habido respuesta, por lo que Andrew dudaba mucho de que se hubiera enterado. Cada tres años conseguían intercambiar una felicitación navideña, y eso era todo.

Andrew había sido el único hijo del breve matrimonio de sus padres, y el único pariente que le hubiera gustado poder presentar a Celia había muerto hacía dos años. Había sido una tía soltera, la persona con la que Andrew había vivido casi toda su vida y quien, a pesar de no ser rica, había conseguido reunir el dinero suficiente para costearle sus estudios superiores y su carrera de médico. Hasta después de muerta, cuando Andrew cayó en la cuenta de lo reducido de su patrimonio, no había comprendido la grandeza del sacrificio que la buena mujer había hecho, sin ayuda de su madre o de su padre, por él.

Pero Celia había hecho todo lo posible por congeniar con la madre de Andrew. En seguida se había dado cuenta de la situación y, sin demasiados aspavientos ni sentimentalismos, se había comportado cariñosamente con ella. Más tarde, al mencionar Andrew, apenado, el incómodo comportamiento de su madre, Celia había dicho:

—Nos hemos casado nosotros, cariño, no con nuestras familias. Tu familia ahora soy yo, y espero darte más amor del que ella te ha dado hasta ahora.

Aquel día, en la playa, Andrew comenzaba ya a darse cuenta de cuán cierto era.

—Mi plan es, si a ti no te importa —reanudó Celia—, trabajar durante casi todo el primer embarazo, luego tomarme un año de asueto para dedicarme al niño. Después reanudar el trabajo hasta que vuelva a quedar embarazada, y así otra vez.

—Muy bien, de acuerdo —asintió Andrew—. Y de esa forma, entre tu amor y los embarazos, yo podré dedicarme a la medicina.

—Espero que te dediques plenamente a ella —comentó Celia—. Y que sigas siendo un buen médico, con verdadero interés por los pacientes.

—Así lo espero —suspiró Andrew, y a los pocos minutos se durmió.

Los próximos días los dedicaron a descubrir todo lo que había entre ellos y que hasta entonces no habían tenido tiempo de saber.

Habitualmente desayunaban en la cabaña. El desayuno les era servido por una corpulenta negra, de carácter alegre y maternal, llamada Renoma, y una mañana Celia dijo:

—Me gusta mucho este sitio, Andrew. Te agradezco la idea; tú lo escogiste, nunca lo olvidaré.

—A mí también me gusta —indicó Andrew.

La primera idea de Andrew había sido pasar la luna de miel en Hawai. Pero se había dado cuenta de las pocas ganas de Celia y cambió a lo que, en principio, tenía reservado como segunda opción.

Aquel día Celia le dijo:

—No te lo dije entonces; la verdad es que ir a Hawai me hubiera entristecido.

Al preguntarle por qué, la lenta reconstrucción del pasado cobró una pieza más.

El 7 de diciembre de 1941, Celia tenía diez años y vivía con su madre en Filadelfia. El padre era oficial sin destino de las fuerzas navales y estaba a bordo del *Arizona* en Hawai, Pearl Harbour. Durante el ataque japonés, el *Arizona* se fue a pique y con él mil ciento dos soldados, que en su mayoría perecieron bajo cubierta, y cuyos cuerpos no pudieron ser recuperados. Entre ellos se encontraba el del oficial Willis de Grey.

—Sí, me acuerdo de él —contestó Celia a la pregunta de Andrew—. Aunque pasaba la mayor parte del tiempo en el mar, cuando regresaba a casa, ésta se llenaba de ruido, de alegría. Esperarlo era muy excitante. Incluso para mi hermana pequeña, Janet, y eso que era muy pequeña y no se acuerda apenas de él.

Andrew preguntó:

—¿Cómo era?

Celia reflexionó antes de responder:

—Alto, con un vozarrón, y hacía reír a todo el mundo, y le encantaban los niños. Era fuerte, no sólo física sino mentalmente. Al revés de mi madre, ya te habrás dado cuenta. Mi madre dependía totalmente de él. Incluso cuando él no estaba en casa, ella aguardaba sus instrucciones por carta antes de decidir nada.

—Y ahora depende de ti, ¿no es eso?

—Da esa impresión, ¿verdad? Ocurrió casi inmediatamente después de la muerte de mi padre. —Celia sonrió—. Por supuesto yo fui una niña terriblemente precoz. Supongo que sigo siéndolo.

—Un poco —reconoció Andrew—. Pero decididamente no me importa.

Más tarde le dijo con ternura:

—Comprendo por qué no quisiste ir a pasar la luna de miel a Hawai. ¿Has ido a Pearl Harbour alguna vez?

Celia negó con la cabeza.

—Mi madre no quiso ir y yo, no sé por qué, no me siento preparada para ello. Dicen que puedes llegar muy cerca del sitio en que se hundió el *Arizona* —añadió al cabo de una breve pausa—. Y que si miras al fondo, todavía se ve el barco. No lograron hacerlo flotar de nuevo. Te parecerá extraño, Andrew, pero un día me gustaría ir al lugar donde murió mi padre, pero sola no. Me gustaría ir con mis hijos.

Se produjo un silencio y luego Andrew dijo:

—No, no me parece extraño. Y te prometo una cosa. Un día, cuando nuestros hijos sean mayores, iremos todos juntos. Ya verás.

Otro día hablaron del trabajo de Celia, mientras remaban en una barquita en bastante mal estado, en la que entraba agua.

—Yo siempre me había figurado que los vendedores de fármacos eran hombres —observó Andrew.

—No te alejes tanto de la costa. ¡Que nos vamos a hundir! —indicó Celia—. Sí, tienes razón, la mayoría son hombres, aunque hay unas cuantas mujeres, muchas antiguas enfermeras militares. En Felding-Roth yo soy la primera vendedora mujer.

—Todo un éxito. ¿Cómo lo conseguiste?

—Maquinando.

En 1952, recordó Celia, se licenció en química. Se había costeado la universidad con una beca y trabajando en una farmacia, por la noche y durante los fines de semana.

—Yo vendía detrás del mostrador, ya sabes; por un lado despachaba los medicamentos recetados, y por el otro vendía jabones y colonias. Pero fue un trabajo que me enseñó muchas cosas útiles para después. Y a veces, por supuesto, vendí cosas por debajo del mostrador.

Se explicó.

Iban hombres, en su mayoría jóvenes, a los que se les veía esperar nerviosamente, tratando de ser servidos por el dependiente masculino de la farmacia. Celia pronto aprendió a reconocerlos. Les preguntaba:

—¿Qué desean?

A lo que ellos invariablemente respondían:

—¿Cuándo estará él libre?

—Si lo que desea son condones —contestaba Celia—, tenemos un buen surtido de ellos.

Entonces les sacaba diversas marcas, que ponía detrás de unas cajas, y los ayudaba a seleccionar el que más les pudiera convenir. Los chicos, colorados como tomates, hacían la compra y se marchaban precipitadamente.

Algunos osaban decir cosas como:

—Me gustaría probarlo.

A lo que ella acostumbraba contestar:

—Si quiere lo probamos un momento en el interior; creo que ya estoy curada de la sífilis.

Suponía que se daban cuenta de que había hablado en broma, pero lo cierto era que no volvían nunca más.

Andrew se echó a reír, dejó los remos y la barca fue a la deriva.

Cuando hubo obtenido la licenciatura, explicó Celia, solicitó un puesto en los laboratorios Felding-Roth, como ayudante. Se lo dieron y se pasó dos años trabajando allí.

—Aprendí unas cuantas cosas, pero lo más importante fue que, a no ser que te interese muchísimo la ciencia, el laboratorio es muy aburrido. Lo que me fascinaba eran los departamentos de ventas y de investigación de mercados. Como ahora. Es donde se toman las decisiones que cuentan —concluyó.

Descubrió que pasar del laboratorio al departamento de ventas era muy difícil. Celia intentó el viejo método de solicitar un puesto y no se lo dieron.

—Me dijeron que la compañía no acostumbraba dar estos puestos a las mujeres; en estos departamentos las únicas mujeres eran las secretarias.

Celia se negó a aceptar tal estado de cosas y urdió un plan.

—Se me ocurrió que la única persona influyente para que cambiaran de política era la esposa de Sam Hawthorne. La conociste en la boda, ¿te acuerdas?

—Sam era tu patrón, el que aprobó tu plan de tener dos hijos —dijo Andrew.

—Exactamente, y así yo podré seguir en mi puesto. En fin: decidí que la única forma de hacer cambiar de opinión a Hawthorne era convenciendo antes a su esposa. El plan era arriesgado. Por poco no me sale bien.

Celia se enteró de que la señora Lilian Hawthorne era miembro entusiasta de varios grupos femeninos; es decir, que supuso que sentiría simpatía por las aspiraciones de otra mujer. Por tanto, durante el día, cuando Sam Hawthorne estaba en Felding-Roth, Celia fue a su casa a ver a su mujer.

—No la conocía —dijo Celia a Andrew—. No me molesté en concertar una entrevista de antemano. Simplemente me acerqué a la puerta y pulsé el timbre.

Al principio, el encuentro fue muy difícil. La señora Hawthorne tenía siete años más que Celia y era una mujer con los pies bien plantados en el suelo, que no estaba para historias. Tenía el pelo largo, muy negro, y se lo echó atrás impacientemente varias veces mientras hablaba Celia. Al final Lilian Hawthorne dijo:

—Eso es ridículo. Yo no tengo nada que ver con el trabajo de mi esposo. Es más: si él llega a enterarse de su visita, la despedirá.

—Ya lo sé —asintió ella.

—Debiera haberlo pensado antes.

—Ya lo hice. Pero decidí apostar por su mentalidad moderna, por su convicción de que las mujeres deberían tener igualdad de oportunidades, estar a la par con los hombres, y que no se nos debería castigar injustamente por el mero hecho de ser mujeres.

Por un momento pareció que Lilian Hawthorne iba a estallar. Le espetó a Celia:

—¡Qué descaro!

—Sí —replicó Celia—, precisamente por eso creo que debiera trabajar como vendedora.

La otra mujer la miró fijamente al oír eso y luego se echó a reír.

—¡Bueno! —exclamó—. ¡Me parece que se merece el puesto!

Y al poco rato añadió:

—Yo iba a tomar un café. ¿Le apetece también a usted?

Fueron juntas a la cocina y allí se inició lo que iba a ser una amistad de largos años.

—De todos modos, convencer a Sam no fue fácil —reconoció Celia—. Pero se avino a hacerme una entrevista y supongo que le caí bien. Lilian no cejó en su empeño hasta que le convenció. Luego, la próxima dificultad fue convencer a los superiores de Sam. Al final todo salió bien.

Celia calló y miró el agua que había entrado en la barca. Les llegaba a los tobillos.

—Andrew, ya te lo he dicho. Nos estamos hundiendo.

Riendo, saltaron al agua y arrastraron la barca hasta la orilla.

—Cuando empecé a trabajar de vendedora —explicó luego Celia a Andrew, mientras cenaban—, me di cuenta de que no bastaba con hacerlo tan bien como los hombres, sino que tenía que hacerlo mejor...

—Recuerdo que no hace mucho —refirió su marido, interrumpiéndola— no sólo fuiste mejor que los otros vendedores, sino que le llevaste ventaja a un médico.

Ella sonrió encantada, se quitó las gafas y le tocó la mano.

—Tuve suerte ese día, y no sólo con la Lotromicina.

—Oye, te quitas muy a menudo esas gafas. ¿Por qué? —preguntó Andrew.

—Soy miope, y las necesito, pero sé que estoy más guapa sin ellas. Por eso...

—Estás guapa de todas maneras —la piropeó—. Pero si te molestan, prueba de llevar lentillas. Comienzan a ser populares.

—Bueno, ya me enteraré cuando regresemos —contestó Celia—. ¿Qué más quieres comentarme? ¿Qué otro cambio?

—Me gusta todo tal como está.

Para llegar a aquel sitio, habían tenido que caminar un kilómetro y medio, cogidos de la mano, por una carretera sinuosa y mal alquitranada, por la que no pasaban coches. Hacía una noche cálida, los únicos ruidos eran los grillos y las olas de la playa. Llegaron a un pequeño café, bastante primitivo, que se llamaba Reposo del Viajero, donde se comía el menú habitual en el lugar: pescado frito, guisantes y arroz blanco.

Era un restaurante que sin duda no figuraba en ninguna guía gastronómica, pero su cocina sabía a gloria a los viajeros hambrientos; el pescado era recién traído y lo cocían sobre una vieja plancha colocada sobre un fuego de leña. El cocinero y propietario era un indígena llamado Cleophas Moss. Había instalado a Celia y a Andrew en una mesa que daba al mar. Sobre la mesa había una vela encendida metida en la boca de una botella de cerveza. Ante ellos no había más que unas nubes y la luna, que casi era llena.

—En Nueva Jersey —manifestó Celia— seguramente hace frío y está lloviendo.

—Pronto lo veremos. Sigue hablando de ti y de tu trabajo.

Celia reanudó la historia. Su primer destino como vendedora

fue en Nebraska, lugar donde Felding-Roth no había tenido representante hasta entonces.

—En cierto modo tuve suerte. Significaba comenzar de cero. No había ninguna organización previa, archivos, listas de direcciones, nada...

—Sam lo debió de hacer a propósito, como una prueba, ¿verdad?

—Quizá sí. No se lo pregunté.

En vez de hacer preguntas, Celia prefirió dedicarse a trabajar. Encontró un pisito en Omaha, que convirtió en base de operaciones para sus viajes por todo el estado. A cada población en que llegaba, se leía minuciosamente los capítulos del listín de teléfonos dedicados a «Médicos y cirujanos», pasaba a máquina las direcciones y hacía las pertinentes llamadas por teléfono y visitas. Descubrió que en su zona había mil quinientos médicos, de los que escogió doscientos, que estimó ser los que recetaban mayor cantidad de medicamentos.

—¿No te sentiste muy desamparada? —preguntó Andrew.

—No tuve tiempo de sentir nada..., trabajaba mucho.

Lo primero que descubrió fue que resultaba difícil conseguir ser recibida por los médicos.

—Pasaba horas enteras en sus salas de espera. Y cuando por fin me recibían, la entrevista duraba cinco minutos. Un día uno me echó de patitas a la calle, pero me hizo un gran favor.

—¿Por qué?

Celia probó un bocado del pescado y dijo:

—Demasiado graso, no debiera comerlo, pero está muy rico.

Dejó el tenedor en el plato y se echó atrás, haciendo un esfuerzo por recordar:

—Era internista, como tú. De unos cuarenta años, y seguramente acababa de tener un día muy duro. En fin, apenas había comenzado mi perorata, que él me cortó, y me dijo: «Señorita, veo que trata de discutir de medicina conmigo, por lo que me permito decirle una cosa. Yo estudié cuatro años en la universidad, pasé cinco en un hospital, hace diez que ejerzo en este consultorio, y aunque no lo sé todo, sé mucho más que usted. Lo que usted trata de decirme, bastante mal por cierto, yo puedo leerlo en diez segundos en cualquier anuncio de cualquier revista médica. De modo que haga el favor de marcharse.»

—Cruel —comentó Andrew con una mueca.

—Fue una lección —repuso Celia—, aunque de momento me sentí como un gusano. Porque el hombre tenía razón.

—¿No te habían preparado en la compañía?

—Un poco, pero brevemente y de modo superficial, casi nada más que unos cuantos trucos de venta. Yo contaba con ciertos conocimientos de química, pero no era bastante para hablar con médicos de experiencia.

—Claro, por eso la mayoría de los médicos huyen de los vendedores de fármacos como de la peste —indicó Andrew—. Aparte que te hacen perder el tiempo con meras consignas de venta, a menudo, en su empeño por endosarte el artículo, te dan información que puede resultar muy peligrosa.

—Querido Andrew, precisamente quería pedirte un favor al respecto, pero ya hablaremos más tarde de eso.

—De acuerdo. ¿Qué pasó luego?

—Me di cuenta de dos cosas. Primero, que debía dejar de comportarme como una vendedora interesada solamente en endosar los productos; segundo, a pesar de que los médicos sabían mucho más que yo, había determinadas cosas de las que yo estaba en situación de informarles. Yo también podía cumplir una función útil. Además, durante el proceso del cambio, descubrí otra cosa. Los médicos saben mucho sobre las enfermedades, pero no tanto acerca de los medicamentos.

—Es verdad —reconoció Andrew—. En la facultad casi no enseñan nada válido de farmacología, y en la práctica es muy difícil mantenerse al corriente, y ya no digamos respecto a los nuevos fármacos. En lo que concierne a tratamientos a base de fármacos, a menudo vamos a ciegas.

—Descubrí además —continuó Celia— que a los médicos más valía no mentirles jamás, no exagerar y no esconder nada. Y si te preguntaban sobre el producto de una empresa rival, lo mejor era darles la información correcta, incluso cuando se trataba de reconocer que era mejor que el producto de tu firma.

—¿Cómo lograste cambiar tanto?

—Durante una temporada sólo dormí cuatro horas cada noche.

Celia contó cómo al terminar el día de trabajo se pasaba las noches y los fines de semana leyendo todos los manuales y libros de texto de farmacología que hubiera podido encontrar. Los estudió todos con detalle y tomó notas. Si no encontraba respuesta a alguna pregunta, iba a las bibliotecas y lo consultaba. Pasó unos días en la casa central de Felding-Roth y apremió a los científicos a que le dieran la máxima información posible sobre el tema, todo lo que pudieran acerca de los nuevos y futuros descubrimientos, el tipo de cosa que no encontraría en los libros de texto. No tardó en poder hablar con más competencia con los médicos; algunos le pidieron datos concretos y ella se los dio. Al poco tiempo se dio cuenta de que el cambio daba buen resultado. Su firma comenzó a recibir mayor número de encargos de parte de médicos de su zona.

Andrew no pudo evitar decir en tono de admiración:

—Desde luego eres una mujer excepcional, Celia.

Ella se echó a reír.

—A ti lo que te pasa es que estás predispuesto a mi favor. Pero me encanta. En fin; al año, la demanda en Nebraska se triplicó.

—Y entonces te trasladaron a una zona menos marginada, ¿verdad?

—A mi zona destinaron a un hombre nuevo y de menos experiencia que yo, y a mí me asignaron una zona más importante, en la propia Nueva Jersey.

—Piensa que si te hubieran destinado a California o a Illinois, no nos hubiéramos conocido —dijo Andrew.

—No —reconoció muy segura—, nos hubiéramos encontrado igual. El matrimonio es parte del destino.

—Y la horca también —añadió Andrew.

Ambos se rieron y se levantaron de la mesa. El propietario del restaurante les preguntó desde la parrilla:

—¿Bueno el pescado? ¿Recién casados? ¿Todo bien?

—Todo muy bien —contestó Celia—. El pescado y la luna de miel.

Andrew comentó con tono divertido:

—En una isla tan pequeña es inútil guardar secretos.

Pagó la cena con un billete de diez chelines bahamianos, cantidad realmente modesta comparada con el dólar, y no tomó el cambio.

Afuera había refrescado, por lo que ellos se encaminaron hacia su cabaña cogidos de la cintura.

Era el último día.

El tiempo había empeorado, hacía un día triste, nublado, como para ponerse a tono con la tristeza de la despedida. Por la mañana llovió y se levantó un fuerte viento del nordeste que encrespó el mar, haciendo que rompiera violentamente contra la playa.

Andrew y Celia partían al mediodía, con un avión de las líneas aéreas de las Bahamas, del aeropuerto de Rock Sound, que en Nassau enlazaba con un vuelo de la Pan Am para Nueva York. A Nueva York llegarían aquella misma noche. Al día siguiente estarían en Morristown, donde los esperaba el pisito de soltero de Andrew, hasta que no encontraran mejor acomodo. Celia había trasladado sus enseres de la habitación amueblada que había ocupado hasta entonces.

Ahora hacía la maleta, en la habitación de la casita de una sola planta donde acababan de pasar la luna de miel. El lecho estaba cubierto de cosas. Andrew se afeitaba en el cuarto de baño.

—Ha sido maravilloso, y pensar que sólo ha sido el comienzo —dijo Celia.

Por la puerta del cuarto de baño abierta, Andrew contestó:

—Ha sido un comienzo espectacular. Pero tengo ganas de ponerme a trabajar de nuevo.

—Me parece que tú y yo somos de los que nos sentimos mejor trabajando que haciendo cualquier otra cosa. En común tenemos que ambos somos ambiciosos. No cambiaremos.

—Bueno, bueno —repuso él, asomando la cabeza mientras se secaba la cara con una toalla—. Pero hacer un alto de vez en cuando no está nada mal, ¿eh?

Celia iba a decir: «¿Cuánto tiempo nos queda?», pero Andrew le cerró la boca con un beso. Unos instantes después susurró:

—¿No podrías despejar la cama?

Alargando el brazo por detrás, sin ver qué hacía, Celia empujó las cosas que había en la cama al suelo.

—Eso está mejor —indicó Andrew al tumbarse los dos donde hacía un instante había habido la ropa de Celia.

—Para eso se han hecho las camas —concluyó.

Celia se rió.

—¿Tenemos tiempo? —preguntó.

—Me importa un comino.

Al poco rato ella dijo satisfecha:

—Tienes razón. No tiene importancia. —Y un poco más tarde, con voz tierna y dichosa, añadió—: A mí me importa... —Y luego—: ¡Oh, Andrew, cuánto te quiero!

CAPÍTULO IV

A bordo del aparato 206 de la Pan American que se dirigía a Nueva York había varias copias del *New York Times*. Celia dio una ojeada al periódico y comentó que no había sucedido nada importante durante su ausencia.

De Moscú llegaba la noticia del reto que Jruschov lanzaba a Estados Unidos a una competición de «tiro al misil». El líder soviético fanfarroneaba sobre que la próxima guerra mundial se libraría en territorio norteamericano y predecía «la muerte del capitalismo y la victoria a escala mundial del comunismo».

Por su parte, el presidente Eisenhower aseguraba a los norteamericanos que de ahora en adelante el presupuesto de defensa iba a ponerse a la par con el soviético.

Y la investigación acerca del asesinato del jefe de la mafia, Albert Anastasia, ocurrido en una barbería de Nueva York, concretamente del hotel Park Sheraton, había quedado estancada por falta de pistas.

Andrew también dio una ojeada al periódico y lo dejó en seguida.

El vuelo con el aparato de hélice DC-78 duraba cuatro horas y la comida se servía a poco de despegar. Después de comer, Andrew dijo a su mujer:

—Me querías hablar en concreto sobre los vendedores de fármacos, pedirme algo al respecto.

—Sí, es verdad —asintió Celia Jordan, arrellanándose en el asiento—. Está relacionado con la conversación que mantuvimos el día después de que tú usaras la Lotromicina con buen resultado. Tú me dijiste que aquello te iba a hacer cambiar de opinión sobre la industria de los fármacos, que te sentías mejor predispuesto hacia ella, y yo te advertí que no cambiaras excesivamente, porque hay muchas cosas que no son como debieran ser y que yo confiaba en poder cambiar. ¿Te acuerdas?

—¿Cómo no voy a acordarme? —dijo él riendo.

—Bueno, pues ahora permíteme que haga un breve repaso de su historia.

Andrew miró de reojo a su mujer y de nuevo admiró el caudal de energía e inteligencia contenido en aquel pequeño cuerpo. Se dijo que en el futuro tendría que bregar por estar siempre al corriente para poder mantenerse a la altura de su mujer.

—La industria farmacéutica —comenzó a decir Celia— no ha perdido el vínculo con sus raíces, con sus orígenes.

»Todo comenzó, no hace mucho, con la venta de ungüentos de culebra por las ferias, y de pócimas de fertilidad, y de una píldora que lo curaba todo, desde un dolor de cabeza hasta el cáncer. La gente que vendía estas cosas no se preocupaba lo más mínimo de lo que pudiera haber de verdad o de mentira en la propaganda del producto. A ellos sólo les interesaba vender. Y para conseguir ventas no tenían escrúpulo en decir cualquier cosa.

»A menudo estas pócimas y ungüentos habían sido lanzados al mercado por una familia, y fueron estas familias quienes instalaron las primeras farmacias o droguerías. Con los años sus descendientes mantuvieron la tradición familiar y fundaron compañías de producción farmacéutica que luego se convirtieron en empresas científicas y respetables, de auténtica envergadura. Como es natural, la técnica rudimentaria de ventas de los primeros tiempos se transformó en algo bastante más honesto.

»Pero no lo suficiente. Una de las razones fue que la industria siguió en manos de las antiguas familias, por lo que los métodos de venta de ungüentos y demás continuaron vigentes, transmitidos por herencia.

A eso Andrew comentó:

—No deben de quedar muchas familias con el control de las actuales firmas productoras de fármacos.

—Es verdad, no quedan muchas, pero sí bastantes que mantienen el control de extensos surtidos. Lo que ha pervivido, incluso en las compañías dirigidas por los ejecutivos más modernos, es el viejo método de endosar los productos. Es lo que pasa la mayor parte de las veces, que un vendedor va a ver a los médicos para informarles de sus productos. Y aunque las compañías te dirán siempre que ellas no toleran este tipo de método, la verdad es que hacen la vista gorda.

Fueron interrumpidos por la voz de una de las azafatas, que les anunció que iban a aterrizar en Nueva York dentro de cuarenta minutos, que el bar iba a cerrar pronto, y terminó preguntando si les apetecía beber algo más. Celia pidió su bebida favorita, un daiquiri, y Andrew, un whisky.

Una vez las bebidas servidas, Andrew reanudó la conversación, diciendo:

—Desde luego, lo he visto con mis propios ojos. Y compañeros míos me han contado espeluznantes historias de enfermos que han muerto después de haberles administrado ciertos fármacos recomendados por representantes que no les dijeron nada de sus efectos perniciosos y secundarios. Lo que pasa es que cuesta creer, cuando uno está muy metido en la situación de los enfermos y trabaja para ayudarlos a salir de un mal paso, que nadie pueda tratar un asunto así con cinismo.

—Pero ocurre —replicó Celia—. Y cuando llegan las consecuencias, el asunto es ocultado de cualquier forma, y aquí no ha pasado nada. Lo sé por experiencia, porque he tratado de discutirlo con los de Felding-Roth.

—¿Cuál es tu plan?

—Recoger pruebas. Hacer un fichero de pruebas con el que nadie ose tomarse libertades. Y cuando llegue el momento oportuno, pienso utilizarlo. —Y añadió—: Verás; yo no volveré a hacerte visitas profesionales para informarte de ningún fármaco porque está previsto así. Te mandarán otro vendedor, a ti y al doctor Townsend. Lo que te pido es que siempre que detectes una inexactitud informativa o una irregularidad en un vendedor, me lo digas a mí. Mejor dicho: escribas un informe detallado de la negligencia incurrida y me lo des. Tengo otros médicos que se han comprometido a hacerlo porque se fían de mí, tanto en Nebraska como en Nueva Jersey, y mi fichero está creciendo sin cesar.

Andrew silbó.

—Bueno, ¡en qué berenjenal te estás metiendo, chica!

—Alguien tenía que hacerlo, las cosas no pueden seguir así. Y no temo nada.

—No, tú nunca temes nada.

—La verdad es que yo creo que si las empresas no toman la iniciativa en mejorar y aclarar la situación, lo hará el gobierno. En el Congreso ya se ha empezado a hablar de eso. Si la industria farmacéutica aguarda a que se celebren sesiones investigadoras oficiales, tendrán que enfrentarse con una nueva y muy dura legislación que les recortará la libertad de producción.

Andrew calló, reflexionando sobre lo que acababa de oír y sobre las ideas que se le ocurrían sobre el tema. Finalmente dijo:

—Mira, no te he hablado nunca de eso, Celia; de mi perplejidad acerca de los planes que pareces tener para tu futura carrera.

Su mujer lo miró con fijeza, y con el rostro sumamente serio. Andrew continuó hablando con mucha cautela:

—A mí no me molesta que te propongas hacer carrera, al contrario, sobre todo porque comprendo que no serías feliz si no lo hicieras. Pero he tenido la impresión, por lo que has dicho desde que te conozco, de que no piensas en ser vendedora toda la vida.

Celia dijo en voz baja:

—Claro que no. Mi ambición es escalar hasta la cumbre.

—¿Hasta la cumbre? —preguntó Andrew asombrado—. ¿Te refieres a que aspiras a erigirte en cabeza de una de las compañías?

—Si puedo, sí. Y si no llego a la cima, por lo menos quiero llegar a un puesto realmente influyente y poderoso.

Él la miró con aire escéptico.

—¿Qué quieres? ¿Poder?

—Ya sé lo que estás pensando, Andrew: que el poder puede convertirse en una obsesión. Y que el poder corrompe. No permitiré que me pase ninguna de las dos cosas. Mi propósito es tener una vida plena, un matrimonio dichoso, niños y algo más, algo tangible y que sólo dependa de mí.

—Aquel día en la cafetería del hospital... —comenzó a decir Andrew, pero luego se corrigió—: Aquel día memorable dijiste que ya era hora de que las mujeres se pusieran a trabajar en las cosas que hasta ahora nadie había tocado. Bueno, yo comparto tu misma opinión; y está pasando en muchos campos, incluido el de la medicina. Pero en la industria farmacéutica, no sé. Es un campo muy conservador y machista, como tú misma has dicho.

Celia sonrió.

—Es espeluznantemente conservador.

—¿Crees que están preparados para aceptar a una persona como tú? La razón por la que te lo pregunto, Celia, es que no quiero verte bregar contra imposibles, no quiero verte herida, ver cómo te hacen daño y cómo a la postre tus esfuerzos no sirven de nada.

—Lo sobrellevaré, descuida —replicó Celia—. Para mí es muy nuevo eso de tener al lado una persona que se preocupa de mí, y me gusta, cariño. Pero tienes razón, la industria no está preparada para una persona como yo, ni para ninguna otra mujer con ambición. Pero tengo un plan.

—Me imagino que lo tienes todo muy bien pensado.

—Para empezar —explicó Celia—, voy a hacer el trabajo tan bien que no osarán no promocionarme.

—Eso no lo dudo. Pero no sé por qué dices «primero». ¿No es suficiente con eso?

Celia negó con la cabeza.

—He observado otras empresas, he estudiado sus historias, observado a sus administradores y ejecutivos, y he descubierto una cosa. La mayoría de los que llegan arriba lo consiguen porque se han agarrado a los calzones de otro. No, déjame que te explique. Eso no significa que no deban trabajar duramente y hacerlo bien. Pero seleccionan a un individuo que ocupe una posición superior, un poco mayor que ellos, que vean que va a ser promocionado con seguridad antes que ellos. Hacen todo lo posible por convertirse en pieza indispensable de su trabajo, de modo que al ser promocionado, y necesitar de alguien de confianza, los escogen a ellos, y los ascienden.

—Entonces, ¿a quién le tienes tú echado el ojo? —inquirió Andrew.

—Hace tiempo que lo tengo decidido —observó Celia—. A Sam Hawthorne.

—¡Vaya! ¡Vaya! —exclamó su marido, enarcando las cejas—. Por lo visto Sam está destinado a representar un importante papel en nuestras vidas.

—Sólo en las cuestiones de la profesión. No tienes por qué sentirte celoso.

—Está bien. ¿Lo sabe Sam? ¿Sabe que tú vas a remolque de su estrella?

—Por supuesto que no. Lo sabe Lilian, su mujer. Lo hemos hablado confidencialmente y ella está de acuerdo conmigo.

—Las mujeres en complot —rió Andrew.

—¿Y por qué no? —Por un instante el alma de acero de Celia destelló con fuerza—. Llegará un día en que las mujeres no necesitarán maquinar. Pero de momento una industria como la farmacéutica funciona como un club para hombres solos. Y la mujer que desea entrar en él ha de echar mano de todos los recursos a su disposición.

Andrew calló y reflexionó un breve momento, luego dijo:

—Es un asunto sobre el que no había meditado hasta ahora; me imagino que en general los hombres no pensamos en ello. Pero lo que dices no me parece nada insensato. Me parece bien. Conque te propones escalar hasta la cima, ¿eh? Seguramente lo conseguirás, y yo te iré a la zaga.

Su mujer se inclinó y le dio un beso.

—Ya lo sabía. Por eso te escogí como marido.

Sintieron que los motores del aparato comenzaban a aminorar la marcha y vieron que se encendía la señal de «apretarse los cinturones». Desde las ventanillas vieron las luces de Manhattan.

—Dentro de breves instantes aterrizaremos en el aeropuerto internacional de Idlewild —anunció una azafata.

Celia tomó la mano de Andrew.

—Y nosotros comenzaremos una nueva vida juntos —manifestó—. ¿Cómo puede irnos mal?

CAPÍTULO V

Al regresar a sus respectivos trabajos, Andrew y Celia se encontraron con que habían adquirido una celebridad asombrosa, cada uno a su manera.

Como es habitual con muchas de las noticias importantes del campo de la medicina, la del éxito de Andrew con la Lotromicina tardó un tiempo en propagarse, pero a las seis semanas del milagroso restablecimiento de Mary Rowe, la noticia había aparecido en los grandes periódicos nacionales.

El primero en darla había sido uno de los pequeños, el *Daily Record*, que la había publicado con el titular: «Médico local utiliza un fármaco milagroso. Cura portentosa del paciente.»

El *Newark Star-Ledge*, que, como todo el mundo sabe, se dedica a repescar noticias en los pequeños periódicos de su zona, repitió la noticia, la cual, a su vez, llegó a la atención de los redactores de la sección científica del *New York Times* y del *Time*. Al regresar Andrew, se encontró que le aguardaban recados urgentes, telefónicos, apremiándole a llamar a la redacción de ambos periódicos. Cosa que él hizo. De lo que se siguió aún mayor publicidad, en el *Time* con su consabido matiz sentimental, aludiendo a la subsiguiente boda de Andrew y Celia.

Además de todo esto, el *New England Journal of Medicine* informó a Andrew que estaba dispuesto a publicar su artículo sobre la Lotromicina, si se avenía a unas correcciones de poca monta. Las correcciones que le sugirieron eran realmente de poca importancia, por lo que Andrew no tuvo inconveniente en avenirse a ellas y el artículo salió a su debido tiempo.

—No me importa confesarle que me muero de envidia —le confesó el doctor Noah Townsend al darle la noticia Andrew acerca del artículo que próximamente le iba a publicar el *New England Journal*. Pero luego añadió—: Me consuela ver la celebridad ganada por nuestro consultorio...

Otro día su esposa, Hilda, una atractiva mujer de cincuenta años, le decía confidencialmente:

—Noah nunca se lo confesará, pero yo le aseguro que le tiene aprecio como si de su propio hijo se tratara, como al hijo que nunca hemos tenido.

Celia, aunque con menos publicidad, descubrió que su posición en Felding-Roth también había mejorado ostensiblemente.

Hasta entonces había sido considerada como un anacronismo, para algunos incluso como motivo de chacota y de bromas ridículas, como la única mujer vendedora de la empresa, quien a pesar del éxito de su primera experiencia en Nebraska, todavía debía demostrar que valía como un hombre. Las cosas habían cambiado. La manera con que la chica había llevado todo el asunto de la Lotromicina y la continua publicidad alcanzada, habían satisfecho a la firma y colocado a Celia y al fármaco en el recto camino de la gloria.

Su nombre circuló por toda la compañía, llegando a los oídos del presidente, Eli Camperdown, quien la mandó a buscar en cuanto se enteró de su regreso.

El señor Camperdown, un veterano industrial de aspecto lánguido y bastante cadavérico, vestido siempre impecablemente y sin olvidarse jamás de ponerse una rosa en el ojal de la solapa, recibió a Celia en su decoradísima oficina de la planta onceava del edificio general de la firma, en Boonton. Primero atendió a los elementales deberes que le imponía su relamida cortesía:

—Felicidades por su matrimonio, señora Jordan. Deseo que sea muy feliz. —Añadiendo luego con una sonrisa—: Y confío que de ahora en adelante su marido, el doctor Jordan, recetará solamente productos fabricados por nosotros.

Celia le dio las gracias, a la vez que prefería conjeturar que la observación sobre Andrew era meramente una broma, por lo que se abstuvo de hacer ninguna declaración de principios acerca de la independencia profesional de su esposo.

—Se habrá dado cuenta de que se ha convertido casi en una

leyenda —reanudó el presidente—. La prueba viva de que, a veces, una mujer excepcional puede llegar a alcanzar los mismos niveles de competencia que un hombre.

—Yo espero, señor —contestó Celia con voz muy dulce—, que llegue muy pronto el día en que usted no sienta la necesidad de decir este «a veces». Y que el número de mujeres haciendo este tipo de trabajo aumente, y entre ellas haya más de una que haga el trabajo con mayor eficacia que los hombres.

Por un instante, el señor Camperdown pareció cortado, con el ceño fruncido. Pero luego recobró su buen humor habitual y dijo:

—Cosas más raras se han visto en la vida. Ya veremos. Ya veremos...

Continuaron charlando. El señor Camperdown le hizo numerosas preguntas sobre sus experiencias como vendedora. Dio la sensación de que el buen señor quedaba impresionado por las contestaciones directas y bien informadas de la joven. Luego se sacó un reloj atado con una cadena, miró la hora e indicó:

—Vamos a celebrar una reunión dentro de muy poco, señora Jordan. Hablaremos sobre un nuevo fármaco que pensamos comercializar después de la Lotromicina. Quédese si le interesa.

Oído que Celia no tenía inconveniente en asistir a la reunión, llamó a media docena de individuos, todos del sexo masculino, empleados de la empresa, que se sentaron en torno a una mesa presidida por el señor Camperdown.

Entre los recién llegados estaba el nuevo director de investigación, un científico joven, el doctor Vincent Lord; el vicepresidente del departamento de ventas, un hombre mayor que pronto iba a retirarse del trabajo, y otros cuatro, de los que uno era Sam Hawthorne, el único que ya conocía a Celia. Los restantes la miraron con mal disimulada curiosidad. El nuevo fármaco, que probablemente iban a comercializar, no había sido descubierto por Felding-Roth, explicó Camperdown a Celia, sino por unos laboratorios alemanes, les Chemie-Grünenthal, y ellos habían comprado la licencia.

—Es un calmante, de los más suaves que existen hasta el momento —añadió el presidente—. Sume al paciente en un sueño apacible, normal y vigorizador, sin la acostumbrada resaca matinal.

Declaró además que no se conocían efectos secundarios de tipo nocivo, y podía incluso ser administrado a los niños. El calmante estaba ya a la venta, con mucho éxito, en la mayoría de los países, salvo Estados Unidos. Felding-Roth había tenido la fortuna de poder adquirir la licencia de su fabricación.

La droga se llamaba Talidomida.

A pesar del historial del fármaco, que había probado su absoluta falta de nocividad, su venta en Estados Unidos dependía todavía de la aprobación del Departamento de Alimentos y Drogas.

—Vistas las circunstancias —gruñó el señor Camperdown—, con los datos de primera calidad que nos han llegado del extranjero, es un requisito meramente burocrático que nos está haciendo perder tontamente el tiempo.

Siguió entonces una discusión sobre el lugar y las fechas en que se efectuarían las necesarias pruebas de la Talidomida en Estados Unidos. El director de investigación, doctor Lord, propugnaba distribuir el fármaco por cincuenta consultorios privados en que aquél sería administrado a los pacientes, y los resultados serían enviados a Felding-Roth, quien a su vez los presentaría a la administración.

—De los cincuenta consultorios, deberíamos tener cuidado con incluir todo tipo de especialistas, médicos generales, internistas, psiquiatras y obstétricos —indicó.

El vicepresidente de ventas preguntó:

—¿Cuánto tiempo va a tomar toda esta comedia?

—Tres meses, seguramente.

—¿No podríamos acortarlo a sólo dos? Urge comercializar el producto.

—Quizá sí.

Hubo uno, no obstante, que expresó su desacuerdo a que las pruebas fueran efectuadas en una zona tan dispersa. ¿No sería más sencillo y más seguro concentrarse en un hospital, por ejemplo?

A los pocos minutos de discutir, el señor Camperdown manifestó sonriendo:

—Tal vez nuestra invitada quiera hacernos una sugerencia.

—Sí —dijo Celia—. Quería decirles una cosa.

Todos los presentes giraron la cabeza hacia ella.

—A mí me preocupa que se dé el fármaco a los obstétricos. Lo cual significará que éste será administrado a las embarazadas, y, como ya sabemos, más de una vez se nos ha recomendado no administrar drogas en prueba a las mujeres encinta.

El doctor Lord se apresuró a decir:

—En este caso la previsión no se aplica. —Y continuó—: La Talidomida ha sido administrada por toda Europa a toda clase de personas, entre las que ha habido numerosas mujeres encinta...

—De todos modos —interrumpió con calma Sam Hawthorne—, creo que la señora tiene razón.

Celia continuó diciendo:

—Una pregunta obvia sería: ¿qué tipo de persona es la que con más frecuencia sufre de insomnio y que, por tanto, más a menudo toma calmantes? Si me permiten basarme en mi experiencia como vendedora al detalle, es decir, por hospitales y consultorios, diría que son las personas mayores, los pacientes del departamento de geriatría.

Celia se había ganado la atención general de los asistentes. Varios de ellos expresaron su conformidad con un gesto de cabeza. Pero el doctor Lord se mantuvo en sus trece. Celia prosiguió:

—Recomiendo que hagamos las pruebas de la Talidomida en uno o dos asilos para viejos. Yo conozco dos, uno en Lincoln, Nebraska, el otro a las afueras de Plainfield, en este mismo estado.

Ambos cuentan con una buena administración y podemos confiar en su trabajo. He tenido la oportunidad de tratar a los médicos de ambas instituciones y no me importaría ponerme en contacto con ellos.

Al callar Celia, se produjo un silencio molesto, que rompió Eli Camperdown. El presidente de la Felding-Roth habló con voz sorprendida:

—No sé qué pensarán ustedes; a mí me ha parecido que la recomendación de la señora Jordan era muy justa.

Marcado el sentido que debía tomar el camino, los otros se apresuraron a mostrar su conformidad, fuera del doctor Lord, que no dijo nada. Celia captó que entre ella y el director de investigación había un sentimiento de rivalidad que seguramente persistiría en los próximos meses.

Al poco rato se tomó la decisión de que Celia iba a telefonear a los doctores conocidos de ella en ambos asilos, y, de mostrarse dispuestos a cooperar, el departamento de investigación se encargaría del resto.

Al levantarse la reunión, la primera en marchar fue Celia, la cual fue despedida con muchas sonrisas y gestos de amistad.

Una semana más tarde, Sam Hawthorne le informó que las pruebas de la Talidomida iban a ser comenzadas en breve en los dos asilos recomendados por ella.

De momento, pareció que con aquello el asunto quedaba definitivamente zanjado.

A pesar del ajetreo de la vida profesional de los dos, Celia y Andrew encontraron el tiempo de buscar casa. De entre las que vieron que estaban a la venta, Celia se decidió por una en un suburbio residencial de la ciudad de Morristown, una zona de casas espaciosas, muy separadas las unas de las otras, y plantada de numerosos árboles: tal como le dijo a Andrew antes de que éste la viera. La casa estaba sólo a tres kilómetros de su consultorio y a menos del hospital.

—Lo que me parece muy importante, teniendo en cuenta que a menudo te llaman de noche, cuando estás cansado.

Para Celia, en cambio, significaba un trayecto de casi veinte kilómetros hasta la central de Felding-Roth, en Boonton, pero como la mayor parte de sus ventas se efectuaban en otras partes del estado, la distancia no tenía importancia.

La casa era muy espaciosa, vacía, en bastante mal estado, de estilo colonial y no gustó a Andrew.

—¡Pero, Celia...! —exclamó—. ¡Eso es peor que una cuadra! ¡Ni lo pienses! Además, suponiendo que consiguiéramos mejorarla, cosa que me parece imposible, ¿qué hacemos con cinco dormitorios?

—Uno sería para nosotros —le explicó con paciencia su mujer—. Dos para los niños, otro para la asistenta que tendremos que contratar en cuanto hayan nacido los dos niños, y el que queda para los invitados. Para mi madre, que vendrá de vez en cuando, supongo, y para la tuya.

Celia también había planeado «convertir el cuartucho de la planta baja en un estudio, o cuarto de trabajo, para los dos».

—Así, cuando volvamos a casa con trabajo por terminar, podremos estar juntos.

Andrew se echó a reír, aunque resuelto a no dar su conformidad.

—Sería una casa para toda la vida —comentó.

—No me apetece hacer como tantos que se mudan cada dos años porque la casa les ha quedado pequeña —adujo Celia.

Echó una mirada en torno, por el suelo lleno de barro y de telas de araña, iluminado por el pálido sol invernal que se filtraba por las sucias ventanas.

—Hay que fregar, barrer, pintar y organizar muchos detalles —reconoció Celia—, pero quedará muy bien, ya lo verás. Será el tipo de casa de la que nunca querremos marcharnos.

—Lo que es yo me marcho inmediatamente —declaró Andrew—. Este sitio lo que necesita es que lo arrasen. Hasta ahora has dado en el clavo respecto a muchas cosas, pero en lo de esta casa, te equivocas por completo —añadió con una impaciencia inusual en él.

Celia no pareció inmutarse. Abrazó a Andrew y se puso de puntillas para darle un beso.

—Yo creo que el que te equivocas eres tú. Vayamos a casa y lo hablaremos con calma.

Aquella misma noche, Andrew daba su conformidad de mala gana, y al día siguiente Celia negociaba las condiciones de la compra y pedía una hipoteca. Pagar el depósito no creó problemas porque ambos habían ahorrado dinero durante su época de solteros, y actualmente cobraban un sueldo respetable que, combinados, sumaban una suma considerable.

Se mudaron a fines del mes de abril, y Andrew tuvo que reconocer desde el primer momento que se había equivocado al juzgar la casa.

—Me gusta mucho. Me imagino que llegaré a tomarle cariño.

Renovarla había costado menos dinero de lo previsto y la transformación resultaba impresionante.

Fue una época feliz para los dos, sobre todo porque Celia estaba embarazada desde hacía cinco meses.

CAPÍTULO VI

El nacimiento de la primera hija de Celia y Andrew tuvo lugar, según palabras del propio Andrew a sus colegas del hospital, «conforme a los planes de Celia».

Fue en agosto de 1958, nueve meses y una semana después de la boda, y la niña resultó un hermoso bebé de tres kilos y medio que lloraba muy poco. La llamaron Lisa.

Durante el embarazo, Celia había demostrado tener ideas claras y firmes acerca de cómo quería parir, lo que causó conflictos con el ginecólogo, doctor Paul Keating, médico del hospital de Saint Bede, donde trabajaba Andrew.

El doctor era un hombre de mediana edad, bastante engreído, que un buen día le espetó a Andrew:

—Su mujer es una mujer intratable.

—Sí, comprendo por qué lo dice —contestó Andrew, tratando de ser amable—. Pero con ella la vida siempre es interesante. Lo curioso del caso es que muchas de las cosas que parecen imposibles para la mayoría de las personas, no lo son para Celia.

Dos días antes, Celia había dicho al doctor Keating:

—He estudiado el método del alumbramiento natural y he comenzado a hacer ejercicios preparatorios.

Al ver la sonrisa indulgente del tocólogo, Celia añadió:

—Quiero tomar parte activa en el parto y ser consciente de todo el proceso. No quiero que me anestesien. Y tampoco quiero que me hagan la episiotomía.

El doctor Keating dejó de sonreír y frunció el ceño:

—Señora Jordan, ambas decisiones dependen del tocólogo y de su criterio sobre la marcha del parto.

—No estoy de acuerdo —rebatió Celia con calma—. Si me aviniera a esto, lo que pasaría sería que me apabullarían en los inevitables instantes de fatiga y debilidad.

—¿Y si ocurre algo imprevisto?

—Es distinto. En este caso es usted quien ha de decidir, pero después tendrá que dar pruebas satisfactorias a Andrew y a mí de que las medidas tomadas eran justificadas.

El doctor Keating hizo un gruñido incomprensible y añadió:

—En cuanto a la episiotomía he de informarle que el corte del perineo con tijeras esterilizadas en el instante antes del parto evita que la cabeza del niño lo rasgue..., que le haga una rasgadura que luego puede resultar muy molesta y difícil de cicatrizar. Mientras que el corte hecho de antemano es más fácil de ser curado.

—Quizá sí —dijo Celia—. Pero he oído decir a algunas comadronas e incluso a médicos la opinión opuesta.

Celia no se arredró ante las muestras crecientes de disgusto por parte del doctor y añadió:

—Se conocen muchos casos en que el rasgón natural ha cicatrizado con rapidez, y de episiotomías en que no, en que han causado infecciones o dolores durante meses después del parto.

El doctor Keating la miró con acritud.

—Por lo visto es de las que tiene respuesta para todo.

—No, pero se trata de mi cuerpo y de mi hijo —indicó Celia.

—Volviendo al cuerpo —dijo el doctor—, permítame que le señale que la episiotomía ayuda a mantener prieta la vagina, aunque éste no sea precisamente el motivo por el que se recomienda practicarla.

—Ya sé que el mantenimiento de una vagina prieta favorece el goce de mi compañero de cama, y, en fin, reconozco que no quiero causar disgustos a mi marido por tener la vagina excesivamente dilatada. He decidido hacer determinados ejercicios después del parto para ayudar a tensar los músculos de la pelvis.

Al poco tiempo, y de acuerdo con el propio doctor, Celia cambió de ginecólogo y fue a visitar a un tal doctor Eunice Nashman, persona mayor que el doctor Keating, pero más joven mentalmente y dispuesto a compartir muchas de las ideas de Celia.

Después del parto de Celia, el doctor Nashman confió a Andrew:

—Su esposa es una mujer fuera de lo común. Hubo momentos en que tuvo dolores intensísimos y yo le pregunté si no prefería que la anestesiáramos.

Andrew no había podido asistir al parto, como había sido su intención, porque tuvo que ir a visitar urgentemente a un enfermo. Preguntó con curiosidad:

—¿Qué dijo ella?

El doctor Nashman le explicó:

—Nos pidió que una enfermera la sostuviera en sus brazos. Y así lo hicieron. Una enfermera le pasó un brazo por debajo de la cabeza y la ayudó a pasar el mal trago. Luego, cuando nació la niña, dejamos que permaneciera en contacto con el cuerpo de la madre un largo rato. Fue hermosísimo verlas a las dos juntas, durmiendo pacíficamente.

Tal como estaba previsto, Celia dejó de trabajar un año entero para dedicarse plenamente a su hijita. Aprovechó el tiempo para acabar de arreglar la nueva casa.

—Cada día me gusta más —decía a menudo Andrew, encantado de los arreglos y mejoras efectuados por Celia.

Sin embargo, no perdió el contacto con Felding-Roth. Sam Hawthorne había sido ascendido al puesto de ayudante del administrador de las ventas nacionales y había prometido dar un puesto a Celia en cuanto ella se reintegrara a la empresa.

Fue un buen año para Felding-Roth, Fármacos, S. A. A los pocos meses del éxito de Andrew con la Lotromicina, el Departamento de Alimentos y Drogas del país dio permiso para que el medicamento fuera comercializado. La Lotromicina resultó un buen medicamento, estimado internacionalmente, y fue uno de los productos que mayores beneficios económicos aportó a la compañía. El papel que Celia había desempeñado en su lanzamiento hizo que los ejecutivos le cobraran respeto y respaldaran a Sam Hawthorne al expresar su deseo de concederle un ascenso a su regreso.

Aparte el historial de la compañía, 1959 no fue un año especialmente espectacular. En enero, Alaska pasó a ser un estado de Estados Unidos y, en julio, lo fue también Hawai. En abril se abrió el paso de St. Lawrence Seaway. En mayo, el primer ministro de Israel, David Ben Gurión, prometió al mundo que su país haría las paces con sus vecinos los árabes. Aquel mismo mes, dos monos fueron lanzados al espacio en el interior de un misil norteamericano y sobrevivieron. Lo cual dio esperanzas de que un día los propios humanos pudieran emprender viajes similares por el espacio.

Uno de los acontecimientos del país que llamó la atención de Celia fue una serie de sesiones judiciales, iniciadas en diciembre, presididas por un subcomité del Senado, por el senador Estes Kefauver, concretamente. Durante unas sesiones anteriores, este mismo senador, un demócrata de Texas, había adquirido cierta fama por su manera de proceder a la investigación de delitos, y se le habían despertado las ganas de incrementar su popularidad por aquel método. Esta vez el blanco de las sesiones fue la industria de los fármacos.

La mayoría de los ejecutivos de dicha industria decidió no hacer excesivo caso de Kefauver, al que consideraban personaje muy poco importante. El grupo de presión con que la industria contaba en Washington tenía fuerza; nadie esperaba que las sesiones tuvieran repercusiones a largo plazo. La única que no estaba de acuerdo con esta manera de ver la situación era Celia.

A fin del año, Celia reanudó su trabajo como vendedora al detalle en la zona de Nueva Jersey. A través de conocidos, había localizado una enfermera mayor y retirada que se avino a cuidar de la pequeña Lisa. Celia comprobó que la mujer era competente, emprendiendo un corto viaje con Andrew y dejando la niña al cuidado de la enfermera. Funcionó.

La madre de Celia, Mildred, iba a visitarlos de vez en cuando, encantada de sustituir a la enfermera y de cuidar a su nieta.

Mildred y Andrew se llevaban estupendamente, y Celia inició una relación de amistad con su madre, desconocida para ella. Un motivo fue, quizá, que la hermana de Celia, Janet, se había ido a vivir al Oriente Medio con su marido, un geólogo empleado por una compañía petrolera.

De modo que, asistidos por diversos lados, Celia y Andrew pudieron una vez más disfrutar de sus respectivas vidas profesionales.

No obstante, en la carrera de Andrew se produjeron ciertos incidentes que, de alguna manera, llegaron a preocuparle. Concernían a Noah Townsend. Colega de Andrew, demostró en varias ocasiones síntomas de una extraña inestabilidad emocional. O meramente, se dijo Andrew, de rarezas en su comportamiento. Lo que desconcertó a Andrew fue que ninguno de los incidentes guardaba relación con su línea de conducta habitual, digna, controlada, perfectamente honorable.

Los incidentes observados por Andrew fueron tres:

Uno fue cuando Noah, mientras conversaba con Andrew en su despacho, se irritó de mala manera porque le llamaron por teléfono. Cortó con brusquedad la comunicación, arrancó el hilo de la pared y tiró el aparato contra el armario del fichero. El teléfono se rompió, pero al día siguiente fue cambiado por otro y jamás nadie volvió a hablar del incidente.

Seis semanas más tarde, Andrew iba en el coche de Noah. Éste conducía. De pronto Andrew se dio cuenta con horror de que estaban cruzando por el centro de Morristown a toda velocidad, tomando las curvas sin frenar, haciendo rechinar los neumáticos y sin respetar las luces rojas de los semáforos. Andrew no pudo evitar lanzar un grito de advertencia, pero Noah no pareció advertirlo. Tuvieron suerte y no pasó nada, entraron en el aparcamiento del hospital y el coche se detuvo a tiempo, con gran rechinar de neumáticos. Andrew se quejó e intentó pedir una explicación, pero Noah se encogió de hombros sin darle importancia. La próxima vez que Andrew tuvo ocasión de observarle al volante conducía normalmente, con la requerida prudencia.

El tercer incidente, y el más grave y penoso, implicó a la secretaria y recepcionista de su consultorio, la señora Parsons, que había trabajado con Noah muchos años, desde mucho antes de la aparición de Andrew. Era cierto que Violet Parsons se estaba haciendo mayor y que a veces daba señales de una lentitud mental y distracción molestas. Pero nunca había concernido a ningún asunto de importancia, y los pacientes le tenían mucha simpatía por la manera con que les trataba. Se llevaba muy bien con Andrew y su dedicación al doctor Noah Townsend rayaba en adoración, por lo que era motivo corriente de bromas en la casa.

Hasta que un día se produjo un incidente con una factura.

Violet cometió un error al extender un talón para pagar la factura de unos objetos de despacho adquiridos en la empresa que habitualmente les suministraba este tipo de artículos. La factura ascendía a cuarenta y cinco dólares y Violet escribió la cifra al revés, cincuenta y cuatro.

Dejó el talón sobre la mesa escritorio de Noah para que lo firmara. En realidad el error no tenía excesiva importancia, porque el saldo podía ser pasado a la factura del mes próximo sin dificultad.

Pero Noah irrumpió en la sala de recepción, con el talón en la mano, y gritando desaforadamente:

—¡Vieja zorra! ¡Estúpida! Mira lo que has hecho. ¡Así tiras mi dinero!

Andrew estaba casualmente en recepción y tuvo dificultad en encajar el comportamiento de su jefe. Violet Parsons también, pero logró reponerse lo suficiente para contestar con dignidad:

—Doctor Townsend, no estoy acostumbrada a que nadie me trate de esta forma, por lo que me veo forzada a presentar mi dimisión inmediatamente. Me voy en el acto y no pienso volver.

Andrew trató de intervenir y de mediar entre los dos, pero Noah le gritó:

—¡No se meta!

Y Violet dijo:

—Le agradezco la intención, doctor Jordan, pero yo me marcho de aquí.

Al día siguiente, Andrew trató de razonar sobre el incidente con el médico, pero Noah le atajó:

—Trabajaba mal. He contratado a una sustituta que vendrá mañana mismo.

Si los incidentes se hubieran dado con mayor frecuencia y más seguidos, la preocupación de Andrew hubiera sido también mucho mayor. Se limitó a razonar que el doctor comenzaba a tener años y a no soportar con facilidad el apremio y las tensiones del trabajo. Hasta cierto punto era muy natural. Andrew a veces también se había sentido agobiado por el trabajo, y había tenido que hacer un gran esfuerzo por dominarse los nervios. Noah, por lo visto, no conseguía dominarlos siempre.

Sin embargo, los tres incidentes quedaron desagradablemente grabados en la memoria de Andrew.

La carrera de Celia era algo más dinámica que la de Andrew. En febrero de 1960, una mañana en que había tenido que ir a la oficina central de Felding-Roth, Sam Hawthorne la llamó a su despacho. Encontró a Sam de buen humor. Su nuevo puesto en el departamento nacional de ventas no parecía abrumarle, pensó Celia, y se alegró de comprobarlo. Teniendo en cuenta sus propios planes a larga vista, se alegró también de comprobar su buen aspecto físico, salvo una creciente calvicie; en un año, cuando cumpliera los cuarenta, probablemente sería ya calvo del todo. Pero la calvicie no parecía desmejorar su buen aspecto.

—Quería verte para hablar de la reunión nacional de vendedores —le anunció.

Celia ya sabía que la gran reunión que Felding-Roth celebraba cada dos años con sus representantes y vendedores iba a tener lugar en Nueva York, en el hotel Waldorf Astoria, el próximo abril. La reunión era de carácter privado y estaba cerrada a los extraños. A ella asistían todos los empleados de las compañías de ventas del país, junto con los de las filiales que Felding-Roth tenía en el extranjero. El presidente y los ejecutivos superiores también asistían.

—Se espera mi asistencia —indicó Celia—. Espero que no me vayas a decir que está reservada a los hombres.

—No sólo no está reservada a los hombres, sino que se te pide que tú seas una de las que hablen en público.

—Encantada —se apresuró a decir Celia.

Sam observó secamente:

—Ya me lo suponía. Bueno, ahora veamos sobre qué vas a hablar. Lo he consultado con Eli Camperdown, quien es de la opinión que debieras decir algo sobre tu experiencia como mujer, como si dijéramos sobre el punto de vista femenino en este tipo de trabajo. El título sugerido es algo así: «Lo que piensa una mujer sobre la venta al detalle de fármacos.»

—De acuerdo —asintió Celia.

—De ser posible preferiríamos que hicieras un discurso lleno de humor —bromeó Sam—. Que no resulte excesivamente solemne o pesado. Y nada de controversias. De diez a quince minutos.

—Comprendo —repuso Celia con expresión pensativa.

—Si quieres, puedes hacer un borrador y mostrármelo. Yo te sugeriría las posibles enmiendas.

—Gracias por la oferta —replicó ella, que no tenía intención de aceptar que nadie le hiciera enmiendas a lo que ella se proponía decir.

—Las ventas en tu zona han ido estupendamente —la felicitó Sam—. Que continúen así.

—Ésa es mi intención —convino Celia—, aunque facilitaría las cosas si saliera algún nuevo producto. Por cierto, ¿qué pasó con la Talidomida, aquel calmante del que nos habló el señor Camperdown?

—Lo dejamos correr. Lo devolvimos a Chemie-Grünenthal. Les dijimos que muchas gracias, pero que no nos interesaba.

—¿Por qué?

—Según los investigadores de nuestra firma, el calmante no surgía el efecto esperado. Lo administraron en los dos asilos de ancianos que tú sugeriste. Y no dio buenos resultados.

—¿Y ya no se hablará más del asunto?

—En Felding-Roth, no. Me ha llegado la noticia de que la casa Merrell lo ha comprado y lo van a lanzar aquí y en Canadá con el nombre cambiado, Kevadon. Con el éxito que ha tenido en Europa no es sorprendente.

—No pareces muy contento respecto al asunto —observó Celia—. ¿Piensas que nuestra empresa ha cometido un error?

Sam se encogió de hombros.

—Quién sabe. Sólo podemos vender los productos aprobados por nuestro propio laboratorio, y éste fue rechazado. Pero permíteme que te diga, Celia, que cierta gente te ha criticado por hacer que la droga sólo fuera puesta a prueba con gente de edad, que no se administrara a un mayor espectro de personas, tal como había sugerido Vincent Lord.

—¿Tú también lo piensas?

—No. Yo respaldé tu opinión, ¿te acuerdas?

—Sí —contestó Celia—. ¿He de tomarme en serio las críticas? —preguntó con cierta preocupación.

—No, no creo —contestó Sam.

En casa, a la vuelta del trabajo y durante los próximos fines de semana, Celia se dedicó a redactar el discurso, encerrada en el estudio que compartía con Andrew. Éste, un domingo le preguntó:

—Estás tramando algo, ¿verdad?

—Sí —reconoció ella—. Es verdad.

—¿No me dices de qué se trata?

—Te lo diré otro día —contestó Celia—. Si te lo dijera ahora, tratarías de disuadirme.

Andrew sonrió y tuvo el suficiente buen sentido para no insistir.

CAPÍTULO VII

—Sé que la mayoría de ustedes están casados —comenzó a decir Celia, mirando el mar de caras masculinas que tenía delante— y que, por tanto, ya conocen a las mujeres. Saben por experiencia que a veces son imprecisas, confusas y olvidadizas.

—Tú no, listilla —prorrumpió una voz suave desde las primeras filas.

Celia sonrió.

—Una de las cosas de que yo me he olvidado —continuó diciendo— es del tiempo que me han concedido para hablarles. Recuerdo vagamente que alguien mencionó diez o quince minutos, pero confío en que no lo dijera en serio. Al fin y al cabo, ¿cómo podría hacerse conocer una mujer a quinientos hombres en sólo diez minutos?

Risas y de detrás de la sala una voz sureña que gritaba:

—¡Tómate todo el tiempo que necesites, guapa!

Más risas, silbidos y gritos:

—¡Eso! ¡Eso!

Inclinándose sobre el micrófono, Celia contestó:

—¡Gracias! Es lo que esperaba que me dijera alguien.

Evitó no cruzarse con la mirada de Sam Hawthorne, que la miraba fijamente desde una de las filas delanteras.

Aquella misma mañana, Sam le había dicho:

—En el comienzo de una reunión de vendedores todos aparecen muy engreídos y convencidos de su propia importancia. Por eso el primer día lo dedicamos más que nada a halagarlos y mantenerles alta la moral. Más tarde, durante los dos próximos días, pasamos a hablar verdaderamente en serio.

—¿Cuentas conmigo para mantenerles el engreimiento? —preguntó Celia.

Había visto en el programa que su discurso estaba programado para la tarde del primer día.

—Claro. ¿Por qué no? Eres la única mujer que se ha dedicado a vender y muchos de los vendedores te conocen de oídas, y a todos nos gusta ver y escuchar cosas nuevas.

—Trataré de no defraudaros —murmuró Celia.

Este diálogo había tenido lugar mientras los dos bajaban por Park Avenue, después de desayunar en el Waldorf en compañía de otros empleados de la empresa. Faltaba una hora para que se inaugurara la reunión. Habían salido a disfrutar del solecito primaveral que calentaba la atmósfera. Manhattan era recorrido por frescas brisas matinales y en los jardincillos de Park Avenue la primavera era anunciada por floridos parterres de tulipanes y narcisos. Por ambos lados circulaba un ajetreado río de coches ensordecedores. Por las aceras caminaban a paso vivo los empleados de las oficinas de la zona.

Celia acababa de llegar de Nueva Jersey dispuesta a pasar los dos próximos días en el Waldorf, por lo que se había vestido con sumo cuidado y primor. Se había puesto un traje chaqueta azul marino y una blusa con volantes que le daba un aspecto a la vez de persona competente y de mujer femenina. Ya no llevaba gafas, que había sustituido por las lentillas de contacto que le había recomendado Andrew.

Sam dijo de pronto:

—No me has mostrado el borrador de tu discurso.

—¡Ay! —exclamó ella—. Me he olvidado.

—Bueno, eso tal vez se lo creerán los otros. Pero a mí no me engañas, te conozco.

Al ver que Celia iba a replicar, la hizo callar con un gesto de la mano.

—No me digas nada. Yo sé que tú eres distinta, que te gusta hacer las cosas a tu manera y que, hasta hoy, no has cometido errores. Pero déjame que te advierta una cosa, Celia. No te tomes excesivas libertades, no olvides la importancia de la cautela y no trates de ir demasiado aprisa. En fin: ya sabes...

Celia guardó silencio y puso cara pensativa, que mantuvo durante todo el camino de regreso al Waldorf. Se preguntaba: «¿Voy a abusar hoy, en mi discurso, de su confianza?»

Pronto lo iba a saber. La reunión ya había comenzado, la sala que Felding-Roth había reservado estaba abarrotada.

La mayoría de los oyentes eran hombres, vendedores al detalle, además de los inspectores y jefes de distrito, de las zonas más apartadas, como Alaska, Florida, Hawai, California, Dakota, Texas, Nuevo México, Maine, y zonas intermedias. Para muchos de ellos era la única oportunidad de entrar en contacto directo, cada dos años, con sus colegas y superiores. Eran tres días de renovado compañerismo, idealismo y fe en el trabajo y la empresa. Los había también que asistían meramente para beber y divertirse, como ocurre en todas las reuniones de vendedores de todo el país.

—Cuando me propusieron que hiciera este discurso, me sugirieron, además, que les hablara de mis experiencias como vendedora, como mujer. Cosa que pienso hacer. Me advirtieron también —añadió Celia— que no provocara controversias ni dijera nada excesivamente serio o solemne. Bueno: eso lo encuentro imposible. Todos sabemos que nuestro trabajo es serio. Formamos parte de una empresa que vende productos de una importancia absolutamente vital. No podemos evitar hablar en serio, me parece a mí. Por lo menos yo pienso hacerlo. Además yo soy de la opinión que los que trabajamos en la línea frontal de la organización, los que nos enfrentamos con los resultados inmediatos de la política de la compañía, debiéramos hablar con honestidad y no arredrarnos ante las críticas, cuando éstas resultan necesarias.

Mientras hablaba, Celia tomó conciencia de un grupo más pequeño de oyentes, un poco apartados del mayor y más general que llenaba la sala. Era el grupo de ejecutivos importantes y de más años en la compañía, los que ocupaban los asientos reservados de las dos primeras filas: el presidente de la junta, el presidente de la empresa, el señor Camperdown, el vicepresidente, el vicepresidente de ventas, y una docena más. La reluciente calva de Sam Hawthorne formaba parte también del grupito.

Eli Camperdown estaba en el centro de la primera fila, tal como correspondía a su cargo de presidente general. A su lado estaba el presidente de la junta, Floyd VanHouten, un hombre anciano y frágil, que en la década anterior había vigorizado y recreado la empresa. Actualmente VanHouten se limitaba a presidir honoríficamente algunas reuniones, pero continuaba siendo un personaje influyente.

—He utilizado la palabra «críticas» —precisó Celia, hablando ante el micrófono— porque es justamente lo que pienso hacer, criticar. La razón es muy sencilla. Deseo contribuir de modo positivo y eficaz a la reunión, y no ser una mera pieza decorativa. De todos modos, sólo me propongo decir cosas que entran dentro de los límites impuestos por el título del discurso, tal como aparece en el programa: «Lo que piensa una mujer sobre la venta al detalle de fármacos.»

La sala entera estaba pendiente de lo que iba a decir, y Celia se dio cuenta. Todos callaban, escuchando.

Su principal preocupación había sido precisamente si sería capaz de atraer y mantener la atención del público. Al volver de Park Avenue, aquella mañana, y entrar en la sala donde se celebraba el encuentro, los nervios la habían dominado, por primera vez desde que Sam Hawthorne le había propuesto pronunciar el discurso. Ella misma reconocía que una reunión de aquel tipo era, sobre todo, una oportunidad para que los hombres disfrutaran de su peculiar camaradería masculina, a base de palmaditas en la espalda, alcohol y bromas procaces.

—Yo, como ustedes, me preocupo de la compañía por la que trabajo y de la industria de fármacos de la que formamos parte. Ambas han efectuado cosas importantes y las seguirán efectuando en el futuro. Pero hemos de reconocer que también hay cosas que no funcionan, que están mal, muy mal, sobre todo en el capítulo de la venta al detalle. Lo que yo me propongo ahora es hablar de lo que va mal y de cómo se podría mejorar.

Celia miró rápidamente a las dos primeras filas y vio malestar en varias caras y que algunos se movían nerviosamente en sus asientos. Saltaba a la vista que lo que acababa de decir no era lo previsto. Desvió la mirada y puso los ojos en la otra parte de la sala.

—Antes de venir y de nuevo esta tarde, hemos podido ver los carteles y el mostrador dedicados al nuevo fármaco, la Lotromicina. Droga sin duda magnífica, uno de los grandes adelantos conseguidos en el campo de la medicina que yo, por lo menos, me enorgullezco de vender.

Aplausos y vítores, por lo que Celia hizo una pausa. En el vestíbulo había anunciados una docena de los productos más importantes de Felding-Roth, pero ella había preferido concentrarse y recordar sólo la Lotromicina, debido a las asociaciones personales que con ella tenía.

—Si leen los folletos que entregan en dicho mostrador, tendrán ocasión de leer lo que mi esposo, médico internista, ha escrito sobre ella. Mi marido es médico y ha tenido experiencia con el fármaco, con éste y con otros más. Ha tenido experiencias maravillosas, como en este caso, pero también experiencias muy malas, sobre todo con vendedores al detalle que no le han dicho la verdad y que le han engañado. Pero no sólo él. Muchos médicos me han dicho lo mismo. Muchos, demasiados, han tenido experiencias similares. Éste es el aspecto de la industria que nosotros debemos cambiar.

Consciente de que había entrado en terreno peligroso, Celia se encaró frontalmente con el público y prosiguió seleccionando con cautela las palabras.

—Mi marido me ha dicho que, de resultas de su experiencia como médico, ha decidido catalogar a los vendedores de fármacos en tres clases: en los honestos y bien preparados, los que informan de todo lo referente al medicamento que tratan de vender, incluso los efectos secundarios y nocivos; en los que están mal informados y no son capaces de aconsejar adecuadamente sobre el uso de la droga que quieren vender, y, por último, en los que no tienen escrúpulos en decir cualquier cosa, incluso mentiras, para endosar el fármaco.

»A mí me gustaría decir que el primero de los tres grupos (el de los vendedores honestos y bien preparados) es el más numeroso, y que los otros dos son reducidos. Por desgracia no es cierto. Los grupos segundo y tercero son los más frecuentes del ramo. Es decir, que la calidad de la venta al detalle de nuestra industria es pésima, incluida la de una compañía como la nuestra.

Celia comenzó a detectar señales de franca consternación no sólo entre los ejecutivos de delante, sino en el resto de la sala. De entre el rumor general, sobresalió una voz que preguntó:

—Pero, bueno, ¿eso qué es?

Celia había previsto la reacción y la encajó como parte del riesgo con que había contado correr. Continuó con voz clara y firme:

—Estoy segura de que ahora se preguntan dos cosas. Una: ¿cómo sabe todo esto y cómo puede probarlo? La otra: ¿por qué lo saca a relucir ahora, en una reunión a la que acudimos para sentirnos bien entre nosotros y en la que lo que menos esperamos son críticas desagradables?

De nuevo una voz anónima dijo:

—¡Exactamente!

—Me parece justo que se hagan las dos preguntas —replicó Celia—, y estoy dispuesta a darles una explicación.

—¡Procure que sea convincente!

Una de las cosas por las que Celia había apostado aquel día era que, pasara lo que pasara, le permitirían llegar hasta el final. Y por lo visto había acertado. A pesar de las caras molestas de las dos primeras filas, nadie parecía dispuesto a utilizar su autoridad y mandarla callar.

—Una de las razones por las que sé muy bien de qué hablo —reanudó Celia— es que yo solía formar parte del segundo grupo, de los mal informados. Porque nadie me había enseñado, me habían enseñado mal y muy poco. Permítanme que les cuente una anécdota.

Les describió la desagradable visita al médico que la puso de patitas en la calle y que la acusó de «mal informada» y de «ignorante». Contó la historia con gracia y el público la escuchó en silencio. De vez en cuando vio gestos y oyó susurros afirmativos, de personas a las que seguramente les había sucedido algo similar.

—El médico tenía toda la razón —dijo Celia—. Yo no sabía nada para osar hablar profesionalmente con una persona de tanta experiencia como él.

Se volvió a la mesa que había a sus espaldas y cogió una carpeta.

—Les he mencionado a los médicos que me han informado sobre sus malas experiencias con vendedores de fármacos. Durante los cuatro años que he trabajado en Felding-Roth he aprovechado la oportunidad para recoger datos concretos al respecto. Los tengo aquí dentro. Les daré unos cuantos ejemplos.

»Dos de los médicos con que hablé, de los que fueron mal informados, comprobaron la información antes de recetar el fármaco y evitaron causar perjuicios a nadie. Dos aceptaron de buena fe la información sin comprobarla posteriormente. El fármaco recetado es un producto llamado Pernaltone, de excelentes resultados para combatir la hipertensión y uno de los más vendidos por Felding-Roth. Pero es un fármaco que no debiera administrarse, bajo ningún concepto, a personas que sufren de reuma o a diabéticos. Para éstos el medicamento es peligroso; y sobre sus contraindicaciones se ha escrito bastante. Sin embargo, cuatro médicos de Nueva Jersey, y dos de Nebraska, adquirieron el fármaco de unos representantes que les aseguraron que no tenía efectos secundarios de ninguna clase. Los dos médicos que aceptaron la información sin comprobarla recetaron el medicamento a unos enfermos diabéticos que sufrían de hipertensión. Los enfermos se agravaron, uno de ellos muy cerca de la muerte, aunque finalmente logró reponerse.

Celia se apresuró a sacar otra hoja de la carpeta.

—Una de las compañías rivales ha comercializado un antibiótico, el Chloromicetín, fármaco muy bueno para determinadas infecciones graves solamente, porque puede tener peligrosos efectos secundarios para la sangre. Y sin embargo, de acuerdo con los datos que me han proporcionado determinados médicos, los que venden este medicamento aseguran que es totalmente inofensivo...

Terminado el *dossier* del Chloromicetín, Celia reanudó:

—Y volviendo de nuevo a Felding-Roth...

A medida que hablaba, las pruebas en contra se iban amontonando.

—Todavía hay más —prosiguió Celia—, pero no quiero continuar; he traído el archivo para ponerlo a disposición de todo el que esté interesado en el asunto. Ahora me queda por contestar la segunda pregunta. ¿Por qué sacarlo a relucir precisamente en esta reunión?

»Lo he hecho porque no conseguía que nadie me hiciera caso. Hace un año que lucho por llamar la atención de alguno de los ejecutivos de la oficina central. Pero nadie parece interesado. Tengo la pésima impresión de que los datos recogidos por mí son una colección incómoda de la que todos prefieren no enterarse.

Entonces Celia se dirigió directamente a los que estaban sentados en las dos primeras filas.

—Es posible que me digan que lo que acabo de hacer es una muestra de tozudez, una insensatez incluso. Tal vez sí. Pero quiero que quede bien claro que lo he hecho porque me preocupa sinceramente la empresa..., esta empresa y la industria farmacéutica en general, su reputación.

»La industria tiene una mala reputación, pero nadie da muestras de querer ponerle remedio. Como sabemos todos, actualmente en el Congreso se celebran sesiones especialmente dedicadas al tema, en las que se aportan pruebas y aducen cargos contra la industria de los fármacos, sin que ésta se haya tomado la molestia de reaccionar, de tomárselo seriamente. No obstante, estoy convencida de que las sesiones del Congreso van muy en serio. La prensa ha comenzado a hablar de ellas con asiduidad; no tardaremos en oír protestas públicas contra nosotros, clamando por una reforma y mayor control. Si no tomamos la iniciativa y mejoramos nuestros métodos, el gobierno se encargará de hacerlo... de una manera que no nos gustará y que acabará perjudicándonos.

»Por eso, por todas estas razones, le pido a la empresa que tome la iniciativa, primero en establecer un nuevo código ético, y segundo en organizar unos cursos preparatorios para los vendedores y representantes. Yo estoy dispuesta a someter un plan para organizar el curso. Si alguien está interesado en él, lo tengo también en esta carpeta —concluyó Celia, sonriendo. Y finalmente, se despidió—: Gracias por escucharme. Buenas tardes.

Celia recogió sus cosas y se dispuso a bajar de la tarima. Se oyeron unos tímidos aplausos que cesaron casi inmediatamente, y que muy pocos de los presentes parecieron dispuestos a corear. En realidad la mayoría esperaba una señal de los ejecutivos para reaccionar, y los de las dos primeras filas ponían caras inquietas, de claro malestar. El presidente de la junta parecía francamente irritado, hablaba en voz baja, pero con aire excitado, a Eli Camperdown; y el presidente de la compañía movía la cabeza como si estuviera de acuerdo con él.

El vicepresidente de ventas, un neoyorquino recién ascendido, que se llamaba Irving Gregson, se acercó a Celia. Era un hombre robusto, de cuerpo atlético, que normalmente estaba siempre de buen humor y se ganaba las simpatías de todo el mundo. Pero esta vez se acercó a ella con el rostro encendido y con expresión furiosa.

—Joven —le espetó—, lo que acaba de hacer ha sido un acto de mala fe, de presunción. Además está en un error. Lo que usted denomina datos son errores. Datos falsos. Se arrepentirá. Ya lo verá; de momento le ordeno que abandone en el acto esta reunión y que no vuelva por aquí.

—Señor —protestó Celia—, le ruego que eche una ojeada al contenido de mi carpeta...

—¡No quiero ver nada de nada! —gritó coléricamente Gregson—. ¡Salga de aquí!

—Buenas tardes, señor Gregson —balbuceó Celia.

Se encaminó hacia la puerta con el paso firme, la cabeza alta. Y pensando que debía aplazar el disgusto para más tarde, que de momento no estaba dispuesta a abandonar aquella reunión de gallitos con aire de mujer vencida, infeliz. De todos modos, era difícil no reconocer que había sido derrotada, y que aunque había sido consciente del riesgo que corría al preparar el discurso, había abrigado una íntima fe en que todo saldría bien. Los defectos descritos le parecían tan obvios y tan graves, la necesidad de un cambio tan urgente, que no le cabía en la cabeza que los demás se negaran a verlo.

Pero el hecho es que se negaban. Y parecía indudable que la habían despedido de la empresa, que había perdido el puesto de trabajo, o que lo iba a perder muy pronto. Sam Hawthorne probablemente le iba a decir que había hecho justamente lo que él le había advertido que no hiciera. Que se había excedido y precipitado. Andrew también le había aconsejado en contra de ello. Se acordó de sus palabras cuando ella le expuso el plan de recoger datos y pruebas de los médicos engatusados: «Te meterás en un berenjenal. Es muy arriesgado», le había dicho. ¡Cuánta razón había tenido!

Pero era una cuestión de principios y de integridad personal, y no veía cómo hubiera podido no hacerlo. ¿Cómo era aquella cita de Hamlet que había aprendido en la escuela? «*Esto ante todo: sé fiel a ti mismo...*» Sí, pero a qué precio...

Al atravesar la sala se dio cuenta de que varias personas la miraban con simpatía. Cosa que la sorprendió, después del rapapolvo que había recibido. Aunque no cambiaba nada.

—¡Un momento, por favor!

De pronto, inesperadamente, retumbó una voz a través del micrófono.

—Señora Jordan. ¡Espere un momento!

Celia vaciló, se detuvo al oír que la voz repetía:

—¡Señora Jordan, espere!

Se dio la vuelta y con sorpresa descubrió que era la voz de Sam Hawthorne. Sam se había levantado de su asiento y había subido a la tarima de oradores. Tenía el micrófono en la mano. Los demás también le miraban con cara de asombro. Se oyó a Irving Gregson, que gritaba:

—Sam... ¿qué diablos te propones?

Sam se pasó la mano por la cabeza, gesto que acostumbraba hacer antes de decidir cuál era la mejor solución para un problema peliagudo. Ponía la cara muy seria.

—Con su permiso, Irving, quiero decir algo y que me oigan todos, incluida la señora Jordan.

Celia trató de hacer conjeturas sobre lo que iba a decir. No esperaba que Sam fuera a apoyar su despido repitiendo en público las palabras de advertencia de aquella mañana, en una suerte de «porque yo ya la avisé de que...». Hubiera sido muy raro, aunque por ambición la gente era capaz de hacer cosas inauditas. ¿Era posible que Sam creyera que un comentario de esta suerte por su parte podía resarcirla de los probables perjuicios que su vinculación con ella seguramente le acarrearían?

El vicepresidente de ventas alzó los ojos hacia la tarima y preguntó duramente:

—¿Qué quiere decirnos?

—Bueno —comenzó Sam, hablando lo bastante cerca del micrófono para que su voz fuera oída por toda la sala—. Supongo que pensarán que he subido a ser inmolado...

—¿Inmolado cómo?

Esta vez la pregunta fue formulada por Eli Camperdown, quien también se había puesto en pie.

Sam Hawthorne miró al presidente y se acercó más al micrófono.

—Inmolado junto con la señora Jordan, Eli. Por reconocer que todo lo que ella ha dicho es cierto, a pesar de que, al parecer, nadie parece estar de acuerdo con ella. Pero es inútil que finjamos, todos sabemos perfectamente que lo que ella ha dicho es verdad.

En la sala se hizo un silencio tenso. No se oyó más que el lejano ruido de la circulación callejera, el entrechocar de porcelana en una cocina, susurros en el pasillo. Dio la impresión de que todos los presentes habían quedado clavados en el suelo, como si hubieran echado raíces, no pudieran moverse y nadie quisiera perderse una sílaba de lo que iba a seguir. Sam reanudó el discurso:

—Quiero proclamar públicamente que envidio la valentía de la señora Jordan por haber dicho lo que ha dicho. Y quiero añadir una cosa...

Irving Gregson le interrumpió:

—¿No le parece que ya ha hablado bastante?

—Déjele acabar —ordenó Eli Camperdown—. Ahora ya no importa.

El vicepresidente de ventas obedeció y se calló.

—Estoy especialmente de acuerdo —dijo Sam Hawthorne— con la opinión de que si la industria no toma medidas inmediatamente, se promulgarán leyes que nos cortarán el camino y nos impedirán hacer nada. Serán leyes mucho más restrictivas que las medidas que podríamos tomar nosotros si escucháramos el consejo que, de muy buena fe, nos acaba de dar la valiente señora Jordan.

»Y respecto a ella, quiero decir que más de una vez ha dado pruebas de una dedicación y fidelidad a la empresa muy poco comunes. Soy del parecer que lo que ella acaba de hacer es prueba de ello, y que si permitimos que abandone la sala y la reunión de esta manera, cometeremos un grave error.

A Celia le costaba creer que estaba oyendo todo aquello. Se avergonzó profundamente de haber dudado de la integridad de Sam Hawthorne. Lo que acababa de hacer implicaba poner en peligro su puesto de trabajo y su brillante futuro en la empresa. Todo por salir en su defensa.

La sala continuaba en el mismo tenso silencio. Todo el mundo parecía muy consciente de que estaban viviendo momentos dramáticos y de fin incierto.

El primero en moverse fue Eli Camperdown, quien regresó a su sitio, al lado del presidente de la junta, que estaba hablando en voz baja con dos ejecutivos importantes. Camperdown comenzó a hablar profusamente, acaparando por completo la conversación, como si se tratara de persuadirlos de algo, mientras que el anciano VanHouten se limitaba a escuchar. Al principio el presidente de la junta movía la cabeza con cara de pocos amigos, pero al poco rato se le vio encogerse de hombros y ceder. Camperdown llamó con un gesto a Irving Gregson.

Era obvio que se estaban tomando decisiones importantes a un alto nivel, por lo que el resto de los presentes decidió esperar, y los que hablaban lo hacían en voz baja.

Se impuso un silencio completo al subir el vicepresidente de ventas a la tarima. Le quitó el micrófono a Sam Hawthorne y éste volvió a su asiento. Gregson observó el mar de rostros curiosos y sonrió condescendientemente.

—Dirán lo que quieran de nuestras reuniones, pero lo que nadie puede decir es que no sean entretenidas.

Las palabras parecieron dar en el clavo y se oyó una carcajada general, de la que incluso el adusto VanHouten participó.

—Por orden de nuestro presidente he subido a tomar la palabra para decirles que hace unos momentos hemos actuado con precipitación e insensatez. —Sonrió de nuevo antes de seguir—: Hace muchos años, cuando yo era un niño y hacía diabluras, mi madre solía decirme: «Irving, después de hacer una travesura que exige que pidas perdón por ella, enderézate, pórtate como un hombre y hazlo con entereza.» Mi madre, que en paz descanse, ya no está entre nosotros; pero yo todavía oigo su voz: «Irving, hijo mío, ha llegado el momento de hacerlo.»

Celia le observaba pensando: Gregson tiene estilo. Saltaba a la vista que por mera carambola acababa de conseguir que le ascendieran en ventas.

Vio que alargaba la mano hacia ella:

—Señora Jordan, acérquese, por favor. Y usted, Sam.

Una vez hubieron subido a la tarima, Irving dijo:

—He dicho que estaba dispuesto a pedirle perdón, señora Jordan. Y lo hago. Hemos decidido que consideraremos atentamente sus propuestas. Y ahora, si me lo permite, me quedo con la carpeta de los datos.

Dirigiéndose al público, Gregson añadió:

—Espero que lo que acaban de ver sea una prueba tangible de por qué nuestra empresa es la más grande e importante del ramo, y en el futuro...

El resto del discurso quedó ahogado bajo un mar de aplausos y de vítores y, a los pocos momentos, Celia se vio rodeada de ejecutivos y demás que acudían a estrecharle la mano.

—¿Por qué decidiste correr el riesgo? —le preguntó Sam Hawthorne.

—Y tú ¿por qué? —replicó Celia.

Había pasado una semana. Celia y Andrew estaban cenando en casa de los Hawthorne, una cena soberbia que probaba las extraordinarias dotes culinarias de Lilian Hawthorne, durante la cual habían eludido cautelosamente toda referencia al incidente de la semana pasada. Habían hablado de otras cosas. Hacía unos días los rusos habían anunciado la captura de un avión norteamericano y de su piloto, Gary Powers. Moscú le acusaba de espionaje. Al principio Estados Unidos negó la acusación, pero después el presidente Eisenhower reconoció, con la cara muy congestionada, que era cierto. Cosa que desconcertó a la mayoría de los norteamericanos. En Inglaterra, la hermana de la reina, la princesa Margarita, había causado un gran escándalo casándose con un fotógrafo, Antony Armstrong Jones. La boda tomó un carácter de «fiesta carnavalesca», según expresión de los periodistas. La gente se preguntaba: ¿Iba esta boda a perjudicar el prestigio de la corona inglesa? Andrew opinaba que no.

Después de la cena escucharon el nuevo disco de Elvis Presley, una canción de estilo popular que se titulaba *Fama y fortuna*. Presley había reanudado su carrera como cantante después de un año de ausencia, que había pasado en el ejército, pero su ausencia no había disminuido en lo más mínimo la gran popularidad de que gozaba en el país. A las mujeres, la canción *Fama y fortuna* les gustó mucho. A los hombres, no.

Por fin, cuando tomaban coñac en el bonito salón de la casa, Sam introdujo el tema que todos tenían muy presente en sus mentes, pero que no se atrevían a abordar.

Contestando a la pregunta de Celia, dijo:

—Al subir a la tarima después de ti, es posible que fuera movido por un irresistible impulso a participar activamente del drama que se estaba desarrollando.

—Tú sabías que era más que esto —objetó Celia.

—Claro que sí —dijo Andrew.

Se había arrellanado en el sillón y saboreaba el coñac después de un ajetreado día en su nuevo consultorio privado.

—Lo arriesgaste todo, Sam, mucho más que Celia.

—Te estoy muy agradecida —comenzó a decir Celia, pero Sam la atajó.

—No digas eso. La verdad es que lo hice bajo la impresión de que tenía que pasar una prueba. Tu mujer —añadió mirando a Andrew— acababa de demostrar que tenía más valentía y coraje que todos los hombres allí presentes. Yo acepté el guante que ella nos había arrojado.

Sam miró a Celia y comentó con una sonrisa:

—Además, teniendo en cuenta que tú eras la que me ibas a la zaga en la escalera ascendente de Felding-Roth...

—¿Cómo lo sabes?

—Se lo dije yo —confesó Lilian Hawthorne—. Espero que me perdones, Celia; la verdad es que entre Sam y yo no puede haber secretos por mucho tiempo.

—Yo guardo un secreto —reveló Sam— acerca de Celia.

Los otros le miraron intrigados y él prosiguió:

—Celia dejará muy pronto de ser vendedora.

Andrew lanzó una risotada:

—¡Es decir, que por fin te decides a despedirla!

—No. A ascenderla. La empresa va a inaugurar en breve un departamento de preparación e instrucción de vendedores, tal como Celia nos aconsejó. Ella nos ayudará a organizarlo y será la ayudante del director.

—¡Estupendo! —exclamó Lilian, alzando la copa—. Por fin los hombres actúan con sensatez.

—Lo justo sería que Celia fuera nombrada directora —puntualizó Sam—. Pero sería demasiado duro de tragar para ciertos miembros de la empresa. Es temprano todavía. Mañana la noticia será oficial.

Andrew se levantó y fue a besar a Celia.

—Estoy contento por ti, cariño. Te lo has merecido.

—Bueno —repuso Celia—. No me importa el cambio, lo reconozco. Gracias, Sam, me contentaré con ser «la ayudante». Por una temporada —añadió sonriendo.

De pronto irrumpieron en el salón dos personajes en pijama. El primero era Lisa, que ya tenía veinte meses de edad y que sus padres habían traído con ellos con la esperanza de que conciliara el sueño y pasara la noche en aquella casa. Entró seguida de Juliet, la hija única de los Hawthorne, que tenía cuatro años. Lilian le había dicho confidencialmente a Celia que los médicos le habían asegurado que no volvería a tener más niños, por lo que ella y Sam querían desmesuradamente a la pequeña Juliet.

Lisa se arrojó a los brazos de su padre. Y le dijo riendo:
—Juliet me sigue.
Lilian se levantó.
—A la cama, la que os voy a seguir soy yo —dijo riendo y con mucha algazara las tres desaparecieron.
Al regresar Lilian, Celia dijo:
—Por cierto, respecto a este nuevo puesto, creo que voy a verme obligada a pedir la baja por una temporada, Sam. Sospecho que he vuelto a quedarme encinta.
—Es la noche de las confesiones —observó Lilian—. Afortunadamente todavía nos queda bebida y podremos celebrar la noticia con una copa.
A Celia le pareció detectar un dejo de celos en la voz de la amiga.

CAPÍTULO VIII

Durante los meses que quedaban de 1960 y durante todo 1961, Celia se dedicó exclusivamente a instruir al equipo de vendedores de Felding-Roth sobre las técnicas de venta en el ramo de los fármacos.

Su nuevo patrón, director del departamento de instrucción de vendedores, era un antiguo director de zona, oriundo de Kansas, que se llamaba Teddy Upshaw. Al ser presentados, Celia reconoció inmediatamente una de las caras que la había mirado con simpatía al disponerse ella a abandonar el hotel Waldorf después de su memorable discurso.

Upshaw era un hombre de baja estatura, muy vivo de palabra, dinámico, de cerca de cincuenta años, que había pasado la mayor parte de su vida vendiendo medicamentos. Era un hombre que irradiaba energía, que no cesaba de ir de un sitio a otro, y que movía constantemente la cabeza como si de un globo se tratara. Antes de que lo ascendieran a director, Upshaw había sido el vendedor más competente de la compañía y, como había confesado a Celia, añoraba su antigua vida ambulante que para él era tan «fácil como respirar» y en la que «no necesitaba trucos raros» para vender competentemente, dado que la mayoría de los médicos andaban muy poco enterados sobre medicamentos, y si eras sincero con ellos, te tomaban confianza y les podías vender todo lo que quisieras. La única cosa que debía hacerse era «tratarlos como si fueran dioses».

Celia le contó a Andrew lo de «los dioses» y Andrew se echó a reír y reconoció:
—Me gusta tu patrón. A ver si te acuerdas de su recomendación también en casa.
A lo que ella le tiró un cojín, y él otro a ella. La lucha que se

enzarzó acabó convirtiéndose en algo más, y al fin hicieron el amor. Después Andrew frotó con la mano la barriga de Celia, que comenzaba a hincharse y dijo:

—Cuida al niño y recuerda que no debes tomar medicamento alguno bajo ningún concepto.

Recomendación que ya le había hecho durante el embarazo de Lisa. Celia comentó:

—Te lo tomas muy a pecho.

—No faltaría más —dijo Andrew—. Y ahora deja dormir al dios en paz.

Otro día Teddy Upshaw se refirió a los trucos deshonestos de venta como «una estupidez totalmente innecesaria». A la vez que reconocía que se practicaba con frecuencia en el ramo de los fármacos.

—No crea que nosotros dos vamos a poner fin a esta práctica, ni aquí en Felding-Roth lo conseguiremos. A lo más que podemos aspirar es a demostrar que las otras técnicas rinden mejor.

Upshaw estaba de acuerdo con Celia sobre la necesidad de entrenar adecuadamente a los vendedores. A él mismo nadie le había entrenado y había tenido que instruirse él solo sobre el aspecto científico del asunto.

Los dos se llevaban estupendamente y no tuvieron dificultad en repartirse el trabajo. Celia se dedicó a organizar los programas, tarea que repugnaba a Upshaw, mientras que él disfrutaba poniéndolos en la práctica.

Una de las ideas de Celia fue simular una sesión de venta entre un médico y un representante de la Felding-Roth. El médico le atosigaba a preguntas. Habitualmente este papel era representado por Teddy o por Celia, y a veces, gracias a Andrew, conseguían la cooperación de un médico de verdad. Las sesiones tuvieron una gran popularidad, tanto entre los participantes como entre los observadores.

A partir de entonces, los nuevos vendedores de Felding-Roth tenían que dedicar obligatoriamente cinco semanas a instruirse, mientras que los que ya trabajaban en la casa fueron agrupados de diez en diez y enviados al centro de instrucción durante diez días. Ante la sorpresa de todos, los antiguos se lo tomaron bien y se mostraron dispuestos a cooperar y a informarse. Celia, que también se dedicó a dar clases, cayó bien a todos. Descubrió que los vendedores que habían asistido a la reunión del Waldorf la llamaban «Juana de Arco», por lo cerca que había estado de ser quemada en la hoguera.

Cuando Celia volvía a pensar en aquella reunión, caía en la cuenta del riesgo que había corrido de perder el puesto, que había salvado gracias a la intervención de Sam Hawthorne. Y se preguntaba si, de no haber conservado el puesto, se habría arrepentido luego de lo que había hecho. Esperaba que no. Como también esperaba que en el futuro demostrara el mismo valor.

En su nuevo trabajo, Celia veía con frecuencia a Sam Hawthorne, debido a que éste sentía un interés personal en la organización de los programas que hacía Celia, mientras que Teddy, respecto a su trabajo, no necesitaba más que mantenerle al corriente a través de los canales establecidos.

Mucho menos armoniosa resultó la relación de Celia con el director de investigación, el doctor Vincent Lord. Debido al componente científico de los programas de instrucción, tenían constantemente que pedir información y ayuda a los científicos del departamento de investigación, y el doctor Lord dejaba siempre bien en claro que para él representaba una gran pérdida de tiempo. Y, sin embargo, no se avenía a delegar en otro de los científicos del equipo.

—Usted ha sido muy hábil en conseguir la cooperación del señor Camperdown y demás para erigir su pequeño imperio, pero la mía no la conseguirá jamás —le dijo un día a Celia.

A lo que ella respondió tratando de mantener la calma:

—No se trata de mi «imperio». Yo soy la ayudante, no la directora, recuerde. Además, ¿preferiría que mal informaran a los médicos sobre los aspectos científicos de los medicamentos, como ha venido ocurriendo hasta ahora?

—Dudo mucho de que usted sea capaz de ver la diferencia —había contestado el doctor Lord.

Celia repitió la conversación a Upshaw y éste se encogió de hombros.

—Vince Lord es un engreído. Pero buen científico. ¿Quiere que hable con Sam y le pida que le llame la atención?

—No —contestó ella—. Prefiero arreglármelas yo sola con él.

Lo cual significó continuar siendo blanco de toda clase de insultos, pero también recoger una valiosa colección de datos científicos, por lo que no pudo menos de respetarle. Aunque sólo tenía siete años más que Celia, a sus treinta y seis años contaba en su haber con una impresionante lista de títulos que iba desde la licenciatura *cum laude* de la Universidad de Wisconsin, un doctorado en química de la Universidad de Illinois, y ser miembro honorífico de varias sociedades científicas. El doctor Lord había publicado varios artículos durante sus años como asistente de profesor en la Universidad de Illinois, uno de los cuales había versado sobre la utilización de la píldora contraceptiva y había resultado en una significativa mejora de su utilización. Actualmente todos confiaban en que descubriera un nuevo y valioso medicamento.

A pesar de toda su experiencia, el doctor Lord no había aprendido a ser amable con la gente. Por eso, pensó Celia, no se había casado nunca, a pesar de que físicamente resultaba bastante atractivo, en su estilo austero.

Un día Celia, en sus intentos de mejorar la relación entre los dos, le propuso llamarse mutuamente por sus nombres de pila, como era harto frecuente entre colegas de la empresa.

—Me parece más aconsejable, señora Jordan, que no olvidemos nunca la diferencia de posición entre los dos.

Celia comprendió que el antagonismo iniciado en el primer encuentro de hacía más de un año y medio iba a ser rasgo perdurable de la relación con él. Pero, a pesar de todo, y gracias a la paciencia de Celia, la contribución del departamento de investigación fue siempre de una enorme utilidad.

De todos modos, el proyecto de elevar el nivel de las técnicas de venta no fue aceptado de buen grado por todos, ni aplicado siempre con buenos resultados. Celia había querido establecer un sistema de información detallada sobre la conducta de cada uno de los vendedores. Para ello tenían que enviarse cuestionarios confidenciales a todos los médicos visitados por los vendedores de la firma. Idea que fue vetada al ser propuesta ante los directivos superiores.

Ante lo cual Celia decidió pedir que las cartas de queja de los médicos fueran enviadas al departamento de instrucción de vendedores, para ser archivadas. Ella sabía a ciencia cierta que se recibían constantemente cartas de aquel tipo, pero ninguno de los empleados de la empresa reconoció haber leído o visto jamás una de ellas, por lo que Celia supuso que se escondían en un archivo secreto. No llegó a saber si alguna vez se tomaban medidas a partir de su lectura.

Teddy Upshaw le explicó pacientemente:

—Hay cosas de las que los directores de arriba prefieren no enterarse. Usted consiguió cambiar esto hasta cierto punto porque, una vez descubierto el pastel, pues qué remedio, ya no había manera de seguir escondiéndolo. Pero no crea por eso que es posible forzar las cosas. Hay que andarse con mucho tiento.

Advertencia que a Celia le recordó incómodamente la de Sam Hawthorne aquella mañana antes del discurso en el hotel Waldorf, por lo que replicó:

—El día menos pensado se nos adelantará el gobierno y entonces veremos quién paga los platos rotos.

—Eso ya lo dijo usted aquel día —le recordó Upshaw—, y no digo que no tenga razón. Pero tal vez sea el único modo de forzar a que las cosas cambien.

El tema de los medicamentos y de la industria farmacéutica en general fue muy discutido durante todo el año 1960.

Se convirtió en tópico periodístico casi diario. Y en motivo de escándalo. Las sesiones ante el Senado, presididas por el senador Kevaufer, se convirtieron en una especie de mina de oro de noticias sensacionalistas para los periodistas y en un suplicio para compañías como la Felding-Roth. Debido, sobre todo, a la habilidad del senador y de su personal para dramatizar las sesiones.

Como suele ocurrir con la mayor parte de este tipo de sesiones, el acento principal se ponía sobre el aspecto político, por lo que su presentación era tendenciosa. Según palabras de Douglas Cater, corresponsal de Washington: «Parten de una idea preconcebida camino de una conclusión preestablecida.» Añádase a ello la avidez de Estes Kevaufer por ser mencionado en los titulares con la mayor frecuencia posible; sus métodos de comunicación tenían, a la fuerza, que ser tendenciosos. El senador adquirió una habilidad excepcional en sacarse de la manga las noticias más sensacionales cinco minutos antes de la hora en que los periodistas tenían que ir a sus periódicos.

Es decir, a las 11.30 para los de la tarde, y a las 4.30 para los de la mañana. El resultado era que no había ningún periodista presente durante los discursos de réplica o de defensa.

A pesar de lo tendencioso, surgieron hechos ciertos que dejaron a la industria muy malparada. Surgió la cuestión de los precios, del excesivo coste de muchos fármacos; de las prácticas poco ortodoxas con que se conseguía que los gobiernos hicieran pedidos de determinadas drogas; de la propaganda engañosa de muchos fármacos en la que no aparecía advertencia ninguna sobre los efectos nocivos y secundarios; de la infiltración del Departamento de Sanidad por parte de determinadas compañías farmacéuticas y la aceptación de elevadísimas sumas de dinero por parte de algunos de sus ejecutivos.

Los titulares de los periódicos se concentraron en los abusos: «Un senador descubre una inflación del 1 118 % en el coste de los medicamentos.» *(Washington Evening Star.)* «Los senadores descubren una inflación artificial del costo de fármacos.» *(New York Times.)* «Se descubre peligrosidad en determinados medicamentos.» *(Miami Herald.)* «Elevadísimos beneficios en la industria de los calmantes.» *(New York Times.)*

Se descubrió que muchos de los medicamentos descubiertos y comercializados en los países europeos eran mucho más caros en Estados Unidos. Cosa totalmente infundada teniendo en cuenta que las compañías norteamericanas no habían tenido gastos en su investigación.

En Francia, por ejemplo, cincuenta pastillas de clorpromacín costaban cincuenta centavos, mientras que en Estados Unidos costaban tres dólares y tres centavos. En Norteamérica el reserpín costaba tres veces más que en Europa.

Otro detalle extraño era que la penicilina fabricada en Norteamérica era vendida en México por un precio dos tercios más barato que en el país productor. Los altos precios norteamericanos se debían al consorcio ilegal de muchas firmas productoras de fármacos, decían los periódicos.

«Más control en la comida de perros que en medicamentos.» *(Los Angeles Times.)* «Discurso de un funcionario de Sanidad recortado por una agencia de publicidad.» *(New York Times.)*

Se descubrió que el discurso pronunciado por un funcionario de Sanidad en un simposio internacional sobre antibióticos había sido enviado a una empresa productora de fármacos, Pfizer, para que diera su visto bueno. Y había sido recortado por uno de sus asesores publicitarios y cambiado de manera que se mencionara uno de los fármacos producidos por la tal firma, el sigmamicín. Después la empresa había adquirido doscientos sesenta mil impresos del discurso para utilizarlo como respaldo oficial del Departamento de Sanidad para la comercialización de su producto.

Titulares de este tipo aparecieron continuamente, a veces durante semanas enteras, en los periódicos de provincias de todo el país, secundados por programas similares en radio y televisión.

En conjunto, como Celia dijo a Andrew en diciembre:

—Ha sido un año incómodo para quien como yo se enorgullece de su trabajo.

Para esas fechas, sin embargo, Celia estaba de baja porque había dado a luz a un segundo niño en octubre. Lo llamaron Bruce.

La vida de la pareja se había hecho mucho más fácil gracias a la aparición de una joven inglesa, Winnie August, que se había instalado en la casa y cuidaba de los dos niños. Andrew la había descubierto mediante una agencia de publicidad especializada en publicaciones médicas. La chica tenía diecinueve años y había trabajado de vendedora en una tienda londinense. Había llegado a Estados Unidos con la esperanza de poder pasar un período de vacaciones pagadas durante el cual tuviera la oportunidad de conocer el modo de vida de los «yanquis», y después confiaba en marcharse a Australia para dos años. Era de carácter alegre, muy despierta y, ante la gran satisfacción de Andrew, capaz de preparar el desayuno en un santiamén por la mañana. Gracias a que lo había tenido que hacer durante años para su madre, les había aclarado la chica al felicitarla Andrew por su rapidez. A Winnie le gustaban mucho los niños y Lisa la adoraba. Tanto Andrew como Celia aguardaban la secreta esperanza de que Winnie aplazara por varios años su viaje a Australia.

A finales de 1960 llamó la atención de Celia lo que estaba ocurriendo con la droga alemana que en Europa llamaban Talidomida, y que en Estados Unidos y en Canadá iba a llamarse Kevadon. La empresa Merrell la acababa de presentar al Departamento de Sanidad y estaba pendiente de su inminente aprobación. Mientras tanto la habían repartido gratis, bajo el concepto de medicamento «experimental», a una infinidad de consultorios médicos, y se recetaba sin restricción de ningún tipo.

La noticia recordó a Celia la conversación que acerca de ella había tenido con Sam Hawthorne hacía ocho meses, cuando Hawthorne le había hablado del malestar producido entre determinadas personas de la empresa por el hecho de que Felding-Roth hubiera seguido el consejo de Celia y hubiera ensayado el fármaco en un campo tan restringido como el de los asilos de ancianos. Celia se preguntó si todavía duraba el resentimiento, olvidándose pronto de todo el incidente, sin embargo.

Tenía otras cosas de que ocuparse.

Después del nacimiento de Bruce, Celia volvió al trabajo antes de lo que había hecho con el nacimiento de Lisa. El motivo: en el departamento de instrucción de vendedores había más trabajo que nunca. La empresa se engrandecía y acababan de contratar a un centenar de nuevos vendedores, entre los que había, por insistencia de Celia, media docena de mujeres. A su puntualísimo reintegro contribuyó también la excitación y humor optimista que se respiraba en la nación. Se acababa de elegir a John F. Kennedy como presidente. Todo el mundo tenía la sensación, gracias ante todo, y por lo menos, a su elegante retórica, de que se encontraban a las puertas de una nueva era.

—No me lo quiero perder —dijo Celia a Andrew—. Todo el mundo habla de un «nuevo comienzo» y de «hacer historia». Los ánimos están a favor de la juventud emprendedora de innovaciones. Trabajar actualmente significa ser responsable de una manera nueva.

—¡Hum! —había murmurado Andrew indiferentemente, reacción poco habitual en él. A lo que había añadido, como para enmendar un poco el mal efecto—: Bueno, me parece estupendo.

Pero saltaba a la vista que a Andrew lo que le preocupaba en aquel momento no era la carrera, ni el estado de ánimo de Celia. Estaba preocupado por un problema particular de su carrera.

El problema concernía al doctor Noah Townsend, el socio mayor de Andrew, además de respetado jefe del sector médico del hospital de Saint Bede. Andrew había descubierto algo acerca del doctor Townsend, algo siniestro y desagradable, que le hacía dudar si era persona indicada para ejercer la medicina.

El doctor Townsend era drogadicto.

CAPÍTULO IX

Noah Townsend, a sus cincuenta y ocho años, parecía el compendio viviente de las cualidades requeridas idóneamente a todo médico maduro y de experiencia. Era un hombre concienzudo que trataba a todo el mundo que aparecía en su despacho, en busca de consejo, fuera pobre o rico, con igual interés. Su aspecto era el de una persona distinguida: sus modales correctos con dignidad. De resultas, el doctor Townsend tenía uno de los consultorios más visitados por devotos pacientes que le querían con auténtica lealtad; y con razón, porque siempre les había tratado bien. Se consideraba que el doctor tenía excepcionales dotes para diagnosticar. La mujer de Townsend, Hilda, había contado a Andrew cosas como:

—A veces, mientras estamos en una fiesta, o en una cena, me dice en voz baja: «¿Ves aquel tipo del fondo? Está gravísimo y no lo sabe.» O: «¿Ves a aquella mujer? Morirá dentro de seis meses.» Y siempre acierta. Siempre.

Los pacientes de Townsend tenían una fe absoluta en su infalibilidad. Corrían anécdotas sobre sus dotes y los había que le llamaban «el brujo». Hubo uno que le trajo una máscara auténtica de brujo al regreso de un viaje por África. Townsend la había colgado en la pared de su despacho y estaba muy orgulloso de poseerla.

Andrew también sentía profundo respeto por las dotes de su jefe. Entre los dos había surgido una afectuosa relación y Townsend siempre le había tratado con excepcional atención y generosidad.

Andrew le respetaba, además, porque se había fijado en el cuidado con que Townsend procuraba estar al corriente de los últimos descubrimientos y adelantos en medicina y no rezagarse excesivamente, como suele ocurrir con médicos que hace muchos años que salieron de la escuela. Sin embargo, Andrew también había notado, sobre todo aquellos últimos meses, una peculiar tendencia a la vaguedad, a la imprecisión y a hablar embrolladamente. A ello se añadieron los extraños incidentes ya mencionados. Síntomas que comenzaron a inquietar a Andrew, quien procuró por largo tiempo atribuirlo al efecto lógico del cansancio y agobio que implicaba su trabajo. Ambos habían tenido más trabajo del acostumbrado durante aquellos meses, se dijo.

Una tarde de noviembre, hacía un mes, las vagas sospechas habían cobrado cuerpo, se habían convertido en pruebas mucho más palpables.

Sucedió que Andrew quiso discutir con Townsend sobre los detalles de cómo iban a organizarse sus días de asueto, de cómo iban a repartirse las horas de sustitución respectiva, y Andrew, una tarde en que notó que no había ningún paciente en el despacho de Townsend, llamó a la puerta con los nudillos y entró sin esperar respuesta, como había hecho cientos de veces anteriormente.

Townsend estaba sentado de espaldas a la puerta y se volvió rápidamente, sin conseguir ocultar el montón de pastillas que tenía en la palma de la mano. Se sonrojó, pero se sobrepuso casi en el acto, y con aire ligeramente fanfarrón se llevó las pastillas a la boca y bebió un vaso de agua.

Era imposible que ninguno de los dos no reconociera lo que acababa de suceder, y Townsend trató de quitarle hierro al asunto.

—¡Bueno! Conque me has pescado con las manos en la masa, ¿eh? ¡Recargando las baterías! Sí, reconozco que estos días ando muy cansado y lo necesito, ¿sabes? Pero no te preocupes: lo tengo bien controlado. Figúrate, con la de casos que he llegado a ver... no, no, yo no caeré, descuida. Sé muy bien dónde están los límites.

La explicación no convenció a Andrew. Mucho menos convincente todavía era su forma embrollada y confusa de hablar, que indicaba que la toma que acababa de presenciar no era la primera del día.

Andrew preguntó con una dureza de la que en seguida se arrepintió:

—¿Qué eran exactamente?

De nuevo la risa en falso del médico.

—Nada: unas cuantas pastillas de dexedrín, un poco de persodán y un toque de darvon por el sabor, ¿sabes? Vamos, no pongas esta cara. No tiene importancia. —Luego añadió con cierta agresividad—: Ya te he dicho que lo tengo controlado. Bueno, ¿y tú a qué has venido?

Andrew procuró calmarse interiormente y hablar de lo que le había traído, que en aquel instante se le antojó totalmente absurdo. Habló con rapidez, tratando de no entretenerse, con prisas de marcharse y estar solo.

Andrew estaba realmente horrorizado por la mezcla de drogas que acababa de tomar su colega; debían de haber sido unas doce o quince pastillas, que, según había reconocido Noah, eran calmantes y estimulantes, mezcla contradictoria que ningún médico osaría recetar a ningún enfermo. Andrew no era entendido en drogadicción, pero se dio cuenta de que la actitud descuidada y despreocupada de su colega eran síntomas infalibles de una adicción en serio. Una mezcla como aquélla de fármacos era tan destructora y perniciosa como la más peligrosa de las drogas vendidas por un traficante vulgar.

¿Qué hacer? Lo más urgente, decidió Andrew, era enterarse con mayor detalle sobre el problema.

Pasó las dos semanas siguientes consultando revistas y libros en las bibliotecas médicas. En el hospital de Saint Bede había una pequeña; y en Newark había otra similar. En los catálogos de las dos aparecían mencionados artículos acerca de médicos drogadictos y lo primero que Andrew sacó en claro de su lectura fue que era un problema bastante extendido. La Asociación de Médicos Americana calculaba que el cinco por ciento de los médicos del país sufrían este problema. Ya fuera abuso de drogas, de alcohol o cosas parecidas. Andrew se dijo que si organización tan respetable como aquélla reconocía aquella cifra, la cifra real era probablemente bastante más elevada. Otras estimaciones reconocían un diez o quince por ciento.

Una de las conclusiones a que parecían llegar todos los que hablaban del tema era que la causa se hallaba en el exceso de confianza.

Todos los afectados parecían convencidísimos de que su profesión y experiencia no les permitirían caer en abusos. Y casi todos se equivocaban. En la mente de Andrew no pudieron menos de resonar las palabras de Noah Townsend: «Lo tengo controlado...; conozco los límites...; con los casos que he visto, ya comprenderás que no...»

La mayoría de los médicos conseguían ocultar su vicio durante un largo período de tiempo, debido a la facilidad con que podían echar mano de las pastillas. Andrew había discutido la situación con Celia más de una vez: la facilidad que los médicos tenían de suministro gratis de todo tipo de fármacos, y en cantidades prácticamente ilimitadas. Sólo tenían que pedirlo al vendedor al detalle.

A pesar de la vergüenza que le causó, Andrew inspeccionó, a

escondidas de Townsend, su armario de fármacos y botiquín. Lo que descubrió le dejó anonadado.

El armario hubiera debido estar cerrado con llave, y no lo estaba. Andrew aprovechó las horas que Townsend dedicaba a hacer la gran visita general al hospital para hurgar en él. Entre la gran cantidad de pastillas acumuladas, había almacenados varios narcóticos.

Andrew también almacenaba cierta cantidad de fármacos en su despacho, fármacos que a veces regalaba a pacientes de los que conocía su relativa apurada situación económica. Pero, por razones de seguridad, no guardaba narcóticos. ¿A qué se debía tanto descuido en una persona de la experiencia y responsabilidad de Townsend? ¿Y cómo había logrado mantenerlo en secreto durante tanto tiempo? ¿Cómo podía tomar todo aquello y no perder el autocontrol? Las respuestas no podían ser sencillas.

Lo que para colmo acabó de escandalizar y de sorprender a Andrew fue descubrir que en todo el país no existía ni un solo programa de ayuda para este problema. Nada para ayudar a los médicos a sobreponerse a la adicción, ni nada para proteger a sus pacientes del peligro en que incurrían. Los de la profesión hacían todo lo posible por esconder el problema. En los casos en que no había sido posible hacerlo, lo ocultaron al público y lo guardaron en secreto entre ellos. Por lo visto nunca se había dado el caso de un médico llamando la atención del cuerpo sobre otro médico por abuso de fármacos. Y tampoco encontró ningún caso en que un médico hubiera perdido la licencia de ejercer su profesión a causa de su adicción.

Y, sin embargo, no podía evitar preguntarse: ¿No debía tomar medidas para proteger a los clientes de Townsend, que, de alguna manera, también lo eran de él? Andrew trataba a los pacientes de Townsend los días en que éste estaba de asueto. ¿Hasta cuándo podría seguir Townsend diagnosticando y recetando medicamentos sin incurrir en errores? ¿Y estar al frente de un negocio de la envergadura del hospital de Saint Bede?

Cuanto más pensaba en ello, mayor era la complejidad de las preguntas, y más imprecisamente se le aparecían las respuestas.

Finalmente se confió a Celia.

Fue a la última hora de una tarde, unos días antes de Nochebuena. Celia y Andrew habían estado con Lisa adornando el árbol de Navidad. Era el primer año en que la niña tomaba conciencia de la importancia de la fiesta que denominaba «nadá». Por fin la niña, rendida de tanta excitación y novedad, se había dormido, por lo que Andrew la había llevado en brazos a la cama. Antes de regresar al salón, se había detenido unos minutos a observar el tranquilo sueño de Bruce en su cunita.

Mientras tanto Celia le había preparado un whisky con soda.

—Te lo he hecho cargadito —indicó Celia—. He pensado que lo ibas a necesitar.

Al ver la mirada interrogante de Andrew, añadió:

—Te ha hecho bien pasar unas horas con Lisa, ¿verdad? Es la primera vez, en muchas semanas, que se te ve realmente tranquilo y relajado. Pero sigues preocupado, ¿eh?

Él había preguntado con voz de sorpresa:

—¿Tanto se nota?

—Cariño —había contestado Celia—. Hace cuatro años que estamos casados.

—Los cuatro años más felices de mi vida —había dicho emocionado Andrew.

Mientras sorbía la bebida y hacía comentarios sobre el árbol, Celia aguardaba a que surgiera el momento de preguntar claramente:

—Andrew, ¿de qué se trata?

A lo que Andrew le espetó:

—Si se veía tanto que algo me preocupaba, ¿por qué no me lo preguntaste antes?

A lo que Celia había respondido:

—Preferí esperar a que tú tomaras la iniciativa. —Y luego le miró a la cara y le preguntó—: ¿Quieres hablar de ello ahora?

—Sí, ahora sí —contestó Andrew.

—¡Dios mío! —exclamó Celia en voz baja cuando Andrew hubo acabado de hablar.

—Ahora comprenderás por qué he puesto esta cara durante estas semanas: hay motivos de sobra —dijo él.

Celia se le acercó, le abrazó, poniendo su cara junto a la suya.

—¡Pobrecito amor mío! —se condolió—. Lo que has sufrido sin saberlo yo.

—Mira: el que necesita compasión es Noah —repuso él.

—Desde luego, pero soy mujer, y tu esposa, Andrew. No soporto verte de esta manera.

—Aconséjame qué puedo hacer —replicó Andrew con voz seca.

—Sé muy bien lo que haría yo —dijo Celia—. Andrew, tú solo no puedes cargar con tanta responsabilidad, tienes que compartirla con alguien. Has de decírselo a alguien más, aparte de mí.

—¿A quién sugieres que se lo diga?

—Pues a cualquiera del hospital, a uno con la suficiente autoridad para tomar cartas en el asunto, y ayudar a Noah.

—Eso es imposible; si se lo digo a alguien comenzará a correr el rumor, le destituirán, son capaces de quitarle la licencia de médico, de destrozar su vida. No, no puedo hacerlo, es imposible.

—¿Qué otra cosa se te ocurre, entonces?

—No tengo ni idea —contestó él con voz lúgubre.

—Quiero ayudarte, y se me ocurre una idea —dijo Celia.

—Espero que sea mejor que la primera.

—Habla con alguien del hospital, pero no en concreto, sino en abstracto. Habla en general, descubre qué actitud toman sobre el asunto.

—¿Se te ocurre una persona determinada?
—Habla con el gerente, por ejemplo.
—¿Con Len Sweeting? No sé —dudó Andrew, dando una vuelta a la habitación. Se detuvo frente al árbol de Navidad—. Bueno, es una idea que se puede intentar.

—Supongo que habrán pasado unas buenas Navidades —comenzó Leonard Sweeting.
—Sí, las pasamos muy bien —asintió Andrew con voz firme.
Se encontraban en el despacho del gerente del hospital, la puerta estaba cerrada. Sweeting estaba sentado detrás de la mesa y Andrew en un sillón de delante.
El gerente era un antiguo abogado, de tipo alto y delgado que hubiera podido ser un buen jugador de pelota base si no fuera que era muy aficionado al extraño pasatiempo de lanzar herraduras de caballo, deporte en que ya había ganado varias copas. Le gustaba decir que ganar aquellas copas era mucho más fácil que conseguir poner a los médicos de acuerdo sobre cualquier asunto. Hacía años que había dejado el oficio de leguleyo por el de gerente de hospital y, ahora, pasados los cuarenta años, daba la impresión de saber más de medicina que muchos médicos. Andrew había tenido ocasión de conocer mejor a Sweeting a raíz de la aventura de la Lotromicina, y desde entonces le respetaba y estimaba.
El gerente tenía unas cejas muy pobladas que hacía subir y bajar expresivamente al hablar.
—Ha mencionado un problema, Andrew —señaló de pronto con cierta brusquedad—. Dígame qué es.
—Se trata de un médico amigo mío; en realidad, me ha pedido que haga la siguiente consulta porque él no sabe a quién dirigirse. Trabaja en un hospital y ha descubierto una irregularidad que no sabe cómo manejar.
—¿Qué tipo de irregularidad?
—Está relacionada con el abuso de fármacos —explicó Andrew y pasó a esbozar una situación fingida, pero paralela a la suya, con mucho cuidado de no dar detalles que pudieran traicionarle.
Mientras hablaba, notó la expresión de desaliento que tomaban los ojos de Sweeting, cómo su amabilidad de hacía unos minutos se evaporaba rápidamente. Las cejas del gerente acabaron fruncidas sombríamente. Y de pronto se puso de pie con un gesto impaciente.
—Mire, Andrew, no me venga con problemas ajenos cuando aquí, en este mismo hospital, estamos abrumados por los nuestros. Mi consejo, de todos modos, en una situación como la de su amigo, es que vaya con muchísima cautela. Es muy peligroso acusar a un colega médico. Y ahora ya me perdonará, pero me esperan...
¡Conque lo sabía!... De golpe y porrazo, Andrew comprendió que Sweeting sabía perfectamente de quién estaba hablando. La historia del amigo no había cuajado. Andrew no comprendía cómo era posible, pero saltaba a la vista que Leonard Sweeting conocía la

situación desde hacía mucho tiempo. Y que no quería saber nada de ella. De momento lo único que quería era deshacerse de Andrew.

Y había algo más: si Sweeting lo sabía, lo más probable era que muchos más lo supieran también. Muchos de los médicos más antiguos del hospital, que ocupaban puestos superiores al suyo. Y ellos tampoco tomaban medidas de ninguna clase.

Andrew se levantó, un poco avergonzado de su ingenuidad. Len Sweeting le acompañó hasta la puerta, amable de nuevo, y con un brazo le agarró cariñosamente de los hombros.

—Siento tener que despedirle con tantas prisas, pero espero unas visitas muy importantes, unas personas que seguramente nos van a donar una considerable suma de dinero. Como comprenderá, no estamos para despreciar donaciones de este tipo. Además espero también a su jefe, a Noah. En este tipo de situación, Noah es de gran utilidad; sus modales y su personalidad agradable predisponen a estas personas a nuestro favor. No sé cómo podríamos seguir funcionando sin la ayuda del doctor Townsend.

Ya estaba dicho. Aquél era el mensaje, la consigna: «Deja en paz a Noah Townsend.» Porque Townsend tiene amistades influyentes, con dinero, que nos ayudan a financiar el hospital. Sepultemos el problema, colegas; tal vez, si lo ocultamos bien, conseguiremos borrarlo, hacerlo desaparecer.

Y por supuesto, si Andrew hubiera intentado decir explícitamente lo que el gerente acababa de implicar, éste lo negaría con fuerza, le acusaría de haber interpretado mal sus palabras.

Por fin, aquel mismo día, un poco más tarde, Andrew decidió hacer todo lo posible para olvidar el asunto, hacer lo mismo que los demás, es decir, nada. Lo único que se propuso es vigilar más atentamente a Noah y procurar que sus enfermos no sufrieran las consecuencias.

Al contar a Celia cómo habían ido las cosas, ella le miró con cara extraña y dijo:

—Eres tú quien debe decidir y comprendo que hayas decidido eso. Pero yo creo que acabarás arrepintiéndote de ello.

CAPÍTULO X

La personalidad del doctor Vincent Lord, director de investigación de la empresa Felding-Roth, era de naturaleza complicada, o «enmarañada» como hubieran dicho algunos. Uno de sus colegas había observado con ironía:

—Vince actúa como si todo él girara vertiginosamente en un centrifugado, sin saber cómo salir de él... o cómo le gustaría salir.

Lo paradójico era que pudiera decirse una cosa así de una persona con una carrera brillante como la suya. A los treinta y seis años de edad —es decir, en edad relativamente joven— había conseguido ascender a una plataforma en la que muchos soñaban y no podrían alcanzarla jamás. Pero el hecho de que se tratara de una plataforma, de una base desde la cual saltar a algo nuevo, le inquietaba y le hacía preguntarse cómo había llegado allí, por qué y adónde llegaría a partir de aquel punto.

El doctor Lord era el tipo de persona de la que fácilmente podía decirse que, de no haber habido desengaños en su vida, él mismo se los hubiera inventado o imaginado. Dicho en otras palabras: sus desengaños eran más imaginados que reales.

Uno de los que más sufrimientos le producía era la falta de respeto, o el poco respeto que, a su ver, le profesaba la comunidad académica. Era bien conocido que los académicos abrigaban determinados prejuicios en contra de los científicos al servicio de las industrias farmacéuticas. Habitualmente se tendía a considerarlos como científicos de segunda clase.

Sin embargo, el doctor Vincent Lord había decidido libremente, sin presiones de ninguna clase, abandonar la universidad para trabajar en Felding-Roth. Aunque el motivo principal que le había movido al cambio había sido un sentimiento de amargura y frustración, dirigidos contra la universidad, sentimiento que no había desaparecido en él y que había llegado a convertirse en rasgo distintivo de su descontentadizo carácter. A veces, no obstante, él mismo se preguntaba si no se había precipitado al abandonar la carrera académica. Si no se hubiera convertido en un científico de renombre internacional de permanecer en ella.

Todo había ocurrido hacía seis años, en 1954.

Este año, Vincent Lord se había convertido en el doctor Lord, con un doctorado de química orgánica. La escuela que se lo había otorgado era conocida como una de las mejores del mundo: era la Champaign-Urban de la Universidad de Illinois, y en ella Lord había demostrado ser un estudiante excepcional.

Su aspecto físico respondía al de un científico universitario. Tenía el rostro fino, de rasgos delicados y agradables. Lo menos agradable en él era su constante adustez, el que nunca sonriera. De vista bastante deficiente, probablemente debido a las horas que había dedicado al estudio, sus ojos verdes y oscuros miraban atentamente desde detrás de las lentes de unas gafas que no se sacaba jamás. Alto de estatura, delgado: la comida no presentaba ningún aliciente para él, fuera del ser necesaria para sustentarse. Las mujeres atraídas espontáneamente por hombres de carácter sensible le encontraban atractivo. En cuanto a los hombres, los había que no le encontraban peros, y otros que le profesaban descarada hostilidad.

El doctor Lord era un experto en esteroides; es decir, en las hormonas masculinas y femeninas, testosterona, estrógeno, progesterona, que regulan la fertilidad, la agresividad sexual y el control de nacimientos. Drogas que, por aquel tiempo, en los comienzos de la píldora anticonceptiva, tenían un gran interés científico y comercial.

Conseguido el doctorado y ante los buenos resultados de su síntesis de esteroides, lo lógico era que el doctor Lord comenzara un posdoctorado de dos años en la misma universidad de Illinois.

La universidad le ayudó a obtener el puesto, financiado por una beca del estado, y los dos años transcurrieron entre continuados éxitos en el campo científico y con muy pocos problemas personales. Sus únicos problemas surgieron de la costumbre del propio doctor Lord, costumbre que casi era una obsesión, de preguntarse si hacía realmente lo que más le convenía en aquel momento, si no hubiera sido mejor tomar por otros derroteros.

No paraba de preguntarse si no hubiera sido mejor salir de «casa» —es decir, de la Universidad de Illinois—, si no debiera haber roto los vínculos que le ataban a ella y escapar a Europa. Si en Europa no hubiera obtenido una instrucción menos estrecha, más completa... Preguntas en su mayoría innecesarias, pero que no cesaban de multiplicarse. Y de resultas estaba siempre de mal humor, y perdía amigos.

Y no obstante, otra de sus paradojas era que en el fondo estaba muy satisfecho de sí mismo, de su trabajo, y no sin razón. Por tanto, no le sorprendió lo más mínimo que, al finalizar el período de dos años del posdoctorado, la misma Universidad de Illinois le ofreciera un puesto de ayudante de cátedra. Puesto que aceptó. Se quedó «en casa». Por lo que, con el tiempo, no pudo evitar volverse a preguntar si no hubiera sido mejor para él y para su carrera marcharse a Europa.

Un diablillo, de haber visto el interior de Vincent Lord, se hubiera preguntado: «¿Y todo eso... por qué?»

Durante la época que trabajó como ayudante de cátedra, su reputación como especialista en el campo de los esteroides aumentó aceleradamente no sólo en la universidad, sino en otras partes. En cuatro años publicó quince artículos, algunos en prestigiosísimas revistas médicas, como *Journal of the American Chemical Society* y *Journal of Biological Chemistry*. Cosa bastante inusitada teniendo en cuenta el bajo escalafón que ocupaba en el tótem universitario.

Pero eso era precisamente lo que le ponía furioso.

En el mundo de la ciencia universitaria los ascensos son muy lentos. El puesto a que le era legítimo aspirar desde su posición como ayudante de cátedra, era el de adjunto de cátedra. Puesto de carácter vitalicio, que significaba la integración definitiva en la comunidad académica. Llegar a él implicaba que le reconocieran: «Lo has conseguido. Felicidades. Formas parte de la élite académica. Has conseguido algo que nadie te podrá quitar. De ahora en adelante eres libre de conducir tu trabajo de investigación como mejor te parezca, los límites que te impondrán los de arriba son mínimos.»

Vincent Lord aspiraba con ahínco escalar este puesto. Y no estaba dispuesto a esperar los dos años que se suponían como mínimo plazo de espera.

Un buen día decidió acelerar el proceso. Encantado ante su buena ocurrencia, y sin comprender por qué no se le había ocurrido antes, preparó una bibliografía, pidió una entrevista con el decano para la semana próxima, y envió la bibliografía al decano para que la leyera antes de la concertada entrevista.

El decano, Robert Harris, era un hombre bajito, de rostro curtido y carácter sesudo, aunque la sesudez le impidiera a veces tomar con rapidez las decisiones de carácter socrático que a menudo se esperaban de su cargo. De formación científica, continuaba en contacto con el pequeño laboratorio en que había efectuado la mayor parte de su trabajo anterior, y asistía a reuniones científicas varias veces al año. Aunque se pasaba casi todo el día al frente de la administración de la escuela química de que era decano.

Una mañana del mes de marzo de 1957, el decano doctor Harris se encontraba en su despacho, hojeando la bibliografía del doctor Lord y preguntándose por qué se la había enviado. Teniendo en cuenta su temperamento desabrido y antojadizo, las razones podían ser mil y todas distintas. Pero paciencia, el doctor Lord no tardaría en presentarse personalmente en su oficina.

Cerró la abultada carpeta cuyo contenido había leído con suma atención, porque el decano era individuo muy concienzudo, y se tiró atrás, contra el respaldo de la silla, buscando la postura idónea para dedicarse, un momento, a reflexionar sobre los datos y las impresiones personales que tenía de Vincent Lord.

El hombre era potencialmente un genio. De eso no cabía duda. De no haberse dado cuenta hasta entonces, el decano hubiera tenido las pruebas definitivas de ello allí sobre la mesa. En su campo, Vincent Lord podía alcanzar, y seguramente alcanzaría, la cima. Con un poco de suerte, cosa de que nadie puede prescindir, científico o cualquier otra cosa, haría algún descubrimiento sensacional que le haría famoso, a él y a la Universidad de Illinois. Todo era correcto, se le había dado luz verde..., y, sin embargo, el decano recordó que a veces el doctor Vincent Lord le había causado una extraña desazón.

El motivo no había sido nunca su carácter difícil y desabrido; eso iba frecuentemente a la par con un talento fuera de lo común. Las universidades son, se dijo suspirando resignadamente el decano, un caldo de cultivo de celos y rivalidades, y sorprendía cómo muchas veces las discusiones sobre minucias realmente mezquinas cobraban mucha más importancia que asuntos verdaderamente importantes.

No, era otra cosa, algo más, algo que ya había surgido hacía tiempo y que había vuelto a surgir recientemente. Era lo siguiente: ¿traslucíase en el doctor Vincent Lord una predisposición a la deshonestidad intelectual, al fraude científico?

Cuatro años ha, el doctor Lord había redactado una serie de artículos sobre unos experimentos que, según él, habían desembocado en resultados sensacionales. El artículo se hubiera publicado, de no ser que un colega de la misma universidad, un químico orgánico mayor que Lord, hizo los mismos experimentos y obtuvo resultados distintos. Ante lo cual tuvo que hacerse una investigación más exhaustiva sobre el asunto, y Vincent Lord se vio obligado a rectificar lo antes dicho. Aparentemente había incurrido de buena fe en ciertos errores de interpretación, por lo que tuvo que reescribir el artículo y modificar las conclusiones. El artículo, en su nueva forma, no creó la expectativa ni la sensación que Lord había anunciado respecto a su primera versión.

El incidente en sí mismo carecía de importancia. Al doctor Lord le había sucedido lo que de vez en cuando sucede a los mejores científicos. Quién no comete errores. Pero cuando un científico comete un error, se considera como lógico y ético que él mismo reescriba y modifique todo lo que hubiera escrito y publicado sobre el supuesto erróneo anteriormente.

La diferencia, en el caso de Lord, estaba en que sus superiores no pudieron por menos de barruntar, ante su reacción al ser confrontado con los hechos, que posiblemente él ya supiera algo de los errores cometidos, que seguramente había descubierto él mismo después de haber escrito y compuesto el artículo, y que había optado por no decir nada, como si hubiera esperado que nadie se diera cuenta.

Durante una temporada se habló bastante en la universidad del sentido ético entre los investigadores y hombres de ciencia. Luego, como consecuencia de otros trabajos y de los excelentes resultados posteriormente alcanzados por Lord, los rumores se disiparon y el incidente fue olvidado.

El decano también lo había olvidado, o casi. Hasta hacía dos semanas en San Francisco, en una reunión científica.

—Oiga, Bobby —le había espetado un profesor de la Universidad de Stanford, antiguo colega de Harris, una noche mientras tomaban unas copas juntos—: yo de ustedes iría con mucho cuidado con ese Lord que trabaja en su escuela. Entre nosotros los hay que han encontrado ligeramente sospechosos sus dos últimos artículos. Sus síntesis son correctas, pero los resultados sensacionales que él deduce de ellas son imaginarios.

Al pedirle más detalles Harris, el profesor había añadido:

—No digo que el tipo sea un farsante, no, no es eso. Todo el mundo sabe que vale, que tiene auténtico talento, pero da la impresión de que es un chico con prisas excesivas, y ya sabe usted lo peligroso que puede ser esto en la investigación. La tentación de saltarse ciertos detalles, minucias incómodas, de interpretar las cosas de cierta manera y no de otra. Es peligrosísimo. La arrogancia y la ambición desmesurada en un científico puede causar estragos.

El decano Harris había puesto cara de preocupación y le había dado las gracias por la advertencia.

De regreso a la escuela, había mandado llamar al jefe del departamento donde trabajaba Lord y le había repetido las palabras del profesor de Stanford. El decano entonces le había preguntado: «¿Qué hay de los dos últimos artículos publicados por Lord?»

Al día siguiente apareció el jefe del departamento de Lord con la respuesta. Sí, el propio doctor Lord reconocía que los resultados publicados en sus últimos artículos habían suscitado controversia; que se había comprometido a repetir los experimentos y que, de demostrarse necesario, estaba dispuesto a corregir públicamente lo escrito.

A primera vista, todo bien. De todos modos, era difícil no preguntarse una vez más: «¿Qué hubiera hecho Lord si no le hubieran llamado la atención otros científicos?»

Y ahora, dos semanas más tarde, el decano Harris volvió a preguntarse lo mismo, en el preciso instante en que le anunció la secretaria:

—Acaba de llegar el doctor Lord.

—Sí, usted mismo acaba de ver mi trabajo de estos años —explicó Lord diez minutos más tarde—. En mi opinión supera en brillantez y excelencia a todo lo que es capaz un adjunto de la escuela. Honestamente, me parece que he hecho un trabajo excepcional y que por eso me merezco que se me haga una excepción y se me conceda el ascenso antes de los dos años de rigor.

El decano enlazó las manos frente a su rostro, observó al doctor Lord por encima de las yemas de los dedos, y dijo:

—No me parece que sufra excesivamente de ser tenido en menos por sus colegas y superiores.

—¡Claro que no! —respuesta que saltó espontáneamente de los labios de Lord. Sus ojos estaban fijos en la cara del decano—. Tengo muy presente el trabajo que he hecho durante estos años. Y conozco mucha gente de la escuela que ha trabajado menos que yo.

—Mire, deje a los demás en paz —le atajó el decano—. No hablamos de los demás, hablamos de usted.

Lord se sonrojó.

—No sé por qué hemos de gastar tantas palabras. El asunto está muy claro. Se lo acabo de exponer.

—Sí, lo ha hecho con mucha elocuencia —respondió el decano Harris, resuelto a no perder la paciencia.

Al fin y al cabo, Lord estaba en lo cierto respecto a su trabajo. Sus resultados eran superiores en valor y cantidad a lo que comúnmente alcanzaba un hombre de sus años. Era una estupidez exigirle falsa modestia. Y en cuanto a su agresividad tampoco costaba mucho perdonársela. Muchos científicos no tenían tiempo que perder en las minucias del comportamiento diplomático.

¿Debía, por tanto, dar el visto bueno al ascenso acelerado de Lord? No. El decano Harris sabía ya que de aquello ni hablar.

—Tenga presente, doctor Lord —reanudó el decano—, que yo no decido por mi cuenta los ascensos del personal de la escuela. Como decano he de depender y basarme en las decisiones del comité de la facultad.

—Eso es... —y Lord se mordió la lengua antes de acabar la frase.

«¡Qué pena! —se dijo el decano—. De haber dicho una "memez", o una "mentira", hubiera tenido la excusa perfecta para deshacerme de él y ponerle de patitas en la calle. Pero se ha enmendado a tiempo, no ha olvidado que estamos celebrando una entrevista formal, y que no debemos cambiar de tono.»

—Los ascensos sugeridos por usted siempre son aceptados —comentó entonces Vincent Lord no sin cierto sarcasmo.

Detestaba demostrar acato a un hombre al que consideraba inferior como científico, que se había convertido en un triste burócrata. Por desgracia, era un burócrata respaldado por todo el peso de la universidad.

El decano Harris optó por no contestar. Lo que acababa de decir Lord era cierto, pero lo era debido a su prudencia de no tomar decisiones a sabiendas de que serían controvertidas por el resto del comité. Aunque el decano fuera el miembro más antiguo y con mayor autoridad de la facultad, ésta, en su conjunto, tenía más poder que el decano solo. Por eso sabía que jamás se avendría a aprobar el ascenso inmediato de Lord.

Por la universidad circulaban rumores desagradables sobre los dos recientes artículos de Vincent Lord. El chismorreo de hacía unos años, más el asunto de la ética profesional de los científicos, asuntos casi olvidados, estaban a punto de cobrar vigencia.

Era absurdo, se dijo el decano, aplazar el momento de comunicar lo que había definitivamente decidido.

—Escuche, doctor Lord —dijo en voz baja—. No pienso abogar por su ascenso inmediato.

—¿Por qué no?

—Las razones presentadas por usted no me parecen del todo suficientes.

—¡Explique la palabra «suficiente»!

Las palabras habían saltado como una orden y el decano sintió que su paciencia había llegado al límite. Contestó fríamente:

—Creo que ha llegado el momento de poner fin a la entrevista. Buenos días.

Pero Lord no dio muestras de levantarse de la silla. Continuaba mirando fijamente al decano:

—Le pido que haga el favor de pensárselo mejor. Si no lo hace, es posible que se arrepienta de ello.

—¿Arrepentirme? ¿En qué sentido?

—Podría marcharme.

A lo que el decano contestó con sinceridad:

—Me apenaría que usted nos abandonara, doctor Lord; usted ha contribuido al buen nombre de la universidad y creo que seguirá haciéndolo. Pero, por otro lado, si usted decide marcharse, no será el fin de la universidad.

Lord se puso en pie, rojo de ira. Salió del despacho sin decir nada y cerró con un portazo a sus espaldas.

El decano se repitió, una vez más, que parte de su trabajo

consistía en tratar a personas dotadas con gran facilidad para perder los estribos, y reanudó su trabajo de hacía unas horas.

A diferencia del decano, Lord no se olvidó del incidente. Al contrario, el incidente, cual disco rayado, dio vueltas y más vueltas en su mente, haciendo aumentar hasta grados peligrosos la amargura y el rencor a que Lord tenía tendencia natural. Y el blanco de su odio no fue meramente el decano Harris, sino toda la universidad.

Vincent Lord sospechó, aunque no se hubiera mencionado en la entrevista, que las correcciones y enmiendas que tenía que hacer en sus recientes artículos tenían mucho que ver con la negativa de Harris. Sospecha que dio pábulo a su rencor debido a que, a su parecer, las enmiendas eran minucias insignificantes comparadas con el conjunto de su contribución a la ciencia. Sí, sabía perfectamente cómo había cometido los errores. Se debían a su impaciencia, a sus prisas, a su exceso de entusiasmo. Había permitido, por un brevísimo momento, que sus deseos se antepusieran a la realidad y a la necesaria cautela científica. Pero había sido la tentación de un momento, no volvería a ocurrir, de eso él estaba seguro. Además, ¿no se había avenido a publicar las enmiendas? ¿Por qué dar tanta importancia al asunto? Por mera mezquindad.

A Vincent Lord no le pasó por la mente que el incidente en sí no había sido lo que predisponía a sus colegas en contra de él, como tampoco el incidente de hacía cuatro años, sino que la dificultad residía principalmente en sus defectos de carácter, en la falta de actitud razonable y de comprensión demostrada constantemente por él, y en su obvio sentimiento de rencor y amargura.

Por tanto, cuando tres meses después, durante una reunión científica en San Antonio, se le acercó un representante de Felding-Roth para proponerle que fuera a trabajar en sus laboratorios, su reacción, aunque no inmediatamente afirmativa, fue un «por qué no», «ya me lo pensaré».

La propuesta en sí no tenía nada de extraño. Era habitual que las grandes empresas fabricantes de fármacos estuvieran al tanto de los nuevos investigadores en campos de utilidad a la industria de los medicamentos. No olvidaban jamás, cuando leían algún artículo particularmente interesante, enviar una tarjeta de felicitación al autor. Siempre que podían asistían a las reuniones de científicos atentos al proceso de los investigadores sobre los que ya tenían echado el ojo. Tal había sido el caso de Vincent Lord. Hacía tiempo que había sido marcado como posible «objetivo» de reclutamiento.

La oferta era interesante desde el punto de vista científico. Y el salario también: era el doble del sueldo de la universidad. Mil cuatrocientos dólares anuales.

Aunque para ser justos con Vincent Lord, es necesario concretar que el dinero no fue factor importante en su decisión final. Su estilo de vida era muy simple; no tenía dificultad ninguna en vivir con el sueldo que le había asignado la universidad. Pero el dinero ofrecido por la empresa Felding-Roth era una muestra de la estima en que le tenían como científico. A las dos semanas de reflexión, Lord aceptó la propuesta. Abandonó la universidad sin apenas despedirse de nadie. Comenzó a trabajar en Felding-Roth en septiembre de 1957.

Casi inmediatamente sucedió algo extraordinario. A principios de noviembre, el director del laboratorio de investigación de la firma cayó muerto sobre el microscopio en que estaba trabajando. De una hemorragia cerebral. Ahí estaba Vincent Lord con los requisitos necesarios para ocupar el puesto. Fue nombrado director.

A los tres años el doctor Lord se había convertido en toda una institución en la empresa. Todo el mundo le respetaba. Su talento y competencia no fueron nunca puestos en duda. Administraba eficazmente su departamento, con el mínimo de intervención exterior, y sus relaciones con el resto del personal eran buenas, a pesar de su difícil carácter. Y su trabajo personal seguía una marcha prometedora.

En su posición, la mayoría de las personas se hubieran sentido satisfechas. Pero el doctor Vincent Lord estaba constantemente aquejado del síndrome del «y si no hubiera...» que le hacía revisar constantemente las decisiones tomadas en el pasado, y dudar de ellas. Continuaba furioso porque en la Universidad de Illinois no hubieran querido ascenderle inmediatamente. Y en la firma también tenía problemas no con la gente de su departamento, sino con personas de otros. Había varias personas de las que desconfiaba profundamente, entre ellas aquella inoportuna mujer, Celia Jordan. A Celia Jordan le hacían demasiado caso. Su ascenso no le había hecho ninguna gracia. La consideraba una rival en cuanto a prestigio y popularidad.

Cabía la posibilidad, por supuesto, de que a la furcia se le subieran los humos a la cabeza y la empresa tuviera que pararle los pies. Y la hicieran desaparecer. El doctor Lord esperaba impacientemente que ocurriera esto.

Claro que todo esto perdería importancia, que incluso olvidaría su antiguo rencor contra la universidad, si determinada cosa tuviera lugar. Porque en tal caso nadie podría competir con su poder y buen nombre.

A Vincent Lord le inspiraba fundamentalmente, como a la mayoría de los científicos, el reto de lo desconocido. Y como la mayoría de los científicos, soñaba con hacer un descubrimiento definitivo, uno de esos descubrimientos que abren inimaginados horizontes a la ciencia y graban el nombre de su descubridor en los anales de la historia.

Sueño que al doctor Lord le parecía encontrarse razonablemente próximo.

Después de tres años de trabajar en la empresa había conseguido una nueva fórmula química que daba señales de ser una espectacular revelación, susceptible de convertirse en un medicamento revolucionario. Todavía faltaba completarla. Era necesario investigar y hacer pruebas con animales dos años más, por lo menos, pero los resultados preliminares eran prometedores. Con su experiencia, lucidez y visión científica, Vincent Lord podía estar casi seguro de ello.

Una vez comercializado, el nuevo medicamento aportaría beneficios incalculables a la empresa. Pero eso era lo de menos. Lo importante era la fama internacional que alcanzaría Vincent Lord.

Sólo era cuestión de tiempo.

Ya les enseñaría él con qué clase de persona habían estado jugando. ¡Dios mío, cómo soñaba con aquel momento!

CAPÍTULO XI

¡El asunto de la Talidomida estalló!

Como Celia dijo meses después:

—Entonces no nos dimos cuenta del cambio que el escándalo de la Talidomida representó para la industria farmacéutica.

El asunto tuvo un comienzo lento, inadvertido a nivel general y, en la mente de los afectados, desconectado de los fármacos.

En Alemania, en el mes de abril de 1961, los médicos se alarmaron ante la inusitada frecuencia de los casos de focomelia, extraño fenómeno por el que los bebés nacen con cuerpos horripilantemente deformados, sin brazos o piernas, con aletas de foca en su lugar. El año anterior habían sido detectados dos casos, cifra en sí ya desproporcionada, ya que en palabras de un médico: «Es mucho más habitual que los niños nazcan con dos cabezas.» Y de pronto aparecían niños focomélicos a docenas.

Hubo madres que, al ver a los pequeños monstruos que acababan de parir, chillaban horrorizadas. Otras lloraban al darse cuenta de que su hijo jamás lograría «ser un ser independiente, no podría lavarse, hacer sus necesidades, abrir una puerta, abrazar a una mujer, o escribir su nombre sin ayuda».

Algunas madres se suicidaron; la mayoría necesitaron ser asistidas por psiquiatras. Uno de los padres, hombre de educación muy religiosa, había blasfemado, para corregirse luego: «¡No, si Dios no existe...! ¡No puede existir!»

Pero la causa de la epidemia de focomelia continuó siendo desconocida. (La palabra focomelia proviene del griego, *phoke* significa foca, *melos*, miembro.) Un estudio avanzó la sugerencia de que podía ser causada por la lluvia radiactiva derivada de las pruebas de bombas atómicas.

Otro habló de un virus.

Además de nacer desprovistos de brazos o piernas, los hubo que nacieron con órganos, tales como riñones, corazón, intestinos, incompletos o en mal funcionamiento, otros nacieron sin orejas. Algunos niños, los más afortunados en opinión de muchos, murieron.

En noviembre de 1961, dos médicos, un pediatra alemán y un obstétrico australiano, conectaron, independientemente el uno del otro, y sin saber nada de sus respectivos trabajos, el fenómeno con la Talidomida. Al poco tiempo se afirmó sin lugar a dudas que la causa de la focomelia residía en aquel fármaco.

Las autoridades australianas actuaron con la máxima rapidez y prohibieron la venta del fármaco el mismo mes en que se hizo pública la conexión entre las dos cosas. En Alemania e Inglaterra se prohibió un mes después, en diciembre de 1962. Pero en Estados Unidos, el Kevadon no fue requisado de los circuitos comerciales hasta dos meses después, en febrero de 1962. Y es inexplicable que en Canadá el medicamento siguiera a la venta hasta el mes de marzo, cuatro meses más tarde de su prohibición en Australia, el tiempo suficiente para que más mujeres encinta tomaran el calmante y corrieran el peligro de dar a luz niños deformes.

Celia y Andrew siguieron con atención el caso en las publicaciones médicas y hablaron de ello extensamente.

Una noche, mientras cenaban, Celia dijo:

—No puedes imaginarte cuánto te agradezco que me prohibieras tomar ningún medicamento cuando estaba encinta.

Unos minutos antes había contemplado, llena de amor y gratitud, a sus dos hermosos hijos.

—Podría haber tomado Talidomida. Sé de varias esposas de médicos que la han tomado.

Andrew indicó:

—Yo tenía Kevadon en mi gabinete.

—¿Tomaste? —preguntó sobresaltada Celia.

—No. Me la dio un vendedor, pero a mí ese medicamento nunca me cayó bien. Y luego me olvidé que lo tenía.

—¿Dónde lo tienes ahora?

—Hoy me he acordado de que lo tenía y lo he tirado al retrete. Tenía varios centenares de pastillas. No sé dónde he leído que entre los médicos del país se habían repartido dos millones y medio de pastillas.

Durante los meses próximos continuaron lloviendo las noticias sobre la Talidomida. Se estimó que en veinte países habían nacido veinte mil niños deformes, aunque también se reconocía que la cifra exacta era imposible de conocer.

En Estados Unidos la cifra fue relativamente baja, unos dieciocho o diecinueve niños, gracias a que la droga nunca llegó a ser aprobada por Sanidad. De haber sido aprobada, la cifra hubiera podido ser de diez mil niños.

—Debemos agradecérselo a esa tal Kelsey —observó Andrew un domingo del mes de julio de 1962.

La pareja estaba en casa, descansando. Andrew tenía un periódico desplegado sobre el regazo.

«Kelsey» era la doctora Frances Kelsey, una funcionaria médico de Sanidad quien, a pesar de las presiones por parte de la empresa fabricante del fármaco, había rehusado dar el visto bueno a su comercialización y había logrado utilizar toda una serie de tácticas burocráticas para que no fuera aprobada por otros. Es decir, que la doctora Kelsey se había convertido en heroína nacional. El propio John Kennedy le otorgó una medalla de oro, el máximo honor a que puede aspirar todo ciudadano norteamericano.

—Bueno, un poco por casualidad, hizo lo correcto —reconoció Celia— y no pienso regatearle mi agradecimiento por ello. Pero los hay que dicen que ha ganado la medalla por nada, meramente por haber aplazado una decisión, que es lo que acostumbran hacer los burócratas en caso de duda, y ahora ella pretende haber intuido mucho más de lo que verdaderamente intuyó. Además, me temo que después del gesto de Kennedy, en el futuro muchos medicamentos útiles van a tardar más de lo necesario en salir a la venta, y otros sufrirán las consecuencias.

—Tienes que comprender —explicó Andrew— que los políticos, aunque sean personas de la integridad de Kennedy, son por naturaleza oportunistas. Tanto Kennedy como Kefauver utilizan el escándalo de la Talidomida para sus fines personales. De todos modos, salta a la vista que hace falta que se promulgue alguna ley que controle la industria en que tú trabajas, nena, porque está claro que en ella hay una pandilla de podridos.

Observación confirmada poco después por los descubrimientos subsiguientes acerca de las prácticas habituales en la firma fabricante de la Talidomida, de su falta de honestidad, de su falta de escrúpulos de ninguna clase, de su tendencia al soborno y de su falta de profesionalidad.

Sorprendentemente, y a pesar de los tejemanejes que precedieron a ello, el presidente Kennedy consiguió firmar y dar *status* oficial a una serie de leyes justas para regular la cuestión. Aunque no fueron perfectas y aunque contuvieran cláusulas que luego fueron motivo de retardo de la comercialización de medicamentos urgentemente necesitados por el público, las nuevas leyes lograron cambiar la situación de desamparo del consumidor ante el poderío de la industria farmacéutica. Y así fue cómo nació la nueva era, la era de la posTalidomida.

Además, aquel mismo mes, en octubre de 1962, Celia supo que Eli Camperdown, presidente general de la compañía Felding-Roth, estaba muriendo de cáncer.

A los pocos días de haberse enterado de la triste noticia, Sam Hawthorne le comunicó con voz excitada que «Eli ha enviado recado diciendo que quería verte. Mañana mismo irás a su casa».

La casa se encontraba a diez kilómetros al sur de Morristown, en el monte del lago Kemble. Situada al fondo de un sinuoso camino asfaltado, ocultada tras espesos arbustos y una bonita arboleda, la casa era una mansión de piedra antigua, recubierta de una pátina verdosa. Desde el exterior, el interior parecía oscuro. Celia comprobó que lo era.

Celia fue recibida por un viejo mayordomo de cuerpo encorvado, que la hizo pasar a un vestíbulo lleno de muebles antiguos. Mientras esperaba, Celia tuvo ocasión de fijarse en el absoluto silencio que reinaba en la casa y pensó que tal vez se debiera al hecho que Eli no tenía mujer. Hacía muchos años que había enviudado.

A los pocos minutos apareció una enfermera, una mujer joven, vivaracha, enérgica:

—Haga el favor de acompañarme, señora Jordan. El señor Camperdown está impaciente por verla.

Mientras subían por la amplia y curvada escalinata alfombrada, Celia preguntó:

—¿Cómo se encuentra?

La enfermera contestó:

—Débil y sufre mucho, a pesar de los calmantes. Hoy no ha querido tomar ninguno, sin embargo, porque quería estar bien despierto para hablar con usted. —Miró a Celia con curiosidad y añadió—: Espera con impaciencia la entrevista con usted.

Al llegar al rellano de la planta superior, la enfermera hizo pasar a Celia por una puerta.

Al principio Celia tuvo dificultad en reconocer la figura alta y desgarbada que estaba sentada en la cama y apoyada contra unos almohadones. Eli Camperdown, hasta hacía poco el epítome de la persona vigorosa y llena de salud, era ahora un hombre enjuto, débil y frágil. No parecía la misma persona. Con ojos hundidos miraba a Celia, a la vez que contorsionaba la cara con una mueca que demostraba su intento de sonreír. Habló con voz baja y ronca.

—Ya sé que el cáncer no es un espectáculo muy agradable —dijo—. No estaba seguro de si debía hacerla venir, pero me urge hablar con usted personalmente. Gracias por haber venido.

La enfermera, antes de dejarlos solos, había traído una silla y Celia se sentó al lado de la cama.

—Estoy contenta de haber venido, señor Camperdown. Y siento mucho que esté enfermo.

—La mayoría de mis colegas de la firma me llaman Eli. Le agradecería que usted también lo hiciera.

Ella sonrió.

—Yo me llamo Celia.

—Sí, ya lo sé. Como también sé que usted ha sido una persona importante en mi vida. —Alzó la mano y señaló hacia una mesita—. Allí encima hay un ejemplar del *Life* y unos papeles. Tráigamelos, por favor.

Celia le trajo la revista con los papeles. Eli Camperdown comenzó a pasar las páginas con un visible esfuerzo, hasta que encontró lo que buscaba.

—No sé si ya lo ha visto.

—Es el artículo sobre la Talidomida, con las fotos de los bebés deformes. Sí, ya lo he visto.

Señaló los otros papeles.

—Ésos son más fotos y documentos sobre el asunto, que todavía no han llegado al público. He seguido con mucho interés el caso. Es horrible, ¿verdad?

—Sí, lo es.

Callaron un momento y luego él dijo:

—Ya sabe que me muero, ¿verdad?

—Sí, me lo han dicho —contestó ella dulcemente.

—He exigido a los médicos que me dijeran la verdad. Tengo una o dos semanas de vida, o quizá sólo unos días. Por eso me trajeron a casa. Para morir tranquilo aquí.

Al ver que Celia iba a decir algo, él la atajó con un gesto:

—No, déjeme hablar y escúcheme con atención.

Calló para descansar un breve instante, el esfuerzo le estaba agotando. Luego continuó.

—No es más que egoísmo, Celia, y nada de eso va ayudar a esos niños —dijo tocando las fotos—. Pero me alegro de no haber tenido parte en ello, puedo morir con la conciencia tranquila gracias a usted.

Celia se apresuró a contestar:

—Eli, me imagino lo que está pensando, pero yo no...

Él continuó hablando sin hacerle caso.

—Cuando adquirimos la licencia para el medicamento, nuestro proyecto era endosarlo como fuera, sacarlo a la venta y comercializarlo a marchas forzadas. Íbamos a hacer unas pruebas muy extensivas y lograr el visto bueno de Sanidad. Es posible que lo hubiéramos conseguido. No se sabe, estas cosas carecen de lógica, quizás otro funcionario no hubiera puesto objeciones.

Calló de nuevo para recobrar fuerzas y continuó:

—Usted nos convenció de que hiciéramos las pruebas con ancianos; gracias a usted nadie de menos de sesenta años tomó el fármaco. Y no funcionó, y nosotros lo dejamos correr. Luego se la criticó a usted..., lo sé. Pero si todo hubiera sido como lo habíamos proyectado inicialmente... hubiéramos sido los culpables de... —Con los dedos tocó de nuevo las fotos de la revista—. Yo hubiera muerto con este terrible cargo sobre mi conciencia. En cambio ahora...

Celia tenía los ojos arrasados de lágrimas. Le cogió la mano y le dijo:

—Eli, descanse en paz.

Él asintió con la cabeza y movió los labios. Ella se acercó inclinándose sobre él para oír lo que decía.

—Celia, creo que usted posee un instinto, un criterio natural para juzgar el bien y el mal... Nuestra industria está al borde de importantes transformaciones..., que yo no veré... En la empresa los hay que creen que usted llegará lejos... Me alegro. Le daré un consejo... Utilice su don, Celia, confíe en su instinto. Cuando tenga poder utilícelo con convicción. No permita que gente inferior a usted la desvíe del camino...

Se le agitó la voz. Un espasmo de dolor le desfiguró la cara.

Celia se dio la vuelta consciente de que algo se había movido a sus espaldas. La enfermera acababa de entrar en la habitación. Traía una bandejita con una jeringa, que puso al lado de la cama. Se inclinó sobre el enfermo y dijo:

—¿Le vuelve a doler, señor Camperdown?

Al ver que él asentía débilmente, le subió la manga del pijama y le aplicó una inyección en el brazo. La tensión del rostro del enfermo se desvaneció casi inmediatamente.

—Ahora se dormirá, señora Jordan. No vale la pena continuar la visita —dijo la enfermera, mirando de nuevo con curiosidad mal disimulada a Celia.

Celia cerró la revista, con los papeles en el interior, y lo volvió a dejar todo encima de la mesa.

—¿Han dicho todo lo qué debían decir? —le preguntó la enfermera.

—Sí, creo que sí —respondió Celia.

No se sabe cómo, porque Celia no lo había dicho a nadie, toda la empresa se enteró de la conversación entre ella y el moribundo director.

De resultas de ello Celia se convirtió en el blanco de las miradas, curiosas y respetuosas. Nadie, y Celia tampoco, dudaba de que no había sido un instinto excepcional el que había hecho sugerirle, el día en que se discutió sobre la manera de experimentar con la Talidomida, suministrarla únicamente a ancianos. Pero no era menos cierto que ella había contribuido a marcar el camino de la compañía respecto a aquel fármaco en concreto, camino que había salvado a la empresa del desastre. Eso lo reconocían todos.

Todos excepto el director de investigación, naturalmente. Quien había sido casi el único en recomendar que se distribuyera el medicamento entre ginecólogos y obstétricos, cosa a que Celia se había opuesto muy específicamente, ahora se negaba a reconocer el mérito de Celia, mientras que a sí mismo se atribuía el de haber decidido no continuar con la comercialización del medicamento una vez demostrado que no daba los resultados esperados. Lo cual era verdad, pero sólo parte de la verdad.

Pero no hubo tiempo de discutir largamente sobre el asunto. Eli Camperdown murió a las dos semanas de la visita de Celia. Su esquela apareció en los periódicos del 8 de noviembre, y fueron respetuosamente largas, aunque menos que las dedicadas a Eleanor Roosevelt, dos días antes. Celia comentó a Andrew:

—Tengo la impresión de que dos piezas claves de la historia

acaban de desaparecer. Una a nivel mayor que la otra, y que yo he contribuido a marcar la marcha de la menor.

La muerte del presidente general de Felding-Roth causó importantes cambios entre el personal. Uno de los afectados fue Sam Hawthorne, al que nombraron vicepresidente y gerente de las ventas a nivel nacional, mientras que a Teddy Upshaw le ascendieron, con gran alegría de su parte, a gerente de ventas sobre el mostrador, cuyos productos eran comercializados por el sector denominado Bray & Commonwealth de la empresa.

—Es una buenísima oportunidad para vender las cosas como Dios manda, a lo duro —había comentado con optimismo a Celia—. Y a usted la he recomendado como directora del centro de instrucción de vendedores. Pero he de confesarle que va a ser difícil: la casa está llena de hombres que no tragan la idea de una mujer directora de nada. Confieso que yo era uno de éstos, pero el trato con usted, Celia, me ha hecho cambiar de parecer.

Durante las ocho semanas que siguieron, Celia hizo las funciones de directora sin que llegara el nombramiento de tal. A medida que los días pasaban, la frustración y cólera de Celia iban en aumento, hasta que una mañana de principios del mes de enero, Sam Hawthorne apareció en su despacho sin anunciarse y con la cara radiante.

—¡Lo hemos conseguido! —gritó—. He tenido que hundir el sable en las barrigas de un grupito de gallitos engreídos, pero ya está, se nos ha dado luz verde. Se te ha nombrado directora de la escuela, y, lo que todavía es más importante, se ha reconocido oficialmente que estás integrada con pleno derecho en la vía rápida del escalafón de la empresa.

SEGUNDA PARTE

1963-1975

CAPÍTULO I

Estar en la vía rápida del sistema de ascensos de la empresa Felding-Roth no era en nada distinto de lo que ello significaba en cualquier otra empresa. Significaba convertirse en candidato a un puesto de la gerencia a más alto nivel, por lo que se gozaban de mejores oportunidades para ponerse al corriente de la marcha de los negocios y para lucirse profesionalmente. Por supuesto, no todos, ni mucho menos, llegaban a la meta. En la misma vía había otra gente. La competitividad era dura. Y costaba poco borrar un nombre de la lista.

Celia era consciente de todo ello y sabía, además, que como mujer debía vencer un obstáculo especial, el prejuicio masculino contra las mujeres de carrera. A ella le hacía falta demostrar que realmente era superior en todo a los demás, cosa que le aguijoneó el amor propio y le avivó las ganas de triunfar.

La mala suerte quiso, sin embargo, que en la década de los sesenta no se descubriera ningún fármaco importante que abriera nuevos horizontes a la industria.

—No es la primera vez que nos ocurre —le explicó Sam Hawthorne—. Lo que pasa es que acabamos de pasar veinte años absolutamente milagrosos para la industria farmacéutica, se han descubierto los antibióticos, medicinas nuevas para las dolencias cardiacas, la píldora anticonceptiva, los tranquilizantes y un largo etcétera. Y ahora entramos en un período de calma, en que no sale nada nuevo.

—¿Por cuánto tiempo estaremos así?

—Es imposible saberlo —contestó Sam Hawthorne, acariciándose la calva—. Quizá dos años más; de momento la Lotromicina se vende muy bien y estamos mejorando la fabricación de fármacos ya en el mercado desde hace tiempo.

Celia no pudo menos de preguntar con voz irónica:

—Plagios de productos de empresas rivales, ¿verdad? ¿Jugar a la ruleta molecular para conseguir cambios mínimos que nos salven de ser acusados de plagio ante los tribunales?

Sam se encogió de hombros.

—Si te gusta hablar en el lenguaje de nuestros detractores, allá tú.

—Para seguir en el tono de nuestros detractores, como dices, ¿no es cierto que estamos tirando el dinero en investigar cómo plagiar sin riesgos, en vez de invertir el dinero en la auténtica investigación?

—Me parece que ya va siendo hora de que te des cuenta que nuestra industria está siendo criticada desde todos los puntos de vista y desde todos los costados —dijo Sam con voz dura—. Sobre todo por personas que no tienen idea, o a quienes les importan un comino los problemas con que deben enfrentarse compañías como las nuestras para mantenerse a flote durante las épocas de las vacas flacas, como la actual. ¿Te das cuenta de que los científicos no descubrieron las causas de la efectividad de la vacuna contra la viruela hasta los cien años de su descubrimiento y consiguiente aplicación?

La conversación deprimió a Celia, pero le sirvió para caer en la cuenta de que las otras empresas del ramo estaban pasando las mismas dificultades, que nadie estaba investigando o a punto de descubrir nada interesante. Estaban pasando una época de esterilidad general que, ella eso no podía saberlo, iba a durar hasta la próxima década de 1970.

Mientras tanto, durante el año 1962, Celia continuó en su puesto de directora del centro de instrucción de vendedores. Hasta el mes de noviembre.

—Te he hecho venir —le anunció Sam a Celia en su despacho— para decirte que se te ha asignado un nuevo puesto. Se te ha ascendido.

Celia no dijo nada y, al ver que Sam tampoco no añadía nada más, suspiró y dijo sonriendo:

—Sabes muy bien que estoy muerta de curiosidad por saber qué me espera. Y no me lo dices. Bueno, te haré la pregunta que quieres que haga: ¿a qué puesto se me ha destinado?

—Al de la gerencia general de la venta sobre el mostrador. Te pondrás al frente de Bray & Commonwealth. Tu antiguo jefe, Teddy Upshaw, será subordinado tuyo de ahora en adelante. Espero que te encante el nuevo destino, Celia —finalizó Sam con una sonrisa.

—Desde luego que sí —se apresuró a contestar Celia—. ¡Muchas gracias, Sam!

Él la miró con atención:

—Por debajo de tu entusiasmo me parece detectar cierta reserva. ¿Qué es?

—De reservas, nada —negó Celia—. Sólo que..., bueno, te lo he de confesar, que de este asunto estoy completamente en blanco.

—Como muchos otros —repuso Sam—. No te preocupes por eso. A mí me sucedió lo mismo hasta que pasé dos años trabajando en ello. Las ventas sobre el mostrador es un capítulo muy diferente, algo aparte. Es como ir a un país extranjero, o como cambiar de barrio de la ciudad.

—¿A uno menos elegante?

—Algo parecido.

Era sabido que en Felding-Roth se erigía un muro entre el área de los fármacos de venta con receta y los productos de venta directa sin intervención médica. La primera era considerada como la prestigiosa de la compañía, mientras que la otra, a pesar de los altísimos beneficios que producía, no repercutía en su buen nombre o prestigio. Las dos zonas funcionaban completamente por su cuenta. En cada una había un equipo propio a la cabeza de su administración, investigación y ventas.

Debido a tal política de separación entre ambas áreas, Felding-Roth conservaba el nombre y patente de la pequeña compañía familiar Bray & Commonwealth. Para el público, la Bray & Commonwealth era una compañía independiente de Felding-Roth.

—Trabajar en Bray & Commonwealth será una experiencia muy instructiva, ya lo verás —continuó diciendo Sam—. Aprenderás sobre los jarabes contra la tos, sobre los ungüentos para los hemorroides y sobre champúes. No olvides que las ventas sobre el mostrador es parte económicamente vital de la empresa. Es necesario conocerla bien y haber trabajado en ella. —Y luego añadió—: Pero por una temporada será necesario que te reserves tu aguzado sentido crítico, y hagas un paréntesis.

—¿Por qué? —preguntó ella, intrigada.

—Ya lo verás.

Celia decidió no insistir.

—Queda otra cosa por decidir —continuó Sam—. El sector de Bray & Commonwealth está pasando una temporada de inactividad y de estancamiento. El sector necesita ideas nuevas, un nuevo empuje. ¡Quién sabe! Tal vez lo que le hace falta es el temple de una mujer enérgica y fuerte como tú. ¿Qué hay? —acabó preguntando, volviendo la cabeza hacia la atractiva joven negra que acababa de entrar.

Al ver que la mujer no decía nada, Sam le espetó:

—Maggie, ya te he dicho que...

—¡Espera! —exclamó Celia, que se había dado cuenta de lo que a Sam le pasaba por alto.

Maggie, su secretaria, tenía los ojos arrasados de lágrimas y la cara a punto de convulsionarse.

—Maggie, ¿qué sucede?

La chica hizo un esfuerzo por hablar y no romper a llorar.

—El presidente Kennedy... Han matado al presidente Kennedy..., en Dallas. Lo han dicho en... la radio.

Sam Hawthorne, con expresión horrorizada y de incredulidad, giró el botón del aparato de radio que tenía al lado.

Celia nunca iba a olvidar aquel momento. Como para el resto de su generación, aquella muerte significó la introducción a una época apocalíptica, a un nuevo período de esperanzas muertas y de desesperación. Independientemente de si Camelot había sido una realidad o una ilusión, el sentimiento general fue de haber perdido irremediablemente las esperanzas de un nuevo comienzo, un nuevo comienzo que de pronto se truncaba sin haber conducido a ninguna parte. Con la muerte de Kennedy se reforzó dolorosamente la sensación de la efímera perdurabilidad de las cosas, de la poca importancia de las minucias y de los avatares de la vida personal, en el caso de Celia, de sus ambiciones y del futuro de su carrera. Pero la vida continuó, por supuesto. Celia pasó a ocupar su nuevo puesto al frente de Bray & Commonwealth, la filial de Felding-Roth, ubicada en un edificio de cuatro plantas a dos kilómetros de la empresa madre. En su nueva oficina se entrevistó, dos semanas más tarde, con su antiguo jefe y colega Teddy Upshaw, el gerente del sector de ventas.

Celia acababa de pasar una semana enfrascada en papeles, en declaraciones financieras, estados de cuentas, resúmenes de ventas, informes de investigación, archivos de personal, etc. A media semana de este tipo de trabajo, Celia comprendió cuánta razón había tenido Sam Hawthorne al decirle que la filial estaba en un período de estancamiento y decadencia. Al sector le hacía mucha falta cambiar de dirección. Necesitaba que alguien le insuflara nuevas ideas y le reavivara los ánimos.

Al comienzo de la entrevista con Upshaw, Celia le preguntó:

—Ante todo, Teddy, quiero que me conteste francamente a una pregunta: ¿le molesta que ahora sea yo su jefe? ¿Que se hayan cambiado los papeles?

El jefe de ventas puso cara de asombro.

—¿Molestarme? ¡De ninguna manera! ¡Todo lo contrario! ¡No sabe cuánto celebro que la hayan nombrado a usted jefe de la filial! ¡Pregúnteselo a mi mujer! ¡Si la noche que me enteré lo celebramos con una copa! Yo sólo sirvo para vender. Como vendedor valgo, lo reconozco sin falsa modestia. Pero necesitamos algo más, a una persona como usted que nos inspire a vender más y mejor.

Celia se conmovió ante tal reacción.

—Gracias, Teddy —comentó—. No sabe cuán simpático me es usted. Yo confío mucho en el bien que nos podemos hacer mutuamente.

—¡No faltaría más! —exclamó Teddy Upshaw.

—Usted ha trabajado en las dos filiales, ha visto las dos caras de la moneda. Hábleme de las diferencias existentes entre las dos.

—Son de tipo muy básico. Lo de aquí es sobre todo trabajo publicitario. Supongo que ya lo ha deducido del estudio de esos documentos —adujo, echando una mirada a los papeles que estaban sobre la mesa.

—Sí, pero quiero oír su versión.

Él la miró con expresión atenta.

—¿Mi versión personal? ¿Confidencial? ¿Sin disimulos?

—Exactamente —dijo Celia.

—Pues, bueno, como usted sabe, un fármaco vendido con receta médica ha costado millones de dólares de descubrir, y un montón de años de trabajo de investigación. En cambio, los productos de este sector no requieren más que seis meses de investigación y cuestan cuatro cuartos fabricarlos. El dinero se invierte más que nada en envasarlo, en la publicidad, etcétera.

—Le felicito, Teddy —prorrumpió Celia—. Tiene un gran talento para ir al grano.

—No me gusta engañarme —refirió Teddy, encogiéndose de hombros—. Me doy perfecta cuenta de que lo que se vende aquí no ha salido del cerebro de ningún Louis Pasteur.

—No obstante, es una industria muy floreciente.

—¡Muchísimo! Es lo que el público norteamericano quiere. A las personas aquejadas de pequeñas dolencias, de cosas sin importancia que pasan al cabo de unos días sin necesidad de tomar nada, a esa gente le encanta medicarse ella misma sin acudir al médico. Les gusta pensar que son sus propios médicos, y de eso nos beneficiamos nosotros. Así que si es una moda cada día más en boga, ¿por qué no iba Felding-Roth también a aprovecharse de ella? El problema es que no lo acabamos de hacer bien, no le estamos sacando el jugo que podríamos sacarle al asunto.

—Eso parece obvio —dijo Celia—, y yo creo que podemos hacerlo mejor. En cuanto a los productos vendidos, espero que tengan un poco más de valor del que usted dice.

Teddy alzó las manos como si la contestación a ello careciera de importancia.

—Quizá, pero no mucho más. Hay cosas como la aspirina, que sí, indudablemente. Lo principal es que son productos que hacen sentirse mejor a la gente, aunque con muy poca base real. Es un fenómeno mental más que otra cosa.

—Pero los jarabes para la tos, los antiguos remedios contra los resfriados, tienen auténtico valor, ¿no?

—¡Qué va! —dijo Teddy con voz segura—. Pregúnteselo a un médico, a su marido. Si coge un resfriado, ¿qué es lo mejor? Pues nada. Irse a casa, sentarse con los pies sobre una silla y beber mucho líquido. Tomarse una aspirina, a lo más. Y hasta que la ciencia no descubra la causa de los resfriados, parece que pasarán muchos años.

Celia se echó a reír.

—¿Usted no toma nunca nada cuando se resfría?

—No, nunca. Afortunadamente no hay muchos como yo en el país. Al contrario, son millones las personas que toman pastillas para el resfriado convencidos de que sin ellas no se aliviarían. Y usted y yo, Celia..., se las vendemos, porque las piden, y sabemos que no les hacen daño, aunque tampoco les curen. Pero, bueno —añadió en tono cauteloso—, que eso quede entre nosotros, ¿eh? No me gustaría que nadie me oyera decir esas cosas. Yo se lo digo ahora porque usted me lo ha pedido, ya que, de lo contrario, no lo habría hecho.

—Descuide, le agradezco mucho su franqueza, Teddy —añadió Celia—. Lo que no comprendo es cómo, viendo la situación con tanta lucidez, pueda seguir haciendo el trabajo bien.

—Pues es por dos razones —contestó Teddy—. Una, porque yo

no soy quién para juzgar. Yo no soy de esos que sueñan con cambiar el mundo. Yo veo y acepto la situación tal como es. Dos —añadió disparando el dedo índice de la mano—, alguien tiene que vender el producto, qué importa si lo hago yo o no; por lo tanto, por qué no Teddy Upshaw. —Miró a Celia escudriñándole el rostro—. A usted le importa, ¿verdad, Celia?

—Sí —respondió ella—. Un poco. A veces.

—¿Le han dado una idea de cuánto tiempo va a estar en Bray & Commonwealth?

—No. Igual me quedo toda la vida.

—No. No lo creo. Tendrá ese puesto por un año, y luego será trasladada, ascendida. ¡Aguante y verá cómo vale la pena!

—Gracias, Teddy —murmuró conmovida, Celia—. Seguiré su consejo y espero hacer más que meramente aguantar.

A pesar de ser mujer de carrera, Celia se tomaba muy en serio su papel de madre y de esposa. Tenía mucho cuidado en no perder el contacto con Lisa y con Bruce, que ya tenía tres años. Cada noche, al volver del trabajo, aunque a veces tuviera cosas que terminar, pasaba siempre dos horas con sus hijos.

La noche del día en que había hablado con Teddy Upshaw, Celia continuó leyéndoles a Lisa y a Bruce el libro que hacía días había empezado, *Alicia en el País de las Maravillas.*

Aquella noche Bruce estaba más tranquilo de lo habitual, porque estaba cansado y acababa de coger un resfriado, y Lisa la escuchaba como siempre, pendiente de sus labios. Escuchaba cómo Alicia esperaba junto a una puerta diminuta que daba a un hermosísimo jardín, pero por la que no podía pasar porque la niña era demasiado grande, y esperaba dar con... «un libro que le explicara qué se debe hacer para plegarse como un catalejo; y esa vez encontró una botellita... (que hace un rato no estaba, se dijo Alicia) y atada con un cordel al cuello de la botella había una etiqueta que rezaba "Bébeme", con hermosas letras de palo».

Celia dejó un instante el libro para sonar la nariz de Bruce y luego continuó leyendo:

—«Bueno, por muy bonitas que fueran las letras que decían "Bébeme", Alicia era lo bastante cuerda como para saber que eso no se hacía así como así. "No, primero he de mirar —dijo— y asegurarme que por alguna parte no ponga 'Veneno'..." Porque no había olvidado que si se bebe de una botella en la que pone "veneno", casi seguro que te sienta mal, tarde o temprano.

»Pero en la botella no ponía "veneno" por ningún lado, de modo que Alicia se atrevió a tomar un poco, y como encontró que sabía muy bien (a una mezcla de tarta de cerezas, crema, piña, pavo asado, café con leche y tostada caliente con mantequilla), se la acabó en un santiamén.

»"Qué sensación tan curiosa —exclamó—. Si me estaré plegando como el tubo de un catalejo."

»Y así era: ahora no se alzaba más que un par de centímetros del suelo...»

Lisa interrumpió la lectura para decir:

—Pero hizo una cosa mala, ¿verdad, mamá? No se debe beber de ninguna botella.

—En la vida de verdad, no —dijo Celia—, pero eso es un cuento.

Lisa insistió con firmeza:

—Yo creo que no debía beber de ella.

Celia ya había tenido ocasión de comprobar que su hija, Lisa, era persona de temperamento testarudo.

—Tienes toda la razón, cariño —observó la voz de Andrew, que había entrado sin que ellas lo notaran—. No bebas nunca nada que no sepas qué es y sin receta del médico.

Todos se echaron a reír, los niños se arrojaron a sus brazos y él besó a Celia.

—Ahora, por ejemplo, voy a recetar un martini seco para mamá. ¿Qué te parece? —preguntó mirando a Celia.

—Muy buena idea —afirmó ésta.

—Papá —advirtió Lisa—. Bruce se ha resfriado. ¿Puedes hacer que se le pase?

—No —contestó Andrew—. Contra los resfriados no puedo hacer nada. ¿No ves que soy médico de afecciones cálidas? —bromeó, tomando a la niña en brazos.

—¡Qué raro! —exclamó Celia—. De eso precisamente he estado hablando esta tarde.

Andrew puso a la niña en el suelo y preguntó:

—¿De qué exactamente?

—Ya te lo diré luego.

Celia puso *Alicia* en un estante y acostó a los niños. De la cocina llegaba un delicioso aroma de cordero al curry. «¿Qué he hecho yo —se preguntó Celia— para merecerme una vida tan perfecta?»

—Teddy está en lo cierto. Es totalmente inútil tratar de curarse un resfriado con medicamentos; lo único que ayuda es descansar, beber mucho líquido y tomar una aspirina —explicó Andrew después de escuchar a Celia.

Habían acabado de cenar y tomaban café en el salón.

—A mis pacientes les digo, cuando sufren un resfriado, que si toman algo se les irá en siete días, y si no toman nada, en una semana.

Celia se rió y Andrew removió el fuego de leña con un atizador.

—En lo que no lleva razón Teddy —añadió Andrew— es en creer que esos remedios sean absolutamente inocuos. Muchos son nocivos, algunos peligrosamente.

—¿De veras? —preguntó ella con expresión asustada—. ¿No exageras?

—No —contestó él con fuerza—. Tratando de curar un resfriado es posible que provoques un mal peor. —Andrew fue a buscar unos tomos de la estantería de los libros, de cuyas páginas surgían apretadamente unas tiras de papel—. Precisamente estos días me he dedicado a leer sobre este tema.

»En la mayor parte de los medicamentos que se toman para curar un resfriado hay una mezcla de ingredientes. Uno de ellos es una sustancia química llamada fenilefrín: es lo que se anuncia como descongestionador de la nariz. Para empezar, la mayoría de las veces el fenilefrín no surte el efecto deseado, la dosis no es bastante grande, pero en cambio hace subir la presión sanguínea, cosa no deseable para nadie, y peligrosa para los que de natural ya sufren hipertensión. —Señaló una hoja llena de notas—. La aspirina simple es el único remedio del que todos los médicos están de acuerdo que alivia el resfriado. Pero ahora hay sustitutivos de la aspirina, de los que se hace mucha publicidad y la gente compra mucho, que contienen fenatecín, otra sustancia química que puede dañar los riñones, a veces de una manera irreversible, si se toma con excesiva frecuencia. En muchas de esas pastillas hay antihistamínicos, y eso también es malo, porque incrementa la mucosa de los pulmones. De entre los atomizadores para la nariz, y en las gotas, los hay que hacen mucho más mal que bien. ¿Continúo? —preguntó al fin.

—No, deja —contestó Celia—. Ya me hago cargo.

—Total, que se ha hecho una campaña masiva para hacer que la gente crea y compre cualquier producto.

—Pero la gente asegura que los remedios para el resfriado ayudan a curarlo —objetó Celia.

—Es lo que creen. Una ilusión, una engañifa. El resfriado se cura solo y ellos creen que es gracias al remedio que han tomado. Es una cuestión psicológica, posiblemente.

Celia se acordó entonces de lo que le había dicho otro médico, un hombre de mucha experiencia, en sus tiempos de vendedora.

—Cuando viene un paciente a pedirme que le cure un resfriado, le doy un placebo, una pastilla de azúcar. Luego cuando vuelve y me dice que el remedio le ha curado, yo le contesto que de todos modos se hubiera curado solo.

Recuerdo que, como las palabras de Andrew sonaban a cierto, deprimió a Celia. Su nuevo puesto le hacía abrir los ojos a cosas que hubiera preferido no ver. ¿Perdía, tal vez, su antiguo sentido ético? Reconoció la verdad de lo que Sam le había dicho: «Tendrás que reservarte tu aguzado sentido crítico.» ¿Era realmente necesario? ¿Sería capaz de hacerlo? ¿Debía hacerlo? Preocupada por estas preguntas, abrió la cartera que se había traído de la oficina y vertió su contenido sobre la mesa.

En la cartera había una cosa de la que Celia ya no se acordaba: era un bote muy simple de Bray & Commonwealth de algo llamado Saniterm, un producto comercializado hacía veinte años por la firma y que todavía era muy popular entre los niños aquejados de resfriados. Era una pomada de olor muy fuerte que se frotaba en el pecho del enfermo y que se anunciaba como «aliviante». Celia lo había traído a casa porque sabía que Bruce estaba resfriado. Le preguntó a Andrew:

—¿Y de eso qué me dices?

Andrew examinó el tarro, leyó la lista de ingredientes de la etiqueta y se echó a reír.

—¿Por qué no, cariño? Es una pomada que no puede hacer daño a nadie. No creo que alivie a Bruce, pero tal vez te alivie a ti, a la madre, hacer algo por él.

Andrew abrió el tarro e inspeccionó su contenido. Prosiguió con voz divertida:

—Sí, eso es; es de esos medicamentos hechos pensando en la madre, más que en los hijos enfermos.

Celia estuvo a punto de echarse también a reír, cuando de pronto tuvo una idea. Dos cosas le pasaron a la vez por la cabeza: una, que por una temporada debía reservarse su sentido crítico; la otra estaba relacionada con lo que acababa de decir Andrew y era una idea espléndida, excelente.

CAPÍTULO II

—No —dijo Celia a los ejecutivos de la agencia publicitaria que la miraban desde el otro lado de la mesa—. No, no me satisface.

El efecto fue inmediato, como un balde de agua fría sobre las brasas del fuego. Si en la sala de reuniones hubiera un termómetro, se habría visto una súbita bajada de «cálido» a «álgido». Celia sintió cómo los cuatro ejecutivos se apresuraban a improvisar una interpretación que se ajustara a la situación y les permitiera reaccionar correctamente.

Era un martes de mediados del mes de enero. Celia acababa de llegar a Nueva York con cuatro colegas de la empresa para la reunión concertada con los de la agencia publicitaria Quadrille-Brown Advertising. Sam Hawthorne, en Nueva York desde el día anterior, también asistió.

Hacía un día desapacible. La agencia publicitaria estaba ubicada en Burlington House, en la avenida de las Américas, por la que automóviles y transeúntes se abrían paso penosamente, luchando contra una desagradable mezcla de nieve y lluvia helada.

El motivo de la reunión en aquella sala de la planta cuarenta y cuatro era hacer una revisión general de los proyectos publicitarios de Bray & Commonwealth, cosa nada anormal cuando se produce un importante cambio de personal administrativo. Desde hacía una hora, el programa de la agencia había sido exhibido con una mezcla de ceremonia y aparatosidad que a Celia le había dado la impresión que se trataba de pasar revista a un desfile militar.

De todos modos, el regimiento no la había impresionado excesivamente. Y por eso acababa de soltar el comentario que los había dejado a todos helados.

Sentado a la larga mesa de caoba se veía al responsable de creatividad, un hombre de mediana edad llamado Al Fiocca, con cara de sufrimiento; se acariciaba la barba a lo Vandyke y movía los pies, como si ello le permitiera ahorrarse la necesidad de abrir la boca; por lo visto lo de hablar lo dejaba a su colega de menor edad, Kenneth Orr. Éste era un hombre de maneras suaves que había actuado como el líder del grupo. El tercero, Dexter Wilson, era ejecutivo de cuentas y se había encargado de presentar los detalles del programa. Era mayor que Orr y su manera de comportarse recordaba a la de un pastor de la Iglesia baptista; ponía cara de preocupado, seguramente porque el descontento de un cliente podía costarle el puesto. Celia era consciente de que los ejecutivos publicitarios eran gente que ganaban mucho dinero y que tenían una vida muy precaria.

El cuarto miembro del grupo de la agencia, un tal Bladen, de cuyo nombre de pila Celia no se acordaba, era el ejecutivo asesor de cuentas. (En aquel ramo todo el mundo tenía impresionantes títulos.) Bladen daba la impresión de ser muy joven y había estado muy ajetreado durante toda la reunión trasladando pizarras, pantallas y toda clase de papeles en que exhibían las propuestas que la agencia ofrecía a Bray & Commonwealth.

A Celia la acompañaban Grant Carvill, jefe de los estudios de mercado; Teddy Upshaw, representante de ventas; Bill Ingram, joven administrador de productos. Carvill era uno de los miembros más antiguos de la empresa, hombre muy sólido pero de poca imaginación; Celia había ya decidido que era conveniente relegarlo a un área menos decisiva en el negocio. Ingram parecía todavía un muchacho, tenía el pelo rojo y difícil de dominar, hacía sólo un año que había salido de la facultad de Económicas de Harvard, y parecía listo y con ganas de trabajar, pero en realidad era demasiado pronto para confiar en él.

El de mayor antigüedad y peso era Sam Hawthorne. El propio presidente de la agencia, al saber que también estaba allí, se asomó un momento a la sala para estrecharle la mano.

De todos modos, Sam había ya anunciado por teléfono a Celia que asistiría a la reunión meramente como observador y que no pensaba intervenir en nada.

—Tú eres la responsable y, como en realidad es tu día de estreno, mi presencia servirá para impresionar más a los de la agencia, pero quien ha de dirigir la marcha de las cosas eres tú.

Celia acababa de lanzar una mirada a Sam para ver si estaba de acuerdo con su comentario, pero Sam seguía con cara impasible, tal como la había puesto durante toda la reunión.

—Oiga, señor Orr —reanudó vivamente Celia, mirando al ejecutivo en cuestión—: Deje de preguntarse sobre la mejor manera de reaccionar y de tratarme. Hablemos con franqueza sobre publicidad, sobre las razones por las que sus propuestas no me satisfacen, y porque creo que su agencia, cuyo trabajo conozco bien, podría presentar algo mucho más interesante.

Celia sintió que se avivaba el interés entre los de la agencia, que enderezaban las orejas con cierto alivio. Los ojos de todos los asistentes estaban fijos en ella.

Kenneth Orr contestó con voz suave:

—Será un placer escucharla, señora Jordan. En la agencia no somos gente de ideas fijas, nada de lo que producimos es inmodificable, y estamos siempre dispuestos a producir o a adoptar ideas nuevas.

—Me alegro de que me diga que no tienen ideas fijas —comentó Celia—, porque tengo la impresión de que lo que ustedes han presentado es viejo, de hace diez años, por lo menos, y ya no sirve ahora. También me pregunto si ello no se deberá a las instrucciones de mi compañía.

Era consciente de las miradas intensas de Orr y de Dexter Wilson, y del respeto que comenzaba a infundirles. Pero fue Bladen, el más joven, quien le espetó:

—¡Hombre, menos mal que lo reconocen! En cuanto alguno de los nuestros presentaba una idea nueva, se nos paraba los pies en el acto. O en cuanto proponíamos cambiar la imagen de sus roñosos productos...

El supervisor de cuentas le atajó con un «Ya basta» enérgico y con una mirada que echaba chispas.

—Nosotros no somos de los que cargamos la responsabilidad de nuestros fracasos a las deficiencias del cliente. Nosotros somos un grupo de profesionales que aceptamos total responsabilidad por nuestro trabajo. Además, ¿qué es eso de roñosos productos? Le ruego que nos disculpe, señora Jordan.

—¡Ya está bien de comedias!

El grito salió de detrás de Celia, por el lazo izquierdo de la mesa donde estaba sentado el joven Bill Ingram.

Celia no había tenido tiempo de contestar y él prosiguió diciendo:

—Los productos son rancios, de la época de Maricastaña; eso lo sabe cualquiera. Y no veo qué hay de malo en reconocerlo. Yo no tengo nada en contra de viejos productos, sólo que me parece conveniente modernizar su presentación: eso es todo.

A lo cual siguió un silencio ligeramente tenso que por fin rompió el mismo Kenneth Orr.

—Bueno, la juventud acaba de decir la suya. ¿Le ha molestado, señora Jordan?

—No, al contrario, puede sernos muy útil.

Celia ya barruntaba, del estudio de los documentos y archivos de la empresa Bray & Commonwealth, que la publicidad había encontrado serias cortapisas por parte de la cautelosa y miedosa actitud de los gerentes más antiguos, cautela y miedo que ella se había propuesto eliminar de una vez por todas.

—Para comenzar quisiera hablar del Saniterm —anunció Celia

en voz alta—. En mi opinión, el nuevo anuncio que nos acaban de proponer, como los antiguos, está mal enfocado.

Celia guiñó mentalmente un ojo a Andrew y prosiguió:

—En todos los anuncios de nuestros productos salen niños sonriendo, con caras de dicha, de sentirse mejor, y todo eso, después de habérseles frotado un poco de Saniterm en el pecho.

—Bueno, y ¿no es eso lo que quieren hacernos creer que ocurre con la pomada? —preguntó, intrigado, Dexter Wilson, pero su colega, Kenneth Orr, que miraba atentamente a Celia, le mandó callar con un gesto.

—Sí, es cierto —contestó Celia—. Pero los que compran la pomada no son los niños, sino sus madres, madres que necesitan creer que son buenas madres y que saben cuidar de sus hijos cuando están enfermos. En nuestros anuncios no se ve jamás una madre, ni en el fondo ni en primera fila. De ahora en adelante quiero ver las caras dichosas, aliviadas, satisfechas de las mamás que acaban de frotar con pomada a sus hijitos. Es el enfoque que quiero ver utilizado en todas las campañas, incluidas las de la radio y de la televisión.

De súbito las cabezas de los asistentes comenzaron a moverse en señal de aprobación. Celia se preguntó si no debiera añadir el comentario de Andrew: «La pomada no puede hacer daño a nadie. No creo que alivie al niño, pero tal vez sea un alivio para ti, para la madre, hacer algo por él.» Decidió que no.

Kenneth Orr decía:

—Una idea interesante, muy interesante.

—Más que interesante —replicó Bill Ingram—. Es genial. ¿No estás de acuerdo, Howard?

La pregunta fue dirigida a Bladen, por lo que Celia pudo recordar cuál era su nombre de pila.

El joven afirmó con voz entusiasta:

—Sí, sí. En el fondo ponemos un niño, al niño hay que ponerlo en alguna parte. Pero la mamá es la que está en primera fila, una mamá un poco desaliñada. Ligeramente despeinada, el vestido no muy planchado, como si hubiera estado trabajando, sudando la gota gorda, a la cabecera del lecho del niño enfermo.

Ingram captó inmediatamente la idea.

—Claro, para que parezca bien real.

—Dejemos los detalles para luego —les atajó Orr con una sonrisa a Celia—. Parece, señora Jordan, que todos están de acuerdo con que su idea es muy buena.

—Quiero añadir una cosa —dijo Ingram—. En mi opinión debiéramos modificar un poco el producto y llamarlo Nuevo Saniterm.

Dexter Wilson afirmó:

—Sí, eso nunca está de más.

—Nuevo Saniterm —pronunció Teddy Upshaw como saboreando las palabras—. ¡Magnífico! Estupendo para nosotros, los que nos encargamos de endosarlo en las farmacias y comercios.

Grant Carvill, el antiguo responsable del sector comercial de Bray & Commonwealth, inclinó un poco el cuerpo sobre la mesa. Celia adivinó que el hombre comenzaba a ver con incomodidad cómo se tomaban decisiones sin su participación.

—Cambiar el producto no es difícil —dijo entonces como para recordarles que él también contaba—. Los químicos lo consiguen cambiando uno de los ingredientes. El aroma, por ejemplo.

—¡Estupendo! —exclamó Bladen—. Ahora marcha la cosa.

Celia llegó a preguntarse si lo que estaba sucediendo no era un sueño, y qué habría pensado de todo ello unos meses antes. En fin, ¡qué remedio!, lo que Sam Hawthorne le había aconsejado era lo más cuerdo. Por el momento más le valía hacer un poco la vista gorda. ¿Por cuánto tiempo, sin embargo? Según Teddy Upshaw, sólo por un año; luego la trasladarían a otro sector. Celia notó que Sam sonreía.

No tardó en concentrarse en el trabajo que se traía entre manos. Observó con mayor atención a los dos miembros más jóvenes de la reunión, a Howard Bladen y a Bill Ingram, convencida que iba a ser con ellos dos con quienes en el futuro iba a colaborar más estrechamente.

Celia no se había imaginado, ni en los momentos de mayor entusiasmo, que su idea publicitaria para el Nuevo Saniterm, la idea de la mamá feliz, como ya decían todos los de la agencia, fuera a producir tan asombrosos resultados. Teddy Upshaw le había dicho confidencialmente:

—¡Celia, ha sido una bomba! Yo ya sabía que usted valía, pero no que fuera un genio.

Al mes de la nueva campaña por televisión, radio y carteles en general, las ventas de la pomada se multiplicaron por seis. A la cuarta semana, se vio, por el número de encargos que llegaron, que aquello era sólo el comienzo. Y al cabo del segundo mes, las ventas se habían multiplicado por doce.

Ni que decir tiene que el éxito de Celia con el Nuevo Saniterm no pasó inadvertido a los ejecutivos y gerentes de la empresa madre, Felding-Roth. De ahí que durante el resto del año, todos los planes propuestos para revigorizar Bray & Commonwealth fueran aprobados casi automáticamente. Sam Hawthorne le aclaró:

—No es que no queramos estar al tanto de cómo marchan las cosas, Celia. Pero confiamos plenamente en tus ideas.

La idea básica de Celia se reducía a renovar la presentación y los envases de los productos antiguos de la casa.

Uno de ellos había sido conocido durante años como Champú B & C. Simplemente. Celia sugirió que se conservara el nombre antiguo, pero que debajo, en letra más pequeña, se añadiera uno nuevo: *Abrazo*. Y debajo se escribiera: *Suave como tu amante ideal.*

La frase quedó grabada no sólo en las mentes de todos los que vieron los anuncios del champú, y en las de quienes lo compraron, sino que, ante el júbilo del personal responsable de su venta, se convirtió en frase común en toda suerte de situaciones nacionales. En televisión se hacían constantemente bromas con ella, los periódicos la parodiaron y en un titular del *The Wall Street Journal* salió, a raíz de un plan sobre contribuciones propuestas en la Casa Blanca: «No ha habido abrazo suave de tu presidente ideal», lo cual significó una importantísima publicidad gratuita para el champú, cuyos efectos se notaron en las ventas.

La campaña publicitaria del champú fue hecha también por la agencia Quadrille-Brown, aunque bajo la dirección de Howard Bladen, que había sido ascendido a ejecutivo de cuentas. El joven Bladen también había contribuido de manera importante a la comercialización del Nuevo Saniterm, con lo que acabó eclipsando al más serio, taciturno, Dexter Wilson. A Wilson no se le vio más el pelo y Celia no llegó a saber si se había marchado de la agencia o si había sido destinado a un sector menos importante.

De modo similar, en su empresa, Bray & Commonwealth, el joven Bill Ingram había sustituido a Grant Carvill, el veterano director de *marketing*. Para Carvill se encontró otro nicho, un rinconcito en que pudiera entretenerse contando grapas, hasta que llegara el día de su jubilación.

Ingram comprendió en seguida lo que Celia esperaba de él y propuso nuevas ideas de comercialización. Fue Ingram quien la informó de que una pequeña fábrica de productos farmacéuticos de Michigan estaba a la venta.

—Tienen diversos productos, señora Jordan, pero el único interesante es un descongestionador nasal, líquido, que llaman Sistema Cinco. Es exactamente el producto que nos hace falta, y yo propongo comprar la fábrica, dejar correr todos los productos menos éste, y convertirlo en algo de mayor envergadura.

Celia no pudo menos de recordar lo que Andrew le había dicho acerca de las gotas para la nariz, por lo que preguntó:

—¿Y es bueno?

—Nuestros químicos lo han analizado y dicen que está bien. Nada del otro mundo, por supuesto, pero tampoco nada mejor de lo que podríamos hacer por nuestra cuenta, comenzando de cero. Sistema Cinco produce el efecto que dice producir y ya está en el mercado, y se vende. Es decir que con él no sería como empezar desde la nada.

—Lo cual es importante, sí.

Celia sabía que el razonamiento económico se inclinaba de la parte de adquirir el producto, porque producir cosas nuevas y comercializarlas a partir de la nada era un riesgo constante, que normalmente no conducía a ninguna parte. La mayor parte de los nuevos productos fracasaban, ésa era la verdad.

—Hágame un informe por escrito con todos los pormenores, Bill —ordenó al joven—. Si me parece una buena idea, lo consultaré con Sam.

A los pocos días, Celia creyó que era una buena idea y recomendó oficialmente que la empresa adquiriera la pequeña fábrica de Michigan. La venta se hizo secretamente, a través de una firma de abogados, por lo que el nombre de la empresa compradora no tuvo que hacerse público, práctica habitual cuando una gran firma compra otra, para evitar que se disparen los precios.

Los productos de la pequeña compañía fueron vendidos al cabo de un breve tiempo, salvo el Sistema Cinco. La fábrica fue cerrada y una pequeña parte del personal encargado de la fabricación de Sistema Cinco se trasladó a Bray & Commonwealth.

El encargado de promocionar la venta de Sistema Cinco fue el propio Bill Ingram.

Ingram comenzó por cambiar el envasado, que de una anticuada botella de vidrio verde pasó a ser un frasco de plástico de colores naranja y oro. Y luego modificó el nombre, que se convirtió en Sistema Quinientos.

—El incremento numérico —le explicó a Celia— indica que hemos reforzado el producto. De hecho es cierto, los fabricantes de la casa están preparando un par de cambios de poca monta en los ingredientes, pero que hará que las gotas sean un poco más efectivas.

Celia estudió el informe presentado y dijo:

—Sugiero que debajo del nombre de la marca se añada una frase que rece: «Protector sistemático contra los resfriados.»

—¡Muy buena idea! —exclamó Ingram—. Eso sugerirá a la gente la posibilidad de *organizarse* para defenderse de los resfriados. ¡Los va a encantar!

«Perdóname, Andrew —se dijo Celia en voz baja y añadió—: es sólo un año. —Pero luego cayó en la cuenta de que hacía un año y medio que la habían trasladado a Bray & Commonwealth—. Estoy metida en ello hasta tal punto que me he olvidado de mis antiguos propósitos de regresar al sector de medicamentos con recetas lo antes posible. Hay que reconocer que el trabajo de aquí me divierte.»

Bill Ingram continuaba hablando, con más entusiasmo que nunca.

—A los seis meses, cuando el nuevo envase se haya grabado en la cabeza de las gentes, lanzaremos la modalidad de los comprimidos.

—¿Comprimidos?

—¿No ha leído el informe? —preguntó él con expresión dolorida.

—Debe de estar en este montón —dijo Celia, señalando los papeles de la mesa—. Dígame de qué se trata.

—Bueno, los comprimidos serán otra modalidad para vender el Sistema Quinientos. Los ingredientes serán los mismos, y el efecto también. Pero los anunciaremos por separado y será la manera de operar en un doble frente. Diluiremos los ingredientes para los infantiles y lo llamaremos Sistema Cincuenta; la cifra menor se cuidará por sí sola de indicar que...

—Bueno, bueno —le interrumpió riendo Celia—. Ya lo he comprendido, cuanto más pequeña la cifra, más pequeña la persona.

—El próximo invierno —continuó Ingram sin inmutarse—, cuando se resfríen familias enteras, introduciremos un envase gigante, de tamaño familiar, de Sistema Quinientos. Si vemos que se vende bien, sacaremos otro todavía más grande, y así hasta uno que llamaremos «¡Vaya por Dios!».

—Bill —dijo Celia, riéndose de nuevo—. ¡No exagere! Aunque ya veremos. ¿Por qué no un tarro de Sistema Quinientos en gelatina?

—No sería mala idea —contestó Bill, riéndose con ella.

Y mientras Celia y el sector de específicos sin receta prosperaban cogiditos felizmente de la mano, el resto del mundo seguía como de costumbre, entre tragedias, comedias, bufonadas, traiciones, heroicidades, tristezas, risas y estupideces humanas.

Los ingleses y los franceses anunciaron con gran empaque, como si fuera la primera vez, el comienzo de las obras de construcción del túnel que los uniría por tierra. Jack Ruby, el asesino del asesino de Kennedy, Oswald, fue condenado a la silla eléctrica. El presidente Johnson consiguió hacer aprobar una ley en defensa de los derechos humanos, ley que Kennedy no había logrado hacer pasar durante su breve mandato. Cuatro graciosos muchachos de Liverpool pusieron en boga algo llamado «Beatlemania», según el extraño apodo con que se referían a sí mismos, los Beatles, las cucarachas.

En Canadá, después de denodadas muestras de cólera y de tontería, se adoptó una nueva bandera nacional. Winston Churchill demostró que nadie es inmortal y pereció a los noventa años. Y en Estados Unidos, en el Congreso, se aprobó algo llamado la «resolución del golfo de Tonkín», que hacía referencia a un remoto país, Vietnam. La resolución pasó sin que llamara la atención de nadie y con muy poca previsión de la catástrofe que se avecinaba y que iba a enfurecer a una generación entera contra su propio país.

—Esta noche quiero mirar qué noticias dan en la televisión —anunció Andrew una noche de agosto de 1965—. Ha habido algaradas en las calles de Watts, un barrio de Los Ángeles.

Aquella noche estaba toda la familia reunida en casa, cosa poco frecuente últimamente, debido a las obligaciones de Celia, que tenía que ir de viaje muy a menudo por cuestiones de trabajo. Por eso, para compensar las frecuentes ausencias de la madre, cuando estaban todos, los niños cenaban también con ellos, siempre que no estuvieran excesivamente cansados.

A Celia le gustaba que, además, los niños vieran con frecuencia a su abuela, cosa que recientemente tampoco había sido factible muy a menudo, debido a la frágil salud de la anciana Mildred. Hacía tiempo que la madre de Celia sufría de asma y, durante los últimos tiempos, había empeorado. Andrew había sugerido que Mildred fuera a vivir con ellos, para poder cuidarla siempre que fuera necesario, pero ella había preferido mantener su independencia y su casita de Filadelfia en que vivía desde que Celia había nacido.

De la madre de Andrew, que últimamente vivía en Europa, no se recibían noticias, y nunca había ido a visitarlos, a pesar de que la habían invitado reiteradamente. No había visto nunca a sus nietos y por lo visto le importaban un comino.

—Siempre que nos ponemos en contacto con ella, le recordamos que se está haciendo vieja —dijo Andrew—. Me parece que preferiría que no lo hiciéramos, y que sería mejor que la dejáramos en paz.

Celia detectó la tristeza de Andrew al decirlo.

El padre de Andrew había muerto; se enteraron de ello por casualidad, meses después.

En cuanto a los más jóvenes de la familia, Lisa ya tenía siete años y cursaba el segundo año de educación básica en la escuela. Continuaba demostrando tener una fuerte personalidad, se tomaba el trabajo escolar muy en serio, y se enorgullecía especialmente de la recién adquirida riqueza de su vocabulario, que a veces exhibía innecesariamente. Un día, hablando de una lección de historia con Celia, llegó a decir:

—Hoy nos han enseñado la Constricción Americana, mamá.

Y otro día había dicho:

—El exterior es el engorro.

Bruce, en cambio, mostraba a sus cinco años una sensibilidad y don de gentes extraordinarios. Celia no pudo menos de comentar a Andrew:

—A Bruce es fácil herirle, necesita mayor protección que Lisa.

—En tal caso que me imite a mí —dijo Andrew— y se case con una mujer fuerte y buena.

Lo dijo tiernamente y Celia se le acercó y le abrazó.

Luego dijo:

—Bruce se parece a ti.

Como es natural, se peleaban a veces, pero en ocho años de matrimonio sólo lo habían hecho en serio un par de veces, y en ambas ocasiones los efectos de la discusión habían cicatrizado rápidamente. Ambos eran conscientes de que el matrimonio funcionaba muy bien y valía la pena preservarlo.

La noche en que miraron el reportaje televisivo de los alborotos en Watts, los niños estaban también con ellos.

—¡Dios mío! —exclamó Andrew al ver la terrible sucesión de escenas de incendios, saqueos, destrucción, brutalidad y muerte.

Escenas de despiadadas luchas cuerpo a cuerpo entre negros furiosos y policías heridos en su amor propio, y todo ello en el mísero y triste barrio de Charcoal Ally. Aquello era una pesadilla viviente, de pobreza de la que el resto del país hasta entonces no había sabido nada. Watts ahora los obligaba a enterarse con una terrible autoexhibición que iba a durar cinco días más.

—¡Dios mío! —repitió Andrew—. ¿Quién iba a creer que esas cosas sucedían en nuestro país?

Los ojos del grupo habíanse clavado en la pantalla del televisor y nadie se había dado cuenta del pequeño Bruce que sollozaba con el cuerpo temblando.

Celia se dio cuenta y fue a cogerle entre sus brazos:

—¡Andrew, apaga inmediatamente! —gritó.

Pero Bruce protestó:

—¡No, papá, no! —y continuaron mirando la espeluznante sucesión de escenas en la pantalla.

—¡Pegan a la gente, mamá! —exclamó con indignación y asombro Bruce.

Celia contestó:

—Sí, Bruce, es triste y está mal, pero sucede de vez en cuando.

Celia se calló sin saber qué añadir.

—Ya verás que esas cosas ocurren con más frecuencia de la que te imaginas —optó por añadir.

Más tarde, cuando se hubieron acostado los niños, Andrew dijo:

—Ha sido una experiencia deprimente, pero lo que has dicho a Bruce me ha parecido muy bien. Vivimos excesivamente protegidos, como envueltos en algodón, y esto no puede ser. Hay que enterarse de que hay otro mundo en que pueden pasar cosas terribles.

—Sí —dijo Celia con rostro pensativo y añadió—: Hablando de protección y de vivir envueltos en algodón, tengo la impresión de que hace demasiado tiempo que yo estoy viviendo precisamente así.

El rostro de su marido se contrajo súbitamente con una rápida sonrisa que en seguida se desvaneció. Preguntó:

—¿Te refieres a Bray & Commonwealth? ¿A tus productos vendidos en el mostrador?

—Algo así. Me doy cuenta de que tú desapruebas muchas de las cosas en que he estado metida, como eso del Saniterm y el Sistema Quinientos. Pero no me has dicho nada. ¿Te ha dolido mucho que lo hiciera?

—Un poco —dijo y luego—: Yo estoy muy orgulloso de ti, Celia, y de tu capacidad, y espero que un día vuelvas al trabajo más serio de Felding-Roth. De todos modos hay una serie de cosas que más vale aceptar, y es que a la gente le encanta comprar bálsamos de tigre y aceites de tortuga, y lo continuará haciendo toda la vida; por tanto, no importa que seas tú u otra persona quien se dedique a comercializarlo, y además, gracias a eso, no acuden a los médicos por cualquier dolencia sin importancia. Reconozco que eso es un alivio, porque si lo hicieran, sería una auténtica invasión.

—¿Haces ese raciocinio para tranquilizarme? —preguntó en tono vacilante su mujer.

—Es posible. ¿Por qué no? Yo te quiero y quiero justificarte.

—Bueno, ahora me toca a mí. Deja de racionalizar pretextos, porque yo he decidido dejar el asunto de los remedios sin receta. Mañana mismo voy a pedir que me cambien.

—Si lo deseas de verdad, lo conseguirás —le dijo su marido.

Fue una respuesta irreflexiva, automática, porque Andrew continuaba deprimido por las escenas de Watts que acababan de ver en familia. Y por otro problema crucial en su vida, a pesar de que nada tenía que ver con Celia ni con el resto de la familia, pero que no sabía cómo solucionar.

—El problema reside en que eres excesivamente eficiente, demasiado buena —aclaró Sam Hawthorne a Celia la siguiente mañana—. Eres la gallina de los huevos de oro y por eso te hemos dejado hacer lo que quisieras en Bray & Commonwealth.

Estaban en el despacho que Sam ocupaba en el cuartel general de Felding-Roth. Celia acababa de anunciarle su deseo de ser trasladada de puesto y de regresar a la compañía central.

—Tengo un documento que puede interesarte —le dijo Sam y sacó un papel de dentro de una carpeta.

Celia vio que se trataba de un documento con datos económicos.

—Todavía no ha circulado por la empresa, pero la junta directiva no tardará en estudiarlo. Antes de que te pusieras a trabajar en Bray & Commonwealth, los beneficios producidos por esa filial llegaban a ser un diez por ciento de las ventas globales de la empresa. Este año la cifra ha subido hasta el quince por ciento. —Sam guardó el documento y sonrió—. Desde luego que a tu éxito ha contribuido el descenso de las ventas de medicamentos con receta. Pero has logrado un avance enorme, Celia, nadie podrá negarlo. Te felicito.

—Gracias. —Celia estaba contenta. Se había esperado algo parecido, pero no tanto. Reflexionó unos instantes y luego dijo—: Yo creo que a partir de ahora Bray & Commonwealth continuará con el mismo empuje, sobre todo si mantenemos a Bill Ingram al frente de ella. Y si, como tú has dicho, las ventas de medicamentos con receta han descendido, tal vez haya llegado la hora que me ponga a trabajar yo en el sector.

—Desde luego —contestó Sam—. Ya lo harás; eso te lo aseguro yo. Además te reservamos una cosa especialmente interesante. Pero has de tener paciencia y esperar unos meses más.

CAPÍTULO III

Andrew miraba al gerente del hospital con ojos sombríos. Estaban en el despacho de Leonard Sweeting y los dos de pie. La atmósfera era muy tensa.

Era un viernes, un poco antes del mediodía.

—Doctor Jordan —dijo con voz ceremoniosa el gerente de Saint Bede—, antes de llevar el asunto más lejos, he de advertirle que usted tiene que estar absolutamente seguro de lo que dice y reflexionar sobre las consecuencias que pueden seguir de ello.

—¡Maldita sea! —exclamó Andrew de mal talante, después de toda una noche en blanco—. ¿Es capaz de pensar que no lo haya hecho?

—No, ya me imagino que sí, pero mi obligación es repetir la advertencia.

Como era habitual en él, las pobladísimas cejas de Sweeting no paraban de subir y de bajar mientras hablaba.

—Bueno, pues lo repetiré, y por última vez, pero que sea oficial —dijo Andrew. Calló un breve momento y al comenzar de nuevo a hablar lo hizo seleccionando con mucho tiento las palabras—: Mi socio, el doctor Noah Townsend, se encuentra en este momento en la planta médica visitando unos enfermos. Me consta que el doctor Townsend está actualmente trabajando bajo los efectos de fármacos a los que él es adicto. En mi opinión no está en estado de ejercer la medicina porque su adicción pone en peligro la vida de los pacientes que él visita. Además, me consta que un enfermo de este hospital ha muerto esta semana innecesariamente a causa de un error de Noah Townsend, cuando trabajaba bajo el efecto del fármaco.

—¡Dios mío! —El gerente había empalidecido. Añadió con voz de súplica—: ¿No podría por lo menos saltarse el último detalle, Andrew?

—Es imposible, no puedo —contestó Andrew con energía—. Estamos haciendo lo que deberíamos haber hecho hace cuatro años, cuando descubrimos lo que ocurría.

—Ahora no tengo más remedio que tomar cartas en el asunto —gimió penosamente Leonard Sweeting—. Después de escuchar su declaración, no puedo volver a cruzarme de brazos. Pero en lo que concierne al pasado, yo no sé nada.

—Miente —afirmó Andrew—, pero lo dejo estar. Yo tampoco hice lo que hubiera debido hacer. Los dos sabíamos a qué nos arriesgábamos con nuestra indiferencia y pasividad. Yo soy tan culpable como usted. Pero lo de ahora no puede dejarlo pasar.

El gerente suspiró. Dijo, medio hablando consigo mismo:

—Un día u otro tenía que saltar.

Se acercó al teléfono y lo descolgó.

Una voz de mujer, de secretaria, rasgó el aire y Sweeting ordenó:

—Haga venir al presidente de la junta. Dígale que deje lo que esté haciendo, por importante que sea, que lo de aquí es urgente. Después convoque al resto a una reunión del comité ejecutivo de médicos. La reunión se celebrará inmediatamente en la sala de reuniones. La mayoría de los jefes médicos estarán en el hospital —dijo Sweeting, echando una rápida mirada al reloj.

Volvió a colgar el teléfono y sonrió con acritud. Luego dijo con mayor suavidad:

—Es un día nefasto para el hospital, Andrew. Pero reconozco que cumple con su deber y con lo que le dicta su conciencia.

—¿Qué pasará ahora? —preguntó Andrew.

—La reunión del comité ejecutivo médico se celebrará dentro de cinco minutos. Usted tendrá que comparecer ante él. Mientras tanto espere aquí.

Afuera se oyó la sirena que anunciaba el mediodía.

Esperar. La hora. Esperar.

Andrew reflexionó con desánimo que había esperado ya demasiado. Había esperado hasta que uno de los enfermos, uno muy joven, murió.

Después del descubrimiento, hacía cuatro años, de que Noah Townsend era drogadicto, Andrew había procurado vigilar sus actos lo más cerca posible, con el propósito de asegurarse, por lo menos, de que ningún paciente sufriera las consecuencias de un error o accidente debido al estado confuso de su médico. A pesar de los límites obvios del cerco de Andrew, éste había continuado relativamente tranquilo y seguro de que nada grave ocurría.

Noah, al parecer, había aceptado la preocupación y vigilancia de su colega, y con frecuencia le consultaba sobre los enfermos más difíciles. Era evidente que, con fármacos o sin ellos, el talento de Noah para los diagnósticos no había mermado.

Por otro lado, el doctor Townsend ya no se molestaba en disimular su flaqueza; delante de Andrew a menudo abría uno de los botes, de los que había docenas en su despacho, y se tragaba las pastillas sin inhibición. Los efectos se veían claramente: los ojos turbios, el habla embrollada y las manos temblorosas.

A veces Andrew se preguntaba cómo Townsend podía seguir tomando tantas pastillas y a la vez practicar eficazmente como médico, pero acabó diciéndose que los instintos, como las costumbres, desaparecen con dificultad. Su talento para diagnosticar era algo absolutamente natural en él y muy difícil de erradicar. Noah era, en cierto modo, como una máquina dañada que sigue funcionando movida por la inercia del empuje inicial que la había puesto en marcha. La pregunta era: ¿cuánto duraría el empuje inicial? En el hospital nadie parecía preocuparse del problema, aparte de Andrew. De todos modos, en 1961 Noah Townsend renunció a su puesto de jefe del departamento médico y dejó también de ser miembro del comité ejecutivo. Fue una renuncia aparentemente voluntaria, aunque hubiera podido ser el resultado de una discreta sugerencia. Andrew nunca supo la verdad. A partir de entonces, Townsend llevó una vida social menos activa, se quedó más en casa que antes. Y en el consultorio se deshizo de muchos enfermos que pasó a Andrew y al más joven médico que había entrado a trabajar hacía poco, un tal Oscar Aarons.

De vez en cuando Andrew se preocupó de ver qué pasaba con los pacientes de Noah, pero, al no descubrir nunca ningún problema, poco a poco había ido dejando de pensar en ello. Ahora se daba cuenta de que había terminado por resignarse a que algo realmente grave estallara, a la vez que tratando de convencerse de que no ocurriría nunca nada.

Y ocurrió aquella semana.
La crisis había estallado.

Al principio Andrew sólo tuvo una serie desconectada de indicios que, más tarde, al indagar más profundamente en los hechos, encajaron en un mosaico coherente.

Todo comenzó el martes por la tarde.

Un joven de veintinueve años, llamado Kurt Wyrazik, se presentó en el despacho del doctor Townsend quejándose de mal de garganta, de náuseas, tos y estado febril. El examen consiguiente reveló que tenía la garganta inflamada; que tenía 38º y pico de fiebre y que respiraba más aceleradamente de lo normal. Por el estetoscopio, el doctor Townsend detectó jadeo pectoral, convulsiones pulmonares e irritación de la pleura, detalles que anotó en sus notas clínicas. Townsend diagnosticó neumonía y recomendó a Wyrazik que ingresara en el hospital de Saint Bede, donde él le volvería a visitar aquel mismo día, más tarde.

Wyrazik era un paciente conocido del doctor. Había sido visitado por él varias veces, la primera había sido hacía tres años. La primera vez había sido tratado con penicilina a causa de una inflamación de garganta.

A los pocos días de la inyección de penicilina, la garganta de Wyrazik volvió a su estado normal, pero fue aquejado de una súbita urticaria por todo el cuerpo. La urticaria indicaba que el paciente era alérgico a la penicilina, y que, por tanto, era imperativo que no se le recetara nunca más el medicamento, porque en el futuro las consecuencias podrían ser mucho más graves e incluso catastróficas. El doctor Townsend tomó nota de ello, con letras rojas, en la ficha clínica del enfermo.

Wyrazik, que lo sabía, se enteró entonces de que era alérgico a la penicilina.

La segunda vez que Wyrazik fue a visitarse, el doctor Townsend estaba de vacaciones y fue atendido por Andrew. Como lo que tenía no era grave, no requirió ningún medicamento. Sin embargo, Andrew, al leer la ficha clínica, se enteró de la alergia.

De eso hacía un año y medio y había sido la última vez que Andrew había visto a Wyrazik vivo.

En el hospital, Wyrazik fue instalado en una habitación con otros tres enfermos. Al poco rato de haber ingresado, un médico residente le examinó como era habitual. El médico rellenó el formulario de rutina donde una de las preguntas era si el paciente era alérgico a alguna sustancia. Wyrazik había contestado que era alérgico a la penicilina y el médico lo había anotado en la correspondiente casilla.

El doctor Townsend cumplió su palabra de visitar aquel mismo día al enfermo en el hospital, pero antes llamó al Saint Bede y ordenó que le dieran el fármaco conocido con el nombre de eritromicina. El médico interno cumplió la orden. Puesto que a los enfermos con neumonía lo habitual era tratarlos con penicilina, parece que el doctor Townsend actuó teniendo en cuenta la alergia del enfermo, ya porque la recordara o porque lo acabara de leer en la ficha.

Durante la posterior visita al hospital, el doctor Townsend debió, seguramente, de leer el formulario rellenado por el interno, por lo que de nuevo se le debió de refrescar la memoria respecto a la alergia.

El temperamento y las circunstancias personales del paciente no dejaron de tener algo que ver con lo que le ocurrió más tarde.

Kurt Wyrazik era una persona modesta, poco amiga de hacerse notar, soltero y sin amigos íntimos. Era empleado en una compañía naviera y vivía solo. Durante los días en que permaneció en el hospital nadie fue a visitarlo. Wyrazik era norteamericano de nacimiento, pero sus padres eran emigrantes polacos. Su madre había muerto. Su padre vivía en una ciudad pequeña de Kansas con la hermana mayor de Kurt, también soltera. Eran las dos únicas personas a que Kurt estaba ligado en su vida. Sin embargo, no se preocupó de hacerles saber que había ingresado en el hospital de Saint Bede, enfermo de neumonía.

Wyrazik fue de nuevo examinado por el doctor Townsend al segundo día de haber ingresado en el hospital. A las ocho de la tarde, concretamente. Andrew se vio indirectamente vinculado con el caso por las siguientes circunstancias.

Recientemente, el doctor Townsend había adoptado la costumbre de visitar a sus enfermos del hospital a horas un poco intempestivas. Tal como Andrew razonó luego, coincidiendo con otros colegas que se habían dado idéntica explicación, lo hacía probablemente para evitar encontrarse con los otros médicos, o era simplemente un indicio de la desorientación en que le sumían las drogas. Casualmente, a aquella hora Andrew había sido llamado urgentemente a Saint Bede y se cruzó con el doctor Townsend al llegar éste, deteniéndose ambos un instante para intercambiar impresiones.

Andrew se dio cuenta en el acto de que el doctor Townsend estaba bajo la influencia de fármacos que debía de haber ingerido no hacía mucho. Andrew llegó a preguntarse si no debía hacer algo, pero se dijo que no pasaría nada, acostumbrado como estaba a la situación. Ni que decir tiene que más tarde Andrew se arrepintió amargamente de la decisión.

Andrew salió del hospital y el doctor Townsend tomó el ascensor que debía conducirle a la planta donde yacían sus pacientes. Al último que visitó fue a Wyrazik.

Era imposible saber qué tendría en la mente en aquellos momentos. Se sabía que Wyrazik había empeorado ligeramente, la fiebre le había aumentado y también las dificultades para respirar. Lo más probable era que Townsend, en su confusión mental, decidiera que el medicamento recetado no le había hecho efecto y que hacía falta otro. Escribió nuevas instrucciones al respecto y fue a entregarlas personalmente a la enfermera de turno.

Las nuevas órdenes eran que se le inyectara una nueva dosis de penicilina, cada seis horas; la inyección debía ser intramuscular y la primera debía darse inmediatamente.

La enfermera de turno de aquella noche era una joven inexperta. La enfermera habitual, de más experiencia, estaba de baja por enfermedad. La joven tenía una noche ajetreada y no vio nada anormal en las instrucciones del doctor Townsend, por lo que puso manos a la obra en el acto. La muchacha no había leído, ni se paró a leer, el formulario o la ficha clínica del enfermo; no tenía idea de su alergia a la penicilina.

Encontró a Wyrazik medio sumido en un sueño febril. El joven no preguntó qué le inyectaban, y la enfermera no pensó en la conveniencia de decírselo. Abandonó la habitación en cuanto le hubo aplicado la inyección.

Lo que sucedió luego había de conjeturarse en parte; y en parte se sabía por el testimonio de otro enfermo.

De lo que se sabe sobre los efectos de la penicilina en estas circunstancias, se supone que Wyrazik debió de sentir un inmediato malestar acompañado de un escozor por todo el cuerpo, y que la piel se le pondría roja. Al poco rato entraría en una fase de choque anafiláctico: la cara se hincharía y contorsionaría, acompañado de estertores de sofoco y de constricción pectoral. Lo más grave debió de ser la inflamación de la laringe, con la consiguiente obstrucción del aire, que sería seguida de un repentino estado inconsciente y después la muerte por asfixia. En total, el proceso no duraría mucho más de cinco minutos.

De haberse hecho algo, lo primero hubiera sido una inyección masiva de adrenalina y una traqueotomía: corte en el cuello para abrir paso al aire de los pulmones.

Uno de los pacientes de la habitación, al oír los extraños estertores de Wyrazik, llamó al timbre de urgencia, pero cuando llegó la enfermera, Kurt Wyrazik ya había muerto.

La enfermera llamó inmediatamente a un médico residente y trató de llamar al doctor Townsend con la esperanza de que todavía estuviera en el hospital. En efecto, todavía no se había marchado y fue el primero en llegar.

Townsend se puso al frente de la situación, y de nuevo es difícil saber qué pensó, o cómo debió de juzgar la situación.

Lo más probable es que, a pesar de su confusión mental, se diera cuenta del error cometido y en el acto pusiera en marcha un mecanismo de tapadera para ocultar responsabilidades. De no haber sido por la intervención de Andrew posteriormente, la operación hubiera tenido éxito. Se debió de dar cuenta en el acto de que la enfermera no se había enterado de la alergia del enfermo a la penicilina y debió de calcular que, con un poco de suerte, era posible que los dos datos incriminatorios, la nota al respecto en la ficha y formulario, y la inyección de penicilina, no fueran conectados. Declarando la defunción como consecuencia natural del estado del enfermo, era improbable que a nadie se le ocurriera indagar con mayor profundidad en ella. En su cálculo contaría con el hecho de que Wyrazik tuviera tan pocos parientes o amigos.

—¡Pobre chico! —dijo Townsend a la enfermera—. Le ha fallado el corazón. Sufría de una dolencia cardiaca, ¿sabe?

—Sí, doctor —respondió la enfermera, aliviada de que no la culparan de nada.

Además Noah Townsend seguía siendo una figura respetable y de peso en el hospital, para todos los que desconocían su flaqueza. A nadie de los que componían el personal de la institución se le hubiera jamás ocurrido poner en duda la capacidad profesional del doctor Townsend. De ahí que el médico residente que acudió un poco más tarde no indagara las causas de lo ocurrido y se marchara al ver que ya había otro médico al frente de la situación.

Townsend había suspirado y dicho a la enfermera:

—La muerte de un paciente exige que se lleven a cabo ciertas formalidades, señorita. Espero que no tendrá inconveniente en ayudarme.

Una de las tales formalidades era redactar un certificado de defunción. Noah Townsend declaró en él que la causa de la muerte había sido «fallo cardiaco subsiguiente a neumonía».

Andrew se enteró de la muerte de Kurt Wyrazik por casualidad, el jueves por la mañana.

Al cruzar el área de recepción que compartían él, Aaron y Townsend, Andrew oyó que Peggy, la recepcionista que había sustituido a Violet Parsons, mencionaba por teléfono al «paciente del doctor Townsend que ha muerto esta noche». Al poco rato, Andrew se cruzó con Townsend y le dijo amablemente:

—Acabo de oír que se le ha muerto un paciente.

Townsend afirmó:

—Sí, ha sido muy triste; era joven, usted lo había visitado una vez. Un tal Wyrazik. Estaba enfermo de neumonía, una neumonía aguda y le ha fallado el corazón. Ya me lo había temido. Padecía una insuficiencia cardiaca.

Lo normal hubiera sido que Andrew no le hubiera dado más vueltas al asunto; la muerte de un paciente no era, por desgracia, cosa tan rara. Pero en la forma de hablar de Townsend detectó algo que le causó una desazón que le hizo, al cabo de una hora, cuando Townsend se marchó, buscar la ficha del difunto. Con la ficha delante, Andrew recordó de qué paciente se trataba. De la lectura de la ficha le llamaron la atención dos cosas: la nota referente a la alergia a la penicilina, que, de momento, sin embargo, no le pareció importante, y la no mención de la insuficiencia cardiaca mencionada por Townsend. A eso sí le dio importancia inmediatamente.

Lo primero que sintió Andrew no fue preocupación, sino curiosidad. Decidió que cuando fuera al hospital, más tarde aquel mismo día, indagaría discretamente sobre la muerte de Wyrazik.

Aquella misma tarde se personó en la oficina del archivo del hospital, donde acababan de recibir los documentos referentes a la muerte de Wyrazik.

Andrew tuvo ocasión de leer las últimas notas tomadas en la ficha clínica del hospital: la causa de su defunción, escrita por la mano del doctor Townsend, y al pie de las anteriores. Lo primero que vio fue la orden, de nuevo escrita por la mano de Townsend, de inyectar seiscientas unidades de penicilina al enfermo. Andrew se quedó asombrado al leerlo. Y su desconcierto fue en aumento al leer la nota de la enfermera en que comunicaba que la orden había sido efectuada y la de su muerte posterior, al cabo de unos minutos.

Andrew leyó lo demás, incluida la nota del médico residente sobre la alergia a la penicilina y la dosis de eritromicina, en estado de absoluta perplejidad.

Las preguntas se le agolparon en la mente. ¿Qué hacer? ¿A quién acudir?

Andrew fue al depósito de cadáveres y pidió ver el de Wyrazik.

El muerto tenía los ojos cerrados, los rasgos del rostro en calma. La única señal del estado anafiláctico por el que, en opinión de Andrew, habría pasado sin lugar a dudas el enfermo, era un ligero color azulado de la piel, que se podía explicar fácilmente por otras causas.

Al empleado que le había mostrado el cadáver preguntó:

—¿Se le hará autopsia?

—No, señor —contestó el empleado—. Esperamos que venga una hermana de Kansas antes de incinerarlo.

Andrew no sabía qué hacer. No podía olvidar la reacción del gerente del hospital hacía unos años. ¿Valía la pena ordenar que se hiciera la autopsia? En la autopsia se vería claramente que el enfermo no había padecido de insuficiencia cardiaca, pero de ello había suficientes pruebas en la ficha clínica, por lo que la autopsia era innecesaria.

A aquella hora comenzaba a anochecer; la mayoría del personal ejecutivo del hospital ya se había marchado. No quedaba más remedio que esperar al día siguiente.

Andrew pasó aquella noche en blanco, junto a Celia, que durmió apaciblemente, sin darse cuenta de las dudas que atormentaban a su marido. ¿Era mejor que presentara las pruebas descubiertas por él personalmente ante los mismos colegas del hospital o que cursara una denuncia a las autoridades competentes, de fuera del hospital? ¿O debía, ante todo, hablar con Noah y hacerle reconocer los hechos? Andrew se dio cuenta inmediatamente de la futilidad de esto último. Noah era otra persona, ya no era aquel ser responsable de otros tiempos, pues la adicción lo había cambiado.

El Noah que Andrew había respetado, e incluso querido, había sido una persona muy recta y de principios muy estrictos sobre la ética de la medicina. Nunca hubiera tolerado que un colega, y ya no digamos él mismo, incurriera en ninguna clase de negligencia profesional, ni en ninguna clase de tapujos, como había hecho él ahora. El Noah Townsend de antes, de haber cometido un error similar, lo hubiera reconocido y confesado inmediatamente, sin importarle las consecuencias. No, de una confrontación personal con él no sacaría nada en claro.

En conjunto, Andrew tenía una triste sensación de pérdida.

Al fin decidió que no se saldría del ámbito del hospital. De requerirse acudir a las autoridades de fuera, los otros, el personal más antiguo y con mayor autoridad, se encargarían de hacerlo. A la mañana siguiente se entretuvo en redactar un informe detallado de lo ocurrido, según él. Luego, un poco antes del mediodía, se marchó al hospital de Saint Bede a hablar con el gerente.

CAPÍTULO IV

Si cerraba los ojos, Andrew tenía la impresión de asistir a una asamblea estudiantil, o quizá a una rutinaria reunión de ejecutivos de una empresa fabricante de tornillos.

Oía frases como:

—¿Se pasa una moción sobre este punto?

—Señor presidente, yo propongo que...

—¿Quién apoya la moción?

—Un servidor...

—... moción aprobada y secundada... Que levanten la mano los que...

Un coro de síes.

—¿Alguien en contra?

Silencio.

—... declaro que la moción ha de ser puesta en efecto. Por decisión unánime se suspenden los privilegios de que en este hospital disfrutaba el doctor Noah Townsend...

¿Era posible que el asunto se liquidara de aquella manera? ¿Que la tragedia de la vida de un individuo se acompañara de frases hechas y fórmulas estereotipadas como aquéllas?

Andrew no se avergonzó de notar que tenía la cara bañada en lágrimas. Consciente de que los demás lo miraban, no hizo nada por ocultarlas.

—Doctor Jordan —comenzó a decir el presidente de la junta—, le ruego que me crea si le digo que todos compartimos su sentimiento de tristeza. Noah era, y es, un amigo y un colega. Nosotros le respetamos a usted por lo que ha hecho, reconocemos que era necesario y a la vez muy difícil. Lo que aquí acabamos de decir también es difícil y necesario.

Andrew asintió en silencio.

El presidente era el doctor Ezra Gould, neurólogo y jefe del departamento médico que había sustituido a Townsend hacía tres años. Gould era un hombre de baja estatura y porte modesto, pero con una gran fuerza interior. Era un médico muy respetado en el hospital de Saint Bede. Los demás miembros del comité eran jefes de servicios: de cirugía, obstetricia y ginecología, patología, pediatría, radiología y algunos más. Andrew los conocía a todos bastante bien. Eran personas honradas, sensibles, respetuosas con el prójimo, pero capaces de actuar duramente cuando era necesario, aunque a veces con excesivo retraso, como entonces.

—Señor presidente —dijo Leonard Sweeting—, quiero anunciar al comité que, anticipando la decisión que se acaba de tomar, he preparado una nota informativa del caso para el resto del personal, enfermeras, recepción, farmacia, etcétera. Me he tomado la libertad de escribir que la razón por la que el doctor Townsend es retirado de servicio es su estado de salud. He creído que era más discreto y más conveniente que una especificación ajustada a la verdad. ¿Están todos conformes?

Gould lanzó una mirada interrogativa en torno suyo. Se oyeron murmullos de aprobación.

—Conforme —dijo Gould.

—Me atrevo a sugerir, además —prosiguió el gerente—, que fuera de esta sala se comente lo menos posible la decisión tomada y sus circunstancias.

Leonard Sweeting había llevado la batuta a partir del momento en que se informó al comité de los motivos de la apresurada reunión. Antes de que comenzara, Sweeting había llamado por teléfono a un famoso abogado de la localidad, que era, además, miembro principal de la junta directiva del hospital, un tal Fergus McNair, cuyo despacho estaba ubicado en Morristown. La conversación telefónica había transcurrido ante la presencia de Andrew, y éste, a pesar de no poder oír más que las palabras del gerente, comprendió que el abogado recomendaba con fuerza que el asunto no trascendiera al público. «Protejan al hospital», habían sido sus últimas palabras.

—Haré lo que esté en mi poder —había contestado el gerente.

Inmediatamente después de colgar el teléfono, Sweeting se había encaminado a la sala de reunión del comité, contigua a su despacho, y había dejado solo a Andrew. A los pocos minutos se había abierto la puerta y se había llamado a éste.

Los rostros de todos los asistentes estaban sumamente serios.

—Doctor Jordan —dijo el doctor Gould—, se nos acaba de informar sobre la índole de la acusación presentada por usted. Le ruego que nos exponga los datos en que se basa.

Andrew repitió lo que había dicho al gerente una hora antes. Luego se le hicieron unas cuantas preguntas y se discutió algunos de los detalles, pero muy brevemente. Leonard Sweeting sacó la ficha clínica de Kurt Wyrazik y la hizo circular entre los asistentes. Todos la leyeron y sacudieron más de una vez la cabeza con expresión de dolorosa perplejidad.

Andrew tuvo la impresión de que si, por un lado, nadie se había esperado que el asunto saliera a la luz aquel día, el caso en sí no les sorprendía. A ello siguió la ceremonia de la moción por la que se expulsaba al doctor Noah Townsend del hospital de Saint Bede.

Y después el jefe de pediatría, un desgarbado oriundo del estado de Nueva Inglaterra, de habla muy lenta, dijo:

—Nos falta por discutir qué hacemos con el joven difunto.

—Después de lo que se nos ha dicho, es imperativo que se le practique la autopsia —dijo el gerente—. Yo ya he hablado con su padre, en Kansas, y he obtenido su conformidad. Una hermana suya está por llegar de un momento a otro. La autopsia se hará hoy mismo.

Sweeting miró en torno suyo y vio que todos estaban de acuerdo.

—De acuerdo —concretó el pediatra—, pero ¿qué se hará con la familia?

—Para ser francos —refirió Sweeting—, en su aspecto legal el caso me parece sumamente peligroso y susceptible de tener terribles consecuencias para todos. Yo sugiero que de momento se nos lo confíe a mí y al doctor Gould, y al señor McNair, que no tardará en llegar, para asesorarnos como abogado. Tal vez, más tarde, pondremos al comité al corriente de lo decidido.

—¿Todos conformes? —preguntó el doctor Gould.

Los asistentes asintieron con gestos de la cabeza y con expresión aliviada.

«*Tal vez* —se dijo Andrew: era la palabra clave—. *Tal vez... pondremos al comité al corriente y tal vez no.*»

Saltaba a la vista que lo que deseaban Leonard Sweeting y Fergus McNair era que el asunto fuera encubierto y que se incinerara y olvidara de una vez por todas a la pobre víctima. Andrew se dijo que era comprensible que así pensaran. Ambos eran responsables del buen funcionamiento del hospital, y de llevarse el caso ante los tribunales, las consecuencias financieras y legales podrían ser espeluznantes. Andrew no sabía, ni le importaba demasiado saber, si el seguro cubriría los gastos de la posible indemnización. Pero estaba bien resuelto a no contribuir a ningún tipo de tapujo.

Entonces el presidente del comité volvió a llamar al orden a los asistentes y dijo:

—Faltar por hacer lo más difícil de todo —declaró—. Yo iré personalmente a comunicar la decisión a Noah Townsend, pero agradecería que me acompañara uno de ustedes. ¿Algún voluntario?

Andrew se ofreció:

—Yo estoy dispuesto a acompañarle.

Era lo mínimo que podía hacer por el pobre Noah, pensó.

—Gracias, Andrew —dijo Gould.

Más tarde, al reflexionar solo y con calma sobre lo sucedido, Andrew cayó en la cuenta de que, en el fondo, a Noah Townsend no le habían pillado por sorpresa. En cierta manera los había visto llegar con alivio, como si se quitara un peso de encima.

El doctor Ezra Gould salió del ascensor, acompañado de Andrew, y enfiló por el largo corredor a que daban las habitaciones de los pacientes. Al fondo estaba Townsend, de pie, sin hacer nada, como aguardando.

Al aproximarse la pareja, él les hizo una señal con la cabeza y dio la impresión, a lo primero, que se encogía por dentro. Se giró, como si se propusiera alejarse, pero en seguida se volvió de cara a ellos y extendió los brazos, con las manos muy juntas.

—¿Vienen a esposarme? —les preguntó.

Gould pareció desconcertarse y dijo:

—Vengo a hablar con usted, Noah. Vayamos a un lugar menos público.

—Pero ¿por qué? —dijo Townsend casi gritando; una enfermera y varios pacientes giraron las cabezas y los miraron con curiosidad—. ¡Si de todas las maneras se va a enterar todo el hospital antes de que acabe el día!

—De acuerdo —dijo con calma el doctor Gould—. Si insiste, se lo diré aquí mismo. El comité médico de la junta ejecutiva acaba de decidir su expulsión del hospital.

—¿Han reflexionado sobre todo lo que yo he hecho por este hospital? —fue la pregunta casi histérica de Townsend.

—Sí, todos reconocemos que durante muchos años ha prestado un valiosísimo servicio a este hospital. —Gould se había puesto nervioso al darse cuenta del grupo de personas que le escuchaban—. Le ruego, Noah, que vayamos a...

—¿Y por qué no lo han tenido en cuenta?

—Porque su caso ha llegado a límites muy graves, desgraciadamente.

—¡Pregúntele a Andrew todo lo que he trabajado! ¡Ande; pregúnteselo!

—Noah —dijo entonces Andrew—. Les he informado sobre Wyrazik. Lo siento, pero no me ha quedado más remedio que hacerlo.

—¡Ah, sí! ¡Wyrazik! ¡Pobre muchacho! ¡Ha sido una pena! —exclamó Townsend, bajando la voz y sacudiendo la cabeza—. Lo siento, de veras.

De pronto arrancó a llorar convulsivamente, con todo el cuerpo temblando. Entre los sollozos se oían frases rotas como: «... la primera vez...; cualquiera comete un error...; no pasará más...; os lo prometo...»

Andrew fue a cogerle del brazo, pero Gould se le adelantó. Le agarró con fuerza y le dijo:

—Vámonos de aquí, Noah. No se encuentra bien. Le acompañaré a su casa.

Con el cuerpo todavía temblando, Townsend se dejó llevar hacia la puerta del ascensor, con las miradas del grupo de curiosos que se había formado en el pasillo clavadas en su espalda.

Gould se volvió a Andrew. Dio un empujoncito a Townsend y dijo:

—Usted quédese para comprobar las órdenes que haya escrito

durante estas últimas horas. No quiero que se repita lo de... ¿Me comprende?

Andrew asintió silenciosamente.

Esperó a verlos entrar en el ascensor.

Antes de entrar, Townsend se echó a chillar tratando de deshacerse de la mano que le tenía firmemente agarrado. De pronto, asombrosamente, pareció como si algo se derrumbara en su interior, y le dejara reducido a una mera sombra de lo que había sido, desnudo, sin dignidad ni compostura. Gould le empujó hacia el interior del ascensor sin miramientos, pero los gritos de Townsend siguieron oyéndose después de haberse cerrado la puerta. Después, al descender, los gritos fueron perdiendo virulencia hasta hacerse el silencio. Andrew quedó solo en medio del pasillo.

Aquella noche, después de cenar, Ezra Gould llamó por teléfono a la casa de Andrew.

—Necesito hablar con usted lo antes posible —le dijo el jefe del departamento médico—. Esta noche, si es posible. Puedo venir a su casa, si lo prefiere.

—No —dijo Andrew—. Encontrémonos en el hospital.

No se había sentido con ánimos para contar lo sucedido a Celia y, aunque ella se había dado cuenta de que algo grave le pasaba, había optado, como habitualmente, por aguardar a que él hablara.

Cuando Andrew llegó al hospital, el doctor Gould estaba en el pequeño despacho que le habían destinado para su uso particular.

—Pase, pase —le dijo—. Cierre la puerta.

Gould abrió un armario y sacó una botella de whisky y dos vasos.

—No tengo costumbre de hacerlo, pero hoy es una excepción. ¿Le apetece un poco?

Andrew se apresuró a contestar agradecido:

—Sí, con hielo, por favor.

Gould escanció whisky en los dos vasos, añadió hielo y agua, y los dos bebieron en silencio.

Después Gould manifestó:

—He estado con Noah casi todo el tiempo desde que nos vimos a la puerta del ascensor. He de comunicarle varias cosas. La primera afectará a su trabajo en el consultorio y a los pacientes de Noah, porque el doctor no volverá a ejercer nunca más.

—¿Cómo está? —preguntó Andrew.

—Mejor sería que me preguntara dónde está —contestó Gould—. Ha ingresado en un hospital psiquiátrico y no es probable que salga de él en vida. Es la opinión de aquellos especialistas.

Gould le contó lo sucedido con voz tensa y fatigada. En cierto momento comentó sombríamente:

—Espero no tener que volver a pasar por algo semejante en mi vida.

Al salir del ascensor en la planta baja, Townsend continuó gritando y Gould le metió en un cuarto vacío y llamó al psiquiatra del centro. Al llegar éste, entre los dos consiguieron calmar un poco a Townsend y le forzaron a tomar un sedante. Como era obvio que en aquel estado no se lo podía llevar a casa, el psiquiatra había llamado a un hospital especializado. Al poco rato vino a buscarlo una ambulancia que lo llevó al Instituto Psiquiátrico de Newark. Gould y el psiquiatra le acompañaron. Cuando llegaron al hospital, el efecto del calmante había pasado, por lo que Townsend se había vuelto a excitar hasta el punto que se le tuvo que atar con una camisa de fuerza.

—¡Fue espantoso! —exclamó entonces Gould, sacándose un pañuelo del bolsillo y secándose el rostro.

Fue entonces cuando se dieron todos cuenta de que Townsend había perdido el juicio.

Según palabras de Ezra Gould:

—Por lo visto, hasta entonces Noah había vivido como una concha vacía. No se comprende cómo logró resistir tanto tiempo, pero el hecho es que resistió. Y de pronto, los acontecimientos de hoy hicieron que la concha se desmoronase, se hiciera añicos... y se descubrió que en el interior no había nada que funcionara, nada que todavía estuviéramos a tiempo de salvar.

Una hora antes, añadió Gould, había ido a visitar a la esposa de Noah.

Andrew se enderezó como si acabaran de asestarle un golpe. Durante todo aquel tiempo, no había pensado ni una sola vez en Hilda. Preguntó:

—¿Cómo se lo ha tomado ella?

Gould reflexionó un instante antes de contestar.

—Es difícil saberlo. Apenas ha dicho nada y no ha llorado, ni nada parecido. He tenido la impresión de que se esperaba algo así, sin saber a ciencia cierta lo que iba a pasar. Mejor será que vaya a verla usted personalmente mañana.

—Iré sin falta —se apresuró a decir Andrew.

Gould vaciló antes de reanudar. Miró a Andrew con fijeza y dijo:

—Queda una cosa que discutir. Sobre el pobre Wyrazik...

—Más vale que me adelante a decirle —le interrumpió Andrew con voz firme— que no pienso colaborar en ninguna clase de tapujo.

—De acuerdo —dijo Gould y añadió con voz más dura—: Permítame que le pregunte una cosa: ¿qué se propone hacer? ¿Se propone hacer una declaración pública, a la prensa, por ejemplo? ¿Y se ofrecerá como testigo durante el consiguiente juicio ante los tribunales? ¿Se propone asistir a un abogado sin escrúpulos a que deje a la pobre Hilda sin un centavo de los ahorros que ha hecho su marido durante los años en que ha ejercido su carrera? ¿Se propone descargar sobre el hospital el peso de una indemnización que resultará una deuda insoportable para sus finanzas, hasta el punto de forzarnos a cerrar o a limitar nuestros servicios?

—Es posible que no suceda nada de eso —objetó Andrew.

—Y es posible que sí. Usted lo sabe perfectamente, sabe cómo las gastan los ambiciosos abogados del país.

—No es problema que me incumba a mí —volvió a objetar Andrew—. Lo que me importa es la verdad.

—La verdad nos importa a todos, de acuerdo —dijo Gould—. La verdad no es monopolio suyo. Pero a veces la verdad puede matizarse por motivos perfectamente honorables y en circunstancias especiales. —Y con voz persuasiva añadió—: Escuche, Andrew. Preste atención.

El jefe del sector médico hizo una pausa para ordenar las ideas y luego prosiguió diciendo:

—Esta tarde ha llegado de Kansas la hermana del difunto. Ha sido recibida y entrevistada por Len Sweeting. Dice que es una mujer común, bastante mayor que su hermano y que, como es natural, está apenada por su muerte. Pero no eran dos hermanos muy unidos, hacía años que no se habían visto, y la muerte no ha significado una tragedia para ella. Su padre también vive en Kansas, aquejado de Parkinson desde hace bastante tiempo; no le quedan muchos años de vida.

—No veo qué tiene que ver todo eso... —comenzó a decir Andrew.

—¡Escuche! —le ordenó Gould.

Gould hizo de nuevo una breve pausa antes de reanudar:

—La hermana no ha venido a buscar responsabilidades. No ha preguntado gran cosa y ella misma ha reconocido, sin que nadie se lo preguntara, que su hermano estaba delicado de salud desde hacía muchos años. Desea que su cadáver sea incinerado y llevarse las cenizas a Kansas. Tiene problemas de dinero. Len lo ha descubierto en el curso de la conversación.

—Merece una compensación. Es lo mínimo que...

—¡Exactamente! Con eso estamos todos de acuerdo, Andrew. Y no hay obstáculos en prestarle una ayuda económica.

—¿Qué tipo de ayuda?

—Len y Fergus McNair han trabajado en ello. Toda la tarde. Pasemos por alto los detalles; a nosotros nos puede interesar. El hecho es que las compañías de seguros con las que se ha hablado confidencialmente tienen un gran interés por que la cosa sea solucionada secretamente. Se ha descubierto que Wyrazik enviaba dinero a Kansas para costear el tratamiento de su padre. Tales cantidades pueden seguir siendo enviadas, incluso aumentadas. Los gastos del funeral de Wyrazik correrán a cuenta del hospital. Y se puede asignar una pensión modesta a la hermana para el resto de su vida.

—¿Y cómo lo justificarán ante la hermana sin reconocerse culpables de la muerte de Wyrazik?

—Será arriesgado, lo reconozco —dijo Gould—, pero a Len y a McNair no parece que les preocupe lo más mínimo, y no olvide que son abogados. Me imagino que tiene algo que ver con la clase de persona que ha resultado ser la hermana. Lo más importante es, no obstante, que no nos caigan encima los gastos de indemnización de millones.

—Usted no me parece la persona más indicada para juzgar qué sea lo más importante en el asunto —dijo Andrew.

Gould hizo un ademán de impaciencia.

—Reflexione: no hay viuda, ni huérfanos que requieran una educación, sino simplemente un viejo moribundo y una hermana mayor a la que se le asignará una razonable pensión. —Gould se calló de pronto y luego preguntó con brusquedad—: ¿Y ahora qué piensa?

Se refería a la sonrisa con que Andrew había escuchado la última observación.

—Algo un poco cínico —respondió—. Que si era inevitable que Noah matara a un paciente, no podría haber escogido un caso mejor.

Gould se encogió de hombros.

—La vida está llena de casualidades. ¿Y qué?

—¿Y qué de qué?

—¿Piensa hacer una declaración pública? ¿Acudirá a la prensa?

—Por supuesto que no —contestó Andrew con irritación—. Eso usted ya lo sabe de sobra.

—Entonces ¿por qué seguir preocupándose? Usted ha hecho lo correcto al presentar el caso a la consideración del comité del hospital. No tiene por qué hacer nada más. De usted no depende ninguna decisión. Nadie le pide que mienta y si, por desgracia, el asunto sale a la luz pública y es interrogado oficialmente, se supone que dirá la verdad.

—Eso en cuanto a mí —dijo Andrew—. Pero ¿en cuanto a usted? ¿Qué va a hacer usted? ¿Le dirá a la señorita Wyrazik de qué murió realmente su hermano?

—No —contestó secamente Gould—. Por eso algunos de nosotros estamos más metidos en ello que usted. Pero tal vez nos lo merecemos.

Durante el silencio que siguió, Andrew reflexionó: lo que acababa de decir Ezra Gould significaba un reconocimiento, sutil pero obvio, de que Andrew había actuado correctamente, y los otros no, hacía cuatro años al tratar de discutir con sus colegas sobre la adicción de Townsend. Andrew estaba ahora seguro de que Len había comentado la conversación entre los dos con otra gente del hospital.

Sin duda el reconocimiento no pasaría de aquello; quedaría en el aire, nunca quedaría por escrito. Pero por lo menos le serviría de lección, no sólo a él sino también a Len, a Gould y a otros. Desgraciadamente, la lección había llegado demasiado tarde para ser de utilidad a Townsend o a Wyrazik.

¿Y ahora qué? Se preguntó Andrew. De momento, nada; tal era, al parecer, la respuesta.

En conjunto, el razonamiento de Gould era sensato. Era cierto que Andrew no estaba obligado a mentir, que sólo le pedían que no propagara lo ocurrido, es decir, que colaborara en el tapujo. Pero ¿a quién más valía la pena hablar sobre el asunto y qué sacaría de ello? Pasara lo que pasara, Kurt Wyrazik no resucitaría, y Noah Townsend permanecería en el psiquiátrico.

—De acuerdo —dijo Andrew—. No hablaré más.

—Gracias —repuso Gould. Miró el reloj—. Ha sido un día muy largo. Me marcho a casa.

Al día siguiente, por la tarde, Andrew fue a ver a Hilda.

Townsend tenía sesenta y tres años, su esposa era cuatro años más joven. Para su edad, era muy atractiva. Conservaba el tipo y el rostro firmes. Tenía el pelo completamente blanco, lo llevaba corto, a la moda. Andrew la encontró vestida con gusto: pantalones de lino blanco y una blusa de seda azul. Y una cadena de oro en torno al cuello.

Andrew fue preparado a encontrarla deshecha o preocupada, tensa. Nada de eso.

Los Townsend vivían en una casa pequeña de dos pisos, muy bonita, en una calla de Morristown, no muy lejos del consultorio de Noah.

No tenían criada y Hilda le abrió la puerta, haciéndole pasar al salón, donde acostumbraban recibir. Era una pieza decorada a base de marrones claros y *beige* que daba a un jardín.

Una vez sentados, Hilda preguntó con voz muy natural:

—¿Quieres tomar algo, Andrew? ¿Una copa? ¿Un té?

—No, gracias —dijo él y luego añadió—: Lo siento muchísimo, Hilda, no sé qué más decirte.

Ella asintió, como si sobraran las palabras; luego preguntó:

—¿Te molestaba la visita? ¿La obligación de venir a verme?

—Un poco —confesó él.

—Me lo supuse. Pero no hace falta. Y no te sorprendas ni escandalices al verme tan serena, sin llorar, ni retorcerme las manos, ni haciendo ninguna de las escenas que se supone que hacen las mujeres.

Él vaciló sin saber qué debía contestar exactamente, y dijo:

—De acuerdo.

Como si no le hubiera oído, Hilda prosiguió:

—La verdad es que todo eso hace años que lo hice, y durante mucho tiempo. Lo tengo de sobras superado, estoy seca. Más de una vez pensé que se me rompería el corazón a trozos contemplando cómo Noah se complacía en destrozarse a sí mismo. Y cuando me di cuenta de que era inútil tratar de hacerle comprender, o de que me escuchara y me hiciera caso, pensé que iba a morirme. Total que tengo el corazón convertido en una piedra. Ya nada puede conmoverme. ¿Lo comprendes?

—Sí —contestó Andrew.

Andrew pensó: «¡Lo poco que sabemos de los sufrimientos ajenos! Hilda Townsend ha debido de vivir años y años ocultándolo todo por lealtad al esposo, y yo no había sospechado nada.» Se acordó entonces de las palabras que la noche anterior había dicho Ezra Gould: «Apenas ha dicho nada. He tenido la impresión de que se esperaba algo así, sin saber a ciencia cierta qué.»

—Tú sabías lo de Noah y su drogadicción, ¿verdad?

—Sí.

La voz de Hilda tomó un matiz acusatorio:

—Eres médico. ¿Por qué no hiciste nada?

—Traté de hacerlo. En el hospital. Hace cuatro años.

—¿Y no te hicieron caso?

—Digamos que no.

—¿No podrías haber insistido?

—Sí —contestó él—. Pensándolo bien, sí, podría haber insistido.

Ella suspiró.

—Seguramente no hubieras conseguido nada. —Cambió súbitamente de tema—: Fui a verlo esta mañana. Mejor dicho, traté de verlo. Estaba totalmente loco. No me reconoció. No reconoce a nadie.

—Hilda, dime si puedo ayudarte en algo, te lo ruego —dijo con ternura Andrew.

Ella fingió no haber oído la pregunta.

—¿Se siente Celia culpable de lo que ha sucedido?

La pregunta desconcertó a Andrew.

—No lo sabe, todavía no se lo he dicho. Se lo diré esta noche, pero en cuanto a sentirse culpable...

—¡Es lo mínimo! —gritó furiosamente Hilda, y con el mismo tono añadió—: Celia forma parte de esta pandilla de traficantes sin escrúpulos que sólo piensan en el dinero y en aumentar las ventas de las drogas. Son capaces de todo para convencer a los médicos que receten drogas o las tomen ellos, o quien sea; la cuestión es vender. ¡Vender!

Andrew dijo en voz baja:

—Noah tomó las drogas independientemente de las actividades de las empresas farmacéuticas.

—Bueno, directamente, quizá —dijo Hilda, alzando la voz—. Pero Noah tomó drogas, y otros toman drogas, porque las empresas que las fabrican no cesan de acosar a los médicos. ¡Es una invasión! A base de anuncios aparentemente inocuos, en las revistas médicas que tienen que leer por fuerza todos los médicos, y por correo, y con viajes gratis y con fiestas, y copas..., todo para que los médicos no piensen en otra cosa que en drogas, drogas, ¡drogas! Les llenan los consultorios con muestras gratis de drogas, les prometen abastecerles de cualquier cosa, de lo que quieran, sin problemas, y gratis. ¡Sin límites, sin preguntas engorrosas! Lo sabes de sobra, Andrew. —Calló un momento—. Quiero hacerte una pregunta.

Él le dijo:

—Te la contestaré si puedo.

—Al consultorio llegaron bandadas de vendedores al detalle.

Noah se pasaba el día recibiéndolos. Tú no me dirás que ellos no sabían lo que estaba pasando, qué cantidad de droga tomaba, que no sabían que era un adicto, ¿verdad?

Andrew reflexionó un momento. Recordó la desordenada profusión de botes de pastillas de todas clases que había visto en el despacho de Noah.

—Sí, lo debieron saber.

—Pero no hicieron nada para detener el proceso. ¡Cabrones! Siguieron tranquilamente endosándole todo lo que pedía. En eso está metida tu mujer, Andrew, en esa porquería. ¿Te das cuenta?

—Algo de razón tienes, Hilda —reconoció Andrew—. Pero eso no es todo. De todos modos comprendo que lo veas así.

—¿Ah sí? —preguntó Hilda en un tono en que se mezclaba la ironía con la amargura—. A ver si se lo explicas a Celia. A ver si se decide a cambiar de trabajo.

Entonces, como si de pronto se le hubiera roto una cuerda, agachó la cabeza y se echó a llorar desconsoladamente.

CAPÍTULO V

Durante la segunda mitad de la década de 1960, el movimiento pro liberación de la mujer cobró fuerza y popularidad. En 1963, Betty Friedan había publicado *El culto de la femineidad*, especie de declaración de guerra contra «la ciudadanía de segunda clase de las mujeres». El libro se transformó en el *vademecum* del movimiento feminista, y la voz de Friedan comenzó a oírse por todas partes. Al movimiento se agregaron Kate Millet y Germaine Greer, al que aportaron estilo literario y artístico. Gloria Steinem, por su parte, logró combinar periodismo con feminismo político.

El movimiento pro liberación de la mujer fue el blanco de las chacotas de ciertas personas. De Abbie Hoffman, por ejemplo, célebre representante de la contracultura que declaró que: «Con el movimiento feminista, sólo estoy dispuesto a aliarme en la cama.» Y los historiadores, siguiendo su hábito de recordarnos que no hay nada nuevo bajo la luz del sol, nos llamaron la atención sobre el hecho de que ya en 1792, en Inglaterra, hubo una mujer, Mary Wollstonecraft, que escribió en un libro titulado *Defensa de los derechos de la mujer*: «Los tiranos y los sibaritas... procuran mantener a la mujer en la sombra, los primeros porque la quieren utilizar como esclavas, los segundos porque la consideran como un juguete.»

De todos modos, muchos fueron los que en la década de 1960 se tomaron en serio el movimiento feminista. Muchos hombres hicieron examen de conciencia.

La actitud de Celia al respecto fue de simpatía y aprobación. Compró varios ejemplares del libro de Friedan y los regaló a los machos más recalcitrantes de Felding-Roth. A Vincent Lord, por ejemplo, quien se lo devolvió con una nota que decía: «No tengo tiempo ni paciencia de leer estas bobadas.» Sam Hawthorne, en cambio, influido por su esposa, Lilian, defensora apasionada del feminismo, adoptó una actitud mucho más favorable. A Celia le dijo:

—Tú eres la prueba de que la empresa no discrimina el sexo femenino.

Celia meneó la cabeza con escepticismo.

—Eso no es cierto, Sam; yo tuve que luchar con uñas y dientes para alcanzar mi puesto, con tu ayuda, sí, pero teniendo que bregar contra el machismo general.

—Pero ahora ya no.

—No, porque he demostrado que soy una productora eficaz. Pero yo soy la excepción, una rareza. Y tú ya sabes el poco caso que me hacen cuando abogo en favor de que contraten más mujeres para el puesto de vendedoras.

Sam se rió, a falta de mejor réplica.

—Bueno, tienes razón, pero tienes que reconocer que la actitud ha cambiado bastante. El hecho es que tú eres el mejor ejemplo que un hombre puede aducir a favor de tratar a las mujeres igual que a los hombres.

A pesar de su actitud personal y de su defensa del movimiento, Celia no tomó parte activa en el movimiento. Por dos razones: una, porque personalmente no lo necesitaba, y la otra, porque no tenía tiempo.

Celia continuó trabajando en el sector de productos vendidos sin receta mucho más tiempo del imaginado. A pesar de la promesa de Sam de asignarle un nuevo puesto de trabajo, por lo visto no había nada adecuado para ella de momento.

En casa, Celia participó de las semanas de angustia en torno a la caída de Noah Townsend. Con el tiempo se vio que la predicción de Ezra Gould, sobre el internamiento a perpetuidad de Townsend en el psiquiátrico, era verdad.

Andrew comunicó a Celia la acusación que Hilda Townsend había lanzado contra las empresas fabricantes de drogas. Ante su sorpresa, Celia dio la razón a Hilda.

—Es cierto que la cantidad de drogas que se regalan, así por las buenas, a los médicos es absolutamente desaforada. Lo peor es que somos conscientes de ello, pero no hay nada a hacer. La primera que se decidiera a recortar la cantidad, vería mermar sus ventas. Es una cuestión de competitividad entre las empresas.

—¡Pues entonces os podríais poner de acuerdo entre las empresas del país!

—Eso sería atentar contra la ley, se nos acusaría de «colusión».

—Pero ¿qué hacéis ante un caso como el de Noah? Los vendedores debieron darse cuenta de lo que le ocurría, ¿no?, pero siguieron administrándole las drogas gratis.

—Noah era adicto a las drogas, pero continuaba siendo médico

—le recordó Celia—. Y los médicos pueden conseguir las drogas que quieren de mil maneras, se las pueden recetar a sí mismos, si es necesario, y es probable que Noah lo hiciera, además de conseguirlas gratis de los vendedores al detalle. Además —prosiguió, acalorándose—, si el cuerpo médico se muestra tan remiso a tomar cartas en el asunto, ¿por qué debiera hacerlo la empresa fabricante de fármacos?

—La pregunta es justa —dijo Andrew— y no sé qué contestar.

En agosto de 1967 llegó la propuesta de un nuevo puesto para Celia.

Antes ocurrió algo significativo y seguramente decisivo para ella. A Sam Hawthorne se le ascendió al puesto de vicepresidente de la empresa. De no surgir ningún imprevisto, nadie dudaba de que, un día, llegaría a ser el presidente general. Quedó demostrado que Celia había acertado al escogerle a él como mentor en la compañía.

Fue Sam quien un buen día la mandó llamar y le dijo con una sonrisa:

—Ya has hecho bastante por Bray & Commonwealth, Celia.

Sam ocupaba, desde que era vicepresidente, un magnífico despacho con mucho espacio para celebrar reuniones y al que se llegaba después de cruzar el área de recepción ocupada por dos secretarias. Sam le había confiado que había días en que no tenía trabajo que darles.

—Sospecho que a veces se dictan cartas la una a la otra —le había dicho.

Aquel día del mes de agosto, Sam le anunció:

—Te ofrezco el puesto de director de productos farmacéuticos para América Latina. Tu base de operaciones es aquí, pero tendrás que viajar con frecuencia. ¿Cómo lo tomará Andrew? —le preguntó, mirándola a la cara—. ¿Y cómo te tomarás tú alejarte frecuentemente de los niños?

Celia contestó en el acto:

—Ya nos arreglaremos.

Sam dijo:

—Es lo que me esperaba de ti.

La noticia encantó y excitó a Celia. Sabía que las ventas internacionales estaban adquiriendo importancia en la industria en general. Era una excelente oportunidad, mejor de la que se había esperado.

Sam pareció que le hubiera leído los pensamientos al decir:

—El futuro de las ventas está en el área internacional. Hasta ahora apenas nos hemos aventurado a hacer nada a fondo, especialmente en Sudamérica. Vete a casa y dale la noticia a Andrew. Mañana vuelve y hablaremos de los detalles.

Así fue como dieron comienzo los cinco años de la carrera de Celia que correspondieron a una suerte de paso del Rubicón. La vida familiar de los Jordan se complicó considerablemente, pero a la larga resultó enriquecedor para todos. Celia escribió a su hermana: «Mi nuevo puesto nos ha beneficiado a todos en formas que no habíamos esperado. De Andrew me siento más próxima que antes porque ahora viajamos juntos, y durante los viajes se crea una situación de verdadera colaboración que en casa casi nunca se da, ocupados como estamos los dos en nuestras respectivas carreras. Y los niños también se han beneficiado porque tienen oportunidad de ver nuevos países y de adquirir una mentalidad internacional.»

Desde el momento en que Celia dio la noticia de su nuevo puesto a Andrew, éste se mostró muy contento y dispuesto a cooperar. Le alegró saber que dejaría de trabajar en el sector de productos vendidos sin receta y, si abrigó dudas respecto a las repercusiones que tendría en la vida familiar, lo disimuló a la perfección. Su actitud coincidió con la de Celia: «Ya nos arreglaremos.»

Más tarde, al reflexionar con calma sobre la nueva situación, Andrew decidió dedicar tiempo a viajar y no trabajar tanto en el consultorio y en el hospital. A casi sus cuarenta años, se dio cuenta del peligro que la excesiva dedicación a la profesión médica comportaba. Noah era un triste ejemplo de ello; Andrew estaba convencido de que la drogadicción de su colega había comenzado como un intento de liberarse del exceso de agobio de trabajo. Andrew había observado a otros médicos y había visto cómo se habían obsesionado más y más con la profesión, en detrimento de su vida general y familiar.

En el consultorio trabajaba ahora con dos excelentes colegas. Oscar Aarons era un canadiense de temperamento muy estable y enérgico, de gran sentido del humor, persona muy agradable e idónea con que compartir el trabajo. El tercero era un joven, recién estrenado, Benton Fox, pero que en los tres meses que hacía que trabajaba en el consultorio había demostrado excelente capacidad.

Celia tuvo una gran alegría al enterarse del nuevo propósito de Andrew de acompañarla a menudo en sus viajes. Fueron a América del Sur varias veces al año. A veces, según las fechas escolares, los acompañaron los hijos, los dos o uno solo.

Todo ello resultó relativamente fácil de organizar gracias a Winnie August, la joven inglesa que les hacía de ama de llaves y de cocinera, y que había abandonado sus antiguos planes de marcharse a Australia.

Hacía siete años que trabajaba con la familia Jordan, y prácticamente era un miembro de ella. En la primavera de 1967 se había casado con un tal Hank March, joven que se ganaba la vida haciendo trabajos al aire libre y del que Andrew se enteró que buscaba un trabajo más fijo. Entonces Andrew le propuso trabajar de chófer y jardinero en su casa, puesto que él aceptó de buen grado, ya que significaba que podía quedarse a vivir gratis con la familia. El arreglo fue como anillo al dedo para todos. Andrew, por su parte, se felicitó de haber seguido la recomendación de Celia de adquirir una casa grande para el futuro. Ahora tenían sitio bastante para acomodar a dos familias. Ni decir tiene que al poco tiempo Hank se convirtió en miembro tan indispensable como Winnie.

A partir de entonces, Andrew y Celia podían emprender cualquier viaje, en cualquier momento, sin preocupación por los niños.

Una nota triste fue la muerte repentina de la madre de Celia. Murió a los sesenta y un años de un ataque de asma.

La muerte de la madre afectó mucho a Celia. Tuvo la sensación de haberse quedado sola en el mundo, sensación que Andrew describió como natural.

—Lo he visto con frecuencia entre mis pacientes —dijo Andrew—. La muerte de los padres te crea la sensación de haberte hecho mayor definitivamente. Mientras queda uno, crees que tienes un rincón donde caerte muerto en caso de necesidad, algo sobre que apoyarte. Desaparecidos los dos, te sientes solo, desamparado. Ahora todo depende de ti.

La hermana pequeña de Celia, Janet, vino del Cercano Oriente para el entierro. Dejó al marido y a los dos hijos solos. Luego fue a pasar unos días en casa de Celia. Al despedirse se prometieron mantenerse en contacto con mayor frecuencia.

CAPÍTULO VI

Los paisajes y las costumbres de países exóticos fascinaban a Andrew. Mientras Celia hacía sus transacciones con los funcionarios locales, de las filiales extranjeras de Felding-Roth, él se dedicaba a explorar las laberínticas ciudades del país o a saborear de sus rincones campestres y más idílicos. Llegó a conocer al dedillo el Parque Colón de Buenos Aires y los pastos de las pampas, llenas de ganado. También conoció Bogotá, la capital colombiana rodeada por un círculo de montañas gigantescas, por cuyas «calles» bajaba el agua helada y cristalina de los Andes, y donde los carros tirados por mulos bregaban junto a los automóviles para abrirse paso. En Costa Rica, Andrew conoció bien la Meseta Central, corazón del país, detrás de cuyos límites se extendían inmensos bosques de árboles de caoba y de cedros. Desde Montevideo, de sus callejuelas congestionadas de tráfico, hizo excursiones a los perfumados valles uruguayos llenos de verbena y de numerosas hierbas aromáticas. Estuvo en São Paulo, la bulliciosa ciudad de Brasil, al borde de un escarpado montículo, y en las llanuras herbosas de tierra roja, la *terra roxa*, del interior.

Cuando los acompañaban los niños, Andrew se los llevaba de excursión. A veces se limitaban a visitar los puntos de interés histórico de la localidad en que se encontraban, para que Celia pudiera agregarse al grupo una vez terminado el trabajo.

Una de las cosas que más divertían a Andrew era salir de compras por las tiendas y comercios indígenas. Le fascinaban las «droguerías», atiborradas de cosas. Charló con los dependientes y dueños de las farmacias en el español y portugués que comenzaba a hablar adecuadamente. Lenguas que él ya sabía un poco antes y que Celia actualmente estaba aprendiendo, por lo que con frecuencia las estudiaban juntos, para ayudarse mutuamente.

Sin embargo, no todos los viajes resultaron igualmente entretenidos y felices. De vez en cuando se acusó el cansancio producido por el trato con gente desconocida y de costumbres extrañas y provocó fricciones en el matrimonio. En una ocasión la fricción desembocó en una terrible pelea, difícil de olvidar más tarde.

Ocurrió en Ecuador y comenzó como acostumbran comenzar todas las peleas matrimoniales, por una bagatela aparentemente sin importancia.

Estaban pasando unos días con Lisa y Bruce en Quito, ciudad ubicada en una plataforma de la cima de los Andes. El lugar se caracterizaba por terribles contrastes, sobre todo entre la religión y la realidad de la vida de la población. Quito estaba llena de iglesias y de monasterios repletos de imágenes de maderas preciosas, de oro y de plata. En cambio, su población iba descalza, estaba constituida por los campesinos más pobres del continente.

Con su pobreza contrastaba también escandalosamente el hotel principal de Quito, donde se alojaba la familia Jordan. Hotel a que regresó una tarde Celia, agotada y exasperada por el día de trabajo poco fructífero que acababa de pasar, bregando con el representante indígena de su empresa, el gerente señor Antonio José Moreno.

El señor Moreno era un hombre gordo y engreído que no disimulaba su parecer sobre la inoportunidad de las visitas de los funcionarios de la empresa central, que, según él, no comprendían ni sabían nada de cómo marchaban los negocios en su país. Cada vez que Celia le había sugerido cambios de procedimiento, él había respondido con un «en este país se hace así, señora». Si a ello Celia contestaba que las costumbres del país estaban peligrosamente plagadas de deshonestidades y falta de ética, el señor Moreno se limitaba a encogerse de hombros.

Una de las preocupaciones de Celia era la poca información que de los fármacos se daba a los médicos y gente del país. Especialmente sobre los nocivos efectos secundarios de los medicamentos fabricados por Felding-Roth. A lo que el señor Moreno contestó:

—Las otras compañías también lo hacen así. Decir demasiado sobre peligros y riesgos que tal vez no vayan a ocurrir, resultaría perjudicial para el negocio.

Celia tenía competencia para dar órdenes, pero sabía que, una vez regresara a Estados Unidos, el señor Moreno quedaría con las manos libres para interpretarlas como mejor le conviniera.

Aquella tarde, de vuelta a la *suite* que ocupaban en el hotel, nerviosa por las frustraciones del día, preguntó a Andrew:

—¿Dónde están los niños?

—Durmiendo —contestó él—. Se han acostado temprano por que estaban agotados. Ha sido un día muy pesado.

Celia se irritó al comprender que se quedaba sin ver a los niños, con los que había contado pasar aquella tarde, irritación que incrementó la frialdad e indiferencia con que le había contestado Andrew. No pudo evitar espetarle:

—No has sido tú el único que ha pasado un mal día.

—Yo no he dicho que hubiera tenido un mal día, sino que había sido pesado —observó él—. Aunque reconozco que con algunos malos tragos.

Una de las cosas de que ninguno de los dos era consciente era el efecto que la altitud de la ciudad tenía en sus humores. En Celia producía un cansancio mayor que el habitual y en Andrew una cierta agresividad y propensión a saltar, incomprensible en un hombre normalmente tan ecuánime como él.

Celia repitió:

—¡Malos tragos! ¡Serás exagerado!

—¡No exagero! ¡Mira eso! —exclamó Andrew, señalando con el dedo una serie de botellas y de cajas que había sobre una mesa.

Con un mohín de repugnancia, Celia le dijo:

—He pasado el día con potingues de éstos, estoy empachada. Sácalos de aquí.

—¿No te interesan? —preguntó él con sarcasmo.

—¡No! ¡Nada!

—Ya, ya me lo esperaba. Porque lo que hay en esta mesa es muy desagradable para la industria farmacéutica en que tú trabajas. Hoy me he dedicado a recorrer comercios y a hacer una serie de preguntas —añadió, cogiendo un frasco del montón.

Abrió el frasco y lo vació sobre la palma de la mano.

—¿Reconoces estas pastillas?

—¡Desde luego que no! —dijo Celia, sacándose los zapatos con un puntapié y dejándolos tirados en el lugar donde cayeron—. Además, me importa un rábano.

—Te importa un rábano, ¿eh? Pues, para que lo sepas, esas pastillas son de Talidomida y las he comprado en la farmacia del barrio, sin receta.

Celia se sobresaltó y el tono poco amistoso del diálogo hubiera podido encontrar fin en este punto, de no ser que Andrew añadió:

—El hecho de que cualquiera pueda comprarlas cinco años después de haber sido declaradas como peligrosas y retiradas del mercado norteamericano, y el hecho de que cualquiera pueda comprar cientos de otras drogas similarmente reconocidas como peligrosas en nuestro país, demuestra que en el país los gobiernos no tienen control sobre las etiquetas y que a las empresas farmacéuticas americanas, como Felding-Roth, les importa un rábano todo.

Palabras que a Celia sonaron desmesuradamente injustas después de la discusión que había tenido con el gerente local para tratar de cambiar, precisamente, la falta de control a la que Andrew se refería. La injusticia la encolerizó y la sacó fuera de sí. En vez de contarle a Andrew lo que sucedía entre ella y el señor Moreno, optó por contestarle con las mismas palabras que el gerente local le había contestado a ella:

—¿Y tú qué sabes de los problemas del país? ¿Cómo te atreves a venir aquí y decir a la gente cómo debe solucionar sus problemas?

Andrew se puso blanco como el papel.

—¡Tengo el derecho que tiene todo médico! Porque yo sé a ciencia cierta que una mujer encinta que toma estas pastillas dará a luz un niño con aletas de foca en vez de brazos. ¿Sabes qué me ha dicho el farmacéutico? Que sí, que ya había oído hablar de los peligros de la Talidomida, pero que no sabía que aquellas pastillas fueran lo mismo porque se llaman Ondasil. Y por si no lo sabías, la Talidomida ha sido vendida con cincuenta y tres nombres diferentes por las compañías farmacéuticas.

Sin aguardar a que ella contestara nada, prosiguió hecho una furia:

—¿Por qué vender una droga con tantos nombres distintos? Desde luego no para orientar a los médicos o al público en general. Todo lo contrario, para confundir a todo el mundo y facilitar las cosas a las empresas fabricantes de fármacos cuando las cosas les van mal dadas. ¡Mira eso!

Andrew cogió otro frasco del montón de la mesa. Celia alcanzó a leer la etiqueta: «Cloromicetina.»

—En Estados Unidos, si compras eso —explicó Andrew— se te advierte sobre sus posibles efectos secundarios, especialmente sobre la discrasia sanguínea, que puede matarte. ¡Y aquí nada de nada!

Luego cogió otro frasco.

—Eso también lo he comprado hoy. Lotromicina, fabricada por Felding-Roth, la que nosotros dos conocemos tan bien. Y de la que los dos sabemos que es peligrosa para los que sufren del riñón, y para las mujeres embarazadas o que amamantan a sus hijos. ¿Tú crees que se han molestado en imprimir alguna advertencia? ¡Claro que no! Si esto es Ecuador, a miles de kilómetros de Nueva Jersey. ¿Qué le importa Ecuador a la Felding-Roth? ¿O a Celia Jordan?

—¡Cómo te atreves a decir eso! —chilló ella.

Andrew perdió los estribos:

—¿Que cómo me atrevo? Pues es muy fácil, porque te he visto cambiar. He visto cómo has ido cambiando, poco a poco, durante once años. La chica de antes, de principios, llena de ideales y preocupada por muchas cosas, ha dejado paso a una mujer desaprensiva, a la que no le ha importado demasiado pasar un par de años vendiendo porquerías y engañando a los incautos, y sin más excusa que la de que si no lo hacía ella, lo haría otro, y sin detenerse nunca a pensar sobre las consecuencias de lo que hacía. ¿Qué ha sido de la valiente chica que me trajo la Lotromicina? —prosiguió Andrew, alzando la voz—. ¿De la mujer que se empeñó en elevar el sentido moral de la industria farmacéutica y se arriesgó a perder su puesto de trabajo por ello? ¿Quieres que te diga qué ha sido de ella? ¿Sí? Pues es muy sencillo: se ha vendido.

Andrew entonces calló y luego hizo una última pregunta:

—¿Valía la pena el cambio? ¿Valía la pena dejar los ideales por la ambición y la carrera en la empresa?

—¡Cabrón!

De instinto, sin detenerse a reflexionar, Celia se agachó y cogió uno de los zapatos que había en el suelo. Lo arrojó contra Andrew con tanta mala fortuna que le dio con el tacón en plena cara. Le causó una rasgadura en la mejilla y comenzó a brotar sangre. Pero Celia no se dio cuenta. Ciega, se enzarzó en una sarta de insultos:

—¿Con qué derecho osas tú predicarme sobre ética y principios? ¿De qué principio alardeas tú, si puede saberse? ¿Qué hiciste de tus nobles ideales cuando te cruzaste de brazos ante la caída de Noah? ¿Cuando permitiste que continuara practicando la profesión de médico a sabiendas del riesgo que ello comportaba para todos? ¡Y no le eches la culpa al hospital! ¡Que tú hubieras podido hacer mucho más de lo que hiciste! ¡Lo sabes de sobra! ¿Y de quién fue la culpa de que muriera aquel joven? ¿De Noah? ¿Sólo de Noah? ¿No fue tuya? ¿No fuiste tú quien le mataste? Tú, que hubieras podido tomar cartas en el asunto y, por el contrario, decidiste no hacer nada. ¡Tu deber era hacer algo! ¿No te has preguntado nunca cuántos enfermos debe de haber matado Noah en esos cinco años? ¿Cuánta gente ha muerto a causa de tu negligencia? ¿Me has oído, hipócrita? ¡Contéstame!

Celia se calló de pronto. Se calló no porque se le hubieran terminado las palabras, sino porque jamás había visto tanta angustia en el rostro de Andrew. Se llevó la mano a la boca.

—¡Dios mío! —exclamó para sí—. ¿Qué he hecho?

Después ya no fue sólo la angustia de Andrew lo que vio, sino el horror de su mirada fija en algo que debía de ocurrir a sus espaldas. Celia se dio la vuelta para poder seguir su mirada. Dos figuras en pijama acababan de entrar en la habitación. En su furia, ambos adultos se habían olvidado de que en el cuarto contiguo dormían Lisa y Bruce.

—¡Mamá! ¡Papá! —gritó Lisa, sollozando.

Bruce lloraba a lágrima viva.

Celia corrió a cogerlos en sus brazos, llorando también. Pero Lisa se le adelantó. Evitó a su madre y fue directa a Andrew.

—¡Papá, estás herido! —Entonces vio el zapato y comprendió—. ¡Mamá, qué has hecho!

Andrew se tocó la cara que todavía sangraba. En un instante apareció sangre por todas partes. En las manos, en el suelo, en su camisa. Bruce corrió al lado de Lisa y se abrazó a su padre. Celia los miró con expresión de impotencia y llena de remordimientos.

Fue Andrew quien los sacó a todos del atolladero.

—¡No! —dijo con voz firme a los niños—. ¡Eso no! ¡Eso no debéis hacerlo nunca! ¡No os pongáis de parte mía y en contra de vuestra madre! Los dos nos hemos comportado como unos tontos, la culpa es de los dos. Ya hablaremos de ello. Somos una familia unida, nada puede separarnos.

Luego, de repente, los cuatro se abrazaron, emocionados, como si no quisieran separarse jamás.

Al poco rato, Lisa, de diez años, se encargó de limpiar la herida de la cara de su padre.

Más tarde, cuando los niños se hubieron acostado de nuevo, Andrew y Celia se reconciliaron en la intimidad e hicieron el amor con apasionado abandono, mucho más apasionadamente que otras veces. Celia gritó:

—¡Más a fondo! ¡Hazme daño!

Y Andrew, sin preocuparse de mantener la suavidad habitual, la agarró, se hundió en ella brutalmente, una y otra vez.

Fue como si la furia que los había encendido hacía unas horas hubiera echado abajo la barrera de su secreta pasión y como si finalmente se encontraran.

Después, a pesar del cansancio, estuvieron hablando hasta altas horas de la noche.

—Ha sido el tipo de charla —dijo luego Andrew— que nos hacía falta, pero que aplazábamos no sé por qué razón los dos.

Sobre lo que ambos estuvieron de acuerdo fue que en las respectivas y mutuas acusaciones había habido un grano de verdad.

—Es cierto —reconoció Celia— que yo no soy tan exigente como antes. No es que haya olvidado mis principios, sino que algunos ya no me parecen tan importantes. No me enorgullezco de ello, y casi diría que de buena gana volvería a la situación anterior, pero, si he de serte honesta, te diré que no estoy segura de que pueda.

—Me imagino que eso le pasa a todo el mundo al hacerse mayor —dijo Andrew—. Pensamos que somos más cuerdos, más razonables, pero en realidad es que hemos visto que el camino está sembrado de obstáculos y razones prácticas imposibles de vencer, de ahí que aumente nuestra tolerancia.

—Yo quiero tratar de mejorarme —dijo Celia—. Lo digo sinceramente. Asegurarme de que lo que acaba de ocurrir entre nosotros dos ha servido de algo.

—Supongo que yo debería decir lo mismo —dijo Andrew.

Antes había dicho a Celia:

—Me has tocado una cuerda muy sensible cuando has hablado de mi responsabilidad respecto a la muerte de Wyrazik. ¿Hubiera podido salvar a Wyrazik de haber actuado antes respecto a Noah? Claro que sí, y de nada sirve tratar de engañarse creyendo lo contrario y procurando vivir de ilusiones. Lo único que puedo aducir es que nadie que haya trabajado varios años en medicina puede estar seguro de haber actuado siempre impecablemente y, tal vez, de no haber contribuido, aunque sólo sea por mera omisión, a la muerte de alguien. Es inevitable, lo cual no es excusa para no tratar siempre de superarse, pero por lo menos puede servir como lección.

Al día siguiente, Andrew fue al médico, que le dio tres puntos. Éste le dijo con una sonrisa:

—Es posible que le quede una cicatriz. Así le servirá de advertencia a su mujer para la próxima vez que vaya a perder los estribos.

Andrew le había explicado que la herida era debida a una caída, por lo que quedaba demostrado que en Quito era inútil tratar de guardar un secreto.

—No sabes cuánto lo siento —dijo Celia, mirando la herida mientras comían los cuatro.

—No creas —dijo Andrew—. Hubo momentos en que yo hubiera hecho igual, sólo que los zapatos caían demasiado lejos del alcance de mi mano. Además, yo no tengo tanta puntería como tú.

—No bromees sobre eso —repuso Celia, sacudiendo la cabeza.

Entonces Bruce, que no había dicho nada durante toda la comida, preguntó:

—¿Os vais a divorciar?

Hizo la pregunta con la cara muy seria y tensa, y saltaba a la vista que había esperado mucho rato para hacerla.

Andrew se disponía a contestar con otra broma, cuando Celia le atajó con un gesto y dijo:

—Te prometo, Bruce, que mientras papá y yo vivamos viviremos juntos y felices siempre.

—Sí, yo también te lo prometo —dijo Andrew, y la cara del niño se iluminó de alegría, y la de Lisa también.

—Me alegro de saberlo —balbuceó sencillamente Bruce.

Y con esas simples palabras se puso fin al desgraciado episodio.

La mayor parte de los viajes en familia que Celia hizo durante el lustro que trabajó para Ventas Internacionales transcurrieron de modo más pacífico y agradable. En cuanto a su carrera, Celia consolidó su buena fama entre los ejecutivos más antiguos de Felding-Roth. A pesar de los obstáculos puestos por el propio personal de la central norteamericana, consiguió ajustar las normas que regían el etiquetaje de los medicamentos hasta aproximarlas a las que regían en Norteamérica. De todos modos, tal como ella misma reconoció a Andrew, el «progreso» no fue muy grande.

—Llegará el día en que alguien armará un escándalo público sobre el tema —dijo Celia—. Entonces promulgarán leyes que nos obligarán a ser más estrictos y a enmendar la situación definitivamente. Pero todavía no ha llegado ese día.

Una idea innovadora que sí maduró en este tiempo fue la de promocionar más mujeres como vendedoras de fármacos en general. Celia se inspiró en lo que observó en Perú, donde gran parte del equipo de vendedores y representantes de la firma eran mujeres. Celia descubrió que el motivo no tenía nada que ver con la liberación de la mujer, sino con la eficacia en las ventas. En Perú se considera una grosería imperdonable hacer esperar a una mujer, por esa razón las vendedoras de fármacos conseguían acceso muy fácilmente al despacho de los médicos. A ellas se las hacía pasar delante de los vendedores masculinos, que hacía horas que estaban en la sala de espera.

El descubrimiento inspiró a Celia para redactar un largo informe en que recomendó a Felding-Roth que contratara a mayor número de mujeres como vendedores en Estados Unidos.

—Recuerdo que cuando me dedicaba a vender en el país, a veces tenía que esperar largas horas hasta ver al doctor, y otras se me hacía pasar en seguida, porque era mujer, creo.

En la discusión posterior sobre el tema, Sam dijo:

—Lo que sugieres es promocionar a las mujeres aprovechándose de una situación equívoca, aprovechándose de un distorsionado concepto de la femineidad.

—¿Y qué hay de malo en eso? —preguntó Celia—. Durante siglos los hombres han utilizado la masculinidad a su favor, en perjuicio de las mujeres. Ahora nos toca a nosotras hacer una maniobra similar. Hombre o mujer, todo el mundo tiene perfecto derecho de utilizar las situaciones a su favor, si puede.

Finalmente, el informe de Celia fue tomado en serio y Felding-Roth inició una política de empleo femenino que no tardó en ser copiada por las otras empresas con entusiasmo.

Y durante este tiempo, aparte el negocio de los fármacos, muchas otras cosas fueron siguiendo su curso. La tragedia de Vietnam, por ejemplo, fue yendo de mal en peor; cientos de jóvenes norteamericanos fueron muertos por hombrecitos vestidos con pijama negro, sin que nadie en Estados Unidos alcanzara jamás a comprender el motivo. Surgió un nuevo culto de música rockera llamado *Woodstock,* que se quemó y extinguió al poco tiempo. La Unión Soviética invadió Checoslovaquia, poniendo fin a la nueva libertad que habían alcanzado sus ciudadanos. El doctor Martin Luther King y Robert Kennedy fueron asesinados. Nixon fue elegido presidente de Estados Unidos y Golda Meir primer ministro de Israel. Jackie Kennedy se casó con Aristóteles Onassis. Murió Eisenhower. Kissinger fue a China, Armstrong a la Luna, Edward Kennedy a Chappaquiddick.

Luego, en febrero de 1972, Sam Hawthorne, a sus cincuenta y un años, fue nombrado presidente y ejecutivo máximo de la empresa Felding-Roth. Su ascenso al poder fue repentino, y tuvo lugar en un momento crítico en la historia de la empresa.

CAPÍTULO VII

Según el lenguaje de la época, Sam Hawthorne era un auténtico renacentista. Era hombre de múltiples intereses, a la vez intelectual y atleta.

En el fondo era un amante de las artes que, a pesar de una vida dedicada a la industria y a los negocios, había conseguido no perder contacto con la literatura, el arte y la música. En las ciudades extranjeras, por importantes que fueran los asuntos a que había ido, encontraba siempre unas horas para visitar museos, galerías de arte, librerías e ir a conciertos. En pintura le gustaban ante todo los impresionistas, especialmente Monet y Pissarro. En escultura adoraba a Rodin. Lilian Hawthorne contaba a veces a los amigos cómo una vez que le había acompañado al Museo Rodin de París, le había visto permanecer media hora inmóvil ante el grupo *Los burgueses de Calais,* profundamente ensimismado y con lágrimas en los ojos.

En música, su pasión era Mozart. Tocaba el piano bastante bien, y siempre procuraba que en la *suite* de los hoteles donde se hospedaba instalaran un piano en que él pudiera practicar. A menudo tocaba sonatas de Mozart, la *Sonata número 11 en la,* por ejemplo, su grave Andante, el rápido *Minuetto* y el *Rondó turco* del final, con lo que se ayudaba a recobrar los ánimos después de las fatigas de todo un día de trabajo.

El hecho de que tuviera un piano en sus lujosas *suites,* era debido a que se lo podía pagar de su bolsillo. Sam era rico, pues aparte el sueldo que cobraba de la Felding-Roth, había heredado de su madre un importante paquete de acciones de la empresa.

Su madre había sido una Roth y Sam era el último miembro del clan de los Felding o Roth todavía involucrado en la administración de la empresa. Pero los vínculos familiares no habían tenido nada que ver con su brillante carrera, especialmente en los últimos años, a medida que se aproximaba a la cima. Sam había llegado a donde había llegado gracias a su integridad y honestidad. Eso se lo reconocía todo el mundo.

En su vida particular, la vida matrimonial de Sam y Lilian era dichosa y ambos adoraban a su Juliet, una joven de quince años, aparentemente muy bien criada, a pesar de la adoración de sus padres.

En atletismo, Sam había sido corredor de fondo durante sus años de universidad y todavía disfrutaba saliendo a correr varias mañanas a la semana, antes de entrar a trabajar. Le entusiasmaba jugar a tenis, pero su entusiasmo era más fuerte que su juego. La gran ventaja de Sam en la pista era su pericia en jugar pegado a la red, por lo que era muy buscado para jugar en parejas.

Pero lo más importante de todo, por lo que se distinguía especialmente, era por su acendrada anglofilia.

Le encantaba ir a Inglaterra, pasar temporadas en el país, familiarizarse con todo lo inglés, sus tradiciones, lengua, educación, sentido del humor, monarquismo, Londres, el campo, los coches de corte clásico. Por eso solía ir a trabajar en un magnífico Bentley gris plateado.

Una de las cosas que más respeto le infundían de Inglaterra, o de Gran Bretaña, para hablar con mayor propiedad en este caso, era la ciencia, la ciencia británica. Fue esta convicción la que le inspiró la controvertida propuesta de su discurso inaugural como director y presidente general de la empresa.

En un informe confidencial a la junta directiva expuso una serie de datos desagradables sobre el estado de cosas de la empresa.

«En la investigación y producción de fármacos, una de las principales razones de existir de la empresa, estamos pasando un período de estancamiento que, en mi opinión, se alarga excesivamente. Nuestro mayor descubrimiento fue el de la Lotromicina hace quince años. Desde entonces nuestros rivales han hecho descubrimientos importantes y nosotros les vamos vergonzosamente a la zaga.

»Esta situación es de efectos deprimentes en la reputación y la moral de la compañía. Y en nuestras finanzas. Por eso tuvimos que reducir nuestros dividendos el último año, acto que causó una súbita baja del valor de nuestras acciones y que no ha caído bien a nuestros investigadores.

»Hemos comenzado una serie de medidas de austeridad interna, pero no es suficiente. Si continuamos sin producir nada excepcional, llegaremos a una crisis de grandes proporciones.»

Lo que Sam se dejó en el tintero fue que su predecesor en el puesto de presidente y director de la empresa, que había tenido que dimitir después de una desagradable confrontación con la junta directiva, había promovido una corriente de «apatía», de «dejarse llevar por la corriente», a nivel superior, que, en gran parte, era causa del estancamiento actual.

Pero eso no lo dijo, y en su lugar, introducido de esta forma en el tema, Sam pasó a exponer su propuesta.

—Yo recomiendo que creemos un instituto de investigación en Inglaterra. Un instituto dirigido por un científico británico de primera fila. Independientemente de lo que se haga en el instituto de investigación de Estados Unidos.

Y después de una serie de detalles más, añadió:

—Estoy convencido de que una nueva rama de investigación revigorizará nuestra investigación en general y acelerará el descubrimiento del nuevo fármaco de que tan falta está nuestra empresa.

¿Por qué Inglaterra?

Sam se anticipó a la pregunta y la contestó de la siguiente manera:

—Tradicionalmente, desde hace muchos siglos, Gran Bretaña ha ido a la cabeza de la investigación científica mundial. En nuestro siglo, sólo nos hace falta recordar las más importantes de sus contribuciones al mundo moderno para darnos cuenta de hasta qué punto esto sigue siendo cierto. Pensemos en la penicilina, en la televisión, el radar actual, los motores de reacción, para nombrar sólo cuatro.

»Ya sé —continuó Sam— que fueron compañías norteamericanas las que se encargaron luego de comercializarlas y popularizarlas; eso se debe al peculiar talento que nuestro país tiene para ello, talento que los británicos, en cambio, a menudo no poseen.

Pero las ideas matrices, los descubrimientos fueron hechos por británicos.

»Si me preguntan por qué razón, yo les contestaría que la principal hay que buscarla en su educación, en las inherentes diferencias entre el sistema educativo inglés y norteamericano. Cada sistema posee sus puntos fuertes. Pero tenemos que reconocer que en el británico se genera una curiosidad académica y científica que, más tarde, da originales resultados. Yo propongo aprovecharnos de esto mientras podamos.

Sam pasó entonces a tratar el asunto del coste; luego concluyó:

—Es posible que algunos digan que embarcarse en proyecto de tal envergadura económica, precisamente en estos momentos difíciles, es una locura. Pero yo contesto que más locura es dejar que la situación continúe tal cual, sin arriesgarnos a enmendarla. ¡Todavía estamos a tiempo de hacerlo!

La oposición al plan de Sam Hawthorne surgió con una celeridad de veras asombrosa.

La propuesta apenas había tenido tiempo de «salir de la multicopiadora», como dijo alguien, cuando comenzó a sonar el teléfono de Sam. Todos los que llamaban eran ejecutivos y empleados de antigüedad para expresar su horror y preocupación al proyecto.

—No pongo en duda que Inglaterra haya tenido momentos gloriosos en la historia de la ciencia —razonó uno de los ejecutivos—. Pero hoy en día Norteamérica le ha sobrepasado de tal manera que su propuesta, Sam, es ridícula.

Otros razonaron que «era absurdo instalar un centro de investigación en una nación de decadentes y nostálgicos».

—Cualquiera diría —le dijo a su esposa una noche Sam— que he sugerido derogar la declaración de independencia o cambiar el himno nacional.

Una de las cosas que Sam descubrió muy aprisa fue que su nuevo cargo como director y presidente no le daba carta blanca para tomar decisiones.

Uno de los más hábiles en los tejemanejes de la empresa era el director de investigación Vincent Lord, quien, ni decir tiene, se opuso violentamente al plan de Hawthorne. El doctor Lord estuvo inmediatamente de acuerdo con que había de incrementarse la cantidad de dinero invertida en la investigación, pero en Estados Unidos, no en Gran Bretaña. La idea de Sam la tachó de «ingenua», de «pueril y mitómana».

Palabras inusualmente fuertes e insultantes que Lord introdujo en el informe que dirigió a Sam, con una copia destinada a un amigo y aliado de Vincent Lord en la junta directiva. Después de la primera lectura del informe, Sam se encolerizó y fue en el acto a buscar a Vincent Lord para hablar con él.

Fue directamente al instituto de investigación, y al recorrer los blancos e impecables pasillos del edificio, al pasar por delante de sus muros de cristal, al respirar su aire acondicionado, no pudo por menos de pensar en la millonada que anualmente se destinaba a su mantenimiento y a la compra de aparatos, frecuentemente misteriosos, auténticas virguerías de las que sólo los más expertos científicos podían conocer su utilidad y manejo. El dinero destinado a la investigación era sagrado, constituía un tema que nadie osaba controvertir. Sólo recientemente se comenzaba a discutir sobre su destino en concreto dentro del instituto.

Encontró a Vincent Lord en su despacho, lleno de estanterías de libros. Tenía la puerta abierta, por lo que Hawthorne pudo contemplar a sus anchas cómo inclinaba la cabeza y fruncía las cejas sobre lo que leía sentado a su mesa, vestido con su acostumbrada bata blanca. El doctor Lord alzó los ojos con sorpresa y apenas consiguió disimular la contrariedad que le causaba la inesperada y no anunciada visita.

Sam llevaba en la mano el informe de Lord. Lo dejó sobre la mesa y dijo:

—Vengo a hablar de eso.

El director de investigación hizo gesto de levantarse de la silla, pero Sam le atajó con un gesto.

—He venido a que tengamos una entrevista sin ceremonias, Vincent. Quiero que hablemos con franqueza, y sin brusquedad si es posible.

Lord echó una mirada a su informe.

—¿Qué le ha desagradado del informe? —preguntó.

—El contenido y el tono.

—Es decir, todo.

Sam cogió el haz de hojas, les dio la vuelta y dijo:

—Está bien mecanografiado.

—Supongo que sí —asintió Lord con una sonrisa sarcástica—. Me imagino que desde que es presidente, sólo tolera a los que le dicen que sí siempre, ¿verdad, Sam?

Sam Hawthorne suspiró. Hacía quince años que conocía a Vincent Lord, que estaba familiarizado con sus desabridos modales, y estaba bien predispuesto a tratarle con paciencia. Por lo que contestó sin perder la calma:

—Sabe de sobra que eso no es cierto. Lo que yo quiero es hablar y discutir sobre mi proyecto sin prejuicios innecesarios.

—Para comenzar me veo obligado a objetar contra su declaración sobre la situación de la empresa —dijo Lord.

—¿A qué se refiere?

—A lo que dice sobre el estado de nuestra investigación —contestó Lord, cogiendo el informe para citar las palabras exactas de Sam, que leyó—: «Mientras nuestros rivales han hecho descubrimientos importantes, nosotros hemos conseguido sólo descubrimientos de poca monta. Y lo que es peor, no tenemos nada interesante en perspectiva.»

—Bueno, demuestre por qué no tengo razón.

—En perspectiva tenemos toda una serie de descubrimientos

interesantísimos —dijo Lord—. Algunos de los científicos jóvenes que he encontrado durante estos últimos años...

—Vincent, eso ya lo sé —le interrumpió Sam—. He leído sus informes, ¿recuerda? Y aplaudo el talento que ha logrado reclutar para la empresa.

Era cierto, pensó Sam. Una de las cosas en que Vincent Lord sabía darse maña era en reclutar los talentos más prometedores del mundo académico. Uno de los motivos era que la reputación de Lord todavía era muy buena a pesar de los años que hacía que no conseguía descubrir nada importante. Nadie tenía motivos de descontento por el modo en que Lord ejercía su cargo de director del instituto de investigación; el período de estancamiento que habían pasado era uno de los gajes del oficio, normalmente inevitables, que ocurrían independientemente de los méritos de los científicos.

—Los informes que le hago llegar a usted —dijo Lord— están escritos con suma cautela y en ellos no incluyo ciertas cosas, por temor a los efectos que pueda tener en la pandilla de mercachifles que sólo están al acecho de qué nuevo producto van a poder lanzar, sin atenerse a si está o no todavía en fase experimental.

—Sí, eso lo comprendo muy bien —dijo Sam— y lo apruebo.

Sam conocía muy bien la lucha y el forcejeo entre los del ramo de la comercialización y el de la investigación. En palabras de los encargados de las ventas, «esos de investigación siempre exigen estar seguros al ciento uno por ciento sobre los más mínimos detalles antes de darnos la luz verde para desarrollar comercialmente nada». Los de fabricación, por su parte, querían siempre estar seguros de que producían con el suficiente ritmo para no quedar rezagados cuando, de súbito, un nuevo fármaco alcanzaba popularidad y se alzaba su demanda. En cambio, los de investigación decían que los del sector comercial «se precipitaban excesivamente a comercializar productos de los que solamente se estaba seguro un veinte por ciento, porque lo único en que pensaban era en cómo adelantarse a sus competidores».

—Lo que oso decirle ahora, confidencialmente, Sam —reanudó Lord—, es que estamos obteniendo excelentes y muy esperanzadores resultados en dos frentes, en un diurético y en un antiinflamatorio por causas reumáticas.

—Excelente noticia.

—Y no hablemos del Derogil, que aguarda el visto bueno de Sanidad en estos momentos.

—Se refiere al nuevo antihipertensivo —dijo Sam, perfectamente enterado de que el Derogil no era un fármaco nuevo, aunque tuviera excelentes perspectivas comerciales. Preguntó—: ¿Qué noticias tiene de Sanidad?

Lord dijo amargamente:

—Ninguna; son una banda de engreídos que no sé qué se han creído... —Y después de una breve pausa, añadió—: Pienso ir yo personalmente a Washington la semana próxima.

Sam esperó unos segundos y luego dijo:

—Bueno, todavía no veo motivo para enmendar mi declaración sobre el actual estado de la situación... Aunque estoy dispuesto a modificar mis palabras sobre el asunto antes de la futura reunión de la junta.

Vincent Lord asintió como si la concesión fuera un requisito necesario y sin mayor importancia.

—Y no olvide tampoco la investigación que yo conduzco personalmente sobre la eliminación de radicales libres. Me imagino que, después de tanto tiempo, usted habrá perdido toda esperanza de que llegue a ningún resultado...

—Yo no he dicho eso... —objetó Sam—. ¡No lo he dicho jamás! A veces a usted le agrada no tener en cuenta que, entre nosotros, hay muchas personas que tienen fe en usted. Pero ya sabemos que los descubrimientos importantes no se hacen en un día.

Sam tenía una idea muy vaga de lo que implicaba la eliminación de radicales. Sabía que el objetivo era eliminar los efectos tóxicos de los fármacos en general, y que Vincent Lord hacía diez años que trabajaba en ello. De tener éxito, las consecuencias comerciales serían de mucha envergadura. Pero no era más que una esperanza en el aire.

—Nada de lo que usted acaba de decirme me ha hecho cambiar de idea respecto a mi plan de instalar un instituto de investigación en Inglaterra.

—Continúo oponiéndome a él por innecesario —dijo Lord y luego añadió—: Aunque llevara a cabo su plan, es imperativo que el instituto sea dirigido desde aquí.

Sam Hawthorne sonrió:

—De eso ya hablaremos otro día.

Sam sabía muy bien que jamás iba a permitir que Vincent Lord tuviera ninguna clase de control sobre el instituto que pensaba fundar en Inglaterra.

Al encontrarse a solas, Lord se encaminó a la puerta que daba al pasillo y la cerró. Luego volvió a su sillón y se dejó caer en él con desaliento. Presintió que la propuesta de fundar un instituto de investigación en Inglaterra se llevaría a cabo, por mucho que él se pusiera en contra, y presintió que la institución representaría una grave amenaza para él, un indicio de que perdía su antiguo predominio de hombre de ciencia en la empresa. ¿Terminaría por ser eclipsado enteramente?

Todo hubiera sido muy distinto, se dijo sombríamente, si en aquellos diez años hubiera conseguido descubrir algo verdaderamente innovador. De momento, ¿qué tenía en su haber como investigador?

Tenía cuarenta y ocho años, ya no era el prometedor investigador de hacía unos años. Algunas de sus técnicas e ideas estaban anticuadas, lo reconocía. No porque no leyera y procurara mantenerse al corriente. Pero mantenerse al corriente a través de lecturas no era lo mismo que estar en el meollo de las iniciativas, ser parte de los acontecimientos que hacían historia. Había campos, como el de la ingeniería genética, en que se sentía bastante perdido, en comparación con los jóvenes que había contratado para la empresa, por ejemplo.

Y no obstante, pensó, a pesar de todo esto, la posibilidad de una gigantesca innovación a través de su investigación continuaba siendo realidad. En el seno de los parámetros de la química orgánica existía una respuesta a las preguntas que él se había planteado con sus incontables experimentos.

La eliminación de los radicales libres.

Con la respuesta que Vincent Lord buscaba iban emparentados infinitos beneficios de origen terapéutico, además de ilimitadas posibilidades de tipo comercial, que Sam Hawthorne y muchos de la empresa no veían.

¿Qué conseguiría con la eliminación de los radicales libres?

Respuesta: una cosa sencillísima, pero espléndida.

Como todos los científicos del ramo, Vincent Lord sabía que muchos fármacos, una vez puestos en acción dentro del cuerpo humano y entrado a formar parte de su metabolismo, generaban «radicales libres», que eran elementos nocivos que dañaban los tejidos de por sí sanos, y la causa de los adversos efectos secundarios, que a veces llegaban a ser mortales.

La eliminación de los radicales libres significaba el fin de esto. Significaba que muchos de los fármacos beneficiosos que actualmente estaban vedados a los humanos a causa de sus dañinos efectos secundarios, podrían ser ingeridos con absoluta seguridad en todo el mundo. Y que los fármacos restringidos por casos muy especiales y que se usaban a sabiendas de su riesgo, se podrían tomar con la misma frecuencia e impunidad que la aspirina.

Los médicos no tendrían que preocuparse más de la toxicidad de los medicamentos que recetaban a sus pacientes. Los enfermos de cáncer no tendrían que tomar drogas mortales para mantenerse en vida, y luego tener que morir a causa de sus efectos. Los efectos beneficiosos de este tipo de fármacos se mantendrían, a la vez que sus nocivas consecuencias secundarias serían contrarrestadas por medio de la eliminación de los radicales libres.

Lo que esperaba Vincent Lord era encontrar un fármaco que, tomado con otro, convirtiera a éste en absolutamente libre de riesgos.

Era posible. Estaba ahí. Oculto, difícil de agarrar, pero aguardando a que alguien diera con él.

Vincent Lord, después de diez años de trabajar en ello, creía que se hallaba muy próximo a la respuesta. La olfateaba, la palpaba, casi, saboreaba el néctar del éxito.

Pero ¿cuánto más tiempo le hacía falta perseverar?

De pronto se enderezó en el sillón en el que se había desplomado y con un esfuerzo se liberó del mal humor y la depresión que le amenazaba. Abrió un cajón y cogió una llave. Iría ahora mismo..., una vez más, decidió, entraría en su laboratorio particular, que se hallaba unos pasos más allá del vestíbulo de la entrada, en el recinto donde investigaba él en privado.

CAPÍTULO VIII

El amigo y aliado de Vincent Lord era Clinton Etheridge, miembro de la junta de directores y famoso abogado neoyorquino que se las daba de entendido en ciencia. Tales pretensiones se basaban en los dos años que, de joven, había cursado como estudiante de medicina, antes de pasar a estudiar leyes. Como decían las malas lenguas: «Clint diagnosticó dónde estaba la pasta y se recetó el cambio pertinente.»

Etheridge ya había cumplido cincuenta y tres años. El hecho de que sus breves estudios de medicina hubieran tenido lugar hacía más de un cuarto de siglo, no le arredraba a la hora de presumir como enterado en ciencia médica. Sus declaraciones sobre diversos temas científicos poseían el tono doctoral de quien está convencido de que sus palabras se merecen ser grabadas en una lápida y conservarse para la posteridad.

A Vincent Lord le iba de maravilla la oportunidad de halagar un carácter de este tipo, tratándole, o pretendiendo tratarle, como a un igual. Gracias a ello las opiniones del director de investigación encontraban a menudo un convincente defensor o portavoz ante la junta de directores de la empresa.

No sorprendió, pues, que uno de los dos opositores principales al proyecto de Sam, de fundar un instituto de investigación en Inglaterra, fuera Clinton Etheridge.

La reunión de la junta se celebró en el cuartel general que Felding-Roth poseía en Boonton. De los dieciséis directores que componían la junta, aparecieron catorce, hombres todos.

Etheridge, hombre de alta estatura, ligeramente encorvado y con un ligero parecido a Lincoln, que a él le agradaba cultivar, comenzó a decir de buen humor:

—En fin, Sam, por lo visto, lo que usted quiere es que le inviten a tomar el té en el palacio de Buckingham.

Despropósito que causó la carcajada general de los asistentes, de Sam incluido. Y Sam contestó:

—Se equivoca, Clint; me haría más ilusión un fin de semana en el castillo de Windsor.

—Bueno —dijo el director—, no me parece un objetivo del todo descabellado; en todo caso, lo es menos que su proyecto de fundar un instituto en aquel país. Su propuesta —añadió poniéndose repentinamente serio— implica una grave subvaloración del estado de la investigación científica aquí. De nuestro país, que también es el suyo.

Sam había reflexionado de antemano en los posibles cursos de la reunión. Y no tenía intención de que se le escapara de las manos.

—Yo no subestimo la investigación norteamericana —objetó—. Mi propuesta es simplemente complementarla.

—Los ingleses —continuó diciendo Etheridge— han fomentado el absurdo mito de su superioridad científica. Pero, de ser cierto, ¿cómo se explica la fuga de cerebros que está sufriendo a favor de Estados Unidos?

—La mayoría viene aquí —contestó Sam— debido a las mayores facilidades que encuentran, en cuanto a equipo y a personal. Pero su argumento apoya el mío, Clint: nosotros recibimos con los brazos abiertos a los ingleses porque están dotados para la ciencia de una manera excepcional.

—En su opinión, Sam —preguntó entonces Clint—, ¿en qué campo se están actualmente haciendo los mayores avances científicos?

—En el de la ingeniería genética, qué duda cabe —contestó Sam.

—Exactamente —asintió el abogado, satisfecho—. ¿Y no es cierto, y eso lo digo porque me he enterado bien antes, que Estados Unidos va a la cabeza, desde el primer momento, en este campo?

Sam sintió la tentación de sonreír, pero se dominó. Aquella vez el seudocientifismo de Clint le había jugado una mala pasada.

—Eso no es cierto, Clint —dijo Sam—. Ya en mil seiscientos cincuenta y uno, en Inglaterra, un tal William Harvey estudió el crecimiento del polluelo en el huevo, y sentó con ello las bases de la genética. En Inglaterra comenzó la ciencia de la biogenética en el año mil novecientos ocho. Hubo descubrimientos importantes a partir de mil novecientos veinte, muchos de ellos gracias al trabajo de un norteamericano llamado Hermann Muller. Pero el descubrimiento fundamental, el mencionado frecuentemente como «auténtico paso hacia adelante de la ciencia genética», lo hicieron en Cambridge, en mil novecientos cincuenta y tres, Crick y Watson. Me refiero al descubrimiento de la estructura del ADN, descubrimiento que mereció el Premio Nobel. —Sam sonrió y añadió—: Hay que decir que Watson era norteamericano de nacimiento, lo que demuestra que la ciencia es más que nada internacional.

Varios directores se rieron por lo bajo y Etheridge reconoció graciosamente la derrota que acababa de sufrir:

—Como solemos decir los abogados, existen preguntas que más valía no hacer. —Luego añadió, sin embargo—: Nada de lo que usted acaba de decir me hace cambiar en mi opinión de que Estados Unidos va a la cabeza de la ciencia; y lo que es peor, mucho me temo que si esparcimos nuestros recursos por una zona geográfica excesivamente amplia, perderemos energía y dinero.

Se oyeron murmullos de aprobación hasta que otro director, Owen Norton, golpeó con los nudillos sobre la mesa para llamar la atención de los asistentes. Todo el mundo calló inmediatamente.

Norton era una prestigiosa figura a sus setenta y cinco años; era presidente y accionista principal de un imperio de comunicaciones en el que se incluía una red de televisión. En Felding-Roth se consideraba una gran suerte contar con él como directivo de la junta.

—Permítanme que les recuerde que el tema de nuestra discusión —dijo con voz autoritaria— es la crisis que actualmente sufre la empresa Felding-Roth. Elegimos como presidente de ella a Sam Hawthorne, convencidos de sus dotes de mando y de su capacidad imaginativa para sacar a la empresa de su estancamiento. Y ahora resulta que nos echamos encima de él a la primera propuesta que nos hace. Bueno, yo me niego a hacerlo.

Owen Norton miró a Etheridge, personaje con quien ya había tenido otras desavenencias anteriormente, y su voz adquirió un tono sarcástico:

—En mi opinión, Clint, debería reservarse sus infantiles y superficiales métodos polémicos para su trabajo ante los tribunales, y tratar a la junta con mayor rigor y seriedad.

Se produjo un breve silencio, que Sam Hawthorne aprovechó para hacerse, una vez más, la reflexión de cuánto sorprendería a mucha gente ver cómo se discutía en una junta como aquélla. ¡Qué lejos se encontraban del nivel de inteligencia y de mutuo respeto que suponían los de fuera! Parecía mentira que a veces se pudieran tomar decisiones graves y de serias consecuencias, y que otras se perdiera el tiempo en peleas mezquinas dignas de un gallinero.

—¡Qué importa quién esté más adelantado, si Inglaterra o Estados Unidos! —prosiguió Norton.

—¿Qué importa entonces? —preguntó uno de los directores.

—Lo importante es diversificar. Con la diversificación en los negocios se obtiene, y eso se aplica a todo tipo de negocios, inclusive en el mío, un «segundo cerebro», por así decirlo. Y lo mejor es mantenerlos a los dos bien separados, con un océano de por medio, si puede ser.

—También es la mejor manera de malgastar el dinero —notó otro director.

El debate duró más de una hora, alternando la oposición al proyecto con ideas realmente innovadoras, que lo apoyaban. Finalmente se aprobó la propuesta tal como originariamente la había expuesto Sam Hawthorne. Se puso a votación y salieron trece votos a favor y uno en contra, que fue de Clinton Etheridge.

—Gracias —dijo Sam—. Estoy convencido de que gracias a ustedes conseguiremos sacar la empresa a flote.

Más tarde, aquel mismo día, Sam llamó a Celia:

—Has de dejar la División Internacional, Celia; te necesito para otra cosa. De ahora en adelante te nombro asistenta especial del presidente, es decir mía, y quiero que me ayudes a fundar el instituto de investigación en Inglaterra.

—Bueno —señaló Celia sin pararse a demostrar la alegría que le causaba la noticia.

Sam comenzaba a dar señales de sufrir del agobio y las presiones de su nuevo cargo, estaba casi totalmente calvo y tendía a hablar con excesiva energía y celeridad. Celia se dijo que tendría tiempo de sobra para celebrar el cambio, el ascenso, con Andrew aquella noche.

Ella preguntó:

—¿Cuándo empiezo?

Mentalmente se hizo el cálculo que con un mes tendría suficiente tiempo de dejar las cosas bien preparadas para su sucesor en la División Internacional.

—Esta tarde —explicó Sam— me iría de maravillas. Pero no sé todavía qué habitación se te puede asignar como despacho, de modo que tendremos que esperar a mañana por la mañana; a las nueve, si te parece.

—Este trabajo no será para mucho tiempo —le aclaró a la mañana siguiente Sam—. Consistirá esencialmente en ayudar a fundar el instituto inglés, a encontrar un local, el personal y ponerlo en funcionamiento. Me gustaría que, en total, la operación no nos ocupara más de un año. Y al cabo de un año espero haber encontrado otro puesto para ti.

Sam continuó diciendo que lo principal, de momento, era encontrar al científico británico idóneo para ser nombrado director del instituto. Se debía, además, encontrar un emplazamiento adecuado y luego un local, en venta o para alquilar, preferentemente un edificio fácilmente adaptable a su nuevo uso.

Todo iba a realizarse como una operación urgente, por eso se había cambiado a Celia de cargo con tanta precipitación. Sam se encargaría personalmente de indagar quién podría ser el prestigioso científico más apto para dirigir la fundación. En cuanto a los otros puntos, la iniciativa la dejaba a Celia.

Sam y Celia viajarían a Inglaterra en una semana. Antes consultarían a Vincent Lord sobre los posibles candidatos a la dirección.

La consulta con Lord tuvo lugar unos días más tarde en el despacho de Sam, ante la presencia de Celia.

Ésta vio con sorpresa que Lord se prestaba a cooperar de buena gana. Sam supo comprender, mejor que Celia, la razón. Visto que era inútil seguir oponiéndose al proyecto de crear un instituto en Inglaterra, Vincent Lord aspiraba ahora a su control. Pero Sam continuaba resuelto a no otorgárselo de ninguna manera.

—He preparado una lista de nombres —indicó Lord—. Tendrán que abordarlos con la máxima discreción porque son profesores de universidad o personas que trabajan en firmas rivales.

Sam y Celia examinaron la lista de ocho nombres.

—Seremos discretos —prometió Sam—, pero rápidos.

—Me gustaría que aprovechara su estancia en Inglaterra —continuó Lord— para visitar a un joven científico que trabaja en la Universidad de Cambridge. Mantengo correspondencia con él sobre el interesante trabajo que está realizando sobre la enfermedad de Alzheimer. Pero de momento está sin blanca y ha tenido que dejar la investigación.

—Alzheimer —prorrumpió Celia—. ¿No se refiere a cuando el cerebro deja de funcionar?

—Sí —asintió Lord—. Comienza con parte del cerebro, con la memoria, y luego empeora progresivamente.

A pesar de la aversión que Lord solía sentir hacia Celia, recientemente se había avenido a tratarla como un personaje fijo de la empresa, y de influencia. Hacía tiempo que había razonado que continuar las hostilidades con ella era poco sensato. Actualmente incluso llegaba a llamarla por su nombre de pila, cosa que al comienzo hizo con bastante mala gana, pero a la que lentamente se fue acostumbrando.

Sam tomó las cartas que Lord tenía en la mano y leyó en voz alta:

—«Doctor Martin Peat-Smith.» —Las pasó a Celia y preguntó a Lord—: ¿Me recomienda que le dé una beca?

El director de investigación se encogió de hombros.

—Es un proyecto de largo alcance, una inversión que, de dar resultado, será dentro de varios años. La enfermedad fue descubierta en mil novecientos seis y desde entonces ha desconcertado a todos los científicos. Peat-Smith se dedica a estudiar el proceso de envejecimiento del cerebro, con la esperanza de dar con la causa de la enfermedad de Alzheimer.

—¿Qué oportunidades tiene de dar con ella?

—Pocas.

—Bueno, me lo pensaré —repuso Sam—. Si tenemos tiempo, hablaré con él. Pero hay cosas más importantes que hacer.

Celia acabó de mirar las cartas y preguntó:

—¿Considera al doctor Peat-Smith como posible candidato al cargo de director?

Lord la miró sorprendido y contestó:

—No.

—¿Por qué no?

—Porque es demasiado joven, para comenzar.

Celia miró las cartas.

—Tiene treinta y dos años —dijo con una sonrisa—. Los mismos años que usted, Vince, cuando fue nombrado director de este instituto.

Lord contestó sin lograr disimular su irritación y el asomo de animadversión que recomenzaba a sentir contra Celia:

—Las circunstancias fueron muy distintas...

—Hablemos de los otros —les interrumpió Sam, que miraba de nuevo la lista primera—. Déme datos sobre esos nombres, Vince.

CAPÍTULO IX

Junio de 1972. Londres era una fiesta de color y espectáculos históricos que encantó a Celia.

Los parques y jardines públicos estaban atiborrados de flores, rosas, lirios, azaleas, irises, que perfumaban el aire. Los turistas y los londinenses se tumbaban a tomar el sol. La guardia montada de la reina celebraba su cumpleaños a la música de una serie de bandas.

En Hyde Park los jinetes cabalgaban, elegantemente ataviados, a lo largo de Rotten Row. A las orillas de su lago, Serpentine, niños de aire modosito se dedicaban a echar migas de pan a los patos que nadaban abriéndose paso entre los numerosos bañistas. En Epsom se celebraban las anuales carreras de caballos, que este año ganaron el potro *Roberto* y el jinete Lester Piggot, por sexta vez consecutiva en el Derby.

—No tengo la impresión de que haya venido a trabajar —refirió Celia a Sam—. Más bien siento que debería ser yo la que remunera a la compañía por el privilegio de estar aquí.

Celia se hospedaba en el hotel Berkeley, de Knightsbridge. Desde este lugar había hecho media docena de viajes, intentando encontrar un local adecuado para el nuevo instituto de la Felding-Roth. Celia esta vez estaba sola, porque Andrew no había podido dejar el trabajo y acompañarla. Sam y Lilian Hawthorne se alojaban en el Claridge's.

Fue al Claridge's a donde Celia se dirigió para comunicar las nuevas acerca del local, a la tercera semana del mes de junio.

—He recorrido todo el país —dijo a Sam—, y creo que el mejor sitio se encuentra en el condado de Essex, en Harlow.

Lilian se extrañó:

—Es la primera vez que oigo este nombre.

—Harlow era un pueblecito —le aclaró Celia— que se ha convertido en lo que los ingleses llaman «una nueva ciudad», una de entre las treinta y pico construidas por el gobierno en su intento de «descentralizar» la industria, sacarla de las grandes ciudades.

»El sitio reúne las condiciones que buscamos nosotros —continuó diciendo—. Se encuentra cerca de Londres, tiene estación de tren, buenas carreteras y un aeropuerto muy próximo. Hay casas en número suficiente, escuelas, está rodeado de campos; en una palabra, el sitio ideal para que en él viva el personal de la empresa.

Sam se interesó:

—Dame detalles del edificio.

—Pertenece a una compañía llamada Comthrust que se dedica a fabricar aparatos de intercomunicaciones de poca envergadura. Está en crisis y desearían vender la planta que construyeron en Harlow. La venden por poco dinero, pero al contado. Sus dimensiones corresponden bastante a lo que nosotros buscamos. No ha sido utilizada nunca.

—¿Es fácil convertirla en laboratorio?

—Muy fácil —contestó Celia, desplegando varios planos—. Mira los planos.

—Mientras vosotros habláis de cosas aburridas, yo me marcho de compras a Harrods —les anunció de pronto Lilian.

Dos días después Sam y Celia fueron a Harlow. Fueron en el Jaguar que Sam había alquilado, y mientras éste conducía, Celia leyó el *Herald Tribune.*

En el periódico se hablaba de las conversaciones para la paz en Vietnam, que habían quedado interrumpidas, pero que se esperaba que fueran reanudadas pronto en París. En un hospital de Maryland habían extraído una bala al gobernador de Alabama George Wallace, a quien habían intentado asesinar hacía un mes. El presidente Nixon había hablado sobre la guerra de Vietnam, asegurando a los norteamericanos que «Hanoi estaba a punto de perder la partida en que se había enzarzado desesperadamente».

Una noticia de Washington D. C. apenas llamó la atención de Celia: se había descubierto un extraño «robo» en el cuartel general que el Partido Demócrata tenía en un sitio llamado Watergate.

Celia dejó el periódico y preguntó a Sam:

—¿Qué tal las entrevistas con los científicos?

—No muy bien —contestó él con una mueca—. La mayoría de ellos se parecen demasiado a Vincent Lord; engreídos, poco flexibles, conscientes de su *status* y al borde del estancamiento. Yo busco a una persona llena de ideas interesantes, estimulante y joven, si es posible.

—¿Cómo lo reconocerás el día que lo encuentres?

—Eso es como el enamoramiento: cuando pasa lo reconoces en el acto. Puede que no te des cuenta de las razones, pero sabes que aquélla es la persona.

Los cuarenta kilómetros de carretera que había entre Londres y Harlow los encontraron repletos de coches, hasta que abandonaron la autopista y se metieron por una zona de casas bajas, espaciosas avenidas y campos. Las zonas industriales estaban un poco más allá, discretamente disimuladas. Se veían edificios antiguos que habían sido restaurados. Pasaron por delante de una iglesia del siglo XI y Sam dijo:

—Bajemos del coche y caminemos un poco.

—Es una tierra muy antigua —dijo Celia, observando la curiosa mezcla de estilos antiguos y modernos—. En ella se han encontrado restos de la Edad de Piedra. Se sabe que fue un asentamiento sajón, y que el nombre de Harlow es sajón y significa «colina del ejército». Y en el siglo uno después de Cristo llegaron los romanos y construyeron un templo.

—Trataremos de añadir un poco de historia de la nuestra al conjunto —refirió Sam—. ¿Dónde está el edificio en cuestión?

Celia señaló hacia la parte del oeste.

—Detrás de aquellos árboles. Se encuentra en una zona industrial llamada Pinnacles.

—Vamos a verlo.

Era ya mediodía.

Sam miró el edificio al bajar del coche, que aparcó frente a su entrada. La parte destinada a despachos y salas de exhibición era de cemento armado y de cristal, y estaba dividida en dos plantas. El resto consistía en una espaciosa nave de armazón metálica. Sam se dio cuenta en seguida de que Celia tenía razón, que el edificio podía ser transformado sin dificultad en laboratorio.

A pocos metros del Jaguar, había aparcado otro coche. Se abrió una puerta y salió un hombre rodanchón que se acercó a la pareja. Celia se lo presentó a Sam como el señor LaMarre, el agente de la inmobiliaria a quien se había encomendado la venta del edificio.

Después de estrecharse las manos, el señor LaMarre se sacó un manojo de llaves del bolsillo y dijo:

—Vayamos dentro. Si se propone comprar el pajar, mejor será que también le enseñemos la paja.

Entraron en el edificio y al cabo de media hora Sam dijo a Celia:

—Es lo que buscábamos. Dile que nos interesa y luego comunica a nuestros abogados que comiencen los trámites necesarios para la compra. Que lo hagan lo más rápidamente posible.

Mientras Celia iba a hablar con el señor LaMarre, Sam regresó al Jaguar. Al poco rato, regresó también Celia y él le propuso:

—Vayamos a Cambridge. Harlow está a medio camino y tengo cita con el doctor Peat-Smith, el joven que está investigando sobre la enfermedad de Alzheimer y el deterioro del cerebro.

—Me alegro de saber que has encontrado tiempo para ir a verlo; me temía que no lo hicieras —dijo Celia.

Condujeron una hora más a través de la campiña iluminada de sol, y entraron en Cambridge por la larga calle de Trumpington.

—Verás que es una ciudad histórica llena de encanto —indicó Sam—. A la izquierda puedes ver Peterhouse, el colegio más antiguo de la universidad. ¿Es la primera vez que la visitas?

—Sí —afirmó Celia, fascinada en el acto por la serie de antiguos edificios apretados los unos contra los otros.

Sam se había parado a hacer una llamada telefónica y encargar almuerzo para tres en el Garden House, donde los esperaba Martin Peat-Smith.

El hotel era una casa pintoresca situada en la parte de los jardines traseros de los colegios que daba al río Cam. Por el río se veían numerosos jóvenes en largas barcas que hacían avanzar mediante un remo muy largo.

En recepción fueron abordados por un joven fornido, no muy alto, con una despeinada mata de pelo rubio en la cabeza, y una propensión a sonreír inesperadamente con expresión infantil. Era Martin Peat-Smith. Celia pensó que no tenía nada de guapo, pero que daba la impresión de poseer una fuerte y atrayente personalidad.

—¿La señora Jordan y el señor Hawthorne? —les preguntó con voz culta, despreocupada, que hacía juego con su desmañada y atractiva apariencia.

—Sí —contestó Celia—, sólo que por importancia ha invertido el orden.

—¡Ah, lo tendré en cuenta para la próxima vez! —dijo él, no se supo si en broma o en serio.

Al estrecharse las manos los tres, Celia se fijó en el traje de lana escocesa, con los codos forrados de cuero por fuera, y en sus pantalones manchados, y sin afeitar. Él se dio cuenta de lo que ella pensaba y dijo con naturalidad:

—Vengo directamente del laboratorio; no crea que, si no, me hubiera puesto el único traje que tengo.

Celia se sonrojó.

—Perdone mi grosería —dijo.

—No hace falta. Sólo que me gusta aclarar las situaciones —explicó él con su infantil sonrisa.

—Una buena costumbre —notó Sam—. ¿Vamos al comedor?

Fueron conducidos a una mesa que daba a un jardín lleno de rosas, bordeado por el río. Encargaron bebidas: Celia, el acostumbrado daikiri; Sam, un martini, y Peat-Smith, un vaso de vino blanco.

—El doctor Lord me ha informado sobre su investigación —comentó Sam—. Tengo entendido que ha solicitado una beca para continuarla a Felding-Roth.

—Así es —asintió Peat-Smith—. Me he quedado sin dinero para continuar mi proyecto de estudiar la enfermedad de Alzheimer y el envejecimiento del cerebro en general. La universidad no tiene dinero, o por lo menos no para dármelo a mí, por eso lo estoy buscando en otros sitios.

Sam se apresuró a tranquilizarle:

—No es inusual. Nuestra empresa tiene la costumbre de dotar con becas ciertos proyectos de investigación. Si me parece que vale la pena, se tendrá en consideración su solicitud.

—Muy bien. —El doctor Peat-Smith dio, entonces, las primeras muestras de nerviosismo, seguramente porque necesitaba en serio el dinero, pensó Celia—. Se lo explicaré; pero antes dígame qué saben de la enfermedad de Alzheimer.

—Muy poco —reconoció Sam.

—No es una enfermedad que esté en boga —explicó el joven científico—. Por lo menos, todavía no. Y para colmo no existe ninguna teoría firme sobre sus causas.

—¿Es cierto que sólo afecta a la gente de cierta edad? —preguntó Celia.

—A los que han pasado los cincuenta, y sobre todo después de los sesenta y cinco años. Pero también puede afectar a gente más joven. Se conocen casos de jóvenes de veintisiete años.

Peat-Smith sorbió un poco de vino y prosiguió hablando:

—Es una enfermedad gradual que comienza con fallos de la

memoria. Las personas aquejadas comienzan por olvidar cosas muy simples, como atarse los zapatos, para qué sirve un interruptor de la luz, o dónde acostumbran a sentarse durante las comidas. Al empeorar, se olvidan de más cosas. A menudo no identifican a personas de la familia, al marido o a la mujer. A veces se olvidan de cómo se cogen los cubiertos y hace falta darles de comer como a los inválidos; cuando tienen sed, pueden no acordarse de cómo se pide agua. A menudo padecen de incontinencia, y en los peores casos resultan agresivos y destructivos. Es una enfermedad de la que se acaba muriendo, pero al cabo de diez o quince años, años que son un infierno para quienes han de vivir con ellos.

Peat-Smith se calló, luego prosiguió diciendo:

—Lo que pasa en el cerebro se observa en la autopsia. La enfermedad daña la zona cortical donde se encuentra la memoria y los sentidos. Retuerce y corta las fibras y los filamentos de los nervios. Ensucia el cerebro con trocitos de una sustancia escamosa que llamamos *plaque*.

—Dígame adónde se propone llegar con sus estudios —dijo Sam.

—Yo investigo desde el punto de vista genético. Puesto que no existen modelos animales de esta enfermedad, por lo visto es una enfermedad que no aqueja a los animales; mis estudios con animales son sobre los procesos químicos del envejecimiento mental. Es decir, sobre el ácido nucleico, del que soy especialista.

—Mis conocimientos de química son bastante rudimentarios —refirió Celia—. Del ácido nucleico sólo sé que constituye los «bloques de construcción» del ADN de nuestros genes.

—Exactamente —asintió Peat-Smith sonriendo—. Es probable que la medicina avance de forma revolucionaria cuando descubramos más cosas sobre el funcionamiento químico del ADN, sobre cómo funcionan los genes y por qué a veces funcionan mal. A eso me dedico ahora, con ratas jóvenes y viejas, tratando de descubrir las diferencias, según la edad, entre sus distintos ácidos ribonucleicos mensajeros, producido por su ADN.

—Pero una cosa es la enfermedad de Alzheimer y otra el envejecimiento normal de una persona, ¿verdad? —le interrumpió Sam.

—Parece que sí, pero también parece que son dos cosas que se entrecruzan —contestó Peat-Smith.

Al callar, Celia se dio cuenta de que hacía un esfuerzo por organizar y formular sus conocimientos en un lenguaje accesible a ellos dos.

—Es posible que una persona aquejada de la enfermedad de Alzheimer haya sufrido de una aberración en el ADN, donde se contiene el código genético. Sin embargo, una persona que haya nacido con un ADN normal, puede dañarlo de diversas maneras, fumando o comiendo alimentos inapropiados, por ejemplo. Durante una temporada, nuestro sistema de reparación del ADN se hará cargo de ello, y no pasará nada, pero al cabo de un tiempo, al hacernos viejos, el mecanismo de reparación se deteriora o deja de funcionar. Yo investigo en parte las razones por las que ese mecanismo pierde capacidad...

—Se nota que es profesor —dijo Celia al terminar él su explicación—. Le gusta enseñar, ¿verdad?

Peat-Smith se sorprendió y dijo:

—En la universidad todos enseñamos, es lo normal, pero es cierto que me gusta hacerlo.

Celia pensó que era otra faceta interesante de la personalidad del joven.

—Comienzo a comprender las preguntas. ¿A qué distancia se encuentra de las respuestas? —inquirió.

—Quién sabe, tal vez a varios años luz, o tal vez muy cerca. Éste es el riesgo que corre el que da la beca —terminó con su sonrisa.

El *maître* les trajo la carta y el joven calló para leerla y decidir qué quería comer.

Una vez hubieron todos decidido, Peat-Smith añadió:

—Espero que luego visiten mi laboratorio y podré explicarles mejor lo que hago.

—Después del almuerzo continuaremos hablando de eso —observó Sam.

Mientras comían, Celia preguntó al joven:

—¿Qué cargo ocupa en la universidad, doctor Peat-Smith?

—Soy lo que en sus universidades corresponde a adjunto de cátedra. Es decir, que tengo asignado un espacio en los laboratorios de bioquímica, además de un técnico que me asiste, y disfruto de libertad para investigar en lo que prefiera, si tengo dinero, naturalmente.

—Hablando de dinero —dijo Sam—, creo que usted pidió sesenta mil dólares, ¿verdad?

—Sí, son tres años y es la cantidad mínima para comprar aparatos y animales, pagar el sueldo de tres técnicos y hacer los experimentos. Yo no tocaría este dinero. —Peat-Smith hizo una mueca—. Pero es mucho dinero, ¿verdad?

—Sí —dijo Sam gravemente.

Pero no era cierto, tanto Sam como Celia sabían que era una cantidad ridícula comparada con la que acostumbraban gastar en el instituto de investigación de la empresa. La pregunta, de todos modos, era si el proyecto de Peat-Smith tenía el suficiente valor comercial para financiarlo.

—Tengo la impresión de que es un estudioso apasionado de la enfermedad de Alzheimer —dijo Celia—. ¿Hay una razón especial para ello?

El joven vaciló un momento. Luego miró directamente a los ojos de Celia y dijo:

—Mi madre tiene sesenta y un años, yo soy su único hijo y, por tanto, me siento muy unido a ella. Hace cuatro años que sufre de la enfermedad de Alzheimer. Mi padre la cuida, y yo voy a verla a diario. Desgraciadamente no tiene idea de quién soy.

El edificio de los laboratorios de bioquímica de la Universidad de Cambridge era de estilo neorrenacentista y consistía en tres pisos de muros de ladrillo rojo. Era un edificio simple y poco impresionante. Se encontraba en la Tennis Court, donde no había pista de tenis ninguna. Martin Peat-Smith, que había ido a almorzar montado en bicicleta, medio de transporte aparentemente habitual en Cambridge, pedaleó con energía delante del Jaguar de Sam y Celia para llegar al mismo tiempo que ellos.

Se encontraron a la puerta de entrada del edificio y Peat-Smith les advirtió:

—No se sorprendan al observar cuán modestas son nuestras instalaciones. Nos falta espacio, ya verán, y dinero —añadió con una rápida sonrisa—. Muchos de los que nos visitan no pueden disimular su sorpresa.

A pesar de la advertencia, Celia se escandalizó al ver el interior de los laboratorios.

—¡Si parece un calabozo! —susurró a Sam—. ¿Cómo pueden trabajar aquí?

Habían bajado al sótano. Los pasillos y vestíbulos estaban mal iluminados. Las habitaciones que se abrían ante ellos aparecían desordenadas y de proporciones mezquinas. Los aparatos parecían anticuados, viejos. La de Peat-Smith no era más grande que la cocina de una casa pequeña, y Peat-Smith les dijo que lo compartía con otro profesor que investigaba algo distinto.

Mientras hablaban los tres, el otro había entrado y salido varias veces, acompañado de su asistente, cosa que había entorpecido la conversación del grupito.

En el laboratorio había estantes de madera, sobre los que se veían tomas de electricidad y de gas. Los de electricidad daban la impresión de haber sido montados precaria y peligrosamente. En las paredes había otros estantes más pequeños atiborrados de libros y de papeles, y de aparatos aparentemente fuera de uso, entre los que Celia vio retortas de modelo muy viejo, como los que ella había usado, hacía quince años, en la universidad. Parte del estante mayor hacía las veces de mesa escritorio, y enfrente de ella había una vieja silla de estilo Windsor.

Había varias jaulas con ratas; en total, unas veinte, dos en cada jaula.

El piso del laboratorio no había sido fregado desde hacía bastante tiempo. Como tampoco las ventanas, largas y estrechas, bastante altas, desde las que solamente se veía la parte inferior de unos coches aparcados. La impresión de conjunto era bastante deprimente.

—No te fijes en las apariencias —refirió Sam a Celia— y piensa que de aquí han salido varios premios Nobel. Aquí se ha hecho la historia de la ciencia.

—Sí, señor —prorrumpió Martin Peat-Smith—. Uno de los premios Nobel fue Fred Sanger, el que descubrió la estructura del ácido amínico de la molécula de la insulina en un laboratorio del piso de arriba. —Entonces, al notar cómo miraba Celia los viejos aparatos, añadió—: En los laboratorios no acostumbramos tirar nunca ningún aparato, señora Jordan, porque nunca se sabe cuándo podremos necesitarlo de nuevo. Muchas veces hemos de improvisar para efectuar los experimentos.

—En las universidades norteamericanas ocurre lo mismo —convino Sam.

—Claro que sí —dijo Peat-Smith—, pero me imagino que eso de aquí debe de chocarles comparado con los laboratorios que tienen en su empresa.

Celia, al recordar entonces los blancos y espaciosos laboratorios de Felding-Roth, en Nueva Jersey, contestó:

—Sí, para serle franca.

Peat-Smith acababa de traer dos taburetes. Ofreció la silla a Celia, uno de los taburetes a Sam, y él se sentó en el otro.

—En mi trabajo —comenzó a decir entonces— no sólo hay implicadas una serie de dificultades teóricas, sino también enormes problemas técnicos. Es necesario encontrar la forma de transferir la información de un núcleo celular del cerebro al mecanismo de la célula que produce las proteínas y los péptidos.

Inconscientemente encendido por su propia aclaración, se puso a utilizar el argot científico sin darse cuenta con quién hablaba.

—... cogemos una mezcla de ácido ribonucleico mensajero de ratas jóvenes y viejas y lo inyectamos a un sistema libre de células..., las cadenas matrices del ácido ribonucleico producen proteínas..., una larga ristra de ARN puede cofidicar varias proteínas..., luego, las proteínas son separadas por electroforesis..., una técnica que pudiera hacer uso de una enzima transcriptasa revertida; luego, si el ARN y el ADN no se mezclan, significa que la rata vieja ha perdido capacidad genética, y aprendemos algo sobre qué péptidos cambian...; puede que sea un péptido solo...

La charla continuó por más de una hora, con agudos comentarios de Sam interpuestos que impresionaron mucho a Celia. Aunque Sam no había estudiado ciencias, su larga experiencia en Felding-Roth le había familiarizado con el mundo científico.

El entusiasmo de Peat-Smith era tan obvio que contagió a los otros dos. Y cuanto más le oían hablar, con claridad y concisión admirables, mayor era el respeto que sentían por él.

Hacia el final de la charla, el científico señaló a las ratas de las jaulas.

—Tenemos muchas más, cientos de ellas, en la habitación de los animales. —Tocó a una rata grande que parecía dormida y dijo—: Esa vieja tiene dos años y medio; el equivalente a setenta años del hombre. Mañana la mataremos para comparar la composición química de su cerebro con la de una rata nacida hace pocos días. Pero para encontrar una respuesta nos hace falta matar muchas más, hacer muchos más análisis químicos, y mucho más tiempo.

Sam asintió.

—Lo del tiempo lo comprendemos perfectamente. Resumiendo, doctor: ¿cómo concreta el objetivo a que quiere llegar con su trabajo actual?

Peat-Smith reflexionó antes de responder. Luego, muy alegremente, contestó:

—Mi objetivo es descubrir un péptido del cerebro que refuerce la memoria de los jóvenes y que, con la edad, deje de ser producido por el cuerpo humano. Una vez encontrado y aislado dicho péptido, aprender a fabricarlo nosotros mismos por técnicas genéticas. Después de lo cual se podrá administrar a gente de todas las edades, para frenar y compensar la pérdida de la memoria y tal vez para eliminar totalmente el envejecimiento del cerebro.

El resumen fue hecho con una impresionante modestia y tranquilidad. Luego se produjo un silencio que ni Sam ni Celia tuvieron ganas de romper por mucho rato. Celia tuvo la impresión de que, a pesar de la lúgubre estancia en que se encontraba, estaba asistiendo a un importante e histórico momento.

Sam rompió finalmente el silencio:

—Doctor Peat-Smith, le concedo la beca que solicita.

Peat-Smith puso cara de perplejidad:

—Quiere decir..., ¿tan simple es?

Sam sonrió.

—Como presidente de Felding-Roth tengo la suficiente autoridad para decidirlo. La única condición a la donación del dinero que usted pide es que nos permita mantenernos en contacto con su trabajo y tener acceso antes que nadie a la droga que de su trabajo pueda resultar.

—Desde luego —asintió Peat-Smith.

Sam extendió la mano y el joven la tomó para estrecharla.

—¡Felicidades y mucha suerte!

Media hora más tarde, los tres tomaban el té en la cafetería de los laboratorios de bioquímica, invitados por Martin. De pie, tratando de mantener en equilibrio las tazas en el platito con una galleta, Martin les explicó que aquella pieza constituía el centro social del personal que trabajaba en el edificio.

La pieza, tan poco elegante y tan sobria como el resto del edificio, tenía mesas largas de madera con sillas que hacían juego, y estaba muy llena de gente. Había personas de todas las edades, sexos y formas, pero las conversaciones que se oían no guardaban relación ninguna con la ciencia. Los había que discutían sobre permisos de aparcamiento, y un miembro de cierta edad de la facultad se quejaba de haber perdido el derecho vitalicio a cierta plaza por culpa de otro miembro mucho más joven. Se oyeron los comentarios entusiastas de alguien que había asistido a una subasta de vino blanco. Otros analizaban una película: *El padrino,* con Marlon Brando y Al Pacino.

Después de ciertas maniobras, Martin Peat-Smith consiguió encontrar un rincón donde acomodarse los tres.

—¿Siempre está así? —preguntó Celia.

Martin asintió con aire divertido.

—Sí, todos vienen porque es la única hora en que podemos charlar.

—No da la impresión de que sea un lugar para conversaciones privadas —observó Sam.

Martin se encogió de hombros.

—A veces es pesado, lo reconozco. Pero uno se acostumbra a ello.

—Pero ¿es necesario acostumbrarse a todo? —Al ver que no había respuesta, Sam continuó diciendo—: Me pregunto, Martin, si no le interesaría continuar su trabajo en un local más espacioso y moderno.

El científico preguntó esbozando una sonrisa:

—¿Dónde?

—Lo que yo le sugiero es que deje Cambridge y venga a trabajar con nosotros en los laboratorios de Felding-Roth. Sería en Inglaterra donde proyectamos...

—¡Perdone! —exclamó Martin con expresión preocupada—. ¿Me permite una pregunta?

—¡No faltaría más!

—¿La beca que me ha ofrecido está vinculada a esta segunda oferta?

—No, son dos cosas aparte, se lo aseguro —señaló Sam.

—Gracias, me había alarmado —prorrumpió él, volviendo a sonreír—. No quiero parecerle grosero, pero me parece que más vale que le diga una cosa.

—Diga —se apresuró a animarle Celia.

—Yo soy un científico universitario y no pienso cambiar —declaró Martin—. Por muchas razones; y una de ellas es mi libertad. Quiero libertad para investigar, sin presiones comerciales.

—Con nosotros gozaría de libertad... —comenzó a decir Sam, y se calló al ver cómo Martin sacudía la cabeza.

—Habría factores de tipo comercial que tomar en cuenta. Sea franco conmigo —dijo.

Sam no tuvo más remedio que reconocer:

—A veces, claro. Es un negocio, a fin de cuentas.

—Exactamente. Aquí, en cambio, no hay ningún tipo de presión comercial. Es pura ciencia, puro conocimiento. Eso es lo único que me interesa. ¿Otra taza de té?

—No, gracias —dijo Celia, y Sam la secundó, moviendo negativamente la cabeza. Los dos se levantaron.

Una vez fuera, junto al Jaguar aparcado, Martin dijo:

—Gracias por todo, inclusive la oferta de un puesto en su empresa. Y a usted también, Celia. Pero yo permaneceré en Cambridge, porque, aparte lo que he dicho, es muy bello.

—Ha sido un placer —adujo Sam—. En cuanto a lo de no querer trabajar con nosotros, lo lamento mucho, pero lo comprendo.

Los dos subieron al coche.

Desde la ventanilla abierta, Celia dijo a Martin:

—Me ha gustado mucho conocer Cambridge, lo encuentro muy bonito. Espero tener tiempo para volver otro día.

—¿Cuánto tiempo va a estar en Inglaterra? —preguntó Martin.

—Un par de semanas más —contestó ella.

—Vuelva a pasar un día. Será un placer acompañarla.

—Para mí también —dijo Celia.

Y mientras Sam arrancaba el motor, ellos dos acordaron una cita para dentro de diez días: para un domingo.

En el Jaguar, de vuelta a Londres, Celia y Sam guardaron silencio; ambos ocupados con sus íntimos pensamientos, hasta que salieron a la autopista. Entonces Celia preguntó en voz baja:

—Te gustaría poder convencerle, ¿verdad? Nombrarle director del instituto.

—Claro —asintió Sam con voz frustrada—. Es un genio, me parece, una persona de primera clase, el mejor que he visto desde que estoy aquí. Pero no podrá ser. Es un universitario hasta la medula. Ya has oído lo que ha dicho, nada le hará cambiar de opinión.

—No estoy tan segura —dudó Celia.

CAPÍTULO X

Para Sam y Celia los días siguientes fueron días frustrantes, dedicados a organizar materialmente el instituto de investigación de la Felding-Roth en Harlow. La frustración de ambos provenía del sentimiento que Martin Peat-Smith podía ser el director idóneo del instituto, pero Sam estaba convencido de que esto era un sueño, de que el joven doctor jamás aceptaría un puesto en la industria, ni abandonaría el mundo académico.

Un día Sam manifestó contundentemente:

—He entrevistado a varios candidatos, pero ninguno tiene la categoría de Peat-Smith. ¡Qué mala pata! Por su culpa nadie me parece lo bastante satisfactorio.

Celia le recordó que el próximo domingo iba a encontrarse de nuevo con él para visitar Cambridge juntos, pero Sam dijo con voz sombría:

—Tú haz lo que puedas; eso, desde luego, pero no te hagas ilusiones. Es un joven serio y dedicado a su trabajo, que sabe perfectamente lo que quiere. —Y luego le advirtió—: Sobre todo no metas la pata hablándole de dinero; me refiero alardeando del tipo de sueldo que pagamos en la empresa comparado con lo que cobran en la universidad. Él ya lo sabe; sabe muy bien que lo que gana actualmente no es nada comparado con lo que nosotros le podríamos ofrecer. Pero si le das la impresión de que sacando a relucir este tema estás segura de poderlo convencer, él se creerá que lo quieres comprar, que eres una norteamericana más convencida del poder del dólar, y lo echarás a perder. Son gente muy sensible ante estas cosas.

—Pero vamos a ver —observó Celia—, si Martin viniera a trabajar con nosotros, tendríamos que hablar de dinero, en un momento o en otro.

—Sí, claro. Pero no al comienzo, porque el dinero no es la cuestión clave del asunto. Créeme, Celia; conozco este tipo de personas y sé lo puntillosas que son a este respecto; suponiendo que aún haya una posibilidad de convencer a Martin Peat-Smith, te ruego por Dios que no lo eches a perder hablando de dinero como un tendero.

—Y ahora dime, por pura curiosidad —quiso saber Celia—. ¿Cuánto ganaría si trabajara con nosotros? ¿Cuánto gana ahora?

Sam reflexionó unos momentos:

—Por lo que me han dicho, Martin debe ganar actualmente unas dos mil cuatrocientas libras anuales, unos seis mil dólares, más o menos. Nosotros le podríamos ofrecer cuatro o cinco veces más; es decir, unos veinticinco mil dólares; o treinta mil, quizá, sin contar las primas.

Celia lanzó un silbido.

—La diferencia es enorme —comentó.

—Ellos lo saben y, por eso, porque lo saben, defienden su libertad académica como si de oro se tratara. Están convencidos de que en la universidad pueden hacer investigación pura. Ya oíste a Martin hablando de los condicionamientos comerciales.

—Me acuerdo perfectamente —refirió Celia—. Pero tú le dijiste que no había para tanto.

—Yo defendí el punto de vista del cargo que ocupo en la industria, como es natural. Pero en el fondo reconozco que Martin tiene bastante razón.

Celia tomó una expresión escéptica.

—Estoy de acuerdo contigo en la mayoría de las cosas. Pero en eso, no.

De todos modos la conversación no les condujo a ninguna parte y Celia se quedó meditando el asunto como si no acabara de verlo claro. Decidió pedir la opinión de un tercero.

El sábado, el día antes de su excursión a Cambridge, Celia habló por teléfono con Andrew y con los niños, como había hecho dos veces por semana desde que estaba en Inglaterra.

Tanto ellos como Celia estaban ilusionados ante la proximidad de su reencuentro, antes de una semana. Celia, después del intercambio acostumbrado de impresiones y noticias domésticas, habló del doctor Peat-Smith y de la frustración que tanto a Sam como a ella les había producido su encuentro.

Le informó, además, de la cita que tenía al día siguiente con él.

—¿Esperas convencerlo? —preguntó Andrew.

—Intuyo que no es imposible —contestó Celia—. Depende de la situación, pero no sé a ciencia cierta de qué. Lo que me da más miedo es llevar mal la cosa y echarlo todo a perder.

Se produjo un silencio en la línea y Celia tuvo la sensación de ver a su marido reflexionando sobre lo que le acababa de decir. Por fin él le dijo:

—Sam está en lo cierto, pero sólo en parte. Según mi experiencia, a la gente no se insulta nunca si alguien les hace saber lo que vale en términos económicos. Yo diría que todo lo contrario, que nos hace más bien ilusión descubrir que valemos algo, incluso en el caso que no nos interese el dinero.

—No te pares —dijo Celia.

Respetaba mucho la intuición de Andrew y su habilidad para ir al grano. Andrew prosiguió:

—Por lo que me dices, Peat-Smith es una persona franca.

—Sí, mucho.

—Pues te recomiendo que le trates con franqueza, y como tú también lo eres bastante, no puedes errar el tiro. Es tu estilo, no temas mostrarte tal como eres.

—Andrew, cariño —dijo Celia—. ¿Qué haría yo sin ti?

—Nada de interés, me imagino —dijo él, riendo. Luego añadió—: Y ahora he de confesarte que estoy un poco celoso de la excursión que vais a hacer mañana.

—Hablaremos sólo de negocios —contestó Celia, riendo.

Llegó el domingo.

Sola, instalada en un compartimiento de primera clase, de no fumadores, Celia apoyó la cabeza contra el respaldo de su asiento. Había tomado el tren en la estación de la calle de Liverpool, espantoso edificio de ladrillo rojo, heredado de la época victoriana, que durante la semana bullía en perpetuo movimiento, mientras que los sábados y domingos aparecía prácticamente dormido. Celia se alegró de la calma que reinaba y aprovechó su soledad para ordenar las ideas.

Reconstruyó mentalmente los acontecimientos de las dos pasadas semanas, y se preguntó qué consejo iba a seguir, si el de Andrew o el de Sam. El encuentro de aquel día con Martin, aunque aparentemente era puramente amistoso, podía tener consecuencias muy importantes para el futuro de la empresa y para su propia carrera. Volvió a acordarse de la advertencia de Sam: «*¡No lo eches todo a perder hablando como un tendero!*»

El rítmico ruido de las ruedas del tren la adormeció y el viaje le resultó muy rápido. Al entrar el tren en la estación de Cambridge, Martin Peat-Smith la esperaba sonriendo en el andén.

A los cuarenta y un años, Celia era consciente de su atractivo físico. Llevaba el pelo corto, tenía el tipo muy bien conservado y estaba morena gracias al inesperado buen tiempo de que habían disfrutado en Inglaterra.

Comenzaba a tener canas, recuerdo del paso del tiempo que habitualmente no le preocupaba lo más mínimo, aunque a veces las disimulaba con un tinte flojo que se ponía al lavarse el pelo. Y que se había puesto la noche anterior.

Llevaba un veraniego traje de organdí blanco con unas enaguas de encaje debajo. Se había puesto sandalias de tacón blancas y un sombrero de paja blanco con alas anchas que le sombreaban el rostro. Conjunto que se había comprado en el West End de Londres, porque, al partir de Estados Unidos, no se había podido imaginar que iban a gozar de tan buen tiempo.

Al apearse del tren, no pudo menos de notar la mirada de admiración de Martin. Durante un instante, el joven pareció haber perdido el habla, pero le alargó la mano y consiguió reponerse lo suficiente para decirle:

—¡Hola! Está estupenda. Me alegro de que haya venido.

—Usted tampoco está mal —dijo Celia.

Martin sonrió. Llevaba un *blazer* azul marino, pantalones blancos y camisa de cuello abierto.

—Prometí que me pondría mi traje completo —indicó—. Pero he encontrado este viejo conjunto y he pensado que con él resultaría menos ceremonioso.

Salieron de la estación y Celia se colgó de su brazo, camino del coche.

—¿Qué planes tiene? —preguntó ella.

—He pensado dar una vuelta en coche, luego caminar por entre algunos colegios y más tarde comer al aire libre.

—¡Fantástico!

—¿Hay algo en especial que desea ver o hacer?

Celia dudó y luego dijo:

—Sí, hay una cosa que me gustaría hacer en especial.

—¿Qué es?

—Conocer a su madre.

Martin la miró asombrado.

—Podemos ir a casa de mis padres cuando terminemos de dar la vuelta. Si está segura de que quiere hacer eso.

—Lo estoy —repitió ella.

El coche de Martin era un Morris Mini Minor de edad indefinida. Con él recorrieron las viejas calles de Cambridge y aparcaron en la carretera del colegio de Queen's, por la parte que daba al río.

—Ahora caminaremos un poco.

Se apearon del coche y tomaron por el camino que llevaba al puente del colegio de King's.

Al llegar al puente, Celia se detuvo. Puso la mano cerca de los ojos para protegerlos del sol y dijo:

—Nunca había visto un sitio tan bonito.

Martin le anunció en voz baja:

—Es la capilla del King's College, una de las cosas más nobles que jamás se han construido.

Ante ellos se extendían céspedes de una serenidad sorprendente, sombreados por árboles de venerable aspecto. Al fondo estaba la capilla mencionada por Martin, un armonioso conjunto de torrecillas, contrafuertes y capiteles encima de una construcción de bóveda y de unos ventanales maravillosamente pintados. La capilla estaba flanqueada a ambos lados por las pálidas y vetustas piedras de los muros de los colegios, con lo que el conjunto cobraba una profunda perspectiva histórica.

—Permítame que actúe de guía —indicó Martin—. La historia es la siguiente. En mil cuatrocientos cuarenta y uno el rey Enrique IV echó los cimientos de lo que tiene ante sus ojos, pero el primer colegio es todavía más antiguo. Peterhouse fue construido en mil doscientos ochenta y cuatro, año en que se inició la búsqueda del conocimiento en Cambridge.

Celia dijo, llevada de un impulso:

—¡Parece imposible abandonar jamás un sitio así!

—Ha habido muchos que han permanecido aquí toda su vida. Grandes investigadores trabajaron y murieron en Cambridge. Y entre nosotros, jóvenes y en vida, hay muchos que piensan hacer lo mismo.

Pasaron dos horas más visitando la ciudad, ya en coche, ya a pie, y Celia se empapó lentamente del espíritu y de la belleza del lugar. Los nombres quedaron grabados en su memoria: Jesus Green, Midsummer Common, Parker's Piece, Coe Fen, Lammas Land, Trinity, Queen's, Newnham.

La lista parecía interminable, y también los conocimientos y datos que le daba Martin.

—También los hubo que se marcharon a trabajar a otra parte —le contó en cierto momento—. Por ejemplo, un graduado del Colegio de Emmanuel, John Harvard, quien dio su nombre a un sitio algo similar a éste. Que ahora no recuerdo dónde está —concluyó con un mohín.

Finalmente, una de las veces que regresaron al coche, Martin dijo:

—Bueno, me parece que ya es bastante. Dejemos algo para la próxima vez. ¿Todavía quiere ir a visitar a mis padres? —preguntó, cambiando repentinamente de expresión—. Le advierto que le puede resultar muy deprimente.

—Sí, todavía quiero ir —contestó Celia, con voz firme.

La casa era pequeña, formaba parte de una hilera de casas similares, y no tenía nada de particular. Se encontraba en un barrio que se llamaba Kite. Martin dejó el coche en la calle, frente a la puerta y usó una llave, que se sacó del bolsillo, para entrar. Desde el pequeño y mal iluminado recibidor, gritó:

—¡Padre! Soy yo, traigo una invitada.

Se oyó un arrastrar de zapatillas, se abrió una puerta y apareció un hombre de edad avanzada, vestido con un viejo y holgado suéter y unos pantalones de pana. Celia se asombró del parecido entre padre e hijo. El viejo tenía la misma constitución robusta que Martin, su misma cara de rasgos cuadrados e incluso la misma sonrisa rápida y franca.

El parecido se devaneció al ponerse a hablar el anciano. Tenía una voz cascada, algo gruesa y un acento provinciano. La sintaxis de sus frases sugerían una educación más bien deficiente.

—Mucho gusto, señorita —le dijo a Celia, alargándole la mano. Y a Martin—: No te esperaba, hijo. Acabo de vestirla ahora mismo. Hoy no está muy bien.

—No hemos venido para estar mucho rato, padre —observó Martin, y luego se dirigió a Celia—: La enfermedad de Alzheimer representa una carga muy penosa para él. Es lo que tiene esta enfermedad, que es más dura de soportar para la familia que para el mismo enfermo.

Al pasar al modesto saloncito, el señor Peat-Smith preguntó a Celia:

—¿Quiere una taza de té?

—Sí, me encantaría —dijo Celia.

Mientras el padre de Martin estaba en la cocina, Martin fue a arrodillarse al lado de una anciana de pelo blanco, sentada en un sillón tapizado con una cretona floreada. La mujer no había dado señales de estar al tanto de nada.

Martin la rodeó con sus brazos y dijo:

—Mamá, soy tu hijo, Martin. Esta señora es Celia Jordan, viene de América, le he estado enseñando Cambridge. Le ha gustado mucho.

—¿Qué tal, señora Peat-Smith? —le preguntó Celia—. Gracias por permitirme visitar su casa.

Los ojos de la anciana se movieron con un esperanzador esfuerzo de comprender algo. Pero Martin dijo a Celia:

—Es inútil: no le queda ni rastro de memoria. De todos modos, con mi madre no sigo mis principios de científico, y actúo como si aún quedaran esperanzas de que un día me comprenda.

—Es natural —concedió Celia y luego preguntó—: ¿No cree usted que si su investigación avanzara con mayor rapidez, lograría descubrir un medicamento que podría curarla?

—¿Curarla a ella? —dijo Martin—. Es absolutamente imposible. Nada en el mundo puede hacer revivir las células muertas del cerebro. Sobre eso no me forjo ilusiones, créame. —Se puso en pie y miró a su madre con tristeza—. No, pero tal vez conseguiré ayudar a otros que no hayan llegado a un estado tan grave.

—¿De eso está seguro?

—Estoy seguro de que alguien encontrará el remedio, yo u otro.

—Pero le gustaría encontrarlo usted.

Martin se encogió de hombros.

—Todos los científicos quieren ser los primeros en descubrir algo. Es humano. Pero... —Lanzó una mirada a su madre—. Lo más importante es que se descubra la causa de la enfermedad de Alzheimer.

—Es decir, que es posible que otro llegue a descubrirlo antes que usted —observó Celia.

—Sí, en ciencia esto es siempre una posibilidad.

Peat-Smith, el viejo, volvió de la cocina con una tetera, tazas, platitos y una jarrita de leche.

Cuando hubo dejado la bandeja sobre la mesa, Martin abrazó a su padre.

—Padre es quien lo hace todo para madre: quien la viste, la peina, le da de comer, y otras cosas mucho menos agradables. Hubo un tiempo en que mi padre y yo no éramos muy amigos, pero ahora lo somos, sí, de verdad.

—¡Las veces que hemos discutido! —dijo el anciano—. ¿Quiere leche en el té? —preguntó a Celia.

—Sí, un poco.

—Hubo un tiempo en que no veía con buenos ojos las becas y los estudios de mi hijo Martin. Yo quería que viniera a trabajar conmigo, pero él y su madre estaban confabulados. Ella se impuso y la cosa no ha salido del todo mal. Se gana la vida y nos ayuda. Y he oído decir que en el colegio no lo hace del todo mal.

—No, no lo hace del todo mal —repitió Celia.

Dos horas más tarde.

—¿Puedo hablarle mientras hace eso? —preguntó Celia.

Iba cómodamente reclinada contra un cojín en el fondo de una barca en forma de góndola.

—Claro. ¡No faltaría más! —indicó Martin, que estaba de pie impulsando una larga pértiga con la que hacía avanzar la barca al clavarla contra el fondo del río y volverla a sacar con habilidad.

Por lo visto, Martin era de los que lo hacen todo bien. Manejar aquella pértiga no era cosa tan fácil, a juzgar por lo que ocurría con la mayor parte de las otras barcas que navegaban en aquel momento por el río.

Martin había alquilado la barca en un embarcadero de la ciudad y ahora se dirigían a Grantchester, unos cinco kilómetros más al sur, donde iban a merendar.

—Si me permite la indiscreción... —reanudó Celia—. Me intriga la diferencia entre usted y su padre. Por ejemplo, su acento al hablar...

—Ya sé a qué se refiere —adujo Martin—. Mi madre solía hablar igual que él. Bernard Shaw, en *Pygmalion*, describe a esta manera de hablar como a «una ofensa encarnada contra la lengua inglesa».

—Lo recuerdo de *My Fair Lady* —rememoró Celia—. Pero usted no habla así. ¿Cómo es eso?

—Es una de las cosas que debo a mi madre. Antes de que se lo explique, he de aclararle una cosa fundamental de la sociedad inglesa. En Inglaterra, el acento al hablar es una de las barreras sociales más importantes, siempre lo ha sido y lo sigue siendo, aunque se empeñen en convencernos de lo contrario.

—¿En la universidad también? ¿Entre los científicos?

—En todas partes. Sobre todo en la universidad.

Martin se concentró aparentemente en el palo que manejaba antes de proseguir hablando:

—Mi madre lo comprendió muy claramente. De pequeño me compró una pequeña radio y me hizo escuchar las noticias de la BBC cada día. Me dijo: «Fíjate en cómo hablan y trata de hacerlo igual. Para tus padres ya es demasiado tarde tratar de cambiar, pero para ti no.»

Celia se fijó una vez más en la voz agradable y cultivada de Martin y dijo:

—Funcionó.

—Por lo visto. Fue una de las muchas cosas que hizo por mí. Como, por ejemplo, descubrir en qué me interesaba en la escuela, buscar becas para seguir estudiando y enterarse de cómo se obtenían. A mi padre todo eso no le hacía ninguna gracia, y en aquella época discutimos mucho.

—¿Creía que su madre ambicionaba cosas fuera de lugar?

—Él creía que yo tenía que ser paleta como él. Mi padre creía en los famosos versos de Dickens que rezan:

Amemos nuestros oficios.
Al señor y a sus parientes respetemos.
Vivamos de lo que nos den.
Y con nuestra posición nos conformemos.

—¿No le guarda rencor a su padre por eso?

—No —negó Martin, sacudiendo la cabeza—. Él no lo entendía, eso es todo. Y yo tampoco, la verdad. Sólo mi madre sabía a dónde se podía llegar con la ambición y con mi talento. Como comprenderá, ha sido muy importante en mi vida, se lo debo todo.

—Sí, ahora lo entiendo —murmuró Celia.

Quedaron en silencio, en un silencio pacífico y satisfecho, mientras la barca avanzaba por entre las ramas de los árboles que caían sobre el agua desde ambas orillas del río.

Al cabo de un rato Celia dijo:

—Su padre ha mencionado que usted los ayuda económicamente.

—Hago lo que puedo —dijo Martin—. Una de las cosas que hago es mandarles una enfermera dos veces a la semana. Así mi padre puede descansar. Me gustaría poder mandarles la enfermera más a menudo, pero... —Se encogió de hombros, dejó la frase sin terminar y acercó con un gesto hábil la barca a donde la orilla bajaba suavemente hasta el río, a la sombra de un sauce llorón—. ¿Qué le parece si nos detenemos a comer aquí?

—Me parece perfecto —contestó Celia—. Es idílico.

Martin sacó una cesta en la que había unas gambas saladas, un pastel de carne de cerdo, ensalada verde, fresas y nata fresca. También sacó una botella de vino, un Chablis que no resultó nada mal, y un termo lleno de café. Comieron y bebieron con apetito.

Al terminar la comida, cuando ya tomaban el café, Celia manifestó:

—Es el último domingo que paso aquí antes de volver a casa. No hubiera podido pasarlo mejor.

—¿Han aprovechado bien el viaje a Inglaterra?

Celia estuvo a punto de contestar con una trivialidad, pero se lo pensó mejor, se acordó del consejo que Andrew le había dado por teléfono y contestó:

—No del todo.

—¿Por qué no? —preguntó Martin.

—Sam Hawthorne y yo hemos dado con la persona idónea para ocupar el cargo de director del instituto de investigación de Felding-Roth, pero la persona indicada no se aviene a ocupar el puesto. Y los demás candidatos nos parecen muy inferiores.

A los pocos minutos de un silencio tenso, Martin dijo:

—Supongo que se refiere a mí. No me lo eche en cara, espero que me podrá perdonar por mi pecado.

—No se trata de perdonar nada. Está en su derecho, es su vida, es su decisión —le dijo ella—. Sólo que bien pensado hay dos cosas...

Celia se interrumpió sin acabar la frase.

—¿Qué dos cosas?

—Bueno, no hace mucho rato usted mismo reconoció que le gustaría ser el primero en descubrir la causa de la enfermedad de Alzheimer, pero que es muy posible que otros lleguen antes que usted.

Martin se echó atrás, mirando de frente a Celia; dobló la chaqueta y se la puso debajo de la cabeza a modo de cojín.

—Hay otras personas que investigan lo mismo que yo. Sé de un alemán, de uno que trabaja en Francia y de otro que investiga en Nueva Zelanda. Todos son buenos y los cuatro estudiamos por el mismo camino. Es imposible saber cuál de los cuatro está más avanzado.

—Es decir, que es una carrera —concretó Celia—. Una carrera contra reloj.

Su voz se había endurecido sin darse ella cuenta.

—Sí, pero es lo normal en ciencia.

—¿Tienen los otros más facilidades o más personas que les asistan que usted?

Él reflexionó un momento.

—Supongo que el que trabaja en Alemania tiene las dos cosas mejor que yo. De los otros dos no estoy seguro.

—¿Cuánto espacio tiene usted actualmente en el laboratorio?

—En total —calculó Martin— unos noventa metros cuadrados.

—¿No iría más rápido, no trabajaría con mayor eficacia si contara con un espacio cinco veces mayor, además de con todos los aparatos que ello implicaría, y con un equipo de unas veinte personas, en vez de las dos o tres que le asisten actualmente?

Al terminar de hablar, Celia se dio cuenta de que la atmósfera entre los dos acababa de sufrir un cambio radical. Aquello ya no era una inocente merienda en el campo. Ahora había una sutil lucha de intelectos y voluntades. «En fin —pensó Celia—, para eso he venido a Inglaterra, no para divertirme. Y a Cambridge, también.»

Martin la miraba con asombro.

—¿Lo dice en serio? ¿Cinco veces más espacio y veinte asistentes?

—¡Claro que lo digo en serio! —exclamó Celia y añadió con cierta impaciencia—: En la industria de los fármacos no bromeamos.

—No, claro —balbuceó él—. Usted dijo que había dos cosas. ¿Qué es la otra?

Celia vaciló unos instantes. ¿Debía proseguir? Sabía que lo que acababa de decir había causado una honda impresión en Martin. ¿Iba a echarlo a perder ahora con lo que estaba a punto de añadir? Una vez más se acordó de Andrew.

—Se lo diré groseramente, a la americana —le espetó entonces Celia—. Se lo diré a sabiendas que la gente como usted no trabaja por dinero. Pero si usted aceptara el puesto de director del instituto de la Felding-Roth, ganaría unas doce mil libras anuales, más las primas, que a veces son realmente sustanciosas. Sospecho que eso sería cinco veces más de lo que gana actualmente. Y después de haber estado en su casa y de haber visto cómo viven sus padres, me doy cuenta de que un poco más de dinero contante y sonante no le vendría nada mal para ayudarlos. Para mandarles una enfermera más a menudo, por ejemplo, para trasladar a su madre a un entorno más estimulante...

—¡Basta! —gritó Martin, levantándose y hecho un basilisco—. ¡Demonio! ¡Qué mujer es usted, Celia! Sé muy bien lo que se puede hacer con el dinero. Y no me venga con el cuento de que la gente como yo no piensa en el dinero. A mí el dinero me preocupa mucho, y lo que usted acaba de decirme, me ha dejado turulato. Usted trata de aprovecharse de las circunstancias y de tentarme...

Ella le atajó:

—¡No diga ridiculeces! ¿Tentarle? ¿Aprovecharme?

—Aprovecharse de la situación de mis padres, de lo que ha visto. Y por eso me ofrece la manzana dorada, juega a Eva tentando a Adán. Y en el paraíso, para colmo —añadió echando una mirada alrededor suyo.

—La manzana no está envenenada —siguió en voz baja Celia— y en la barca no hay serpiente. Mire, perdone si...

Martin la interrumpió con brusquedad.

—¡No se haga la mosquita muerta! Usted es una mujer de negocios que sabe perfectamente lo que se trae entre manos. ¡De sobra lo sabe! Y no tiene escrúpulos, eso es lo peor.

—¿Lo dice en serio? —preguntó Celia sinceramente sorprendida ante la acusación.

—Sí —contestó él con contundencia.

—Bueno —dijo Celia, decidida a sacar el máximo de la situación creada—. Admitamos que así sea. ¿No queremos los dos la misma cosa? ¿Encontrar el péptido cerebral que nos explique la causa de la enfermedad de Alzheimer? ¿No busca usted la gloria? ¿Trato yo de darle gato por liebre?

—Eso no —admitió Martin sonriendo, esta vez con cierta sorna—. Espero que le paguen bien, Celia. Hablando a la americana, como a usted le gusta, he de decirle que está haciendo su trabajo admirablemente.

Martin se puso en pie y dijo:

—Vamos. Es tarde.

Regresaron navegando río abajo, en silencio; Martin hundía la pértiga con una furia muy distinta de la fuerza que había demostrado en el viaje de ida. Celia se preguntó si no había llevado las cosas demasiado lejos. Cerca del embarcadero de la ciudad, Martin dejó que la corriente arrastrara la barca. Se apoyó en la pértiga y desde arriba contempló a Celia frunciendo el ceño.

—La respuesta todavía no la conozco. De momento sólo sé que me ha sacado de quicio con sus propuestas —le dijo.

Martin dejó a Celia en la estación de Cambridge cuando todavía no anochecía. Se despidieron ceremoniosamente, con tensión. El tren en que regresó Celia se paraba en todas las estaciones y el viaje se hizo larguísimo. Llegó a Londres, esta vez a la estación de King's Cross, cuando eran las once y media de la noche. Tomó un taxi hasta Berkeley y llegó a su hotel un poco antes de medianoche.

Celia pasó el viaje intentando reconstruir lo que había ocurrido durante el día. Sobre todo la parte que había tenido ella personalmente. La acusación de Martin la había desconcertado: «No tiene escrúpulos», le había dicho. Celia trató de contemplarse en un improvisado espejo mental y acabó admitiendo que quizás era cierto. No tenía escrúpulos, era cierto.

Pero, se dijo, a veces la falta de escrúpulos era necesaria. Necesaria sobre todo para una mujer que quisiera conseguir hacer carrera profesional y llegar a donde ella, Celia, había llegado. Eso era obvio.

Además, se dijo, la falta de escrúpulos no era lo mismo que la deshonestidad. Al menos necesariamente. En el fondo consistía en un compromiso serio y sin vacilaciones con negocio, en tomar decisiones desagradablemente duras, en abrirse paso para llegar a lo esencial y en librarse de un exceso de miramiento hacia los demás. Y lo que era muy importante: si quería continuar haciendo carrera y llegar a la cima, le haría falta ser todavía más dura, tener menos escrúpulos que hasta entonces.

Entonces, si la falta de escrúpulos era una realidad del mundo de los negocios, ¿por qué la acusación de Martin le había hecho tanta mella? Posiblemente porque ella respetaba y admiraba a Martin y le hubiera gustado, por tanto, que él sintiera lo mismo hacia ella. ¿La respetaba y admiraba él? Celia no estaba segura de ello, y tendía a pensar que no, visto lo que había sucedido aquella tarde.

¿Importaba la opinión que Martin tuviera de ella? La respuesta era un no rotundo. Por un motivo: en Martin había algo todavía infantil, a pesar de sus treinta y dos años. Celia recordó haber oído decir que los científicos que se dedican a la investigación «pasaban tanto tiempo aprendiendo que no tenían tiempo para nada más y, en cierto modo, eran niños para el resto de sus vidas». Algo de esto era obvio en Martin. Celia estaba segura de que del mundo sabía más ella que él.

¿Qué era lo importante en todo aquello? Los sentimientos de Martin desde luego que no, y los de ella tampoco. Lo importante era el resultado de lo ocurrido aquella tarde.

Sí, eso era lo único que importaba.

En cuanto al resultado, entonces... Celia suspiró..., no se sentía muy optimista. Era casi seguro que había hecho lo que Sam le había advertido que no debía hacer, lo había echado todo a perder hablando como un vulgar tendero. Cuanto más pensaba sobre ello, más deprimida se sentía. Llegó al hotel de muy mal humor.

En recepción, la saludó el conserje.

—Buenas noches, señora Jordan. ¿Ha pasado bien el día?

—Sí, gracias —contestó Celia, pensando que sólo era verdad a medias.

Al darse la vuelta para tomar la llave, el conserje le dijo:

—Por cierto, señora Jordan, este recado llegó hace unos minutos. Es de un señor que la ha llamado por teléfono. El recado lo he tomado yo mismo. No se entiende demasiado, pero el señor dijo que usted ya sabría de qué iba la cosa.

Con cansancio y sin excesivo interés, Celia echó una mirada a la hoja de papel. De pronto sus ojos quedaron clavados en él:

«Todo tiene su momento, incluso para groseros americanos que vienen a hacernos regalos. Gracias. Lo acepto. MARTIN.»

Contra su costumbre, y ante la obvia desaprobación del conserje, Celia lanzó un grito en medio del vestíbulo del hotel Berkeley que resonó por todo el edificio:

—¡Vivaaa!

CAPÍTULO XI

Pocos días antes del domingo en que Celia hizo la excursión a Cambridge, Sam y Lilian Hawthorne habían ido a París y de allí habían regresado directamente a Nueva York. Por eso Celia tuvo que esperar hasta el lunes, a las 3 y media, hora inglesa, para ponerse al habla con Sam y comunicarle la buena nueva.

A lo que Sam reaccionó con verdadero entusiasmo y le dijo:
—Estoy encantado y a la vez muy sorprendido, Celia. ¿Cómo diablos lo conseguiste? ¡Eres increíble!
Celia había esperado la pregunta, que contestó con sumo tacto:
—Mira: no sé si te va a gustar cómo lo hice.
Entonces le contó la conversación sobre dinero que había tenido con Martin y cómo fue el dinero, más que nada, lo que influyó en su decisión de cambiar de parecer.
Del otro extremo de la línea se oyó un gemido y la voz de Sam que decía:
—¡Vaya, chica, perdona!... ¡Pero pensar que fui yo quien te advirtió que no mencionaras la cuestión del dinero!... ¡Qué plancha!
—¡Cómo ibas a saberlo! —se apresuró a tranquilizarle ella—. Yo tanteé la situación, descubrí los problemas que Martin tenía en la vida práctica y, de pasada, me merecí que él me acusara de persona sin escrúpulos.
—¡Es igual! Lo importante es que hayas logrado lo que deseábamos y dábamos por imposible. Debí de hacerlo como tú, pero no tuve la perspicacia e intuición que hacían falta.
Celia pensó: «Ni tampoco a Andrew que te aconsejara.» En voz alta exclamó:
—¡Por Dios, Sam! ¡Deja de echarte las culpas encima! Es absurdo.
—De acuerdo, pero tienes que prometerme una cosa.
—¿Qué? —preguntó ella.
—Si alguna vez tú y yo no estamos de acuerdo en algo importante, prométeme que me recordarás el incidente de esta vez, que tú tuviste razón y que yo me equivoqué.
—Espero que no haga falta jamás —indicó Celia.
Sam cambió de tema.
—Regresarás esta semana, ¿verdad?
—Pasado mañana. Me gusta Londres, pero echo a faltar a Andrew y a los niños.
—¡Estupendo! Tómate unos días de asueto en cuanto llegues; luego, a las pocas semanas, tendrás que volver a Inglaterra. Hay que hacer varias gestiones antes de poder abrir el instituto; necesitamos encontrar un buen gerente, entre otras cosas. No quiero que Martin malgaste sus energías y su gran talento en detalles administrativos.
—En esto estoy de acuerdo —señaló Celia.
—Otra cosa: estos días en París conseguí la patente de una droga francesa nueva. Todavía está en fase de prueba y tardarán dos años hasta ponerla a punto. Pero parece muy prometedora.
—¡Felicidades! ¿Cómo se llama?
—Se llama Montayne —contestó Sam—. Otro día te daré más detalles sobre ella.

El resto del año 1972 y todo el 1973 fueron unos meses muy estimulantes para Celia. Viajó varias veces a Inglaterra, donde pasó largas temporadas, semanas enteras. Dos de los viajes los hizo acompañada de Andrew; y en otro, Lisa y Bruce pudieron agregarse a ellos por unos días. Andrew tuvo la oportunidad de conocer a Martin; los dos hombres simpatizaron y Andrew le dijo a Celia:

—A Martin lo único que le hace falta es una mujer como tú. Espero que la encuentre pronto.

Durante la visita de los niños, y en las horas libres de Celia, se dedicaron todos juntos a visitar monumentos y lugares históricos a los que «exprimieron», según palabras de Celia.

Bruce ya tenía doce años y demostró poseer un gran sentido de la historia. Un domingo por la mañana, cuando visitaban la Torre de Londres, declaró solemnemente:

—La clave de todo está aquí, mamá, para el que quiere comprender. Aquí puede verse lo que se hizo mal y el porqué. Se puede aprender muchísimo de los errores del pasado.

—Tienes razón —contestó Celia—. La pena es que son pocos los que se den cuenta.

La fascinación de Bruce por la historia continuó con creces durante la visita a Cambridge, que hicieron guiados por Martin. Celia trataba a Martin con cierta regularidad durante las largas temporadas que pasaba en Inglaterra, aunque no tanto como hubiera sido de esperar a causa de la distinta naturaleza de sus respectivos trabajos.

Una vez tomada la decisión de trabajar en Felding-Roth, Martin se hizo cargo de las cosas con energía y entusiasmo, y demostró estar muy al tanto de lo que podía exigir en cuanto a aparatos y a equipo asistente. Lo primero que hizo fue contratar a otro químico especializado en ácidos nucleicos, un tal doctor Rao Sastri, paquistaní de nacionalidad, al que nombró subdirector de la sección científica. Contrató a varios técnicos especializados, entre los que había un perito en cultivos de células y otro en la separación electroforética de proteínas y ácidos nucleicos. Se encargó a una mujer la supervisión y el mantenimiento de los centenares de ratas y de conejos destinados a los experimentos.

En sus visitas a Harlow, Martin discutió sobre la ubicación de los laboratorios, sobre el personal y sobre el utillaje que debía instalarse en los edificios que se estaban acondicionando. De todos modos, estas visitas de Martin siempre eran breves, porque éste continuaba ocupado con sus experimentos en Cambridge. Aparte estas visitas ineludibles, Martin dejó bien claro que no pensaba dedicar tiempo a las cuestiones administrativas o de organización que otras personas estaban capacitadas para llevar tan bien o mejor que él. Estrategia apoyada por Sam y por Celia.

Ésta contrató un gerente que se llamaba Nigel Bentley. Era un tipo bajito, delgado, de constitución un poco pajaril, que ya había cumplido los cincuenta años. Bentley acababa de jubilarse de las fuerzas aéreas de Su Alteza Real, donde había trabajado como gerente de un gran hospital. Las calificaciones del ex oficial para el nuevo puesto parecían idóneas y demostró en seguida haber comprendido lo que se esperaba de él.

Celia oyó como Bentley decía a Martin:

—Cuanto menos le moleste, señor, es decir, cuanto menos nos veamos, mejor estaré haciendo mi cometido.

A Celia le causó buena impresión esta frase, y le gustó el tratamiento de «señor» dirigido a Martin. Era obvio que Bentley había comprendido qué relación se le pedía que mantuviera con Martin, a pesar de ser mucho más joven que él.

Entre los viajes a Inglaterra, y durante una larga estancia en Estados Unidos, un hito importante de la vida de Celia (por lo menos así lo interpretó ella) tuvo lugar. Fue en septiembre de 1972, cuando acompañaron a Lisa al nuevo internado en que iba a completar sus estudios. Lisa tenía catorce años y la idea de abandonar el hogar la excitaba considerablemente. La escuela era la famosa Emma Willard, en el estado de Nueva York, y toda la familia la acompañó. La noche anterior, mientras cenaban en casa, Celia preguntó nostálgicamente a Andrew:

—¿Qué ha sido de todos esos años?

Pero fue Lisa, la de mayor sentido práctico, quien contestó:

—Pasaron mientras tú conseguías los ascensos en tu carrera, mamá. Me imagino que cuando acabe la escuela, tú ya ocuparás el sitio del señor Hawthorne.

Todos se rieron mucho de tal ocurrencia y el buen humor duró hasta el día siguiente cuando, junto con las otras chicas y sus familias, fueron introducidos en la belleza y las tradiciones de la escuela de Emma Willard.

A las dos semanas, Celia estaba de vuelta en Inglaterra. Sam Hawthorne estaba muy ocupado en otros asuntos, y le había dejado casi toda la responsabilidad del sector inglés a ella.

El instituto de investigación de la Felding-Roth fue inaugurado oficialmente en febrero de 1973, mes en que el trabajo de investigación sobre la enfermedad de Alzheimer que Martin había estado haciendo en Cambridge fue trasladado a Harlow.

La compañía había acordado que de momento en el instituto de Inglaterra no se iniciaría ningún otro proyecto. El motivo lo había expuesto Sam confidencialmente en una reunión de la junta directiva:

—El proyecto que tenemos actualmente entre manos se encuentra en una fase crítica y altamente esperanzadora para nosotros. Sus posibilidades comerciales son enormes. Vale la pena concentrarse en él.

La inauguración de Harlow se celebró sin excesiva publicidad.

—El tiempo para celebraciones llegará cuando tengamos algún resultado de que presumir —declaró Sam en su discurso de inauguración.

¿Cuándo sería eso?

—Déjeme dos años —le había dicho Martin a Sam y a Celia.

Después de la inauguración del instituto, los viajes de Celia a Inglaterra fueron menos frecuentes y más cortos. Al principio siguió yendo para ayudar a solucionar los problemas iniciales de funcionamiento. Fue como delegada de Sam Hawthorne, pero, en general, Nigel Bentley se mostró a la altura de la confianza que se había depositado en él como gerente. De Martin no había más nuevas de las que se recibieron a través de los informes de Bentley.

En las oficinas centrales de la compañía, de Nueva Jersey, Celia continuó ocupando el cargo de asistenta especial del presidente y trabajando en los menesteres que le confiaba Sam.

Durante este tiempo reventó el putrefacto forúnculo de Watergate. Celia y Andrew lo siguieron, como el resto de la nación, por las noticias y reportajes televisados a diario por las noches. Como millones de otras personas, no resistieron la fascinación del drama. Celia no pudo menos de recordar cómo la primera vez que había leído sobre Watergate, en el coche de Sam, camino de Cambridge, había doblado el periódico convencida de que no tenía ningún interés.

La tensión del drama llegó a su cúspide a fines del mes de abril, cuando dos arrogantes asistentes personales de Nixon, Haldeman y Ehrlichman, fueron separados en un intento del presidente por salvar su buena imagen. Pero en octubre, el propio vicepresidente, Agnew, fue obligado a dimitir, debido también a acusaciones de cohecho y corrupción, que nada tenían que ver con Watergate. Finalmente, diez meses después, Nixon se convirtió de mala gana en el primer presidente de Estados Unidos que dimitía. Como observó Andrew:

—Diga lo que diga la historia de él, por lo menos tendrá el honor de ser el único presidente norteamericano que se ha merecido un lugar en el *Libro de Récords de Guinness.*

El sucesor de Nixon se apresuró a eximirle, por decreto, de toda responsabilidad criminal y del consiguiente juicio. Al preguntársele si la decisión no obedecía a una operación de regateo político, el nuevo presidente contestó:

—No, en absoluto. No ha habido regateo de ninguna clase.

Al verlo y oírlo, Celia preguntó a Andrew:

—¿Tú te lo crees?

—No.

Y ella dijo con contundencia:

—Yo tampoco.

Por ese tiempo, Bruce también abandonó el hogar para ingresar en un internado de Pottstown, en el estado de Pennsylvania.

Hasta el año 1975, los asuntos de la empresa Felding-Roth, sin llegar a niveles espectaculares, se mantuvieron sobradamente a flote. Sus finanzas fueron vigorizadas gracias a dos fármacos producidos en los laboratorios de la misma compañía: un antiinflamatorio reumático y un bloqueador beta, llamado Acompasón, fármaco ideado para aminorar la velocidad de los latidos del corazón y reducir la presión sanguínea. El fármaco para combatir la artritis reumática tuvo un éxito moderado, mientras que el Acompasón resultó ser un producto excelente que salvaba vidas y que se propagó por todo el país.

El Acompasón hubiera ayudado todavía más las finanzas de la empresa de no ser por la morosidad del departamento gubernamental encargado de dar las licencias de fabricación y comercialización. Según la empresa, tardaron dos años de más hasta concederles el permiso.

Según palabras del director de investigación de Felding-Roth, los del departamento gubernamental de Sanidad «estaban aquejados de una contagiosa desgana a tomar decisiones de ninguna clase». Opinión repetida por otras firmas farmacéuticas. Corrió el rumor de que un funcionario del departamento exhibía con orgullo una placa en la que rezaba el famoso lema del mariscal Pétain de Francia, durante la primera guerra mundial: «No pasarán.» En todo caso, el lema resumía acertadamente el complejo de actitudes y prejuicios demostrados por este sector de la administración.

Durante este tiempo se puso en boga la frase «desfase del sector farmacéutico» para referirse al hecho de que en Estados Unidos no se encontraban fármacos de importantes efectos curativos populares y corrientes en otras partes del mundo.

Sin embargo, cuando alguien trataba de hacer entrar en razón al departamento gubernativo, la respuesta era invariablemente: «Recordad la Talidomida.»

Sam Hawthorne abordó el tema en un discurso pronunciado durante un congreso general de la empresa.

—Nadie discute la enorme importancia de leyes que salvaguarden la salud pública y pongan coto a la avidez de novedades de la industria farmacéutica. Pero al querer enmendar la situación, se nos ha colocado en el extremo opuesto, con consecuencias similarmente perjudiciales para todos. La falta de decisión burocrática se ha convertido en una plaga nacional y a los críticos de nuestra industria que sacan a relucir el tema de la Talidomida, yo les digo que actualmente el número de los que han sufrido o muerto a consecuencia de la morosidad gubernativa excede en mucho al número de víctimas de la Talidomida. Actualmente son demasiados los que sufren a causa de la indecisión del gobierno antes de conceder permisos para fármacos altamente beneficiosos.

El discurso fue duro y significó el comienzo de un debate que iba a durar muchos años.

En Felding-Roth se estaba a la expectativa de un prometedor nuevo proyecto.

Se trataba de las negociaciones emprendidas por Sam para obtener la patente del nuevo fármaco francés, Montayne, que, de todos modos, no había llegado todavía a la fase de seguridad y eficacia requeridas por la ley gala para ser fabricado a escala comercial. Faltaba mucho, por tanto, para que se pudiera cursar la solicitud al correspondiente departamento norteamericano.

Montayne era un medicamento para evitar los mareos de las mujeres embarazadas; era un producto muy prometedor, en especial para las mujeres que trabajaban y que, a causa de esos mareos matinales, a menudo no podían presentarse al trabajo, con el subsiguiente riesgo para sus carreras profesionales. El fármaco había sido descubierto en los laboratorios Gironde-Chimie, firma famosa, y sus descubridores estaban convencidos de la excelencia de sus cualidades. Lo habían administrado a un gran número de animales y a un grupo de personas voluntarias sin que hubieran surgido complicaciones defraudantes. Sin embargo, el director de los laboratorios Gironde-Chimie había escrito confidencialmente a Sam:

«Debido a los accidentes ocurridos en el pasado y a la fragilidad de las personas a que este fármaco va destinado, nos vemos en la necesidad de ser extremadamente cautelosos. Por eso hemos decidido hacer varias pruebas más en distintos tipos de animales y también en personas. Lo que va a retardar el proceso.»

Ante el clima en que estaban viviendo por aquellos tiempos, Sam estuvo de acuerdo en extremar las precauciones. Lo cual significó que Felding-Roth se vio obligada a esperar la luz verde de los franceses para poder comenzar a trabajar con Montayne.

TERCERA PARTE

1975-1977

CAPÍTULO I

El doctor Vincent Lord se enfrentaba a muchos problemas que eran imaginarios, pero también a otros que eran reales.

Uno de ellos era el del Departamento de Sanidad.

El departamento gubernativo que se encargaba de conceder los permisos para comercializar los fármacos podía compararse a una laberíntica carrera de obstáculos. Carrera que todos los medicamentos nuevos, y sus defensores, tenían que correr para conseguir la aprobación gubernativa. Había fármacos que jamás conseguían la aprobación; que no lograban llegar a la meta. Y como normalmente los defensores de éstos eran las empresas que habían financiado su descubrimiento o fabricación, y que esperaban un día ponerlos a la venta pública, las grandes compañías farmacéuticas estaban en guerra con el Departamento de Sanidad. Guerra que a veces no llegaba nunca a ser declarada, se reducía a breves y esporádicas incursiones de tipo científico intelectual en territorios ajenos.

Sin embargo, para Vincent Lord la guerra estaba claramente declarada.

Parte de su trabajo en Felding-Roth consistía en solucionar y conducir los necesarios trámites con tal departamento gubernativo. Trabajo que Lord odiaba de todo corazón. Odiaba, o mejor dicho, menospreciaba a la gente que trabajaba allí. Uno de sus problemas era que, para llegar a algún resultado, era imperativo disimular estas antipatías. Cosa que se le hacía muy difícil, y a veces imposible.

Como es natural, el doctor Lord adolecía de ciertos prejuicios. Como les ocurría a muchos empleados en industrias similares que debían tener tratos con el susodicho departamento.

Prejuicios que, a veces, estaban justificados. Y que a veces no lo estaban.

Eso era debido al hecho que de este departamento se esperaban funciones diversas y contradictorias.

Por un lado se esperaba que ejerciera de guardián de la salud pública; se consideraba que su deber era proteger a los inocentes de la excesiva codicia, de la indiferencia, o del descuido criminal en que a veces caían las firmas farmacéuticas, que en el fondo sólo pensaban en la manera de conseguir altos beneficios económicos. Por otro lado, el departamento era quien se encargaba de conceder los permisos para los nuevos fármacos, como el ángel guardián de la llave del cuerno de la abundancia para determinadas empresas y para el público: cuando se trataba de autorizar espléndidos y nuevos fármacos que iban a representar la solución para indecibles sufrimientos.

Otra de las funciones del departamento era el de ser chivo expiatorio, víctima de las furias de toda clase de gente crítica, como asociaciones de consumidores, periodistas, escritores, abogados, etc., de personas interesadas en acusar al departamento de ser excesivamente severo o demasiado tolerante. Además, el departamento servía a menudo de plataforma política para congresistas y senadores que buscaban una manera fácil de hacer sonar sus nombres en la radio, en la televisión o en los periódicos.

Añádase a todo esto que el departamento era un desbarajuste burocrático, agobiado de trabajo, con demasiado personal en determinados sectores, y demasiado poco en otros muy importantes, con médicos y científicos mal pagados y trabajando demasiado.

Sin embargo, lo verdaderamente asombroso era que el departamento hacía bien su trabajo, cumplía perfectamente su misión *grosso modo.* Sin embargo, no podía negarse que tenía defectos y fisuras.

Uno de ellos era lo que se denominaba «el desfase en el campo de los fármacos».

Las dimensiones del desfase dependían del criterio del crítico que lo comentara, pero su existencia no la negaba nadie, ni la propia administración.

Vincent Lord fue víctima de este desfase durante los trámites de solicitud y obtención de autorización del Acompasón, el excelente medicamento para los cardiacos y los que sufrían de hipertensión. El fármaco se utilizaba con éxito en Inglaterra, Francia, Alemania occidental y otros países.

El Departamento de Sanidad exigía que, antes de ponerlo a la venta en Estados Unidos, se hicieran las correspondientes pruebas en suelo norteamericano. Requisito que nadie discutía, ni el propio Vincent Lord.

Contra lo que protestaban era contra los dos años adicionales que tuvieron que esperar, después de haber hecho las pruebas y de haber comprobado sus excelentes resultados.

En 1972, Felding-Roth entregó los trescientos tomos, de un total de 125.000 páginas, de la solicitud de un nuevo fármaco, al susodicho departamento. Era el material exigido por la ley y en él se hallaba toda la información sobre los dos años de pruebas con animales y seres humanos que se habían realizado en Estados Unidos.

La información entregada era completísima, y no dejaba nada que desear, y sin embargo, se sabía, aunque nadie lo dijera, que difícilmente se hallaría una persona en el Departamento de Sanidad capaz, o con tiempo, de leerse los trescientos volúmenes de la solicitud. Cantidades similares de páginas escritas se recibían con frecuencia en el departamento, provenientes de otras firmas farmacéuticas que también solicitaban autorizaciones para sus fármacos.

Del personal científico-médico del departamento se nombraba a un responsable para cada una de las solicitudes. Para la solicitud del Acompasón se nombró a un tal Gideon R. Mace, que hacía un año que trabajaba en él.

El doctor Mace sería asistido por otros especialistas científicos del departamento, siempre que tuvieran tiempo después de trabajar en otros fármacos.

Además, a veces, se convocaba a los científicos de Felding-Roth y se les pedía aclaraciones sobre determinados detalles o aspectos de la solicitud. Era normal.

Lo que parecía menos normal era el ritmo de trabajo y la actitud demostrada por el doctor Mace. Su ritmo parecía el de un caracol. Y para colmo, daba la impresión de ser un hombre mezquino, irracional y peleón.

Así fue como el nombre de Gideon Mace se añadió a la lista de las personas del Departamento de Sanidad despreciados por Vincent Lord.

Personalmente éste había supervisado el *dossier* informativo del Acompasón y creía que era de los más completos y exhaustivos jamás entregados a Sanidad por la empresa. De ahí que, al ver que pasaban los meses sin respuesta ninguna, su frustración llegara a límites insoportables. Finalmente, cuando Mace dio señales de vida, fue para inquirir sobre una serie de minucias triviales y más tarde —según palabras de uno de los asistentes de Lord— «dio la impresión de complacerse en preguntar por el sentido de las comas, de detalles que nada tenían que ver con el aspecto científico». Para colmo, Mace exigió que le suplieran una serie de datos que ya se encontraban en el informe entregado, lo que demostraba que Mace no se lo había leído, ni preocupado de preguntar sobre su contenido a otros. Una vez se le hubo expuesto la situación, el tipo tardó semanas en reconocerla, y al hacerlo lo hizo en forma sumamente desabrida.

Finalmente, Vincent Lord no tuvo más remedio que tomar cartas en el asunto y presentarse personalmente en las oficinas del Departamento de Sanidad.

Las oficinas estaban ubicadas en un sitio de difícil acceso, en Maryland, unos veinticinco kilómetros al norte de Washington, a una hora de coche de la Casa Blanca o del Capitolio. Consistían de un feo edificio de ladrillos, en forma de E, construido con escasos medios en los años sesenta, y desde el punto de vista arquitectónico, totalmente falto de imaginación.

En las oficinas trabajaban unas siete mil personas, eran unas piezas de reducidas dimensiones, abarrotadas de objetos. Muchas ni tenían ventanas. Se veían montones de papeles por todas partes. Parecía inconcebible que en el mundo se hubiera podido rellenar de letra tanto papel. La pieza destinada a la correspondencia era una auténtica pesadilla. El papel llegaba en aludes, y aunque también lo había que se movía hacia el exterior, el que entraba parecía superar mil veces al que salía. En los pasillos se veía a los carteros tirando de carretillas llenas de papeles de todas clases.

El doctor Gideon Mace trabajaba en una pieza que parecía un armario, de la décima planta. Cumplidos los cincuenta años, Mace era un hombre flaco y larguirucho, con un cuello largo que provocaba desagradables referencias a las girafas. Tenía la cara colorada y la nariz cubierta de venas azuladas. Llevaba gafas y miraba de una forma torcida que hacía pensar que era hora que volviera al oculista. Su trato era brusco. Tendía a hablar con sarcasmo y a hacer comentarios corrosivos sobre cualquier cosa. Normalmente llevaba un viejo traje gris arrugado y una corbata descolorida.

Al entrar Vincent Lord en su cuarto, Mace tuvo que sacar un montón de papeles de una silla para que el director de investigación científica de Felding-Roth pudiera tomar asiento.

—Por lo visto hay dificultades con el Acompasón —comenzó diciendo Lord, tratando de ser simpático—. Y he venido a informarme del motivo.

—El informe de la solicitud está muy mal hecho —le espetó Mace—. Y no me da la información que necesito.

—¿En qué sentido está mal hecho? —preguntó Lord—. ¿Y qué más necesita saber?

Mace no hizo caso de la primera pregunta y contestó la segunda:

—Todavía no lo he decidido. Ya se lo comunicaré.

—¿Cuándo?

—Cuando tenga tiempo.

—Sería más conveniente, y tal vez ahorraríamos tiempo —dijo Lord—, si tuviera la amabilidad de indicarme dónde residen los problemas.

Lord estaba haciendo un esfuerzo sobrehumano para no estallar.

—Yo no tengo problemas —rehusó sarcásticamente Gideon Mace—. Usted sí. Y dudo mucho que el fármaco no sea nocivo para la salud pública; seguramente es cancerígeno. Y en cuanto a ahorrar tiempo, a mí eso no me concierne. No hay prisa. Hay tiempo de sobra.

—Para usted —replicó Lord—. Pero piense en las personas que sufren del corazón y que necesitan tomar el Acompasón. En Europa ha salvado varias vidas, el fármaco fue autorizado hace tiempo. Aquí también nos hace mucha falta.

Mace sonrió mezquinamente.

—Y de paso Felding-Roth hará su agosto, ¿eh?

—Eso a mí no me concierne —indicó Lord.

—Si usted lo dice... —observó Mace con escepticismo—. Pero a mí me da la impresión de que usted es mejor vendedor que científico.

Vincent Lord continuó haciendo esfuerzos por no estallar de indignación.

—Hace un momento hablaba de la posible peligrosidad del fármaco. En el informe queda indicado que los efectos secundarios son mínimos, ninguno es realmente peligroso, y no hay rastro de elemento cancerígeno. Por tanto, tenga la bondad de decirme en qué se basan sus dudas.

—Ahora no puedo —señaló Mace—. Todavía tengo que pensarlo mejor.

—Y así retrasa tomar una decisión.

—Exactamente.

—Según la ley tiene un plazo de seis meses... —le recordó Lord al funcionario.

—No me dé lecciones sobre leyes —le atajó Mace—. Me las sé de sobra. Y si yo decido desautorizar su fármaco temporalmente, ustedes estarán obligados a redactar otro informe y otra solicitud. El tiempo empleado hasta ahora no contará para nada. Tendrán que volver a empezar de cero.

Era cierto. Era una de las maneras con que el departamento retardaba tomar decisiones sobre fármacos dudosos. Aunque a veces también se servían del truco por razones menos profesionales, por un capricho de un funcionario o simplemente para fastidiar.

Lord estaba a las últimas y dijo:

—No tomar decisiones es lo más seguro para ustedes los burócratas, ¿eh?

Mace sonrió y no contestó.

La entrevista no dio resultado, fuera de incrementar la frustración de Vincent Lord. Y de hacerle tomar una decisión: investigar sobre el doctor Mace. A veces uno podía enterarse de algún dato útil.

Durante los siguientes meses, Lord tuvo varias oportunidades de volver a las oficinas de Sanidad de Washington. Y cada vez, a través de cautelosas preguntas a funcionarios próximos a Mace, consiguió recoger algún que otro dato interesante sobre él.

Mace había conseguido encontrar defectos en uno de los estudios del informe de Felding-Roth y los había obligado a rehacerlo: una serie de pruebas con enfermos cardiacos. Lord estaba convencido de que era una injusticia; repetir las pruebas costaba dinero y significaba perder un año entero. Hubiera podido objetar a la decisión de Mace, pero juzgó que, si objetaba, era posible que empeorara la situación, que la solicitud fuera dejada al margen o fuera rechazada completamente. Por tanto, aunque de mala gana, Lord dispuso que se repitieran las pruebas.

Informó a Sam Hawthorne de la decisión y le entregó los datos recogidos acerca de Gideon Mace.

—Mace es un médico fracasado —comunicó Lord a Sam—. Además es alcohólico, tiene apuros de dinero, en parte porque tiene que mantener a dos mujeres de las que se ha divorciado, por lo que trabaja por las noches y durante los fines de semana en un consultorio privado.

Sam reflexionó sobre lo que acababa de oír y finalmente preguntó:

—¿Qué quiere decir eso de médico frustrado?

Lord consultó sus notas.

—Desde que se licenció como doctor, Mace ha trabajado en cinco ciudades distintas, en consultorios de diversos médicos. Luego montó su propio despacho. De lo que he podido colegir, todos sus proyectos se fueron al agua a causa de su falta de tacto con la gente. No se llevaba bien con sus colegas y no soportaba a sus pacientes.

—Seguramente ellos tampoco le tenían excesiva simpatía, por lo que me dice —dijo Sam—. ¿Cómo consiguió el puesto en Sanidad?

—Ya sabe cuál es la situación del departamento. Tienen dificultades en reclutar personal.

—Es cierto —reconoció Sam.

Para Sanidad reclutar médicos siempre había sido un problema. Los sueldos que pagaba el gobierno eran ridículamente bajos, menos de la mitad de lo que cualquier médico ganaba trabajando en un consultorio privado. En cuanto a los científicos, la diferencia entre lo que se cobraba en Sanidad y lo que se cobraba trabajando en una empresa farmacéutica era simplemente abismal.

Además había otros factores. Uno de ellos era el prestigio. En el mundillo de los hombres de ciencia, trabajar para el Departamento de Sanidad no era demasiado bien visto. Quedaba mucho mejor trabajar para cualquiera de los institutos nacionales de Salud del gobierno, por ejemplo.

Una de las desventajas de los médicos que trabajaban en el departamento era que no podían disfrutar de una de las cosas que más satisfacción produce al médico profesional; a saber, del contacto directo con los pacientes. Un médico que trabajara para Sanidad tenía que contentarse con «la vivencia de segunda mano implicada en la lectura de los informes escritos por otros».

Y, sin embargo, a pesar de todo esto, lo sorprendente era que el departamento contara con un equipo de profesionales muy competentes y dedicados. Pero entre ellos también los había de categoría muy inferior. Era inevitable. Había los que no se habían abierto un camino en otras partes. Los amargados que preferían refugiarse en la soledad y en el aislamiento. Los que eludían el contacto personal con la gente. Los desequilibrados. Los alcoholizados. Los que sentían la necesidad de esconderse y de rehuir confrontaciones.

Saltaba a la vista que Mace era uno de éstos.

Sam preguntó:

—¿Qué puedo hacer yo? ¿Quiere que vaya a ver a alguien de la junta municipal?

Lord contestó:

—Yo de usted no lo haría. Los miembros de la junta ejercen el cargo por motivos políticos, salen y entran muy rápidamente. En cambio, los funcionarios están ahí toda la vida. Y no se olvidan de nada.

—Es decir, que tal vez nos salgamos con la nuestra respecto al Acompasón para luego salir malparados en las subsiguientes solicitudes —dijo Sam.

—Exactamente.

—¿Y sobre el alcoholismo de Mace?

Lord se encogió de hombros.

—La bebida ha sido la causa de sus fracasos matrimoniales. Pero por lo demás se las apaña. Va a trabajar puntualmente. El tipo funciona. Puede que guarde una botella en el cajón del escritorio, pero nadie le ha pillado bebiendo de ella durante el trabajo.

—¿Hacer horas extraordinarias en un consultorio privado no atenta a las normas?

—No —contestó Lord—. Lo hace en las horas libres. Puede que a la mañana siguiente se presente cansado en la oficina, pero eso no es delito. Otros médicos del departamento lo hacen.

—¿En qué podríamos pillarle entonces? —preguntó Sam.

—De momento en nada —contestó Lord—. Pero no olvide lo de sus apuros económicos, tener que pasar dinero a dos mujeres es una carga considerable. Y la gente con apuros de esta clase es capaz de hacer cosas muy raras. Ya veremos.

Sam miró detenidamente y con expresión reflexiva a su empleado.

—Me da la impresión de que se ha convertido en un fiel empleado de la empresa, Vincent. Me alegro de comprobarlo. Comprendo que lo que se trae entre manos respecto a este tipo no debe de ser muy placentero. Quiero hacerle saber que valoro los esfuerzos que está haciendo por el bien general de todos nosotros...

—Vaya... —dijo con sorpresa Vincent Lord—. Eso no se me había ocurrido. No había pensado sobre ello desde esta perspectiva. A mí lo único que me interesa es atar de manos a ese cabrón y conseguir la autorización para el Acompasón.

Vincent Lord, al pensar sobre ello, cayó en la cuenta de que Sam tenía razón. Hacía ya dieciocho años que trabajaba en Felding-Roth y, aunque de un modo inconsciente, sentía que la empresa era como su familia. Además, últimamente, había dejado de preocuparle lo de si había hecho bien en abandonar el mundo académico por el de la industria farmacéutica. Actualmente se concentraba más en reflexionar sobre sus esfuerzos para conseguir la eliminación de los radicales libres, en lo que no dejaba de trabajar siempre que los otros quehaceres se lo permitían. Las respuestas que Lord buscaba continuaban escapando, pero él estaba seguro de que estaban ahí y no estaba dispuesto a darse por vencido.

Además, ahora había surgido un nuevo incentivo para su trabajo. Su rival Peat-Smith, el director del Instituto de Harlow, Inglaterra. Lord todavía no había tenido la oportunidad de conocerlo, sólo sabía que el instituto en peso se dedicaba a buscar el mecanismo del envejecimiento cerebral. ¿Quién de los dos llegaría antes a descubrir algo realmente innovador?

Para Lord había significado un importante desengaño que no le concedieran ninguna clase de control o de autoridad sobre el instituto inglés. Pero Sam no había dado el brazo a torcer. Había insistido en que era absolutamente necesario que ambos institutos funcionaran totalmente por su cuenta. A fin de cuentas, pensaba ahora Lord, visto como iban las cosas, tal vez había sido una suerte que él no tuviera nada que ver con lo que sucedía en Harlow. Porque, al parecer, la investigación se había estancado, estaba resultando un fracaso, tampoco llegaban a ninguna parte.

En cambio, en el mundo farmacéutico norteamericano había mucho trabajo que hacer.

Respecto al doctor Gideon Mace, la oportunidad de «pillarle» que había estado esperando Lord llegó inesperadamente, aunque no a tiempo para poder acelerar el curso de la autorización del fármaco que el maldito doctor tenía entre manos. Sin embargo, el Acompasón fue aprobado definitivamente y puesto a la venta en 1974.

En enero de 1975, un día después de regresar de Washington, a donde Lord había tenido que ir por otros asuntos, tuvo una extraña llamada telefónica.

—Hay un individuo que desea hablar con usted —le dijo la telefonista—. Pero no quiere dar su nombre, aunque dice que a usted le interesará mucho hablar con él.

—Dígale que se vaya al... ¡No! Deje —se corrigió Lord, intrigado—. Páseme la llamada al despacho.

Una vez descolgado el auricular, dijo con voz seca:

—No sé quién es usted; hable rápido, de lo contrario voy a colgar.

—Tengo entendido que ha estado recopilando datos sobre el doctor Mace. Yo tengo unas cosillas interesantes que añadir —dijo una voz masculina y de acento culto.

—¿Qué tipo de cosas? —inquirió Lord, interesado.

—Mace ha cometido un delito. Con las pruebas que he recogido, se le puede encarcelar.

—¿Por qué cree que me interesa dar con él en la cárcel?

—Oiga, me ha dicho que vaya aprisa, y ahora es usted quien me sale con absurdos reparos. ¿Le interesa o no?

Lord recordó que a veces las líneas telefónicas estaban intervenidas y que, por tanto, era necesario ir con cautela.

—¿Qué clase de delito ha cometido el doctor Mace?

—Ha utilizado información del Departamento de Sanidad para jugar a la Bolsa y ganar dinero. Dos veces.

—¿Cómo puede probarlo?

—Tengo documentos que lo atestiguan. Si los quiere, estoy dispuesto a vendérselos por dos mil dólares, doctor Lord.

—¿Y no es un delito lo que usted hace?

La voz contestó sin inmutarse:

—Es muy posible que sí. Pero eso no viene a cuento.

Lord preguntó:

—¿Cómo se llama usted?

—Se lo diré cuando nos veamos en Washington.

CAPÍTULO II

El bar se encontraba en el barrio de Georgetown. Era un sitio elegante, decorado a base de pardos y rojos, con bonitas incrustaciones de bronce. Saltaba a la vista que era un lugar de citas para homosexuales. Al entrar Vincent Lord, varios ojos le miraron con obvio interés, tomando nota mental de sus aparentes cualidades, lo que a Lord le puso algo nervioso. Pero en seguida se le acercó un hombre joven.

—Buenas tardes, doctor Lord. Soy Tony Redmond. La voz del teléfono.

Lord murmuró unas palabras de reconocimiento y dejó que el otro le estrechara la mano. En el acto había reconocido al tipo: era uno de los empleados que con frecuencia había visto en el Departamento de Sanidad.

Redmond era un joven que apenas tenía treinta años, llevaba el pelo corto y rizado, tenía los ojos azules como un bebé y pestañas muy largas. En conjunto era un chico muy apuesto.

Redmond le señaló un puesto libre, una especie de cabina con dos bancos, y ambos se acomodaron, sentándose frente a frente. Redmond ya tenía una bebida servida y preguntó:

—¿Pido una bebida para usted, doctor?

Lord dijo:

—Prefiero hacerlo yo.

No había venido con la intención de convertir la entrevista en un encuentro cordial. Cuanto antes terminara, mejor.

—Yo trabajo como técnico médico en el Departamento de Sanidad —le aclaró el joven—. A usted le he visto entrar y salir de nuestra oficina varias veces.

Entonces Lord situó con exactitud al tipo. Trabajaba en el mismo sector de Mace, lo que explicaba cómo había conseguido la información sobre él.

Después de la primera llamada de Redmond, había habido dos llamadas más. En una de ellas se había discutido del dinero. Redmond se había mostrado inflexible en cuanto a la cantidad. Dos mil dólares a cambio de los documentos incriminatorios. La segunda llamada había servido para concretar el lugar y la hora de la cita. Redmond había escogido el lugar.

Unos días antes, Lord había ido a ver a Sam Hawthorne.

—Necesito dos mil dólares para adquirir unos datos que interesan a la empresa. Si quiere, le daré más detalles, pero en mi opinión es mejor que usted no se entere de qué se trata.

—Oiga, ese tipo de cosa no me hace ninguna gracia —dijo Sam—. ¿Se trata de algo poco honesto?

Lord reflexionó unos momentos:

—Digamos que se trata de algo poco ético, de lo que un abogado definiría como en el límite entre lo legal y lo ilegal. Pero le prometo que no es robar secretos, como hacen otras compañías.

Sam siguió vacilando, Lord insistió:

—Se lo digo si prefiere.

Sam sacudió la cabeza negativamente:

—No, no, le daré el dinero.

—Hágalo de manera que se enteren pocas personas; sobre todo que no lo sepa la señora Jordan —puntualizó Lord.

Sam contestó algo irritado:

—Eso lo decidiré yo. Bueno, le prometo que ella no se enterará —le concedió después.

Lord suspiró aliviado. Celia Jordan tenía una manera incómoda de indagar las cosas. Y era muy capaz de no estar de acuerdo con lo que él se proponía hacer.

Aquel mismo día Vincent Lord recibió un cheque de dos mil dólares, con un recibo que decía «por gastos de viaje».

Lord cambió el talón por dinero contante y sonante antes de partir para Washington. Puso el dinero en un sobre que se metió en un bolsillo de la americana.

Se acercó un camarero. Su trato era muy similar al de Redmond, a quien no dudó en llamar Tony. Lord pidió un gin con agua tónica.

—Simpático el sitio, ¿verdad? —dijo Redmond cuando se hubo ido el camarero—. Se considera *chic*. La mayoría de la gente que viene son de la universidad o trabajan en el gobierno.

—Me importa un comino quién frecuente el sitio —manifestó Lord—. A ver los documentos.

A lo que Redmond replicó:

—A ver el dinero.

Lord no respondió, limitándose a indicar con una señal que lo llevaba encima.

—Bueno, supongo que es de confianza —observó Redmond.

A su lado, en el banco, había una cartera. La abrió y sacó un gran sobre de papel marrón. Se lo dio a Lord.

—Están dentro.

La bebida que había pedido Lord llegó cuando él comenzaba a estudiar los documentos.

Sorbió de ella un par de veces mientras los leía.

Diez minutos más tarde levantó los ojos y dijo de mala gana:

—Es muy meticuloso en el trabajo.

—Claro —dijo Redmond—. Me alegro de que por fin me haga un cumplido. —Y sonrió.

Lord permaneció en silencio, sopesando las posibilidades.

El escenario referente al doctor Gideon Mace no presentaba problema. Redmond ya le había hecho un esbozo por teléfono. Los documentos que Lord acababa de leer aclaraban el resto.

Todo giraba en torno a una cuestión de patentes, de drogas vendidas con su nombre genérico y de los trámites del Departamento de Sanidad. Vincent Lord estaba de sobra familiarizado con las tres cosas.

Cuando expiraba la patente de un fármaco importante, cosa que habitualmente sucedía a los diecisiete años de la obtención de la patente, una serie de pequeños fabricantes trataban de obtener el permiso para producir el mismo fármaco en su forma genérica, a fin de venderlo a un precio inferior que el de la compañía que lo había promocionado originalmente. Si se obtenía tal permiso, los beneficios obtenidos de la venta del fármaco en su forma genérica eran enormes.

Pero para obtener el permiso se debía hacer una solicitud al Departamento de Sanidad, el cual, a su vez, autorizaba su producción y venta. La situación no cambiaba aunque el fármaco todavía estuviera en el mercado, autorizado por el mismo departamento desde hacía años.

El trámite que debía seguir la compañía que deseaba el permiso para vender el fármaco en su forma y con su nombre genérico era muy similar al otro: consistía de una solicitud abreviada.

Para cada uno de estos fármacos, con la patente a punto de expirar, había varias pequeñas compañías que solicitaban su reventa, una docena o más de ellas. Y los trámites tardaban tanto tiempo como para el fármaco en su forma original.

Se desconocía cómo se llegaba a decidir sobre la concesión de la fabricación y comercialización de este tipo de fármacos; lo que ocurría habitualmente era que se autorizaba primero a una de las compañías, y al cabo de poco tiempo se autorizaba a las demás. Ni decir tiene que la primera en conseguir la autorización era la que mayor tajada del pastel se llevaba.

Los beneficios para la primera compañía podían ser tan grandes, que si ésta tenía acciones en la Bolsa, éstas podían experimentar una súbita alza de valor, que a veces llegaba a doblarse de un día para otro.

De todos modos, como la mayoría de estas pequeñas compañías no figuraban en la lista de los grandes centros de la Bolsa, como, por ejemplo, el de Nueva York, sólo los muy entendidos se beneficiaban del alza, los que estaban en el secreto o los profesionales.

De ahí que fuera una de estas situaciones idóneas para los pícaros del ramo. Una persona al tanto de qué compañía iba a conseguir autorización para vender uno de estos medicamentos en su forma genérica podía fácilmente hacer su agosto comprando las acciones a bajo precio, a sabiendas del alza que iban a experimentar dentro de pocos días.

Es lo que había hecho el doctor Gideon Mace dos veces. La prueba estaba en las fotocopias de los documentos que en aquel momento tenía Vincent Lord en sus manos.

En ellos había:

—los recibos de la «compra» y de la «venta» del agente de Bolsa a nombre de un cliente llamado Marietta Mace. Redmond ya había informado a Lord que la tal Marietta era hermana de Gideon;

— dos anuncios fechados del Departamento de Sanidad Pública referentes a la autorización de permisos de fabricación y venta de fármacos en su forma genérica para dos compañías, Binvus Products y Minto Labs. Ambos nombres eran los mismos de las acciones que aparecían en los recibos susodichos de los agentes de Bolsa;

— dos talones firmados por Gideon Mace a nombre de su hermana, de sumas correspondientes a las cantidades de «compra» de las acciones;

— dos declaraciones de cuentas bancarias, pertenecientes a Gideon Mace, en las que se señalaban sustanciosos ingresos fechados poco después de las «ventas» susodichas.

Lord hizo un rápido cálculo en la servilleta de papel y descubrió que Mace había ganado un total de dieciséis mil dólares, después de pagar la comisión a su hermana.

Quién sabe, quizá había ganado más. Era muy posible que Mace hubiera hecho la operación muchas otras veces. Eso se descubriría en el caso de que se le hiciera un juicio.

De hacérsele un proceso, Mace daría con sus huesos en la cárcel, de eso no cabía ninguna duda.

Lord pensó en preguntar a Redmond cómo había obtenido las pruebas, pero luego cambió de idea. No era difícil imaginar cómo. Lo más probable era que Mace hubiera guardado los recibos en un armario de su oficina, convencido seguramente de que estaban más seguros que en su casa. Pero Redmond, joven obviamente de recursos, había sabido encontrar la manera de tener acceso a sus cajones, aprovechándose de las ausencias de Mace. De todos modos, Redmond debió de haber barruntado algo más antes de comenzar las pesquisas en su oficina, seguramente a través de alguna conversación por teléfono.

Era increíble que Gideon Mace hubiera sido tan poco precavido. Que hubiera cometido el estúpido error de creer que no podrían descubrirle. De haber hecho las transacciones de Bolsa con un nombre idéntico al suyo. En fin, los pícaros a veces son los más capaces de cometer estupideces.

Redmond interrumpió con su voz petulante las cavilaciones de Lord.

—¿Le interesa o no? ¿Se cierra el negocio o no?

Lord se llevó en silencio la mano al bolsillo donde tenía el dinero. Sacó el sobre y se lo dio a Redmond. El joven lo abrió, sacó los billetes y se le encendió el rostro al verlos.

—Cuéntelos —dijo Lord.

—No es necesario. No me estafa, el asunto es demasiado importante.

Hacía rato que Lord se había dado cuenta de la presencia de otro joven que estaba sentado a la barra y que, de vez en cuando, los miraba. Ahora volvía a mirarlos y Redmond le correspondió levantando con un gesto de triunfo el sobre que tenía en la mano. El otro joven sonrió. Lord se sintió muy incómodo.

Redmond dijo con voz alegre:
—Bueno, ya está.
—Permítame una pregunta —inquirió Lord—. Me muero de curiosidad por saber una cosa.
—Pregunte.
Lord tocó el sobre donde había los documentos que acababa de comprar.
—¿Por qué le hace esta jugarreta al doctor Mace?
Redmond vaciló antes de contestar:
—Por algo que me dijo una vez.
—¿Qué fue?
—Bueno, si se empeña en quererlo saber... —vaciló Redmond con voz llena de despecho y rozando con la histeria—: me llamó marica asqueroso.
—¿Y qué hay de malo en eso? —preguntó Lord, levantándose a punto de marchar—. ¿Acaso no lo es?
Antes de salir del local, echó una mirada hacia atrás. Tony Redmond le miraba fijamente con la cara contorsionada de furia.

Vincent Lord pasó la semana siguiente dudando sobre lo que debía hacer. Al encontrarse con Sam Hawthorne, todavía no lo había decidido.
—Me han dicho que ha estado en Washington —indicó Sam—. Me imagino que fue por algo relacionado con el dinero que le concedí.
Lord asintió.
—Acertado.
—No me gustan los juegos —repuso Sam—. Y no quiera ahorrarme disgustos a base de secretos. O sea que desembuche. ¿A qué fue?
—En tal caso he de ir a buscar unos documentos a mi despacho —arguyó Lord.
Media hora más tarde, cuando terminó de leerlos, Sam silbó bajito, con cara de preocupado.
—No sé si se da cuenta —advirtió a Lord— de que si no hacemos algo inmediatamente, nos convertiremos en cómplices o encubridores de un delito.
—Supongo que es cierto —prosiguió Lord—. Pero hagamos lo que hagamos, si lo hacemos público, se armará un lío. Para comenzar necesitaremos justificar la tenencia de los documentos, y en el Departamento de Sanidad, independientemente de quién tenga razón o no, nos odiarán a muerte para toda la vida.
—Pero, entonces, ¿por qué meterse en ese berenjenal?
Lord contestó muy seguro de sí mismo:
—Estos documentos nos servirán un día, y las formas de hacerlos servir son numerosas y varias.
Lord no parecía inmutarse ante las dificultades que él mismo reconocía en la situación; por razones difíciles de comprender, se

sentía muy a sus anchas en tal situación, y en control. Acababa de decidir, durante la entrevista con Sam, lo que debía hacerse con los documentos.

Le dijo a Sam:

—Hubo una vez en que creí que este tipo de cosas podía sernos útiles para agilizar los trámites del Acompasón. Pero ese problema ya está solucionado. Saldrán otros, ya verá, con otros fármacos y entonces contaremos con medios para luchar en caso de que nos pongan dificultades. De modo que de momento no hagamos nada, guardémoslos para cuando llegue el momento oportuno.

Sam dijo, escandalizado:

—Pero no puede ser que piense en...

—Yo no pienso en nada. Sólo que tarde o temprano volveremos a tener dificultades con Mace.

Sam ya se había puesto en pie. Cavilaba sobre lo que acababa de oír, paseando a zancadas por la habitación. Finalmente lanzó un gemido y dijo:

—Puede que tenga razón. Pero me parece peligroso.

—A Mace también se lo parecerá —indicó Lord—. Y permítame recordarle que quien ha cometido el delito es él, no nosotros.

Sam dio la impresión de que iba a añadir algo, pero Lord le atajó:

—Cuando llegue el momento, déjeme actuar a mí.

Sam asintió de mala gana y Lord pensó: «Lo que voy a disfrutar.»

CAPÍTULO III

A principios de 1975, Celia fue de nuevo ascendida.

Su nuevo cargo fue de directora de ventas de fármacos, puesto que la colocó en posición de vicepresidente de división; es decir, directamente después del vicepresidente de ventas y *marketing*. Para alguien que, como ella, había comenzado siendo vendedora al detalle, el ascenso significaba un avance casi increíble. Y por ser mujer, era absolutamente extraordinario.

Pero Celia se había dado cuenta de una cosa, de que actualmente en Felding-Roth ser mujer no importaba. Aparentemente, por lo menos. Se tomaba con perfecta naturalidad que fuera mujer, lo único en que se fijaban era en su trabajo. Exactamente como ella había siempre deseado.

Celia no se forjaba ilusiones de que esto fuera así en la mayoría de las empresas, ni en el mundo de los negocios en general. Pero creía que por lo menos demostraba que ya no era imposible que una mujer hiciera carrera hasta el final, y consiguiera los máximos puestos y salarios. Las cosas continuarán mejorando, se decía, y ya se sabe que todos los cambios sociales necesitan sus pioneros. Celia era uno de ellos.

No obstante, ella no participaba en ningún movimiento feminista y algunas de las nuevas militantes la avergonzaban con sus nuevas pretensiones y su inhábil manera de presionar políticamente. Por lo visto, todo lo que de la boca de un hombre salía tenía que ser tachado de machista, incluso si se trataba de una honesta diferencia de pareceres. También era obvio que muchas de estas mujeres carecían de auténticos talentos y se aprovechaban del movimiento para fines personales de lucimiento.

El nuevo puesto que le habían asignado comportaba perder el contacto que había tenido con Sam Hawthorne, aunque Sam le había dicho que no vacilara en ir a verle siempre que le necesitara o quisiera.

—Si te fijas en algo que tú crees no funciona bien, que está mal, o en alguna negligencia, no vaciles en comunicármelo, Celia —le había dicho él.

Y Lilian Hawthorne, durante una agradable cena que había hecho para Celia y Andrew, había brindado con las siguientes palabras:

—Por ti, Celia, aunque confieso que, por razones egoístas, desearía que te quedaras en tu antiguo puesto al lado de Sam. Le has facilitado mucho la vida y me has ahorrado preocupaciones a mí.

A la cena asistió también Juliet Hawthorne, convertida en una preciosa muchachita de diecinueve años. Pasaba unas breves vacaciones en casa de sus padres. Había llegado acompañada de un joven muy agradable e interesante que Juliet presentó como a Dwight Goodsmith. Y había añadido:

—Es mi amigo y estudia la carrera de leyes.

Celia y Andrew tuvieron muy buena impresión de los dos jóvenes, y Celia no pudo menos de reflexionar cómo no hacía muchos años Juliet y Lisa eran dos mocosas que correteaban por la casa en pijama.

Después del brindis de Lilian, Sam dijo:

—Lo que Celia todavía no sabe es que su ascenso ha comportado otro paralelo de aún mayor importancia en el edificio del aparcamiento de la oficina. Se le ha destinado un sitio fijo en el gallinero.

—¡Qué dices, papá! ¡Ni que la hubieras ascendido al «paraíso de los famosos»! —exclamó Juliet, bromeando.

El denominado «gallinero» era la planta superior del garaje y aparcamiento que había adjunto al edificio de oficinas de Felding-Roth. La planta superior estaba reservada para los ejecutivos de mayor antigüedad. De ella partía una rampa recubierta de ventanales que conducía a un edificio contiguo desde el cual ascendía un ascensor que comunicaba directamente con la planta del edificio donde se encontraban sus oficinas. En cambio, los que no tenían sitio reservado en la planta, después de aparcar sus coches en otras inferiores, tenían que descender a pie hasta la planta baja y salir del edificio del aparcamiento para llegar al de las oficinas y volver a subir.

Sam era, como es lógico, de los privilegiados del «gallinero», donde aparcaba cada mañana su Bentley plateado, coche que prefería a la limusina conducida por chófer que le destinaba la compañía.

Durante el regreso a casa, Andrew dijo:

—¡Qué buena vista tuviste cuando escogiste a Sam como a la cometa de cuya cola agarrarse, Celia!

—Sí —dijo ésta—, aunque últimamente me preocupa su estado psíquico.

—¿Por qué?

—Lo veo más ajetreado que nunca, y a veces con aire misterioso y cabizbajo como si guardara algún secreto.

—Mira, ya tienes bastantes preocupaciones para ir cavilando sobre las de los demás —le dijo Andrew.

—Cada día está usted más cuerdo, doctor Jordan —arguyó Celia, pellizcándole el brazo.

—Deja de insinuarte con el conductor —le advirtió Andrew.

A los pocos minutos él le preguntó:

—Hablando de novatos que se cuelgan de las colas de las cometas de la empresa, ¿qué ha sido de tu joven protegido?

—¿De Bill Ingram? —preguntó riendo Celia, acordándose de la primera impresión que le había causado el muchacho durante la reunión con los ejecutivos de la agencia publicitaria Quadrillep Brown en Nueva York—. Bill ha estado trabajando en el sector latinoamericano, como director, en el mismo puesto que había tenido yo. Ahora estamos pensando en trasladarle a ventas farmacéuticas con ascenso.

—Estupendo —señaló Andrew—. Por lo visto él también se colgó de una buena cometa.

La dicha que a Celia le había producido su nuevo ascenso fue empañada por la súbita muerte de Teddy Upshaw. Teddy sufrió un ataque cardiaco en su mesa de trabajo. Había pasado el resto de su vida en la sección de ventas sin receta, puesto que le había ido como anillo al dedo y en el que había sido muy feliz. A Celia le dolió la perspectiva de no volver a oír su voz siempre alegre, sus ocurrencias llenas de buen humor, sus zancadas por los pasillos y su cabeza subiendo y bajando como un balón.

Celia asistió, acompañada de Andrew, al funeral de Teddy. Fue en un lluvioso día del mes de marzo y el cortejo del duelo se arrebujó con caras sombrías en sus abrigos y bajo sus paraguas abiertos.

Algunos, como Celia y Andrew, fueron después de la ceremonia del cementerio a casa de los Upshaw, donde Zoe, la viuda de Teddy, dijo a Celia:

—Teddy la admiró a usted mucho, señora Jordan. Le enorgulleció trabajar a sus órdenes y dijo que mientras usted permaneciera en la compañía, ésta mentendría viva su conciencia.

Celia, conmovida al oír estas palabras, recordó la primera vez que había visto a Teddy, en el aula donde ella había lanzado el violento discurso que por poco le costó perder el trabajo. Teddy había sido una de las pocas caras que la había mirado con simpatía al dirigirse ella a la puerta del Waldorf.

—Yo quise mucho a Teddy —le aseguró a la viuda.

Después Andrew le preguntó:

—¿Qué te ha dicho la señora Upshaw?

Celia se lo contó y añadió:

—Desgraciadamente no siempre he estado a la altura de la opinión que Teddy tenía de mí. No puedo olvidar la pelea que tuvimos en Ecuador, cuando tú me señalaste las ocasiones en que había hecho la vista gorda en cuestiones de orden ético. Tenías mucha razón.

—Los dos dijimos cosas justas en aquella pelea —indicó Andrew—. Tú también acertaste al recordarme las ocasiones en que yo había hecho, o no hecho, determinadas cosas. Pero nadie es perfecto, y estoy de acuerdo con Teddy en que, mientras tú permanezcas en Felding-Roth, la empresa tendrá una conciencia.

En el mes siguiente llegaron buenas nuevas tanto para el país como para Felding-Roth.

La guerra de Vietnam llegó a su fin. A un fin humillante para Estados Unidos, país no avezado a sufrir derrotas, pero por lo menos significó el fin de la absurda matanza de su juventud. Después de la guerra quedó la tarea no menos difícil de cicatrizar las heridas y tender puentes sobre el abismo que se había creado entre sectores de la población, diferencias que habían resultado ser más profundas que las producidas durante la guerra civil.

—Nosotros no veremos el fin de los resentimientos —predijo Andrew la noche en que miraban por televisión el triste desfile de las últimas tropas norteamericanas que abandonaron Saigón—. Y dentro de dos siglos, los historiadores todavía no se habrán puesto de acuerdo sobre si Estados Unidos tuvo o no derecho de intervenir en Vietnam.

—Ya sé que soy muy egoísta —dijo Celia—, pero yo de lo que realmente me alegro es de que la guerra haya terminado antes que Bruce tuviera la edad de ser llamado a filas.

Al cabo de dos semanas llegó la noticia en Felding-Roth de que los laboratorios franceses habían conseguido la autorización para fabricar el nuevo fármaco Montayne. Lo cual significaba que Felding-Roth podía comenzar las pruebas y los experimentos en suelo norteamericano.

Respecto al fármaco, Celia había tenido ciertas dudas por tratarse de una droga destinada a las recién embarazadas. No podía olvidar la estricta recomendación de Andrew de no tomar nada durante los primeros meses del embarazo. No podía olvidar el desastre de la Talidomida.

Había confiado sus dudas a Sam, quien le dijo:

—La primera vez que oí hablar de la Montayne, tuve la misma

reacción que tú. Pero ahora, por lo que he oído decir sobre el resultado de las pruebas, estoy convencido como los demás de que es un medicamento de espléndidos resultados.

Sam le recordó que habían pasado quince años desde el desastre de la Talidomida y que en este tiempo la industria farmacéutica había experimentado enormes progresos en la investigación, en los métodos de experimentar con las nuevas drogas y en su fabricación. Además, las leyes del gobierno al respecto eran mucho más estrictas en 1975 que en la década de 1950.

—Muchas cosas han cambiado —añadió Sam—. Por ejemplo, durante mucho tiempo se creyó que utilizar anestésicos durante el parto era peligroso. Lo mismo puede decirse de los específicos para el embarazo. Llegará un día en que habrá un montón de ellos sin efectos nocivos de ninguna clase para el feto. ¿Por qué no? La Montayne es uno de los primeros.

Recomendó a Celia estar al tanto de los resultados de las pruebas. Celia dio su palabra de que lo haría.

La importancia de Montayne para la compañía fue anunciada oficialmente poco después por uno de los directivos más antiguos, Seth Feingold. Antes le había confiado a Celia lo siguiente:

—Sam nos ha prometido, a todos los de la junta, que la Montayne va a salvarnos del hundimiento económico. Le aseguro que necesitamos algo así, porque este año los beneficios han sido peor que nunca. Pronto, de seguir las cosas así, tendremos que ir a pedir limosna.

Feingold era un hombre ya anciano, lleno de vigor, que hubiera debido retirarse del trabajo hacía ya años, pero cuya memoria retenía tantos datos y ataba tantos cabos concernientes a la compañía, que la junta no se había visto con ánimos de prescindir de sus servicios. Además, Feingold tenía una habilidad especial para manejar el dinero cuando éste escaseaba. Durante los dos últimos años, Celia había intimado con él porque Andrew había tratado con buen resultado la artritis que su mujer sufría desde hacía mucho tiempo.

—Mi esposa está convencida de que su marido es capaz de convertir el agua en vino —le había dicho Feingold—. Y ahora, que la conozco a usted mejor, comienzo a sospechar lo mismo de usted.

Sobre la Montayne, Feingold también había dicho:

—Los franceses están convencidos de que el fármaco va a producir enormes beneficios.

—En ventas ya nos preparamos para hacer un buen trabajo —dijo Celia—. Aunque todavía es un poco temprano, pero aunque sólo por usted, valdría la pena convertir la operación en un exitazo.

—Y hablando de exitazos, muchos de entre nosotros nos preguntamos qué deben estar haciendo los ingleses en nuestro instituto de Harlow. No pasarán el rato tomando tazas de té, ¿verdad?

—No tengo noticias recientes... —dijo Celia.

—Ni yo tampoco —adujo Feingold—. Nadie sabe nada de ellos. Y nos cuestan millones de dólares; tengo la impresión de que es como tirarlos por la ventana. Estamos seriamente preocupados, pregúnteselo a Sam.

Celia no necesitó mencionar el tema a Sam, porque él mismo la mandó llamar a los pocos días para decirle:

—Supongo que ya has oído los rumores que corren sobre Harlow y sobre Martin Peat-Smith.

—Sí, Feingold me ha hablado de ello.

—Seth es uno de los más escépticos. Le gustaría que cerráramos el instituto por razones económicas. Muchos de los de la junta están de acuerdo con él. En la próxima reunión de accionistas me van a poner en un apuro, sospecho.

Celia le recordó:

—Todavía no hace dos años que Martin mencionó que resultados... Tú tenías fe en él.

—Es que hay límites a la fe cuando ves la sangría de dólares que estamos sufriendo, y cuando tienes a los accionistas pidiéndote explicaciones. Además, Martin ha resultado muy testarudo referente a mandar informes de los progresos de su trabajo. No nos manda nada. Y ahora me hace falta saber algo concreto.

—¿Por qué no vas tú a verlo?

—Porque no tengo tiempo; por eso te he llamado, Celia, para pedirte que vayas tú a Harlow en cuanto puedas.

—¿No sería mejor mandar a Vincent Lord?

—Desde el punto de vista científico sería la persona más indicada, pero no me fío de su criterio porque siempre ha tenido prejuicios en contra del instituto en Inglaterra.

—Es verdad —dijo Celia—. ¡Cuán bien nos conoces!

—Te conozco también a ti, Celia, y sé lo en serio que te tomas el trabajo y todo lo relativo a la industria. Te pido solamente que, por favor, no te dejes llevar por tu simpatía hacia Martin. Sé dura con él. ¿Cuándo podrás hacer el viaje?

—Mañana, quizá —contestó Celia.

CAPÍTULO IV

Celia llegó a la mañana siguiente al aeropuerto de Heathrow, Londres, dispuesta a dedicar dos días a inspeccionar la situación de Harlow. Y a no perder tiempo. Le aguardaba un coche que en el acto la llevó al Instituto de Felding-Roth.

En seguida se dio cuenta de que el estado de ánimo general de todos los que trabajaban en el instituto era francamente optimista. Tanto Martin como los otros le aseguraron que el trabajo avanzaba magníficamente, que se estaban descubriendo cosas importantes sobre el envejecimiento del cerebro. Sólo muy de vez en cuando, Celia tuvo la sensación de detectar instantes de duda, como resquicios que se abrían por unos segundos en un muro de una impenetrable uniformidad. Eran instantes tan fugaces que luego Celia no sabía si se lo había imaginado o se habían producido de verdad.

Lo primero que hizo Martin fue acompañarla a hacer una visita de inspección por los laboratorios, a la vez que él trataba de explicarle la marcha de la investigación. Desde la última vez que se habían visto, le dijo, habían conseguido el objetivo inicial de «descubrir y aislar un ARN mensajero diferente en los cerebros de animales jóvenes comparado con el cerebro de los animales viejos». Y añadió:

—Esperamos que un día lleguemos a la prueba de que lo mismo ocurre con los seres humanos.

El jeroglífico científico continuó aturdiendo a Celia:

—... ácido ribonucleico mensajero extraído de ratas jóvenes..., el ingrediente extraído incubado después en un preparado de levadura con ácidos aminoicos radiactivos..., el preparado de levadura manufactura los péptidos del cerebro del animal que se hacen ligeramente radiactivos; luego se separan, aprovechando su propia carga eléctrica, en gelatinas especiales..., y después se filma con un aparato de rayos X, y en cuanto aparecen las rayas, sabemos que se ha logrado producir los péptidos deseados...

Como el mago que saca un conejo del sombrero, «ya está». Martin le pasó a Celia una serie de negativos.

—En estas películas se ven los cromatogramas —le dijo.

Celia no pudo ver más que negativos en blanco, pero Martin le dijo:

—Fíjese en las rayas que aparecen de vez en cuando. Las hay en dos columnas. Una es la de la rata joven; la otra, de la rata vieja. En la columna de la rata joven —prosiguió, señalando con el dedo sobre el negativo— se ven por lo menos nueve péptidos que no aparecen en el cerebro de la rata vieja. Es la prueba de que en el ARN del cerebro, y seguramente en el ADN, se producen ciertos cambios con el tiempo. Es un dato terriblemente importante —concluyó con voz excitada.

—Ya —murmuró Celia, que no lograba evitar pensar que no había para tanto, sobre todo teniendo en cuenta que hacía más de dos años que estaban trabajando en ello y en la millonada que se habían gastado.

El interior del edificio, sus magníficas instalaciones le recordaban continuamente el aspecto económico de la situación. Tanto las oficinas como los laboratorios consistían en modernos módulos movibles para poder cambiar la disposición de las piezas siempre que fuera necesario. En los laboratorios, llamaban la atención, aparte los inevitables aparatos, el material de que estaban hechos los estantes, que no eran de madera, material considerado «sucio» científicamente, sino de una sustancia sintética especial. El aire era acondicionado para eliminar las impurezas naturales. La iluminación era clara, sin ser excesivamente fuerte. Había dos cuartos dedicados exclusivamente a la incubación, con incubadoras diseñadas específicamente para contener las bandejas circulares de Petri en que se guardaban los cultivos de levadura y bacterias. Se veían otras piezas en cuyas puertas había un cartel que rezaba: «Cuidado. Peligro de radiaciones.»

El contraste con las instalaciones de los laboratorios que Celia había visitado en Cambridge era asombroso. De todos modos, unas pocas cosas continuaban igual: había papeles por todas partes; por ejemplo, sobre todo en los estantes pertenecientes a Martin. Por mucho que cambie el entorno de un científico, no cambiarán sus hábitos de trabajo, pensó Celia.

Martin reanudó las explicaciones cuando dejaron los clichés de los cromatogramas.

—Una vez obtenido el ARN, podemos producir el correspondiente ADN...; luego lo insertamos en el ADN de las bacterias vivas...; tratamos de «engañar» a las bacterias y de convencerlas de que produzcan los requeridos péptidos cerebrales...

Celia escuchaba tratando de entender lo máximo posible a una velocidad vertiginosa.

Hacia el fin de la visita de inspección, Martin la introdujo en un pequeño laboratorio en que trabajaba un técnico con bata blanca, hombre ya de edad, que en aquel momento estaba delante de una media docena de ratas metidas en jaulas. El técnico tenía una expresión aguda y andaba ligeramente encorvado, hubiera sido completamente calvo de no ser por la franja de cabello que le rodeaba el cráneo como una orla, y llevaba unos anteojos sin montura atados por una cadena colgada del cuello. Martin le presentó:

—Éste es el señor Yates, el encargado de diseccionar animales.

—Mickey Yates —repitió el hombre, alargando la mano a Celia—. Yo ya sé quién es usted sin necesidad de que me sea presentada. Todo el mundo la conoce.

Martin se rió.

—Es cierto eso. ¿Me permite que la deje unos minutos, Celia? He de hacer una llamada telefónica.

—No faltaba más —contestó ella. Cuando Martin hubo salido y cerrado la puerta, le dijo al técnico—: Por mí no deje de trabajar, me encantará observar qué hace.

—Lo primero que tengo que hacer es matar a esos bichos —explicó Yates.

Con una serie de movimientos muy ágiles abrió una nevera y del refrigerador sacó una caja de plástico con tapa de goznes. En su interior había un compartimiento cubierto del que se escapaba una nubecilla de vapor blanco. Celia vio que en el compartimiento interior había una sustancia cristalina.

—Es hielo seco —indicó Yates—. Lo acababa de meter antes de que usted llegara.

De una de las jaulas sacó una rata grande de color blancuzco que metió dentro de la caja de plástico y cerró la tapa. La rata se veía en el interior.

—El hielo seco desprende CO_2. ¿Sabe lo que significa eso?

—Sí —afirmó Celia, sonriendo ante tan elemental pregunta—. Dióxido de carbono, que es lo que exhalamos una vez hemos usado el oxígeno del aire. Es irrespirable. De él no se puede vivir.

—La rata tampoco puede vivir de él, ya lo verá.

Mientras miraban, la rata dio un par de sacudidas espasmódicas, y luego quedó inmóvil.

—Ya no respira —anunció con voz alegre Yates. Unos treinta segundos más tarde, abrió la caja, sacó el animal muerto y dijo—: Muerto como un clavo. Pero es un modo muy lento de conseguirlo.

—¿Lento? A mí me pareció muy rápido —opinó Celia a la vez que intentaba recordar cómo se mataban las ratas en el laboratorio donde ella había estudiado.

—Es lento cuando se tiene tanto trabajo como yo. El doctor Peat-Smith quiere que usemos el método del carbono, pero hay otro mucho más rápido. Mire.

Yates se agachó y de un armario inferior sacó una caja de metal. En uno de los extremos tenía un agujero abierto de forma redonda y encima había una hoja de cuchillo muy afilada.

—Es una guillotina —le anunció Yates, todavía muy alegre—. Los franceses son unos genios.

—Es un método sucio —opinó Celia, acordándose de que era el que habían usado en su laboratorio de estudiante.

—No tanto, y es muy rápido.

Yates lanzó una mirada hacia la puerta cerrada; luego, antes de que Celia tuviera tiempo de protestar, cogió otra rata y la metió en la caja de metal, de modo que la cabeza le saliera por el agujero redondo. Hizo caer la cuchilla.

Se oyó un crujido, luego un ruidito que tal vez era un grito, y cayó la cabeza de la rata seguida de un chorro de sangre de las arterias cortadas del cuello. Celia, a pesar de su familiaridad con los laboratorios y la investigación, estuvo a punto de marearse.

Yates tiró el cuerpo ensangrentado del animal, que todavía se sacudía y temblaba, a una especie de papelera. Luego cogió la cabeza.

—Ahora sólo tengo que sacar el cerebro. ¡Rápido y sin dolor! —El técnico se rió—. Yo no sentí nada.

Celia, irritada y molesta, dijo:

—No me ha hecho ninguna gracia.

—¿Qué no le ha hecho gracia? —preguntó Martin, que acababa de entrar sin hacer ruido. En seguida se dio cuenta de lo ocurrido y dijo con calma a Celia—: Espéreme fuera un momento.

Celia se marchó no sin antes fijarse en la mirada furiosa que Martin clavaba en Yates.

Desde fuera oyó la voz de Martin gritando:

—¡Nunca más! Si quiere seguir trabajando aquí..., a mis órdenes..., utilice el método del CO_2; es el único que yo permito. Saque esta monstruosidad del laboratorio. No permito crueldades, ¿entendido?

Celia oyó que Yates contestaba con voz floja:

—Sí, señor.

Cuando salió Martin, agarró a Celia del brazo y la condujo a la sala de reuniones, donde había un termo lleno de café caliente. Martin sirvió el café mientras decía:

—Siento lo que ha sucedido. Yates se ha excedido, probablemente porque no está acostumbrado a que le miren señoras tan atractivas como usted. Es muy buen técnico, por eso me lo traje de Cambridge; hace las disecciones como un cirujano.

Celia murmuró, repuesta del incidente:

—No ha sido nada importante, no piense más en ello.

—Para mí tiene importancia —adujo Martin.

Celia le miró con curiosidad y preguntó:

—¿Le importan los animales?

—Sí —contestó Martin—. Es imposible investigar sin sacrificar animales, es un hecho inevitable. Pero por lo menos se puede evitar hacerlos sufrir; hay que ser consciente de ello; de lo contrario es muy fácil endurecerse y no pensar más en ello. Espero que lo de Yates no se repita.

El incidente hizo que Celia respetara más a Martin de lo que ya le respetaba. De todos modos, se apresuró a recordar que había venido a estimar su trabajo desde la perspectiva de la compañía y que en ello no contaban los gustos ni los sentimientos personales.

—Volvamos a su investigación —dijo entonces ella con viveza—. Me hablaba de las diferencias en los cerebros de las ratas jóvenes y de las viejas y de su plan de sintetizar un ADN. Pero todavía no ha logrado aislar ninguna proteína, el péptido que usted buscaba, el que cuenta para nosotros. ¿Correcto?

—Correcto. —Martin sonrió a su acostumbrada manera y luego reanudó su explicación—. Usted se refiere al próximo paso, el más difícil de todos. Estamos trabajando en ello, pero hace falta tiempo para llegar a un resultado.

Entonces Celia le recordó:

—Cuando inauguramos el instituto, usted nos dijo que necesitaba dos años para llegar al resultado buscado. De eso hace ya dos años y cuatro meses.

—¿Yo dije eso? —preguntó él con cara de sorpresa.

—Sí. Sam se acuerda y yo también.

—Fue una imprudencia de mi parte. En este tipo de trabajo de vanguardia de la ciencia, el tiempo no cuenta.

Martin parecía no haberse inmutado sobre la observación de Celia, y, sin embargo, a ella le pareció detectar que en el fondo, detrás de aquella expresión serena, había tensión y fatiga. Físicamente, Martin estaba desmejorado. Estaba pálido, los ojos apagados seguramente por exceso de trabajo; y en su cara habían aparecido nuevas arrugas.

—Martin —dijo Celia—, ¿por qué no nos manda informes de su trabajo? Sam se ve en la obligación de dar explicaciones a una junta de directivos, a una reunión de accionistas y no...

El científico movió la cabeza con impaciencia.

—Lo importante es concentrarse en la investigación. Informes y todo eso significa una pérdida de tiempo inútil. —Entonces le espetó—: ¿Ha leído a John Locke?

—Un poco cuando estaba en la universidad.

—Él escribió que el hombre descubre cosas nuevas «dirigiendo su mente constantemente en una misma dirección». Ningún investigador debe olvidarlo.

Celia decidió dejar correr el tema por el momento, pero lo volvió a mencionar en la entrevista con el gerente, el ex oficial Bentley. Éste le sugirió la posibilidad de que la razón por la que Martin no escribía ni mandaba informes de su trabajo fuera distinta.

—Es necesario que usted comprenda, señora Jordan —le dijo Bentley—, que para el doctor Peat-Smith redactar algo por escrito es una tortura. Una de las razones de ello es la velocidad en que se mueve su mente, que hace que lo que un día le ha parecido muy importante, al día siguiente se le antoje una trivialidad. La verdad es que con frecuencia se avergüenza al recordar las cosas que ha escrito en el pasado, aunque en el momento que las escribiera demostraran una intuición y previsión geniales. Él luego las ve como vergonzosamente ingenuas. Si pudiera, haría desaparecer todo lo escrito por él en el pasado. Es una cosa bastante corriente en los científicos, no es la primera vez que lo observo.

Celia intervino:

—Dígame qué más debiera yo saber de las mentes de los científicos.

La entrevista se celebraba en el modesto, pero ordenadísimo, despacho de Bentley. Celia admiró una vez más los métodos de administración del gerente.

Nigel Bentley meditó un momento la petición de Celia y luego comenzó a hablar:

—Tal vez lo más importante a tener en cuenta es que los científicos dedican tanto tiempo de su vida a estudiar y educarse en la materia, que negligen las realidades de la vida cotidiana, a las que no se despiertan hasta mucho más tarde que la mayoría de nosotros. Y, de hecho, los hay que jamás logran enfrentarse a ellas.

—Ya he oído algo parecido —dijo Celia—, que eran infantiles.

—Exactamente, y sobre todo en determinadas cosas. Por eso no nos debieran sorprender las peleas y otras niñadas que con frecuencia se producen en los círculos académicos.

—Nunca me hubiera imaginado nada parecido de Martin Peat-Smith —indicó Celia pensativamente.

—En ciertas cosas tal vez no —dijo Bentley—. Pero tiene sus rarezas.

—Cuente.

—Una de las dificultades con que se encuentra Peat-Smith a menudo es cuando debe tomar decisiones poco importantes, sobre minucias que usted o yo resolveríamos en un minuto. Hay días que da la impresión de que no puede decidir en qué lado de la calle debiera caminar. Debiera haber visto lo que pasó cuando tuvo que decidir cuál de dos técnicos había de ir a Londres para una diligencia de tres días. Pasó semanas deliberando sobre ello hasta que lo decidí yo mismo en unos minutos. Eso no quiere decir que su claridad mental en los asuntos de la ciencia no sea asombrosa; son dos cosas desvinculadas, ya me comprende.

—Sí —dijo Celia—. Y ahora comprendo por qué nunca nos manda informes de su trabajo.

—Me gustaría señalarle otra cosa importante para los fines de su visita —refirió entonces Bentley.

—Adelante.

—El doctor Peat-Smith es el jefe, el líder del equipo, como si dijéramos, y de los jefes no se permite que tengan dudas ni vacilaciones de ningún tipo. De tenerlas, o demostrarlas, la moral del resto se vendría por los suelos. Además, el doctor Peat-Smith está acostumbrado a trabajar solo y a su ritmo. Y ahora, de pronto, se encuentra con una serie de enormes responsabilidades sobre sus espaldas, con una serie de personas que dependen de él, y con otras presiones, entre las que hay que contar su propia presencia, señora Jordan. Es demasiado para una sola persona.

—Es decir, que hay dudas sobre la marcha de la investigación —concluyó Celia—. ¿Dudas serias? No sé.

Bentley cruzó las manos y miró a Celia por encima de las puntas de los dedos...

—Mi puesto en esta casa comporta una serie de lealtades hacia el doctor Peat-Smith, por supuesto; pero también, y mayores, hacia el señor Hawthorne y usted, señora Jordan. Por tanto me veo en la obligación de decirle que las dudas son serias; sí, serias.

—Hábleme con detalle de ellas —exigió Celia.

—Me faltan los conocimientos: yo no soy entendido en la materia. Hable en privado con el doctor Sastri. Use su autoridad para obligarle a ser franco y abierto con usted.

—Gracias por el consejo.

—¿En qué más puedo ayudarla? —preguntó Bentley.

Celia reflexionó un instante.

—Esta mañana Martin ha citado a John Locke. ¿Es discípulo de Locke?

—Sí, como yo —puntualizó Bentley, sonriendo—. Ambos estamos convencidos de que Locke ha sido uno de los mejores filósofos que ha tenido el mundo.

—Me gustaría leer algo de Locke antes de acostarme esta noche —adujo Celia—. ¿Me puede conseguir uno de sus libros?

Bentley tomó nota.

—Lo encontrará en el hotel cuando regrese esta noche.

Celia no pudo hablar con el doctor Sastri hasta la tarde del segundo día. Entretanto, entre la conversación con Bentley y la entrevista con el doctor paquistaní, Celia había hablado con otras personas del instituto que compartían, por lo menos aparentemente, el optimismo demostrado por el doctor Peat-Smith. Sin embargo, Celia presintió que le ocultaban algo.

Rao Sastri era un hombre joven de aspecto muy agradable, tez oscura, de mucha labia. Celia sabía que había hecho el doctorado y que tenía un brillante historial académico. Tanto Martin como Bentley le habían demostrado su gran satisfacción respecto al hecho de que trabajara en el instituto. Sastri y Celia se encontraron en una pieza adjunta a la cafetería del instituto, lugar donde los investigadores tomaban a veces el almuerzo. Después de estrechar la mano de Sastri, y antes de tomar asiento, Celia cerró la puerta de la habitación.

—Supongo que ya sabe quién soy —empezó Celia.

—Por supuesto que sí, señora Jordan. El doctor Peat-Smith me ha hablado a menudo de usted, y siempre con mucho afecto, hay que decirlo.

Sastri hablaba un inglés culto y cuidado, aunque con acento paquistaní. Sonreía mucho, pero a veces con una sonrisa algo nerviosa.

—Tenía ganas de hablar con usted sobre la marcha del trabajo de investigación del instituto —le espetó Celia sin ambages.

—Pues marcha estupendamente. De verdad, es maravilloso...

—Bueno —le interrumpió Celia—, todo el mundo me dice lo mismo. Pero antes de proseguir, permítame que le aclare que yo he venido como delegado del señor Hawthorne, presidente de Felding-Roth, y tengo poderes para disponer y dar órdenes en su nombre.

—¡Dios mío! ¡La que nos espera!

—Lo que los espera, doctor Sastri, es que le voy a pedir, mejor dicho, ordenar que tenga la bondad de decirme la verdad, de no ocultarme nada, de ser franco y confesar sus dudas sobre el trabajo que se está haciendo en el instituto.

—Como comprenderá me está poniendo en un apuro —protestó Sastri—. Y no es justo, ya se lo he dicho a Bentley cuando me advirtió del tipo de conversación que usted quería tener conmigo. Al fin y al cabo, le debo mucho al doctor Peat-Smith y no estoy dispuesto a hacerle una jugada a sus espaldas.

—Más debe usted a Felding-Roth, doctor Sastri. Recuerde que somos nosotros quienes le pagamos un sueldo considerable y que tenemos derecho, a cambio, a que usted nos hable con honestidad.

—¡Vaya, señora Jordan! Le gusta ir al grano, ¿eh?

—No tengo tiempo que perder, doctor Sastri; mañana regreso a América. Hágame el favor de decirme cómo van las cosas en el instituto, en su opinión.

Sastri alzó las manos con un gesto de resignación y suspiró:

—Bueno. La investigación no está llegando a ninguna parte. Es mi humilde parecer y el de otros.

—Déme más detalles de su parecer.

—En dos años y pico lo único que se ha conseguido es corroborar lo que ya se sospechaba: la teoría de que el ADN del cerebro cambia con la edad. Es interesante haberlo corroborado, pero a partir de ahí nos damos de narices contra una pared inexpugnable, y la situación continuará seguramente así durante muchos años, sencillamente porque carecemos de las técnicas necesarias para abrir una brecha en la pared. Además, es muy posible que el péptido de que habla Peat-Smith no exista en absoluto.

Celia inquirió:

—¿Es decir que usted no cree en su hipótesis?

—Ya no —dijo Sastri—. La había creído, pero ya no.

—Martin me ha dicho —prosiguió Celia— que habían demostrado la existencia de un ARN único y que, a partir de él, conseguirían producir el correspondiente ADN.

—¡Y es cierto! Pero lo que Martin no le ha dicho es que el material que hemos logrado aislar es de tamaño excesivamente grande. Este ARN consiste en una cadena de proteínas demasiado larga, de unas cuarenta. No sirve de nada, son péptidos inservibles.

Celia rebuscó en sus recuerdos científicos.

—¿No se puede dividir el material, partirlo? ¿Aislar los péptidos uno por uno?

Sastri sonrió, su voz tomó un tono de superioridad:

—Ahí está el muro. No tenemos las técnicas que puedan hacernos adelantar a partir de esto. Faltan probablemente diez años hasta... —Se encogió de hombros.

Estuvieron veinte minutos discutiendo de ciencia. Celia acabó enterándose de que sólo Martin, de entre los científicos que trabajaban en Harlow sobre el envejecimiento cerebral, creía en la línea por la que proseguía la investigación.

Finalmente dijo:

—Gracias, doctor Sastri. Gracias a usted he podido cumplir el cometido por el que he emprendido este viaje de inspección.

El joven dijo con voz triste:

—He cumplido con mi deber, pero no dormiré tranquilo esta noche.

—Yo tampoco —contestó Celia—. Es el precio que la gente como usted y como yo tenemos que pagar a veces... por ocupar los puestos que ocupamos.

CAPÍTULO V

Martin invitó a Celia a tomar una copa a su casa la última noche que ésta pasaba en Harlow. Después habían quedado en cenar en el hotel de Churchgate, el mismo donde ella se hospedaba.

Martin vivía en una casa pegada pared por pared a otra exactamente igual. Toda la calle consistía en una hilera de parejas de casas como la suya, y Celia tuvo la impresión de que habían recién salido en masa de una fábrica.

Celia llegó en taxi y Martin la hizo pasar a un saloncito. Como otras veces, Celia no pudo evitar fijarse en las miradas admirativas que le había dedicado él al verla. Aunque para aquel viaje apenas había llevado nada de ropa, aquella noche se había puesto un vestido de Diane von Furstenberg, drapeado y de color marrón y blanco que la favorecía mucho. Llevaba el pelo corto, a la moda.

En el recibidor Celia tuvo que esquivar a unos cinco animales, un perro setter irlandés, un bulldog inglés y tres gatos. En el saloncito había, además, un loro posado en una percha.

Celia dijo, riendo:

—Desde luego se ve que le gustan los animales.

—Sí —asintió Martin—. Me gusta su compañía y me conmueven los gatos sin hogar.

Los gatos, por lo visto, lo intuían, y le seguían por todas partes.

Celia sabía que Martin vivía solo y que tenía una mujer de la limpieza que iba unas veces por semana. El mobiliario del saloncito era el mínimo indispensable: un sillón de cuero con una lámpara al lado y tres estanterías para libros. En una mesita había unas botellas y cocteleras. Martin le señaló el sillón y comenzó a preparar una bebida.

—Tengo un daiquiri listo para usted. Es su bebida favorita, ¿verdad?

—Me conmueve que no lo haya olvidado —repuso Celia a la vez que se preguntaba si toda la noche podrían mantener aquel tono amistoso y distendido.

Como siempre, era consciente del atractivo físico de Martin, pero no olvidaba la recomendación de Sam Hawthorne: «No te dejes llevar por favoritismos ni sentimientos de simpatía...»

—Veré a Sam pasado mañana —dijo Celia—. He de aconsejarle sobre qué hacer con el Instituto de Harlow, si continuar o... Me gustaría saber qué piensa usted.

—Muy sencillo —refirió él, dándole el daiquiri—. Dígale que nos permita continuar el trabajo un año más, o dos si hace falta...

—Ya debe haberse enterado que los hay que no están conformes con este plan.

—Sí. —Martin continuaba demostrando la seguridad y confianza que Celia había notado las veces anteriores desde su llegada a Harlow—. Ya se sabe que hay personas miopes, que no ven más allá.

—¿Considera miope al doctor Sastri?

—Sí, siento decirlo. ¿Qué tal la bebida?

—Muy buena.

—Rao ha venido a verme hace una hora —indicó Martin—. Ha venido para contarme la entrevista que ha tenido con usted y me lo ha dicho todo. Rao es una persona muy honorable.

—¿Y?

—Está equivocado. Del todo. Como todos los demás que dudan del trabajo.

Celia preguntó:

—¿Puede refutar con hechos lo que dice Sastri?

—Por supuesto que no —exclamó Martin con impaciencia—. La investigación científica se basa en teorías; si se basara en hechos, ya no haría falta investigar ni demostrar nada. Lo que hace falta es un criterio informado, entendido en la materia, intuición, instinto. Es una mezcla que algunos denominan arrogancia científica. Para trabajar hace falta estar convencido de que se está en el buen camino, y estar seguro de que entre tú y los resultados esperados sólo se interpone un plazo de tiempo, que en nuestro caso será breve.

—Tiempo y mucho dinero —le recordó Celia—. Y hace falta saber quién de ustedes tiene razón, usted o Sastri y los que piensan como él.

Martin sorbió el whisky con soda que se había servido, y se detuvo a reflexionar. Luego dijo:

—No me gusta pensar en el dinero más de lo necesario, sobre todo en el dinero ganado con la venta de fármacos. Pero puesto que usted acaba de mencionarlo, permítame que le diga una cosa, a sabiendas de que probablemente es la única forma de convencerla a usted y a Sam.

Celia observó detenidamente a Martin, intrigada por lo que iba a decir.

—Sé perfectamente que Felding-Roth está en serias dificultades económicas y que si la situación no mejora en los años siguientes, es muy posible que se hunda. ¿Tengo razón o no?

—Sí —dijo Celia después de un breve instante de vacilación sobre lo que debía contestar.

—Lo que yo haré, si me dan tiempo, es salvar la empresa, no sólo salvarla, mantenerla a flote, sino convertirla de nuevo en una compañía productiva, famosa y muy rica. Porque el resultado de mi investigación va a ser una serie de medicamentos muy importantes. Y no es que me importen las consecuencias comerciales —añadió Martin con una mueca—. En absoluto, y me avergüenza hablar de ello. Pero cuando suceda lo que le he dicho, también sucederá lo que yo busco.

La afirmación hizo el mismo efecto en Celia que aquella otra que tanto había impresionado a Sam Hawthorne hacía tiempo en Cambridge. La dificultad residía en que la afirmación de aquel primer día no había resultado cierta. ¿Por qué iba a ser distinto esta vez?, se preguntó Celia.

—No sé, no sé —dijo Celia moviendo la cabeza.

—¡Yo estoy convencido de ello, caray! —exclamó Martin—. Nos estamos acercando, estamos muy cerca de encontrar los medios para mejorar la calidad del proceso de envejecimiento cerebral, y tal vez de prevenir la enfermedad de Alzheimer. —Apuró la copa que tenía en la mano y la dejó de un golpe sobre la mesita—. ¿Cómo diablos convencerla?

—Pruébelo mientras cenamos —sugirió Celia mirando su reloj de pulsera—. Es hora de ir al hotel.

En el hotel de Churchgate la comida era buena, pero las raciones demasiado grandes, al menos para Celia. Al poco rato se entretuvo esparciendo lo que le quedaba por el plato y cavilando sobre lo que iba a decir. Había llegado el momento decisivo. Lo sabía y le daba miedo lanzarse a hablar.

La atmósfera del comedor en que se encontraban era muy agradable.

Seis siglos antes de que el edificio fuera hotel, había sido la casa parroquial de la aldea y en el siglo XVII había sido transformada en una casa particular. Se conservaba una parte de la estructura de entonces y en conjunto el edificio tenía un encanto especial, sobre todo el comedor, porque era una de las piezas que se habían preservado en su forma original al ser convertido en hotel después de la segunda guerra mundial, cuando Harlow fue transformada en una moderna ciudad industrial.

Celia se encontraba muy a gusto en aquel comedor de techo bajo, sus bancos tapizados al lado de las ventanas, los manteles blancos y rojos y el estilo del servicio, inclusive la costumbre de sentarse a la mesa cuando la comida estaba ya servida, comida que los clientes encargaban en un salón adjunto.

Aquella noche, Celia y Martin ocupaban una de las mesas de al lado de la ventana.

Durante la cena, continuaron la conversación comenzada en casa de Martin. Celia escuchó las explicaciones científicas que Martin le hacía con voz muy segura. Pero ella no podía olvidar las palabras de Bentley: «El doctor Peat-Smith es el directivo del equipo y como tal no puede permitirse tener dudas; de lo contrario, la moral de los demás se derrumbaría.»

¿Dudaba Martin en el fondo, secretamente? Celia buscaba mentalmente la táctica que le aclarara aquello. Tenía una idea de cómo hacerlo, inspirada por algo que había leído de Locke que Bentley le había dado la noche anterior.

Una vez calculadas y sopesadas sus palabras, clavó los ojos en Martin y dijo:

—Hace una hora, en su casa, usted mencionó el problema de la arrogancia científica.

A lo que él replicó:

—No lo interprete mal. Es una arrogancia positiva, una mezcla de conocimientos, de autocrítica, pero también de convicción, absolutamente necesaria para la supervivencia de todos los hombres dedicados a la ciencia.

Mientras hablaba, Celia pensó que comenzaba a vérsele una brecha, muy fina, comenzaba a abrirse una grieta en su fachada de confianza y seguridad en sí mismo. Pero no estaba muy segura de ello, por lo que insistió:

—No podrá negarme que cabe la posibilidad de que la arrogancia, o como usted quiera llamarlo, pueda llegar demasiado lejos. Que cabe la posibilidad que el deseo de creer que uno está en el camino recto le haga ciego a las objeciones acertadas de los demás.

—Es posible, claro —dijo Martin—. Pero no en mi caso.

Lo dijo con voz apagada, con menos convicción que hacía unos minutos. Ahora Celia estaba segura. Había puesto el dedo en la llaga, había encontrado su punto débil y él estaba a punto de ceder, de desmoronarse.

—Oiga lo que leí anoche —observó Celia—. Lo anoté, aunque es muy probable que usted ya lo conozca.

Celia abrió el monedero que tenía al lado y sacó una hoja de papel de cartas con el membrete del hotel. Leyó en voz alta:

—«El error no proviene de ningún defecto de nuestro conocimiento, sino de una equivocación de criterio... Los que no son capaces de mantener una línea de consecuencias en su cerebro, ni de sopesar con exactitud la preponderancia de las pruebas contrarias..., pueden fácilmente defender posturas que probablemente no son ciertas.»

Se produjo un silencio que Celia, al poco rato, tuvo la necesidad de romper, consciente de su crueldad.

—La cita es de *Ensayo sobre el entendimiento humano,* de Locke. El hombre que usted tanto respeta.

—Sí, ya lo sé —asintió él.

—Bueno, pues, ¿no es probable que usted esté demostrando incapacidad de sopesar las pruebas contrarias y que esté defendiendo posturas que probablemente no son ciertas? ¿Como dijo Locke?

—¿Usted lo cree? —le preguntó Martin, mirándola.

—Sí, lo creo —contestó Celia en voz baja.

—Me apena ver que usted... —No pudo acabar la frase, las palabras parecieron atragantársele y ella apenas pudo reconocerle la voz—. En este caso..., lo dejo correr.

Martin se había derrumbado, finalmente. La cita de Locke, de su ídolo, dirigida contra él por Celia, le había destrozado el corazón. Peor que esto: como una máquina que de súbito funciona defectuosamente, que se pone a funcionar al revés, hacia dentro, devorándose a sí misma, Martin había perdido el control. La cara se le había puesto de color ceniciento, abría la boca como un bobo, caída la mandíbula.

—Diga a su gente que es el final..., que cierren..., yo creo, tengo fe, pero no la necesaria, supongo..., no puedo solo... Lo que buscamos será hallado..., sucederá, sí..., en otro sitio...

Celia se asustó. ¿Qué había hecho? Había querido dar un susto a Martin, sacudirlo, sacarlo de aquella irritante seguridad en todo lo que decía, pero no había querido llegar a aquello. Era demasiado. Saltaba a la vista que el trabajo y el aislamiento de los dos años pasados pesaban sobre él, socavaban su moral.

De nuevo la voz de Martin:

—Cansado..., muy cansado.

Al oír aquellas frases de hombre vencido, Celia sintió un irrefrenable deseo de cogerle en sus brazos, de consolarle y de devolverle los ánimos. Entonces, como viéndolo todo claro, dijo:

—Martin, salgamos de aquí.

En aquel momento pasó una camarera que les miró con curiosidad. Celia se puso en pie y la llamó:

—Ponga la comida en mi cuenta. Mi amigo se encuentra mal, nos vamos.

—¿Necesita ayuda? —preguntó la muchacha.

—No, gracias, ya me las apañaré.

Cogió a Martin del brazo y le empujó hacia la pieza contigua. De allí subía la escalera hacia las habitaciones de los huéspedes. La de Celia se encontraba cerca de la escalera. Llegaron a ella y Celia la abrió con la llave que llevaba en el bolso. Entraron los dos.

Aquella parte del edificio también era antigua, del siglo XVII. El dormitorio tenía forma rectangular, el techo era bajo con vigas, las paredes recubiertas de madera de roble y la chimenea enmarcada de piedra. Las ventanas eran pequeñas y con los cristales enmarcados de tiras de plomo, que recordaban que en la antigüedad el cristal había escaseado, era un lujo innecesario.

Celia se preguntó cuánta historia había visto aquella pieza, cuántos nacimientos y cuántas muertes, enfermedades, amores apasionados, alegrías y dolores, peleas, promesas. En fin, se dijo, aquella noche vería algo más.

Martin la miraba con cara aturdida, de pie. Ella cogió la camisa de noche que la camarera había doblado sobre la almohada y dijo:

—Desnúdate y métete en la cama. Yo vuelvo en seguida.

Él se la quedó mirando sin moverse. Ella se le acercó y le dijo:

—Es lo que tú querías, ¿verdad? Y lo que yo también quería desde hace tiempo.

—¡Dios! Sí —dijo él casi sin aliento.

Mientras permanecieron abrazados, ella le consoló como a un niño. Pero no por mucho rato.

Sintió cómo aumentaba la pasión de Martin, y la suya. Igual que Martin, Celia tuvo que reconocer que hacía tiempo que deseaba aquello. En cierto modo había sido inevitable, desde el primer día en que se conocieron, en Cambridge, día en que algo más fuerte que el instante, una atracción mutua estalló entre los dos. Desde entonces, reconoció Celia, la cuestión no había girado en torno a la conjunción «si», sino «cuándo».

Que el acto se consumara en aquel momento y en aquel lugar había sido accidental. Había sucedido debido a la repentina crisis de Martin, a su desmoronamiento moral y a su desesperación, a su obvia necesidad de sacar fuerzas de flaqueza, de recoger energía del exterior, de beber de una fuerza ajena. Pero si aquello no hubiera sucedido aquella noche, habría sucedido otro día, y a cada encuentro la ocasión hubiera estado más próxima.

Al besarla Martin cada vez con más pasión, y responder ella, sintiendo el endurecimiento de su masculinidad contra el cuerpo, entrevió, como por una rendija de su mente, que más tarde tendría que afrontar las consecuencias morales de lo que estaba haciendo.

Pero de momento su deseo era avasallador, el gozo era tan grande como el de Martin.

A los pocos momentos ambos gritaron juntos, de amor y de júbilo.

Después se durmieron, Martin muy profundamente, o por lo menos así se lo pareció a Celia, un sueño reparador y tranquilo. A la madrugada los dos se despertaron y volvieron a hacer el amor, con menos placer, pero con mayor ternura.

Más tarde, al volver a despertarse Celia, la luz del sol inundaba el cuarto.

Martin no estaba. Encontró una nota escrita sobre la mesita de noche.

«Amor mío: Has sido y eres mi inspiración.

»Esta mañana, mientras dormías, tan bella, se me ha ocurrido una idea, tal vez la "solución". Me voy al laboratorio, a trabajar, no sé por cuánto tiempo, pero para tratar de ver si la idea es prometedora.

»Pase lo que pase, mi fe no decaerá, y esperaré con resignación a que llegue la orden de desalojo.

»Lo que ha pasado entre los dos será un secreto y un recuerdo de los más dulces. No te preocupes. Ya sé que el paraíso reencontrado es cosa de una sola vez.

»Sugiero que no guardes esta nota.

»Tuyo siempre,

MARTIN»

Celia se duchó, desayunó y se puso a hacer la maleta para regresar a su casa.

CAPÍTULO VI

En el Concorde de la British Airway, una vez servido el almuerzo, Celia cerró los ojos y trató de ordenar las ideas.

Primero los asuntos personales.

En dieciocho años de matrimonio que llevaba con Andrew, nunca, ni una sola vez, se había acostado con otro hombre. Y no porque no hubieran surgido oportunidades, las había habido a miles. Alguna vez había sentido la tentación de hacerlo, de aprovechar las ocasiones que se le ofrecían de disfrutar del sexo con otro, pero no lo había hecho, ya fuera por lealtad a Andrew, o porque no le hubiera parecido sensato desde el punto de vista de su carrera. O por las dos cosas a la vez.

Sam Hawthorne le había dado a entender, más de una vez, que le gustaría comenzar algo de este tipo con ella. Pero Celia había decidido desde el principio que era lo peor que él o ella podían hacer, y había desengañado a Sam con cortesía y firmeza.

Con Martin había sido distinto. Celia le había admirado desde el primer día que se vieron y le había deseado físicamente, necesario era reconocerlo. Bueno, el deseo había sido satisfecho, y el resultado no era ni peor ni mejor de lo que de cualquier otro amante se hubiera podido esperar. Claro que la relación podía llegar a mucho más; eso Celia también lo veía, si las circunstancias hubieran sido distintas.

Afortunadamente Martin había tenido la sensatez de reconocer en seguida que entre ellos dos no había futuro posible. A no ser que Celia estuviera dispuesta a dejar a Andrew y a arriesgarse a estar a mal con sus hijos, cosa del todo impensable. Además, a Andrew le quería mucho. Habían pasado por tantas cosas juntos, y Andrew poseía un valioso caudal de cordura, fuerza, ternura, que nadie, ni Martin, poseía. Eso Celia también lo reconocía.

Aquella mañana Martin lo había expresado en palabras más de poeta que de hombre de ciencia. «Lo que ha pasado entre nosotros dos será un secreto y un dulce recuerdo... El paraíso reencontrado es cosa de una sola vez.»

Supuso que había personas que, de saberlo, hubieran creído que lo correcto ahora era sentirse culpable. Pues ella no se sentía culpable, sino todo lo contrario.

Luego se puso a pensar en Andrew.

Se preguntó si Andrew le habría sido infiel alguna vez. Probablemente sí. A él también le habrían salido numerosas oportunidades y las mujeres le encontraban atractivo.

En tal caso, se preguntó Celia: «¿Qué siento respecto a eso?»

No le hacía ninguna gracia, debía reconocerlo, y era muy difícil ser lógico en este tipo de cuestiones. Por otro lado, no quería demorarse a pensar en lo que era incierto.

Una vez, durante una fiesta, había oído que alguien decía cínicamente: «Un hombre normal, que ha estado veinte años con la misma mujer, es un embustero o un impotente si dice que no se ha acostado nunca con otra mujer.» Pero eso tampoco era verdad. Los había a montones que permanecían fieles, monógamos, ya fuera porque lo habían decidido así, ya fuera porque no les habían salido oportunidades.

De todos modos, era necesario reconocer que en aquella afirmación existía un grano de verdad. Celia sabía, por habladurías y rumores, que había mucho juego y muchas aventurillas sexuales en los medios en que ella se movía. Tanto en los medios médicos como en los farmacéuticos. Lo cual implicaba otra pregunta: ¿Qué importancia tenían las aventurillas de este tipo para un matrimonio bien avenido? Ninguna, pensaba ella, siempre que no pasaran de ser aventuras y no se convirtieran en relaciones duraderas. De hecho, Celia creía que muchos matrimonios se iban al agua innecesariamente por celos o tontos escrúpulos respecto a algo que no era más que mera diversión sexual.

Además, en cuanto a Andrew, ella podía confiar en su delicadeza y discreción, independientemente de si le era infiel o no. Celia también se proponía ser discreta; por eso aceptaba no volver a verse con Martin.

Fin de las cavilaciones de tipo personal.

Ahora, respecto a Harlow. ¿Qué hacer? ¿Qué debía recomendar cuando viera a Sam?

Saltaba a la vista que no había más remedio que recomendar una cosa: el cierre del instituto. Reconocer que la idea había sido un error desde el principio. Cortar las pérdidas lo antes posible. Reconocer que el proyecto de Martin de encontrar un remedio para el envejecimiento cerebral había sido una equivocación.

¿Era realmente lo más sensato que recomendar? ¿La única salida? Celia no estaba segura, ni después de todo lo que había observado y oído en Harlow.

Una cosa en concreto la atormentaba: las palabras de Martin la noche pasada, cuando en su desesperación se había dado por vencido, momentos antes de abandonar juntos el comedor del hotel. Desde aquella mañana, desde el instante en que había subido al automóvil de la compañía que la había conducido al aeropuerto de Londres, oía sus palabras en el cerebro, como un disco atascado: «Lo que buscamos se encontrará..., sucederá... en otro sitio.»

En el momento que las oyó, Celia no se paró a reflexionar sobre ellas. Ahora, en cambio, parecían preñadas de sentido. ¿Era posible que Martin estuviera en el buen camino y que los otros se equivocaran? ¿Dónde sería aquel «otro sitio»? ¿En otro país? ¿En los laboratorios de otra empresa farmacéutica? ¿Era concebible que si Felding-Roth suspendía la investigación de Martin, otra compañía, una compañía rival, la continuara y llegara al resultado esperado, consiguiera lo que ellos perderían por excesivos escrúpulos y precipitación?

La investigación se estaba realizando en otros países. Dos años ha, Martin había mencionado unos científicos que trabajaban en lo mismo en Alemania, Francia y Nueva Zelanda. Celia sabía, de las indagaciones hechas, que la investigación en estos países continuaba, aunque aparentemente sin mejores resultados que en Harlow.

Pero no era disparatado suponer que, una vez detenido el trabajo de Harlow, uno de los otros científicos consiguiera una significativa innovación técnica, un paso realmente importante, que hubiera podido ser dado en Harlow de no haber cerrado antes de hora. De pasar esto, ¿qué reacción se produciría entre el personal de Felding-Roth? Y ¿cómo reaccionaría Celia, y Sam, después de haber recomendado el cierre del instituto?

De modo que por una serie de razones estaba muy tentada a no hacer nada, que en aquel caso significaba recomendar que las cosas continuaran por un año más tal como estaban, con la esperanza de que algo surgiera.

Sin embargo, Celia no pudo evitar decirse que «no hacer nada» era meramente la salida más fácil de momento, era el tipo de procedimiento que tanto se criticaba de los burócratas del Departamento de Sanidad, por ejemplo. Con lo cual el círculo se había cerrado. Había llegado a la recomendación de Sam antes de que ella partiera: «No te amilanes si lo que se requiere es dureza...»

Celia suspiró. De nada servía desear que las cosas fueran diferentes, que no se viera en la obligación de tomar aquel tipo de decisión. Además, tomar decisiones difíciles formaba parte del trabajo y del puesto que ella ocupaba. ¿Y no había llegado a donde ella había querido en su carrera?

No obstante, cuando el Concorde aterrizó en Nueva York, todavía no estaba segura de lo que iba a decir a Sam.

Resultó que Celia no vio a Sam hasta un día más tarde de lo esperado. Éste continuaba muy ocupado. Para entonces Celia había tomado una decisión irrevocable.

—Bueno —dijo Sam en seguida, demostrando que no tenía tiempo que perder en minucias—. ¿Qué me recomiendas hacer?

Celia presintió que Sam no estaba para oír detalles.

—Bien pensado —declaró con voz contundente—, creo que sería un error y una muestra de precipitación y de falta de visión cerrar ahora el instituto de Harlow. Creo que deberíamos continuar financiando la investigación que Martin hace sobre el envejecimiento del cerebro un año o más, si hace falta.

Sam asintió con un gesto de la cabeza y contestó:

—De acuerdo.

La falta de reacción visible en Sam y el que no le dirigiera preguntas hicieron comprender a Celia que su decisión era aceptada tal cual, completamente. Presintió, además, que Sam se alegraba de que le hubiera recomendado no cerrar, como si hubiera querido que le contestara aquello.

—He escrito un informe —dijo Celia, colocando cuatro hojas escritas sobre la mesa.

Sam lo puso en una bandeja junto a otros papeles similares.

—Lo leeré cuando tenga tiempo. Antes de la reunión con la junta, me imagino.

—¿Será difícil convencerlos?

—Seguramente.

Sam sonrió con expresión fatigada y Celia comprendió que estaba agotado por el cariz que tomaban las cosas en el trabajo.

Sam le preguntó entonces:

—No te preocupes, los convenceré. ¿Le dijiste a Martin que todo continuaría igual?

—No, él cree que vamos a cerrar.

—En este caso, tendré la satisfacción del día escribiéndole que hemos decidido lo contrario —dijo Sam.

Una brusca inclinación de la cabeza dio a entender a Celia que la entrevista había terminado.

Una semana después apareció un hermoso ramo de rosas en el

despacho de Celia. Al preguntar quién las había mandado, la secretaria le contestó:

—Han llegado sin tarjeta, señora Jordan. Se lo he preguntado a la floristería y me ha dicho que el encargo se había hecho anónimamente, por telegrama. ¿Quiere que haga más pesquisas?

—No, no es necesario —contestó Celia.

CAPÍTULO VII

Ante el alivio de Celia, sus viajes disminuyeron durante el resto del año 1975. Trabajó mucho, pero apenas sin salir de Morristown, lo cual significó poder pasar más tiempo con Andrew e ir a visitar a sus hijos a sus respectivos internados.

Lisa estaba en el último año, había sido elegida presidenta de su clase, tenía buenas notas y se había metido en muchas otras actividades de la escuela. Una de ellas había sido organizar un proyecto según el cual los alumnos más antiguos y aventajados trabajaban medio día a la semana en una oficina del gobierno.

El proyecto había sido iniciado gracias a una carta que Lisa había escrito al gobernador de Nueva York, convencida de que para obtener algo había que solicitarlo a la máxima autoridad. Un secretario se la había mostrado al gobernador, quien, divertido, se apresuró a contestar positivamente. Al enterarse Andrew, dijo a Celia:

—¡Qué duda cabe! Es hija tuya.

Por lo visto, Lisa tenía un talento natural para organizar. Acababa de mandar solicitudes de admisión a diversas universidades, aunque su favorita era Stanford.

Bruce estaba en el segundo año y continuaba demostrando una gran afición por la historia. Tanta que apenas dedicaba tiempo a estudiar las otras materias. El maestro encargado de su clase había dicho a Andrew y a Celia:

—Podría sacar buenas notas en todo, si no se concentrara tan exclusivamente en los libros de historia. Por lo visto se trata de un futuro historiador; de su hijo saldrán tomos firmados con su nombre, antes de que pasen muchos años. Ya verán.

Celia, a pesar de sus esfuerzos por no caer en una excesiva complacencia, no podía menos de hacerse la reflexión de que se podía trabajar y tener buenos resultados con la educación de los hijos.

Pero parte importante del éxito había sido el matrimonio formado por Winnie y Hank March, que continuaba administrando la casa de los Jordan con buen humor y competencia. Durante el cumpleaños de Winnie, que no sólo cumplía treinta y cuatro años, sino que además hacía quince que estaba en la casa, Andrew le recordó su antiguo plan de irse a Australia. Y observó:

—Lo que los australianos han perdido, lo han ganado los Jordan.

Sólo una cosa empañaba el buen humor de Winnie, y era el hecho de que no hubiera todavía tenido un hijo. Le dijo a Celia:

—Y no es que no probemos, señora. Si hay noches que me siento estrujada como un trapo de cocina, pero no hay nada que hacer.

Por recomendación de Celia, Andrew hizo una serie de pruebas de fertilidad a la pareja. Las pruebas resultaron positivas en ambos casos. Andrew dijo a Winnie:

—Tanto tú como Hank podéis tener hijos. Es cuestión de encontrar el momento oportuno, continuad probando.

—Bueno —dijo Winnie con un suspiro—. Me alegro de saberlo, aunque a Hank no pienso decírselo hasta mañana, quiero pasar una noche tranquila.

Celia hizo un breve viaje de negocios a California, durante el mes de septiembre, y se encontraba en Sacramento, casualmente cerca de donde se hallaba el presidente Ford, cuando se hizo una intentona de asesinarle. Gracias a la ineptitud de la mujer asesina, que demostró no saber cómo se usan las armas de fuego, el presidente salvó su vida. Celia sufrió una fuerte impresión y se horrorizó aún más al enterarse de que más tarde se había intentado asesinarlo por segunda vez, en San Francisco, a las tres semanas, o menos, del primer intento.

Comentándolo en casa, una noche en que toda la familia se había reunido para la cena del *Thanksgiving,* Celia afirmó:

—Comienzo a pensar que somos una nación cada día más violenta. ¿De dónde salen esas ganas de asesinar?

Había sido una pregunta retórica y no esperaba respuesta, cuando Bruce dijo:

—Me sorprende, mamá, que tú precisamente, teniendo en cuenta la índole del trabajo a que te dedicas, no sepas que asesino proviene del árabe *ashishi*, o «comedor de hachís». Originariamente se refiere a una secta de los siglos once y trece del islam que, antes de cometer un crimen de naturaleza religiosa, comían hachís.

A lo que Celia respondió con cierta irritación:

—Bueno; si no lo sabía es porque no hemos comercializado el hachís ni se aplica en medicina, que yo sepa.

—Se ha aplicado —continuó diciendo Bruce—. Lo utilizaron los psiquiatras contra la amnesia, pero no dio buen resultado y lo dejaron correr.

—¡Vaya con el mozuelo! —exclamó Andrew, y Lisa contempló a su hermano con una mezcla de respeto y de admiración.

En 1976 tuvieron la agradable sorpresa de ser convidados a la boda de Juliet Hawthorne con Dwight Goodsmith, el joven que tan buena impresión había causado a Andrew y a Celia durante aquella cena. Dwight acababa de licenciarse en derecho en la Universidad de Harvard, y había obtenido un trabajo en Nueva York, donde iba a instalarse el joven matrimonio.

Fue una boda muy elegante, a la que asistieron más de trescientos invitados.

—Al fin y al cabo —dijo Lilian a Celia— es la única boda a la que voy a asistir como madre de la novia. Así lo espero. ¡Vaya!

Antes Lilian había manifestado su preocupación ante el hecho de que Juliet contrajera matrimonio tan joven y abandonara los estudios en el segundo año de universidad. Pero el día de la boda, Sam y Lilian aparecieron muy felices y ya nadie daba muestras de pensar más en ello. Y con razón, se había dicho Celia. Juliet y Dwight daban la impresión de formar una pareja inteligente a la vez que sin pretensiones, por lo que Celia les auguró secretamente que serían felices para el resto de su vida.

En mayo del mismo año, llamó la atención de Celia la aparición de un libro titulado *La intoxicación de las Américas.*

El libro atrajo la atención de mucha gente. En él se catalogaba exhaustivamente la serie de desastres causados por las industrias farmacéuticas del país en América Latina, donde vendían impunemente fármacos peligrosos, sin las debidas precauciones o advertencias requeridas en países más perfeccionados o civilizados. En él se describían muchos de los métodos que ya habían escandalizado a Celia cuando trabajaba para Felding-Roth en Sudamérica.

El libro era distinto de los otros, era más que un acerbo ataque contra la industria, gracias a los conocimientos y a la meticulosidad de su autor, el doctor Milton Silverman, farmacólogo y profesor de la Universidad de California, en San Francisco. El doctor Silverman había, además, dado testimonio ante un comité del Congreso, en el que se había merecido el respeto general de la audiencia. Al parecer de Celia, el libro abogaba por lo que ella creía secretamente; a saber, que la industria debía hacerse cargo de determinadas obligaciones éticas, independientemente de si estaban reguladas o no por la ley.

Compró media docena de ejemplares y los repartió entre los ejecutivos de mayor antigüedad de la compañía. La reacción de éstos fue típica. La de Sam, por ejemplo:

—Básicamente estoy de acuerdo con el punto de vista del doctor Silverman. Pero si es necesario que se produzcan cambios, antes hemos de llegar a un acuerdo con las otras compañías. Ninguna compañía aceptará tomar la iniciativa y arriesgarse a perder ventas frente a las otras. Sobre todo la nuestra, en las difíciles circunstancias que atravesamos actualmente.

A Celia el argumento de Sam le pareció de muy dudoso valor, pero decidió que era inútil objetar nada.

Una sorpresa fue, en cambio, la reacción de Vincent Lord, que le envió la siguiente nota:

«Gracias por el libro. Totalmente de acuerdo en que deberían producirse cambios, pero mi predicción es que nuestros amos van a resistirse con uñas y dientes hasta que alguien no los amenace a punta de pistola. De todos modos, vale la pena continuar intentándolo. Yo la ayudaré siempre que pueda.»

Celia pensó que el director de investigación de la compañía estaba suavizándose progresivamente, sobre todo en los últimos tiempos. Se acordó de cuando le mandó un ejemplar del libro feminista de Betty Friedan, que él devolvió con una nota que decía: «Una estupidez», o algo por el estilo. ¿Sería que Lord consideraba que desde que Celia ocupaba un alto cargo en la empresa, valía la pena hacer el esfuerzo de ganarse su amistad y de convertirla en una aliada?

En el mes de abril, Lisa telefoneó a casa para notificarles que había sido admitida en la Universidad de Stanford, en California. En junio pasó los exámenes finales de la escuela, donde se celebró una agradable fiesta al aire libre, a la que asistió toda la familia Jordan en peso. Durante el almuerzo, Andrew predijo:

—Hoy es un gran día, pero este año no pasará a la historia.

Muy poco tiempo después, los acontecimientos se encargaron de demostrarle que no tenía razón. En Entebbe, Uganda, aterrizó un avión secuestrado con más de cien rehenes en su interior por terroristas árabes, secundados por el traidor presidente Amín. Mientras el mundo occidental se entretenía con las animadas noticias y comentarios que el incidente provocaba en los periódicos, los israelíes organizaban un osado ataque al aeropuerto, logrando liberarar a todos los rehenes.

Sin embargo, el aburrimiento general retornó sobre todo durante el congreso anual del Partido Demócrata en Nueva York, donde un desconocido demagogo de Georgia, sacando todo el partido posible del hecho que era un «renacido» baptista del sur, se hizo nombrar candidato a la presidencia.

A pesar del desencanto general de los norteamericanos, primero con Nixon, luego con Ford, parecía poco probable que el recién llegado lograra salir elegido como presidente. En la cafetería de la empresa, Celia oyó que uno preguntaba:

—¿Cómo pueden pensar que el cargo político más importante del mundo vaya a ser desempeñado por un tipo que se hace llamar Jimmy?

De todos modos, en las oficinas centrales de Felding-Roth la política les preocupaba muy poco. Bastante tenían con los preparativos para poner a punto la prometedora nueva droga, Montayne.

Habían pasado casi dos años desde que Celia había expresado sus dudas a Sam sobre Montayne, y desde que, a instancias de éste, había prometido desprenderse de sus prejuicios y abrirse a la posibilidad de que el fármaco fuera realmente beneficioso.

Durante este tiempo se había producido un voluminoso *dossier* de pruebas y experimentos que Celia había leído casi por completo. Y se había prácticamente convencido de que Sam tenía razón: la ciencia farmacéutica había progresado mucho en los últimos quince años y no había motivo, al parecer, para denegar a las mujeres embarazadas el consuelo de unos fármacos que podían ayudarlas a sobrellevar las molestias de su estado.

Además, lo que era muy importante: las pruebas con Montayne habían sido hechas con suma cautela y meticulosidad, tanto en Francia, como luego en Dinamarca, Gran Bretaña, España, Australia y actualmente en Estados Unidos. Por eso Celia había llegado a convencerse no sólo de que Montayne no era nociva en ningún aspecto, sino que, además, prometía un brillante futuro en el aspecto económico y comercial.

En casa había tratado, varias veces, de compartir sus ideas sobre la cuestión con Andrew, y convencerle como se había convencido ella. Pero, cosa rara, Andrew no había dado el brazo a torcer. Desviaba siempre la conversación cuando ella sacaba a relucir este tema, dejando bien en claro que, si no estaba preparado para enzarzarse en discusiones detalladas, tampoco lo estaba para cambiar de parecer. El tema de Montayne se había convertido en una suerte de tabú entre los dos.

Al fin Celia dejó de insistir y ante Andrew se reservó sus entusiásticas opiniones. No le faltarían ocasiones de desfogarse, sabía ella, antes de que los preparativos para comercializar el nuevo fármaco fueran completados.

CAPÍTULO VIII

—Para nosotros, los que nos cuidamos de las ventas, es imprescindible no olvidar que la Montayne es un fármaco específicamente producido para aliviar a las mujeres embarazadas sin riesgo ninguno —dijo Celia, hablando por el micrófono de la plataforma—. Es decir, es un medicamento que merece ser celebrado con alegría. La Montayne es el específico que necesitaban las mujeres en estado, las mujeres que cuando están embarazadas sufren mareos y vómitos todas las mañanas, y para las que no ha habido ningún remedio hasta ahora. Es un fármaco que hacía siglos necesitábamos y que, por fin, Felding-Roth, convertida en la empresa liberadora de las mujeres por antonomasia, está a punto de sacar a la venta. Gracias a Felding-Roth, las mujeres encinta podrán tener un embarazo feliz, podrán disfrutar de su estado de futuras madres. ¡Ha llegado el medicamento que pondrá fin definitivamente a los mareos de las mañanas! ¡Lo tenemos nosotros!

La sala rompió en aplausos coreados de vítores.

Era el mes de octubre de 1976. Celia asistía a la reunión de ventas regionales de la compañía, que se celebraba en San Francisco, y a la que asistían todos los hombres y mujeres dedicados a la venta al detalle, todos los inspectores de ventas y todos los gerentes de departamentos de nueve estados occidentales, en los que se incluían Alaska y Hawai. La reunión duraba tres días y tenía lugar en el hotel Fairmont, en Nob Hill. Celia, junto a otros ejecutivos de mayor antigüedad, se hospedaba en el más elegante Stanford Court, al otro lado de la misma calle que el Fairmont. Entre sus compañeros de hotel se encontraba Bill Ingram, que, de ser su subordinado, había pasado, en su nuevo cargo de director delegado de ventas farmacéuticas, a ser su principal asistente.

Los planes de comercialización de la Montayne habían cogido un vuelo tremendo, y Felding-Roth abrigaba la esperanza de que el producto estuviera listo para salir a la venta en febrero, dentro de cuatro meses. Por lo que era imprescindible que los que iban a encargarse de promocionar su venta estuvieran lo mejor informados posible respecto del fármaco.

Entre los vendedores y representantes, se respiraba un gran optimismo y uno había incluso compuesto la letra de una canción, con la música de *América la bella,* en la que se celebraba las glorias de la Montayne.

Bella para soñar con calma
en los goces de la maternidad.
Gracias a ti, sin riesgos ni temores,
cantaremos felices al despertar.
Montayne, Montayne,
Montayne, Montayne.
Para ser tomada durante el embarazo,
salgamos a venderla, a proclamar su bienestar,
sus poderes libres de nocivos efectos secundarios.

La letra había sido cantada alegremente aquella misma mañana al final de una reunión. Era obvio que iba a ser repetida frecuentemente en los dos próximos días. Celia abrigaba secretamente dudas acerca de su buen gusto o, incluso, oportunidad, pero, en vista del ambiente entusiasta general, había optado por no decir nada.

En Estados Unidos se habían hecho pruebas de la droga durante un año y medio, tanto en animales como en humanos (unas quinientas mujeres), y sólo se habían producido efectos secundarios muy leves sin ninguna importancia médica. Eran los mismos buenos resultados que se habían obtenido en los países donde la Montayne ya estaba a la venta, donde se había convertido en un específico muy popular, muy apreciado entre los médicos y las mujeres que lo habían tomado.

Terminadas las pruebas en Estados Unidos, se había presentado la debida solicitud al Departamento de Sanidad, de Washington, con la esperanza, razonablemente bien fundada, de que la autorización no podía tardar.

Por desgracia, las esperanzas resultaron vanas. De momento la autorización de venta no había llegado, y esto era uno de los dos contratiempos que empañaban el buen humor que se respiraba en las oficinas centrales de Felding-Roth.

De todos modos, se consideraba totalmente imposible detener

los preparativos de comercialización a estas alturas, porque significaría perder seis meses, o más, de ventas y de los correspondientes beneficios. Se decidió seguir adelante con la manufacturación del fármaco, los preparativos de la campaña publicitaria y con las sesiones del tipo descrito con los vendedores y representantes regionales. Las esperanzas de que la autorización llegara a tiempo no se habían perdido del todo.

Sam Hawthorne, Vincent Lord y otros estaban seguros de que llegaría pronto. Habían observado, además, que un factor a favor de ellos era la reacción de los medios de comunicación.

Dada la popularidad que la Montayne había obtenido en otros países, muchas personas se preguntaban públicamente por qué el Departamento de Sanidad tardaba tanto tiempo en dar la autorización. ¿Por qué se negaba a las mujeres norteamericanas los beneficios de un fármaco que las mujeres de muchos otros países venían disfrutando desde hacía meses? Se volvió a hablar del «desfase en fármacos» de que adolecía Estados Unidos, se lo criticaba y se echaba la culpa al gobierno.

Uno de los que más a favor de su autorización habló fue el senador Dennis Donahue, quien habitualmente había criticado a la industria farmacéutica por sus abusos, pero que ahora, por lo visto, había calculado astutamente que la opinión pública se inclinaba del otro lado. Respondiendo a las preguntas al respecto de un periodista había calificado los escrúpulos del gobierno y del Departamento de Sanidad de «ridículos en este caso». Comentario que, ni que decir tiene, fue muy celebrado entre el personal de Felding-Roth.

El otro contratiempo era el que había creado una tal Maud Stavely, presidente de una asociación de consumidores de Nueva York: «Ciudadanos en lucha por una medicina menos peligrosa.»

La doctora Stavely y su grupo se oponían agresivamente a que se autorizara el fármaco Montayne, y argüían que no era seguro que sus efectos secundarios no fueran nocivos y que era necesario que se hicieran más pruebas. El grupo había expresado su opinión varias veces a través de los grandes medios de comunicación.

La base de los argumentos de Stavely residía en un proceso que se había hecho en Australia.

Una tal Alice Springs, de veintitrés años, que vivía en una de las zonas más apartadas del continente australiano, había dado a luz una niña. Durante el embarazo había tomado la Montayne, entre otros fármacos. La niña había resultado ser deficiente mental; según palabras de los médicos, su cerebro era un «vacío». Además resultaba que era incapaz prácticamente de moverse, y ya tenía un año de edad. Por lo visto, según el parecer de los médicos, la niña permanecería el resto de su vida en «estado vegetativo».

Un abogado había convencido a la madre de que denunciara a la compañía que elaboraba la Montayne y la demandara por daños y perjuicios. El proceso llegó a los tribunales y éstos rechazaron la denuncia y declararon que «no estaba suficientemente justificada»;

se apeló al Tribunal Supremo, el cual corroboró la sentencia anterior.

Según las pruebas aducidas en ambos procesos, parecía obvio que la Montayne no podía ser la causa del deficiente estado en que había nacido la niña. La madre había tomado metaquolone (Quallude), diazepan (Valium), y otras. Además, fumaba tabaco con regularidad y tomaba marihuana. Un médico de los que compareció a declarar en uno de los juicios describió el cuerpo de la mujer como «un espeluznante caldero en el que se han amalgamado una serie de sustancias químicas de efectos antagónicos» y del que «podía salir cualquier cosa». Él, junto con otros expertos, declararon en contra de que la Montayne fuera la causa de la deficiencia de la niña.

Sólo el médico que había visitado a la mujer durante el embarazo había declarado en contra de la Montayne, fármaco que, por otra parte, él mismo había recetado. Durante el interrogatorio había reconocido, sin embargo, que carecía de pruebas contra la Montayne, que se basaba meramente en una «fuerte corazonada».

A consecuencia del proceso, el gobierno australiano ordenó que se hiciera una posterior investigación sobre la Montayne, y el resultado fue, de nuevo, que una serie de médicos y científicos llegaran a la conclusión de que la Montayne era una droga sin efectos secundarios nocivos.

La norteamericana doctora Stavely era un personaje ávido de publicidad que en su impugnación en contra de la Montayne no contaba con más pruebas que las del proceso australiano.

De modo que, a pesar del estorbo que para Felding-Roth significaba la campaña de la doctora Stavely, no representaba una amenaza verdaderamente seria.

De vuelta a la reunión de vendedores y representantes de San Francisco, Celia, al silenciarse los aplausos, prosiguió diciendo:

—Es posible que se hagan reparos contra la Montayne por parte de personas que no han olvidado la catástrofe de la Talidomida. Droga que, como ustedes seguramente recordarán, causó horribles deformaciones en los fetos de las mujeres embarazadas. Lo menciono ahora y aquí para que, llegado el caso, no nos coja desprevenidos.

A estas palabras se hizo un silencio en la sala, y Celia se sintió atentamente observada por centenares de ojos.

—Las diferencias entre la Montayne y la Talidomida son muchas y muy grandes. En primer lugar, la Talidomida fue producida hace veinte años en una época en que la investigación farmacéutica no era tan meticulosa ni completa como ahora, y en que las leyes eran mucho menos estrictas que hoy. Además hay que tener en cuenta que la Talidomida no fue un específico pensado para el uso de mujeres embarazadas, como se cree popularmente. Era un calmante de uso general, para todo el mundo.

»Además, la Talidomida no fue administrada, durante el período de pruebas, a una serie suficientemente variada de animales como se hace hoy día antes de administrar un fármaco a los seres humanos. Después de la prohibición de la Talidomida, por ejemplo, se descubrió que, administrada a animales, ciertas especies de conejos daban nacimiento a fetos con deformaciones muy similares a las que se habían producido en los humanos, con lo que quedó demostrado que, de haber sido las pruebas verdaderamente exhaustivas, se hubieran evitado las desgracias que se produjeron.

Celia calló y dio una ojeada a las notas que cuidadosamente había preparado para este discurso.

Con la atención general concentrada en ella, prosiguió diciendo:

—La Montayne, en cambio, ha sido administrada al más amplio abanico posible de animales, en toda clase de condiciones, y también a voluntarios humanos, en cinco países en que las leyes de control son estrictas. Es más: hace un año que el fármaco es recetado a mujeres embarazadas de estos países. Permítanme que les dé un solo ejemplo de la meticulosidad con que se han hecho las pruebas y experimentos.

Entonces Celia se refirió a la decisión tomada por los laboratorios de Gironde-Chimie, los descubridores de la Montayne en Francia, de dedicar un año más de lo requerido por la ley francesa, a hacer pruebas con el fármaco.

—Es muy probable que sea el primer medicamento que ha pasado por tal número y variedad de pruebas.

Después del discurso de Celia, hablaron diversos portavoces del departamento científico de la empresa que corroboraron las opiniones y los hechos presentados que acababa de hacer ella, durante una sesión dedicada a contestar a las preguntas y a las dudas expresadas por el grupo de vendedores y representantes.

—¿Qué tal tu discurso ante la asamblea de vendedores? —preguntó Andrew una hora más tarde en la lujosa *suite* del Stanford Court.

Había tomado unos días de asueto para acompañar a Celia hasta aquella parte del país y, de pasada, visitar a Lisa, que cursaba sus estudios en la Universidad de Stanford.

—Bastante bien, creo —contestó Celia, sacándose los zapatos y arrellanándose con gesto cansado en el sillón—. En cierto modo las reuniones con los vendedores me hacen pensar en un cabaret ambulante, y cada representación que hacemos es mejor que la anterior. —Entonces miró a su marido con expresión intrigada—. Pero oye: ¿te das cuenta de que es la primera vez que demuestras interés por el futuro de la Montayne, la nueva droga?

—¿Ah sí? —dijo él, fingiendo sorpresa.

—Lo sabes de sobra. Explícame por qué.

—Tal vez porque hasta hace poco me lo contabas todo sin necesidad de que te preguntara nada.

—Eso no es cierto —replicó Celia—. La verdad es que a ti este fármaco te inspira desconfianza. Reconócelo.

—Oye —objetó Andrew, dejando a un lado el periódico que leía al entrar ella—. Yo no tengo datos sobre los que basarme para juzgar sobre un fármaco del que no tengo experiencia directa. Tú, en cambio, cuentas con el asesoramiento de un equipo de científicos, del país y del extranjero, que están mucho más enterados que yo. Si dicen que la Montayne es un fármaco no nocivo, entonces... —y se encogió de hombros.

—¿Lo recetarías tú a tus pacientes?

—No tengo que hacerlo; afortunadamente no soy ni ginecólogo ni obstetra.

—¿Afortunadamente?

—Se me ha escapado —reconoció Andrew con impaciencia—. Cambiemos de tema.

—No —insistió Celia en el mismo tono nervioso de hacía unos instantes—. Me interesa hablar de esto contigo porque es importante para los dos. Tú siempre has dicho que las mujeres embarazadas no deberían tomar fármacos. ¿Lo sigues creyendo?

—Bueno, ya que me lo preguntas, te diré que... sí.

—¿Y no es posible que, aunque eso fuera así hace un tiempo, ahora las cosas hayan cambiado? No hace mucho se consideraba peligroso anestesiar a las mujeres durante el parto...

Andrew se estaba irritando ostensiblemente.

—Ya te he dicho que quería cambiar de tema.

—¡Yo no! —le espetó ella.

—¡Diablos, Celia! Yo no tengo nada que ver con eso de la Montayne y no me interesa discutir sobre ello. Ya he reconocido que no cuento con datos...

—Pero en Saint Bede eres influyente.

—No pienso utilizar mi influencia ni a favor ni en contra de la Montayne.

El teléfono sonó cuando los dos se estaban mirando con tensión. Celia se alzó y fue a contestar.

Una voz femenina dijo:

—¿La señora Jordan?

—Sí.

—La llamo desde las oficinas de Felding-Roth, en Boonton. No cuelgue, el señor Hawthorne quiere hablar con usted.

—Hola, Celia —dijo la voz de Sam—. ¿Cómo va todo?

—Muy bien. —El buen humor de Sam le recordó de nuevo la actitud de optimismo general que se respiraba en la asamblea—. Las presentaciones se han hecho sin problema y todo el mundo parece muy ilusionado con la Montayne.

—¡Estupendo!

—Ahora lo que nos preguntamos es cuándo llegará la autorización de Sanidad.

Se produjo un silencio en el que Celia sintió que Sam vacilaba antes de decirle:

—Mira, no lo digas a nadie, pero te aseguro que la autorización no tardará.

—¿Y cómo estás tan seguro?

—No te lo puedo decir.

—Bueno.

Si Sam quería hacerse el misterioso, allá él, aunque no comprendía el motivo de dirigirse a ella, precisamente. Entonces inquirió:

—¿Qué tal Juliet?

—¿Y mi futuro nietecito? —preguntó Sam riendo—. Estupendamente.

Hacía tres meses que Juliet y Dwight habían anunciado que Juliet estaba en estado. Iba a dar a luz en enero.

—Recuerdos a Lilian y a Juliet —dijo Celia— y dile a Juliet que la próxima vez podrá tomar la Montayne.

—De acuerdo. Gracias, Celia. —Sam colgó.

Mientras Celia hablaba por teléfono, Andrew había ido a tomar una ducha y a vestirse, antes del viaje de cincuenta kilómetros hasta Palo Alto, a donde iban a cenar con Lisa y un grupo de amigos de la universidad.

Durante el viaje, y tampoco durante la cena, que resultó muy cordial, Celia y Andrew no volvieron a mencionar el tema de la Montayne. Al comienzo hubo cierta tirantez entre los dos que desapareció al cabo de poco tiempo. Celia decidió que jamás volvería a mencionar el tema de la Montayne a su marido. Al fin y al cabo, era inevitable que todo el mundo, por lo menos una vez en la vida, se obcecara por algo, y eso era lo que le ocurría a Andrew, aunque a ella le dolía y decepcionaba.

CAPÍTULO IX

Sam Hawthorne, después de colgar el aparato y de haber hablado con Celia en San Francisco, se arrepintió de haber hecho, impulsivamente, aquella observación, aquel alarde respecto a la autorización de Sanidad. Había sido una tontería y una indiscreción. ¿Por qué lo había dicho? Seguramente por una razón muy humana, por el gusto de alardear delante de una mujer como Celia.

Tenía que ir con más tiento, se dijo. Sobre todo después de la conversación de hacía una hora con Vincent Lord y de la decisión que acababan de tomar. Decisión que podía tener catastróficas repercusiones si llegaba a oídos de otras personas. Cosa que, de todos modos, no tenía por qué ocurrir, jamás. Razón de más, por tanto, para dar la impresión, cuando llegara la autorización de Sanidad, que las cosas habían seguido su curso normal. Tal como hubiera debido ser, y hubiera sido, de no ser por aquel engreído, insufrible y malintencionado funcionario de Sanidad.

Habían tenido muy mala suerte con que Mace volviera a encargarse de la revisión definitiva de la solicitud presentada de la Montayne.

Sam Hawthorne no conocía a Mace, ni quería conocerlo. Bastante había oído hablar de él y de las dificultades que causaba a la empresa, primero a raíz de la solicitud del Acompasón y ahora con la Montayne. No comprendía cómo personas de la calaña de Mace llegaban a detentar tanto poder y se ponían en el camino de gente honrada y profesional que lo único que deseaba era hacer las cosas bien.

Por suerte, las personas como Mace formaban una minoría, en Sanidad una minoría muy pequeña. Sam eso no lo ponía en duda. Pero Mace existía. Actualmente obstaculizaba con todo su peso los trámites de la solicitud de la Montayne, no se paraba ante ninguna clase de táctica o estratagema para detener el curso normal de la solicitud. No tenían más remedio que buscar un rodeo que les evitara topar con él de nuevo.

En fin: tenían los medios para hacerlo. O por lo menos los tenía la empresa en la persona de Vincent Lord.

Cuando Vincent Lord había conseguido, mejor dicho comprado, las pruebas del delito cometido por Mace, a cambio de aquellos dos mil dólares de la empresa, cuyo recibo estaba enterrado, y bien enterrado, bajo las listas de los gastos clasificados como de dietas, donde ningún contable ni inspector del estado podrían hallarlo..., al enterarse Sam, su primera reacción fue encolerizarse, enfadarse con Vincent y escandalizarse ante la idea que le sugería Vincent del uso que podría hacerse de todo ello eventualmente.

Pero ya no. La situación respecto a la Montayne era grave, demasiadas cosas estaban en juego para andarse con escrúpulos. Lo cual, en sí, era un motivo más para encolerizarse. Le sacaba de quicio que criminales de la calaña de Mace provocaran actos criminales en personas decentes como Sam y Vincent Lord, que obligaran a los demás a actuar y a ponerse a la misma altura. ¡Maldito Mace!

Sam interrumpió su soliloquio y se dijo: «Es el precio que has de pagar por haber llegado a un puesto de la importancia del tuyo; te obliga a tomar decisiones desagradables y a autorizar conductas ante las que, en otra situación, podrías tranquilamente escandalizarte. Pero en la posición en que te encuentras, demasiadas personas dependen de ti, ejecutivos, accionistas, empleados, vendedores, distribuidores, publicitarios, etc., y a veces se hace necesario cerrar los ojos, tragar saliva, y hacer lo que se tenga que hacer, por repugnante o terrible que te parezca.»

Que es lo que acababa de hacer Sam, hacía una hora, al dar luz verde a la proposición de Vincent Lord de amenazar a Gideon Mace con las copias de los documentos que estaban en su poder. Todo para obtener de una vez la autorización de la Montayne.

Chantaje. Esa es la palabra. Era inútil tratar de buscarle eufemismos. Chantaje, un delito.

Vincent había expuesto el plan a Sam. Y con suma claridad le había dicho:

—Si no hacemos presión con las pruebas que están en nuestro poder, Mace es muy capaz de demorar la autorización un año o más.

Sam preguntó:

—¿Tanto tiempo? ¿Es posible?

—Sí, es lo que hizo con el Acompasón. Sólo tiene que pedir que se vuelva a hacer...

Lord se calló al ver el gesto que Sam hacía con la mano, mandándole callar. Sam se acordaba perfectamente de cómo Mace había detenido el curso de los trámites de solicitud para el Acompasón.

—Antes usted decía que preferiría obrar a solas, que nadie se enterara de ello, ni siquiera yo —le recordó Sam a Lord.

—Ya lo sé —dijo Lord—, pero he cambiado de parecer. Al fin y al cabo es una operación que entraña sus riesgos, y no veo por qué he de hacerlo y cargar con la responsabilidad yo solo. Sigo encargándome de hacer la parte más sucia y desagradable del asunto. Pero necesito que usted lo sepa y que lo apruebe.

—No querrá que conste algo por escrito, ¿verdad?

Lord movió la cabeza negativamente.

—Es otro de los riesgos. Usted podrá decir tranquilamente que jamás hemos mantenido la presente conversación, por ejemplo, y yo no cuento con testigos que puedan ayudarme en caso de necesidad.

Entonces Sam comprendió que Vincent no buscaba más que compartir su soledad con él. Era una soledad que Sam conocía perfectamente, la soledad del jefe, del máximo responsable, y Vincent simplemente deseaba compartirla con alguien.

—Bueno —dijo Sam—. Aunque me repugna la idea, la apruebo.

Al salir Vincent Lord, Sam le volvió a llamar:

—¡Vincent!

Lord se dio la vuelta.

—¿Qué?

—Gracias —dijo Sam—. Gracias, nada más.

De modo que ahora no tenía más remedio que esperar. Esperar confiadamente a que todo fuera bien, a que Vincent se saliera con la suya y a que la autorización de la Montayne llegara pronto.

Vincent Lord se había fijado que Gideon Mace había cambiado de aspecto desde la última vez que se habían visto. Parecía más viejo, pero mejor, eso era lo sorprendente. Tenía la cara menos colorada, habían desaparecido las venas azuladas de la nariz. Ya no llevaba aquel traje viejo, ni las gafas que le hacían mirar de través. Todo él se había renovado: traje, gafas, piel de la cara. Incluso sus modales eran distintos, aunque no cordiales, pero por lo menos no tan desabridos. Una razón debía de ser, de esto Vincent se había enterado por otros funcionarios del departamento, que Mace había dejado de beber y se había hecho miembro de Alcohólicos Anónimos.

Aparte Mace, lo demás continuaba igual. Las oficinas del departamento continuaban tan abarrotadas como de costumbre, con papeles por todas partes, los empleados hacinados en cuchitriles como abejas en su panal. En el de Mace había más papeles que lo habitual. No podías llegar a la silla sin pisar unos cuantos.

Lord hizo un gesto con la mano, señalando el entorno y dijo:

—Me figuro que nuestra solicitud debe de estar en uno de estos montones.

—Partes, solamente —contestó Mace—. No hay sitio para la solicitud completa aquí. Me imagino que ha venido a hablar de la Montayne.

—Sí —contestó Lord.

Estaba sentado frente al doctor y con la cartera con las pruebas incriminatorias a sus pies. Lord todavía abrigaba la esperanza de no tenerlas que usar.

—Lo del caso australiano me preocupa en serio —explicó Mace en el nuevo tono razonable que su voz había adquirido últimamente—. ¿Sabe a qué me refiero?

Lord asintió.

—Sí, el de la mujer que tuvo la niña deficiente mental. Pero la denuncia no fue aceptada por los tribunales, y luego el gobierno hizo sus pesquisas y no resultó nada incriminatorio contra la Montayne.

—He leído todo lo que se ha escrito sobre el caso —refirió Mace—, pero me hacen falta más detalles. Estoy esperando que me los manden de Australia y, cuando lleguen, es posible que tenga que hacerles unas cuantas preguntas.

—¡Pero eso podrá tardar meses! —protestó Lord.

—A mí me es igual; yo estoy aquí para hacer el trabajo bien hecho.

Lord hizo un último intento:

—Cuando nos demoró la solicitud del Acompasón, yo le aseguré, le di mi palabra de que no era un fármaco nocivo, y resultó que tenía razón yo. Ahora le doy mi palabra, basada en mi reputación de científico, que lo mismo es cierto de la Montayne.

Mace dijo tozudamente:

—Es su opinión, que yo no comparto, que la demora del Acompasón fuera innecesaria. Además, nada tiene que ver con la Montayne.

—Sí tiene que ver, en cierto modo —continuó Lord, dándose cuenta de que no quedaba otro remedio que hacerlo, por lo que echó una mirada a la puerta, para cerciorarse de que estuviera cerrada—. Tiene que ver porque en mi opinión lo que usted hace con Felding-Roth no tiene nada que ver con la solicitud en sí, sino con su estado de ánimo personal. Usted por lo visto está agobiado por una serie de problemas personales, está lleno de prejuicios que no le dejan ver las cosas como son. Mi compañía tiene información acerca de algunos de sus problemas, ¿sabe?

Mace se enderezó en su sillón y dijo con voz chillona:

—¿De qué diablos me está hablando?

—De eso —dijo Lord. Tenía la cartera abierta y sacó los documentos—. He aquí una serie de recibos de la Bolsa y de talones cancelados, de declaraciones bancarias y otras cosillas que demuestran que usted ganó dieciséis mil dólares ilegalmente, aprovechándose de información secreta y confidencial del Departamento de Sanidad sobre ciertas compañías productoras de fármacos en su forma genérica. De Binvus Products y de Minto Labs.

Lord puso una docena de hojas de papel sobre el montón que había ya en la mesa de Mace.

—Mírelos con atención. Estoy seguro de que no es la primera vez que los ve, pero no debía de saber que otros tuvieran copias de ellos. Además, eso son copias de copias. Retenerlas o rasgarlas no le servirá de nada.

Saltó en seguida a la vista que Mace reconocía inmediatamente el primero con que toparon sus ojos. Con manos temblorosas cogió todo el montón y los fue inspeccionando uno por uno. La cara fue perdiendo color y la boca se le contorsionó. Lord temió que le diera un ataque de corazón allí mismo. Pero Mace dejó los papeles y susurró:

—¿De dónde los ha conseguido?

—Eso no viene al caso —dijo Lord—. Lo importante es que los tengamos y que estemos pensando en mostrarlos al fiscal general y a la prensa. Para que se haga una investigación por si usted ha estado implicado en más casos que éstos.

De la expresión de terror de Mace, Lord coligió que había dado en el clavo, que casos los había a montones. Lord se acordó de que al hablar con Sam Hawthorne, la primera vez, sobre la utilización de aquellas pruebas contra Mace, había pensado que seguramente le causaría placer poner a aquel canalla en un aprieto. Y así era: le causaba placer ejercer poder sobre un sujeto que, como Mace, había ejercido el suyo para humillarlo a él y a la empresa.

—Irá a la cárcel, por supuesto —aseguró Lord—, y me figuro que le pondrán una multa que le arruinará.

Mace dijo desesperadamente:

—¡Me está sometiendo a chantaje! Le voy a...

Habló nerviosamente, con voz ahogada, de pito. Lord le atajó sin contemplaciones:

—¡No me venga ahora con eso! Hay cien maneras para que nadie se entere de la parte que ha jugado en ello nuestra empresa. No hay testigos, aquí no hay nadie, fuera de usted y de mí.

Lord recogió los papeles y los volvió a meter en la cartera. Se había acordado, a tiempo, de que sus huellas dactilares estaban impresas en ellos, y no era cuestión de bromas.

Mace estaba desquiciado. Lord se dio cuenta con asco que le caía un hilillo de saliva de entre las comisuras de los labios.

—¿Qué quiere? —preguntó débilmente el infeliz.

Lord no contestó.

—Oiga —le suplicó Mace, casi sollozando—. Lo dije en serio lo del problema..., el caso australiano, las dudas acerca de la Montayne... Yo creo sinceramente que tienen razón los que...

Lord indicó con voz de desdén:

—Eso ya está hablado. Gente más competente que usted me ha asegurado que el caso australiano no tiene valor.

Silencio de nuevo.

—¿Si llega la autorización?

—En determinadas circunstancias, los documentos que le he enseñado no llegarán al fiscal general ni a la prensa. Al contrario, serán entregados a usted en persona, con la garantía, hasta donde nos sea posible de nuestra parte, de que no quedan copias por ahí.

—¿Cómo podré estar seguro?

—Tendrá que fiarse de mi palabra.

Mace hacía un esfuerzo por recobrarse; un odio furioso se leía en sus ojos:

—¡Su palabra! ¡Cabrón!

—Perdone que se lo recuerde —continuó sin inmutarse Lord—: Usted no está en situación de insultar a nadie.

Tardó dos semanas. Incluso con Mace tratando de acelerar los trámites, las ruedas de la burocracia tenían su propio ritmo. Pero por fin llegó la autorización para vender la Montayne. Para venderla y para recetarla, debidamente autorizada por Sanidad, en todo Estados Unidos.

En Felding-Roth se festejó el hecho de que febrero siguiera siendo el mes de su futuro lanzamiento.

Vincent Lord no quiso correr riesgos con Correos e hizo un viaje especial a Washington para entregar los documentos incriminatorios a Mace.

Lord cumplió su palabra. Todas las copias fueron destruidas.

Solos, en el despacho de Mace, ambos hombres de pie, el diálogo fue mínimo.

—Tenga lo que le prometí —dijo Lord, entregándole un sobre de papel marrón.

Mace tomó el sobre, inspeccionó su contenido, luego miró a Lord. Con voz que rezumaba odio dijo:

—Usted y su empresa se han ganado un enemigo en el Departamento de Sanidad. Le advierto ahora que un día se arrepentirán de lo que han hecho.

Lord se encogió de hombros y se marchó.

CAPÍTULO X

Un viernes por la tarde del mes de noviembre, Celia fue a visitar a la doctora Maud Stavely, en sus oficinas de la «asociación de ciudadanos en lucha por una medicina menos peligrosa».

Fue una corazonada. Celia se encontraba en Manhattan por otros asuntos, y tenía dos horas libres, por lo que decidió emplearlas para conocer a un contrincante que le inspiraba cierta curiosidad. No telefoneó para anunciarse, sabiendo que corría el riesgo de que se negaran a recibirla, como les había ocurrido a otros empleados o implicados de alguna manera en la industria farmacéutica. Celia se acordaba de lo que le había dicho Lorne Eagledon, presidente de la Asociación de Fabricantes Farmacéuticos de Washington. Eagledon tenía un temperamento cordial, se llevaba bien con todo el mundo y había sido abogado del gobierno antes de ocupar el puesto actual en la asociación.

—Como jefe de la asociación que representa la mayoría de las grandes industrias farmacéuticas, me interesa estar en contacto con los grupos de consumidores importantes. Ya sé que defendemos puntos de vista contrarios, pero a menudo se aprenden cosas hablando con ellos, cosas útiles para nuestra industria. Dos veces al año invito a almorzar a Ralph Nader. No es que tengamos muchas cosas en común, al contrario, pero charlamos, escuchamos nuestros respectivos puntos de vista, que es lo más civilizado que uno puede hacer. En cambio, cuando quise invitar a Maud Stavely... ¡Dios! ¡Qué chasco!

Celia le apremió a que continuara hablando sobre el tema.

—Pues bien —prosiguió él—, la doctora Stavely me dio a entender que estaba demasiado ocupada luchando contra una industria totalmente corrupta e inmoral, la nuestra, claro, para perder el tiempo charlando con uno de sus lacayos, a saber, mi menda. Además, añadió que antes se compraba una barrita de chocolate para almorzar que aceptar una comida en regla pagada con el dinero sucio de nuestra asociación.

Eagledon se echó a reír al recordarlo. Luego añadió:

—Ni que decir tiene que no nos vimos jamás.

Llovía cuando el taxi se detuvo delante del portal de un destartalado edificio de seis plantas, de la calle Treinta y Siete, cerca de la Séptima Avenida. La planta principal del edificio estaba ocupada por un almacén de fontanería, cuyas ventanas tenían los cristales rotos, y se mantenían en su sitio gracias a unas tiras de papel engomado. El vestíbulo de la entrada exhibía unos muros de los que la pintura parecía caer a trozos, y de él subía un raquítico ascensor que la llevó hasta la última planta donde estaba ubicada la asociación de ciudadanos.

La puerta de la oficina estaba abierta y Celia vio, en un cuartito, a una mujer de edad, de pelo blanco, escribiendo a máquina. En la tarjeta puesta de cara hacia afuera se leía: «Voluntaria: Sra. O. Thom.» La máquina en que escribía la buena señora era una Underwood de por allá 1950. Al ver a Celia dijo:

—Les he dicho mil veces que no puedo continuar trabajando aquí si no me cambian la máquina. La I mayúscula no funciona. ¿Cómo se pueden escribir cartas sin la I de yo?

Celia le sugirió:

—Utilice la primera persona plural en vez del singular.

La señora O. Thom replicó:

—¿Y qué hago con esta carta? Tiene que ser enviada a Idaho. ¿Lo convierto en Wedaho?

—Comprendo el problema —manifestó Celia—. Me gustaría poder ayudarla. ¿Está la doctora Stavely?

—Sí. ¿De parte de quién?

—De nadie especial, sólo de una persona interesada en su asociación. Me gustaría hablar con ella.

Pareció como si la señora Thom fuera a preguntarle más cosas, pero luego se lo debió pensar mejor, porque se levantó y se fue directamente a otra puerta, por la que desapareció. Celia aprovechó su ausencia para inspeccionar el entorno. Había más personas trabajando en otros cuartos, se oían más máquinas de escribir y conversaciones por teléfono. Vio un montón de panfletos y prospectos listos para ser tirados al buzón. Y otro de cartas que habían llegado y todavía estaban por abrir. Por las apariencias, la asociación no parecía estar sobrada de dinero. El mobiliario, pensó Celia, o había sido comprado de segunda mano o eran los restos de alguna otra oficina. El suelo había sido alfombrado hacía tiempo, pero actualmente la moqueta estaba tan raída que era casi como si no hubiera. En muchos sitios se veían las tablas de madera que componían el suelo. Y la pintura de las paredes saltaba como en el vestíbulo de la entrada de abajo.

Volvió la señora Thom.

—Puede pasar —dijo señalando una puerta.

Celia le dio las gracias.

Entró en una habitación tan destartalada como la que acababa de abandonar.

—¿Qué quiere? —preguntó la doctora Maud Stavely desde la silla que ocupaba frente a una mesa muy vieja.

Celia se sorprendió del aspecto atractivo y elegante de aquella mujer de pelo castaño, delgada, bien vestida, con manos cuidadas, que no debía de tener mucho más de cuarenta años. Hablaba con voz de persona culta, aunque impaciente. Tenía unos ojos impresionantemente azules, de mirada penetrante y directa. Celia se sorprendió de ver a una persona con aquel aspecto en medio de aquel deslucimiento general.

—Trabajo en la industria farmacéutica —anunció Celia—. Perdone por la manera que me he metido aquí, pero quería conocerla.

Se produjo un silencio de varios minutos. Los ojos de la doctora estaban fijos en ella, y habían tomado cierta dureza, pensó Celia.

—Supongo que es la Jordan.

—Sí —dijo Celia, sorprendida—. ¿Cómo lo sabía?

—Me lo he figurado. No hay muchas mujeres trabajando en su podrida industria, y desde luego nadie que se haya vendido hasta el punto que lo ha hecho usted.

—Yo no considero que me haya vendido —protestó Celia.

—De lo contrario no trabajaría en el sector comercial como hace usted.

—Comencé trabajando como química —explicó Celia—, y luego, poco a poco, fui ascendiendo.

—No me interesa nada de eso. ¿A qué ha venido?

Celia se esforzó por desarmar a su contrincante con una sonrisa.

—Quería conocerla. Hablar con usted, intercambiar opiniones. A veces puede ser útil, aunque no estemos de acuerdo.

El tono amistoso de Celia no sirvió de nada. La otra mujer inquirió con frialdad:

—¿Útil para qué?

—Para comprendernos mejor. Pero no he acertado —dijo Celia, encogiéndose de hombros y con gesto de dirigirse hacia la puerta.

—¿Qué le interesa saber?

La pregunta había sido hecha en tono un poco menos hostil. Celia vaciló entre irse o quedarse.

Stavely señaló una silla.

—Siéntese. Le concedo diez minutos.

En circunstancias distintas, Celia hubiera hablado con fuerza y energía, pero allí prefirió conservar un tono más modesto.

—Me gustaría saber, por ejemplo, por qué odia tanto a la industria farmacéutica.

Maud Stavely sonrió ligeramente por primera vez, aunque en el acto volvió a ponerse seria:

—Le he dicho diez minutos, no diez horas.

—Hagamos lo que podamos con el tiempo que tenemos —sugirió Celia.

—De acuerdo. La parte más podrida de la industria es la suya precisamente: la comercial. Su compañía, como todas las demás, vende en exceso, endosa fármacos de una forma cínica, grosera, malvada. Fabrican fármacos razonables, aunque de utilidad restringida, y los lanzan al mercado de una manera que equivale a forzar a la gente a tomarlos, a recetarlos sin ton ni son. Emprenden campañas publicitarias convenciendo a gente que no los necesitan para nada, o que no pueden pagarlos o que no debieran tomarlos porque son peligrosos para su salud. A menudo los tres factores se combinan.

—Cínico y malvado me parecen palabras excesivas —objetó Celia—. Nadie le discutirá que se receta en exceso...

—¡Que se receta en exceso! La norma es recetar, recetar lo que sea. Pero es una norma impuesta por ustedes, con sus campañas, planeadas deliberadamente. Tome el Valium, por ejemplo, el fármaco seguramente más recetado, que más mal ha hecho en la historia de los medicamentos. Y todo por sus campañas publicitarias, por la codicia de las compañías farmacéuticas, y el resultado ha sido una estela de gente destrozada, desesperada, adicta, suicida...

—Muchos necesitaban este fármaco y se han beneficiado de él —repuso Celia.

—Una minoría —rebatió la otra—. Podría estar en el mercado

sin necesidad de saturar todos los canales publicitarios, de lavar los cerebros de los médicos hasta hacerlos creer que el Valium lo cura todo. Sé lo que me digo. He sido médico, he sido también víctima de esta forma de lavado de cerebro, hasta que lo dejé todo, me di cuenta del disparate y me puse a trabajar aquí.

Celia murmuró tentando el terreno:

—Ya sabía que era doctora.

—Médico internista. Me educaron para que salvara vidas y para ayudar a las personas a conservar la salud, cosa a la que ahora me dedico, pero a una escala mayor. —Stavely hizo un gesto con la mano indicando que no quería seguir hablando de sí misma—. Volvamos al tema del Valium. Es un ejemplo muy representativo de la falta de escrúpulos de su industria.

—Estoy dispuesta a escuchar —precisó Celia—, aunque no estoy de acuerdo.

—Qué falta nos hacía que, encima, comercializaran otras formas de Valium, que han fabricado con distintos nombres. ¿A quién beneficia que haya cinco clases de Valium? Pero como Valium demostró ser un éxito económico, las otras compañías también quisieron aprovecharse y dedicaron meses, años enteros, a investigar, invirtiendo dinero en descubrir otro Valium propio, cambiando de sitio un par de moléculas para lograr la diferencia mínima para poder conseguir otra patente y poder venderla con extraordinarios beneficios...

Celia la atajó impacientemente:

—Todo el mundo sabe que eso es una práctica habitual, y no muy recomendable, ya lo sé, pero a veces este tipo de investigación tiene como resultado descubrimientos insospechados; además mantienen a flote a las empresas en períodos de estancamiento. Y son empresas que prestan un servicio a la sociedad, no me lo puede negar.

—¡Dios mío! —exclamó la doctora Stavely—. ¿De veras se cree este razonamiento de colegial? Y no es sólo el Valium. Eso sucede con todos los fármacos importantes; en cuanto demuestran ser un éxito, llegan las otras compañías y lo copian. Por esa razón creo que el gobierno debería controlar la investigación farmacéutica, costeada por las industrias privadas.

—Eso no lo dice en serio —protestó Celia—. No es posible que diga en serio que son los políticos los que tienen que controlar una labor tan importante como es la investigación farmacéutica. Si los políticos son incapaces de llevar bien las más simples cuentas, son los que han arruinado la Seguridad Social, son capaces de vender a sus propias madres a cambio de un voto. ¡Con ellos ni la penicilina estaría aún en el mercado! Reconozco que la iniciativa privada y capitalista tiene muchos defectos, pero es muchísimo más eficaz y más ética que lo que usted propone.

Stavely reanudó su discurso como si no la hubiera escuchado.

—La industria de que usted tan orgullosa está tuvo que ser vapuleada con una serie de leyes porque, de lo contrario, no había manera de que se aviniera a razones y dejara de hacer disparates con fármacos positivamente peligrosos. No sólo eso, sino que cada vez que se saca un nuevo medicamento al mercado, se ocultan los nocivos efectos secundarios, calculadamente se escamotean en el fondo de los ficheros de las compañías.

Celia protestó:

—¡Absurdo! La ley nos obliga a presentar una solicitud con una información detallada de los efectos secundarios al Departamento de Sanidad. Tal vez ha habido pequeños casos de negligencia...

—¿Pequeños? Ha habido muchos y todos importantes, que nosotros sabemos, y no quiero pensar en los que no sabemos. Ustedes ocultan ilegalmente los datos. Pero es inútil tratar de denunciarlos, porque tienen un poderosísimo grupo de presión en el Congreso, que reparte dinero a manos llenas cuando es necesario.

Bueno, pensó Celia, había venido para oír un punto de vista, no podía quejarse. Continuó escuchando, objetando de vez en cuando, y los diez minutos se convirtieron en dos horas.

En cierto momento Stavely mencionó un conflicto del que Celia había oído hablar. Se trataba de una compañía farmacéutica —que no era Felding-Roth— que había tenido problemas con uno de sus productos, un fluido intravenoso que se utiliza en los hospitales. Algunas de las botellas tenían tapones defectuosos, por lo que se habían infiltrado bacterias en el líquido, y habían producido septicemia en algunos pacientes y causado varias muertes.

El dilema era el siguiente: el número de botellas defectuosas era pequeño, y era muy posible que se hubieran localizado ya todas. Y se sabía que no salían más defectuosas de la fábrica porque se había descubierto la falla de los tapones. En cambio, si se prohibía el uso de las botellas almacenadas en los hospitales los efectos serían desastrosos debido a que era un fluido utilizado muy a menudo y había enfermos que podían morir si no se les inyectaba. El asunto había sido discutido largo y tendido entre la compañía que lo fabricaba, los hospitales y el Departamento de Sanidad. Según la doctora Stavely, era un ejemplo más de «las tácticas moratorias de la industria farmacéutica para no retirar del mercado un fármaco peligroso».

—Estoy enterada del asunto del que usted me habla —admitió Celia—, y le aseguro que todo el mundo ha hecho lo mejor posible para encontrar una solución. Esta mañana precisamente he oído decir que el Departamento de Sanidad ha decidido prohibir el uso de las botellas existentes. Están preparando las notificaciones este fin de semana y la decisión será anunciada en una rueda de prensa el lunes próximo.

Stavely miró detenidamente a Celia:

—¿Está segura?

—Del todo.

Celia tenía la información de un empleado de la compañía de marras, de quien tenía motivos más que suficientes para fiarse.

Stavely tomó nota de ello, garabateó unas líneas en una libreta y prosiguió hablando. Por fin salió a relucir el tema Montayne.

—Incluso ahora nuestra asociación de ciudadanos seguirá luchando para detener los trámites. Hay que investigar más, hacer más pruebas antes de ponerlo a la venta. Es del interés público que se retire esta droga.

—¿Por qué? —inquirió Celia.

—El caso de Australia...

Celia dijo con voz fatigada:

—Estamos suficientemente enterados sobre el caso australiano.

Y entonces explicó que los médicos habían rechazado las alegaciones hechas ante el tribunal, y tanto en la corte, como luego en el gobierno, se había decidido dar carta blanca a la Montayne.

—Yo no estoy de acuerdo con los médicos y expertos de que usted me habla —declaró Stavely—. ¿Ha leído la transcripción del proceso?

—No —tuvo que confesar Celia.

—¡Pues léalo! Y no presuma de saberlo todo acerca de Montayne hasta que no lo haya leído.

Celia suspiró:

—Me parece que continuar hablando con usted sería una pérdida de tiempo.

—Es lo que le dije al principio, si mal no recuerdo.

La doctora sonrió de nuevo, por segunda vez.

—Tuvo razón —dijo Celia.

La doctora Stavely ya había vuelto a coger el documento que leía al presentarse Celia.

—Buenas tardes, señora Jordan —dijo alzando brevemente la mirada.

—Buenas tardes —contestó Celia y salió de las destartaladas oficinas a la calle, no menos destartalada.

Más tarde, aquella misma tarde, durante el regreso en coche de Manhattan a Morristown, Celia reflexionó sobre el tipo de persona que era Stavely.

No cabía duda de que la doctora Stavely era una persona muy dedicada a su trabajo, y una obsesa. Carecía de sentido del humor, y era incapaz de no tomarse en serio en ningún momento. Celia conocía a más personas así, y siempre le había parecido muy difícil hablar o discutir con ellas objetivamente, reflexionando los argumentos. Eran personas tan acostumbradas a pensar en blanco y negro, en términos de antagonismo, que les era imposible dejar de lado el antagonismo y pensar en el matiz gris de que consiste la mayoría de las veces la vida.

Por otro lado, la presidente de la «asociación de ciudadanos en lucha por una medicina menos peligrosa» era una persona bien informada, inteligente, bien organizada mental y prácticamente. Su pasado como médico le confería autoridad para forzar que los otros tomaran en serio sus opiniones. Algunas de sus opiniones no diferían mucho de las de Celia, quien recordó cómo, hacía catorce años, había hablado a Sam sobre fármacos «copiados» y sobre las «manipulaciones moleculares», en términos muy similares a los de Stavely. Había sido Sam Hawthorne quien, hacía tiempo, le había enseñado a argumentar como ella acababa de hacer aquella tarde. Y no estaba totalmente convencida de que fueran argumentos válidos, pero los esgrimía sin escrúpulos.

Sin embargo, la doctora Stavely no había sido objetiva al acentuar los aspectos negativos de la industria farmacéutica y pasar por alto, dar como inexistentes, las contribuciones humanitarias que había hecho a la sociedad, en el campo de la ciencia y de la salud pública. Celia había oído describir la industria farmacéutica de Estados Unidos como «uno de los tesoros nacionales», y ella creía que era una descripción bastante acertada. También era disparatado e ingenuo decir que el gobierno debiera controlar la investigación farmacéutica, y sus opiniones acerca de Montayne eran meros prejuicios.

Tenía que reconocerse, sin embargo, que tanto la doctora Stavely como su asociación eran contrincantes serios que no podían tomarse a la ligera.

En una cosa que sí había tenido razón, reconoció Celia de mal humor, era en censurarla por no haber leído el proceso del caso australiano. La semana próxima, se prometió, se apresuraría a leerlo.

Mientras cenaban, Celia se lo contó a Andrew y él, como de costumbre, le dio una opinión muy razonable del asunto.

—Te será difícil convivir con activistas como ella, con Sidney Wolfe, Ralph Nader y otros, y en determinados momentos me imagino que incluso los odiarás. Pero los necesitas, los necesita tu industria, como la industria automovilística necesitó y necesita a gente como Nader. Gracias a Nader los coches han mejorado, son mejores y menos peligrosos gracias a sus críticas y a su beligerancia. Y yo a Nader le estoy muy agradecido. Ahora os toca a vosotros escuchar a gente como Stavely y Wolfe.

—Lo reconozco —dijo Celia con un suspiro—. ¡Si fueran más moderados y razonables!

Andrew sacudió la cabeza.

—Si lo fueran, no llegarían a ninguna parte. Además, si a veces utilizan métodos poco éticos y poco escrupulosos, mejor será que te preguntes dónde los habrán aprendido, de quién. Porque la respuesta es: de compañías como la tuya, querida, porque antes de que nadie les llamara la atención sobre sus métodos, eran harto inmorales y cínicos.

Celia hubiera comprendido mejor la última observación de Andrew si hubiera presenciado la escena que tuvo lugar en las oficinas de la «asociación de ciudadanos en lucha por una medicina menos peligrosa», a poco tiempo de marchar ella.

La doctora Stavely llamó a una de sus ayudantes y le preguntó:

—¿Se ha ido la mujer que estaba aquí hace un momento?

Al oír que la otra respondía que sí, Stavely le mandó lo siguiente:

—Convoca a la prensa para mañana por la mañana. Organiza una rueda y di que es un asunto urgente, un asunto de vida o muerte para los hospitales y los enfermos hospitalizados. Asegúrate de que se entere la radio y la televisión. A la misma hora se dará una noticia que voy a redactar en el acto. Esta noche habrá trabajo...

Y continuaron las instrucciones, eficaces y contundentes, y, a las diez de la mañana del día siguiente, comenzó la rueda de prensa.

En presencia de los periodistas, y ante la cámara, la doctora Stavely dio la noticia del conflicto sobre los fluidos intravenosos de que había discutido con Celia el día anterior: lo de las botellas contaminadas de bacterias y las septicemias resultantes, y las muertes que seguramente causaron. Lo que la presidenta de la «asociación de ciudadanos en lucha por una medicina menos peligrosa» no mencionó fue el nombre de Celia o el hecho de que ésta le hubiera informado que se habían dado órdenes de retirar las botellas de los hospitales, y que la orden se haría pública el lunes, es decir, al día siguiente.

En vez de eso, Stavely declaró:

—La «asociación de ciudadanos en lucha por una medicina menos peligrosa» lamenta la pasividad del Departamento de Sanidad y de la compañía productora de material potencialmente mortífero. Y exigimos, ¡sí, exigimos!, que se prohíba el uso del fluido contenido en estas botellas y se las retire de...

El impacto fue lo que era de esperar. Las cadenas de televisión más importantes de la nación mencionaron el asunto a la hora de las noticias de la noche, y en los periódicos del siguiente domingo salió en grandes titulares, muchas veces con la foto de Stavely hablando. De modo que, el lunes, cuando el Departamento de Sanidad publicó su notificación, la mayoría de los periodistas, sin preocuparse en verificar nada, escribieron lo siguiente: «Hoy, como rápida respuesta a la exigencia de la doctora Maud Stavely y de su "asociación de ciudadanos en lucha por una medicina menos peligrosa", Sanidad ha prohibido el uso en los hospitales de...» Era un brillante triunfo para la asociación y, poco después, fue utilizado astutamente en los prospectos que dicha asociación redactaba para conseguir adhesiones.

Celia siguió el desarrollo de los acontecimientos ligeramente azorada; no contó nada a nadie de la parte que había tenido en ello. Le serviría de lección. Se dio cuenta de que había sido estúpidamente indiscreta y que había sido manipulada por una estratega de aúpa.

CAPÍTULO XI

Celia tuvo una sorpresa al no encontrar en ninguna oficina de Felding-Roth una copia de la transcripción del proceso de la Montayne en Australia, y al comprobar que el departamento asesor no sabía si existían copias en Estados Unidos. Muchos informes lo citaban, pero Celia quería ver una transcripción completa. Aunque sabía que Maud Stavely tenía una copia, Celia no quería pedírsela a ella. Por tanto, ordenó al departamento asesor que pidiera una por telegrama al correspondiente gabinete de abogados de Australia.

Entretanto, Celia tenía un trabajo enorme en la oficina. Los preparativos de la promoción de la Montayne avanzaban a pasos agigantados al aproximarse el mes de febrero. Celia, asistida por su representante, Bill Ingram, había gastado ya varios millones de dólares y se calculaba un presupuesto de una cantidad similar para los meses próximos.

La campaña publicitaria era de una gran sofisticación. Hicieron anuncios de cuatro páginas a todo color para las revistas médicas y por correo enviaron montones de prospectos a farmacias y médicos particulares. Uno de los objetos que mandaron como parte de la campaña fue una *cassette* que tenía grabada, en una cara, la *Canción de cuna* de Brahms, y por la otra, una descripción clínica de Montayne. Como refuerzo de la campaña en las revistas y por correo, los vendedores al detalle de la compañía se encargaron de donar centenares de cajas de Montayne gratis a los médicos, a la vez que inundaban sus mesas de soportes de pelotas y de marcadores de golf, con las letras Montayne impresas en ellos.

Como solía ocurrir con el lanzamiento de todos los específicos, la empresa sufría una especie de embriaguez a todos los niveles, de excitación, de nerviosismo y de números de circo.

También esperanzadores eran los rumores que llegaban de Inglaterra. Al parecer, en el instituto de Harlow, Martin Peat-Smith había logrado cruzar la barrera técnica que había detenido el progreso de los experimentos. No se tenían detalles completos, el informe de Martin había sido breve y escrito en términos muy generales, pero daba la impresión de que habían superado el obstáculo técnico a que se había referido el doctor Rao Sastri en la conversación mantenida con Celia hacía dieciocho meses.

Celia se alegró mucho al oírlo y de comprobar que, por lo menos en aquello, el doctor Sastri se había equivocado y Martin estaba en lo cierto.

Lo que se sabía, por medio de Nigel Bentley, el gerente del instituto inglés, era que se había conseguido purificar una mezcla de péptidos obtenidos de los cerebros de ratas, y de una subsiguiente serie entrecruzada de pruebas se había descubierto que tenía efectos beneficiosos en la memoria de animales más viejos. Los experimentos continuaban.

Saltaba a la vista que, si bien la posibilidad de producir un medicamento o de encontrar un tratamiento para mejorar la memoria de los hombres era algo muy lejano, se había convertido, no obstante, en una posibilidad.

Las nuevas llegaron a tiempo para detener el último y más reciente intento, por parte de ciertos miembros de la junta, de cerrar el instituto de Harlow, de nuevo a causa de su elevado coste y de la falta de resultados evidentes. De momento, a la vista de los nuevos resultados, parecía que el proyecto sobre el envejecimiento mental de Harlow era menos desaforado de lo que se había llegado a sospechar.

Lo cual alegró a Celia, quien había recomendado, hacía un año y medio, que no se cerrara el instituto.

A mediados de diciembre llegó una copia de la transcripción del proceso australiano a la mesa de Celia. Era un tomo voluminoso, de varios centenares de páginas escritas a máquina. Celia estaba demasiado ocupada con la campaña de la Montayne para poder leerlo y lo dejó para más tarde. En enero todavía no lo había leído, cuando ocurrió algo totalmente inesperado y que iba a hacer aún más imposible que encontrara el momento de sentarse a leerlo con calma.

Elegido, ante la sorpresa de todo el mundo, el presidente Carter, en la Casa Blanca se hacían todo tipo de gestiones para reclutar al personal que debía reemplazar a los republicanos que abandonaban el gobierno. Entre los reclutados estaba el vicepresidente de ventas y transacciones de Felding-Roth, Xavier Rivkin.

Xav Rivkin, demócrata de toda la vida y ardiente partidario de Carter últimamente, había dado dinero y dedicado parte de su tiempo a la campaña electoral; conocía, además, al presidente de cuando habían estado juntos haciendo el servicio militar en la *Navy*. Y ahora le llegaba la recompensa con la oferta de un cargo de secretario asistente en el Departamento de Comercio.

En Felding-Roth se mantuvo secreto, al principio, y casi nadie sabía que Xav iba a aceptar. Sam Hawthorne y algunos miembros de la junta directiva, los pocos que estaban al corriente, habían discutido entre ellos sobre el asunto y habían acordado que Xav haría muy bien en aceptar. Se presentía que tener un amigo en Washington, y sobre todo en el Departamento de Comercio, no podía hacer ningún mal a la empresa. De modo que se le ofreció, en secreto, una generosa pensión y Rivkin iba a dejar su cargo a fines del mes de enero, a los pocos días de la inauguración del nuevo gobierno.

La segunda semana de enero, Sam mandó llamar a Celia a su despacho y le informó de lo de Rivkin, de lo que ella no sabía todavía nada, pero que se iba a hacer público a los dos días.

—Te confesaré —añadió Sam— que nadie se espera eso tan pronto, pero yo sé que cuando se haya ido Xav, tú vas a ocupar su puesto de vicepresidente de ventas y transacciones. He hablado de ello con los directivos que están al corriente de la marcha de Rivkin y estuvimos de acuerdo que era un momento difícil para cambios de este tipo, en medio de los preparativos de la campaña de la Montayne y, por tanto...

Sam se calló de repente y preguntó:

—¿Qué te pasa?

—Nada —contestó Celia. Ambos estaban de pie y ella preguntó—: ¿Puedo sentarme?

—Claro, no faltaba más —y le señaló una silla.

—Dame un minuto para digerir la noticia —pidió Celia con voz ronca—. No te das cuenta de que me acabas de dar un susto.

Sam puso cara compungida.

—Perdona, a veces soy un bruto. Es que hay días que voy con tantas prisas que...

Celia contestó:

—No te preocupes, no pasa nada. Decías que de la Montayne...

No obstante, las palabras que salían de su boca partían de una parte de sí misma que parecía desgajada. En realidad, Celia estaba acordándose de aquella vez, hacía diecisiete años, cuando el vicepresidente de ventas, Irv Gregson, que ya no estaba en la empresa desde hacía años, le había ordenado con voz furiosa que saliera de la sala donde se celebraba la asamblea de Nueva York, ante una audiencia de cientos de personas que la miraban... y Sam la había rescatado, salvado de las garras del vicepresidente y de otros, y ahora era Sam quien... ¡Demonios! Me niego a llorar, se dijo. Pero lloró, un poquito, y alzó los ojos para mirar a Sam que le daba un pañuelo sonriendo.

—Te lo has ganado, Celia —señaló él con dulzura—. Te lo has ganado tú solita, paso a paso, y yo lo primero que hubiera debido decirte es ¡felicidades! Lilian ya lo sabe, se lo dije hoy durante el desayuno, y se ha puesto muy contenta. Me ha dicho que te dijera que uno de estos días vamos a celebrarlo juntos.

—Gracias. —Cogió el pañuelo y se secó los ojos; luego dijo con voz normal—: Dale las gracias de mi parte a Lilian. Ahora hablemos de Montayne.

—Bueno —dijo él—: como tú has seguido muy de cerca los preparativos de la campaña que preparamos para el próximo mes, yo y los directivos de que te he hablado estaríamos más tranquilos si tú te ocuparas hasta el final de ellos, aunque coincida con una nueva serie de responsabilidades muy grandes; ya sé que es pedirte mucho...

—No te preocupes —le atajó Celia—. Estoy de acuerdo con lo de la Montayne.

—Además te agradecería que me sugirieras quién puede sucederte como director de ventas farmacéuticas.

—Bill Ingram —dijo Celia sin pensarlo dos veces—. Es bueno y está a punto para el puesto. También ha seguido de cerca lo de la Montayne.

El principio de agarrarse a la cola de la cometa, se dijo ella, tal como se lo describí a Andrew durante nuestra luna de miel, hace mucho tiempo. Celia había seguido los pasos de Sam hacia la cima, y su plan había dado excelentes resultados. Ahora Bill seguía los de Celia; y ¿quién, se preguntó, debe seguir los de Bill?

Hizo un esfuerzo, tenía la mente dividida en dos, por concentrarse y terminar como era debido la conversación con Sam.

Aquella noche, al dar Celia la noticia de su nuevo ascenso a Andrew, éste la abrazó y dijo:

—¡Estoy orgulloso de ti! Pero siempre lo he estado.

—Casi siempre —le corrigió ella—. Hubo momentos en que no, recuerda.

Él hizo una mueca.

—Eso está olvidado.

Luego salió hacia la cocina y volvió a los pocos minutos con una botella de champán, de Schramsberd Champagne, seguido de Winnie March, que llevaba una bandeja con copas.

Andrew anunció:

—Winnie y yo vamos a beber y brindar una copa a tu salud. Si quieres, puedes agregarte.

Cuando hubieron llenado las copas, Andrew alzó la suya:

—¡Por ti, amor mío! Brindo por todo lo que tú significas, has significado y significarás.

—Yo también, señora Jordan —añadió Winnie con cara radiante—. ¡Que Dios la bendiga!

Winnie tomó unos sorbos de champán, luego miró la copa con ojos dubitativos.

—No sé si debiera de acabarla —dijo.

—¿Por qué no? —preguntó Celia.

—Pues... porque puede hacer daño al bebé. —Winnie lanzó una rápida mirada a Andrew y luego se sonrojó—. Acabo de descubrir que estoy embarazada..., después de tanto tiempo.

Celia se apresuró a abrazarla.

—¡Winnie, es maravilloso! ¡Es una noticia mucho más importante que la mía!

—Nos alegramos por ti, Winnie —dijo Andrew. Cogió la copa de champán que ella tenía en la mano—. Tienes razón, no debieras de acabarla. Descorcharemos otra botella cuando nazca el niño.

Más tarde, cuando se iban a acostar Celia y Andrew, ella comentó:

—¡Qué día!

—Un día preñado de alegrías —indicó Andrew—. Esperemos que las cosas continúen así, que todo el mundo sea feliz. No veo por qué no.

Sin embargo se equivocaba.

El primer indicio de que se acercaban malas noticias fue precisamente una semana más tarde.

Bill Ingram apareció con su característico aspecto de muchacho, a pesar de los años, en el despacho de Celia, el mismo que muy pronto iba a ser el suyo. Se pasó una mano por su alborotado pelo rojo y dijo:

—He pensado que debería echar una mirada a esto, aunque seguramente no tiene ninguna importancia. Me lo ha enviado un amigo mío de París.

Y le dio un recorte de periódico.

—En una cosa que salió en *France-Soir* —explicó Ingram—. ¿Sabe francés?

—Lo entiendo.

Celia comenzó a leer y en seguida sintió un escalofrío. El corazón le dio un salto.

El recorte era muy breve.

Una mujer de una pequeña ciudad de Francia, Nouzonville, cerca de la frontera belga, había dado a luz a una niña, que ahora ya tenía un año. Los médicos habían recientemente diagnosticado que sufría de una grave alteración del sistema nervioso central, lo que la dejaba imposibilitada de moverse para toda la vida; además el cerebro no se desarrollaba. No había tratamiento. La niña vivía en estado vegetativo. Y seguiría así hasta que muriera.

Durante el embarazo la madre había tomado Montayne. Ahora, ella y su familia echaban la culpa al fármaco del estado defectuoso de la niña. No se daba indicio de si los médicos compartían esta opinión.

La noticia de *France-Soir* concluía con una misteriosa frase: «*Un autre cas en Espagne, apparemment identique, a été signalé.*»

Celia estuvo un momento en silencio, sopesando y tratando de digerir lo que acababa de leer.

«... Otro caso, aparentemente idéntico, en España.»

—No creo que debamos preocuparnos —indicó Bill Ingram—. Ya se sabe que *France-Soir* es un periódico muy poco de fiar, sensacionalista. No es como si la noticia hubiera salido en *Le Monde.*

Celia no contestó. Primero en Australia. Ahora en Francia y en España.

De todos modos, lo que decía Bill era sensato. No había motivo de alarma. Recordó lo que pensaba de la Montayne, de la meticulosa investigación y de todas las pruebas que se habían hecho en Francia, en muchos otros países, las precauciones extraordinarias que se habían tomado. No tenía que alarmarse, claro que no.

Y sin embargo...

Celia dijo con contundencia:

—Bill, quiero que se entere, lo más rápidamente posible, de todo lo que haya sobre los dos casos y téngame informada. —Cogió el recorte francés y dijo—: Eso lo guardo yo.

—Bueno, si usted quiere. —Ingram miró rápidamente su reloj de pulsera—. Voy a telefonear a Gironde-Chimie. Tengo el nombre de uno de los individuos con quien he estado en contacto. Aunque sigo estando convencido de que...

—Hágalo —dijo Celia—. ¡De prisa!

A la hora apareció Bill con actitud triunfante.

—¡No pasa nada! —exclamó—. Acabo de tener una larga conversación con el conocido de Gironde-Chimie. Ya sabía de los dos casos mencionados en *France-Soir*; los han investigado y dice que no hay motivo de alarma, ni de ninguna clase de dudas. La compañía ha enviado un equipo de científicos y médicos a Nouzonville y a España.

Celia preguntó:

—¿Le ha dado detalles?

—Sí. —Bill consultó una hoja llena de notas que llevaba en la mano—. Por cierto, ambos casos son muy parecidos al australiano, aquel que resultó ser una farsa, ¿se acuerda?

—Sí.

—Pues ambas mujeres, las madres de las niñas nacidas con defectos del sistema nervioso central, tomaban una espeluznante mezcla de otras drogas y bebían como cosacos, todo eso durante los embarazos. Además, en el caso de la francesa, hay antecedentes de mongolismo en la familia, y en España el padre de la niña es epiléptico.

—¿Las dos madres tomaron Montayne?

—Sí. Mi contacto de Francia se llama Jacques Saint-Jean, y es doctor en química; me ha dicho que al principio los de Gironde-Chimie tuvieron un susto enorme, como usted. Como dice él, su compañía se juega todavía más que nosotros, los de Felding-Roth.

Celia apremió sin inmutarse:

—¡Siga!

—Bueno, el veredicto es que la Montayne no tiene nada que ver con los defectos de nacimiento de las niñas. Los científicos y los médicos, y los asesores de fuera de la compañía, han llegado unánimemente a esta conclusión. Lo que descubrieron es que algunos de los fármacos tomados por ambas mujeres son peligrosos y tomados todos juntos podían haber resultado en...

—Quiero leer los informes —le interrumpió Celia—. ¿Cuándo podré tenerlos?

—Ya los tenemos.

—¿Que ya los tenemos?

Bill asintió con la cabeza.

—Están en esta casa. Jacques Saint-Jean me ha dicho que los tiene Vincent Lord. Los mandaron hará dos semanas; es parte de la política de Gironde-Chimie mantener a todo el mundo al corriente. ¿Quiere que le pida a Vincent que...?

—No —dijo ella—. Lo haré yo. Gracias, Bill.

—Oiga —repuso él antes de irse—. Perdone que insista en ello, pero yo de usted no me preocuparía tanto.

—He dicho que gracias y ahora márchese —le espetó ella, sin poder dominarse.

—¿Por qué quiere verlos? —preguntó Vincent Lord a Celia. Se encontraba en el despacho del director de investigación, a donde había ido a buscar los últimos informes sobre la Montayne de que le había hablado Bill Ingram.

—Porque me parece importante que los lea yo directamente, no me contento con información de segunda mano.

—Si por «segunda mano» quiere decir a través de mí —indicó Lord—, me parece absurdo. ¿No cree usted que estoy mejor preparado para leer este tipo de informes y sacar una conclusión, cosa que ya he hecho?

—¿Y qué conclusión ha sacado?

—Que en ninguno de los casos Montayne tiene la culpa. Las pruebas demuestran eso y son pruebas hechas por personas competentes y calificadas. Además yo opino, y Gironde-Chimie ahora también lo cree, que las familias implicadas en ello trataron meramente de sacar dinero. Es una cosa frecuente.

Celia preguntó:

—¿Se han mencionado a Sam los incidentes de Francia y España?

Lord sacudió la cabeza negativamente.

—Yo no le he dicho nada. No he considerado que tuvieran la suficiente importancia para preocuparle por eso.

—Bueno —dijo Celia—. De momento no discuto su decisión. Pero exijo que me deje ver esos informes. Quiero leerlos.

La cordialidad de Lord había ido disminuyendo durante la conversación a ojos vista. Contestó en tono desabrido:

—En caso de que se crea con conocimientos suficientes para llegar a conclusiones por sí sola, permítame que le recuerde que su licenciatura en química es una antigualla que no le servirá de nada.

Celia, a pesar de la sorpresa al ver la mala gana con que Lord le dejaba ver los informes, no tenía intención de convertir la cuestión en conflicto, por lo que contestó con suma calma:

—No se trata de eso, Vince. ¡Pero, por Dios, déjeme ver esos informes!

Lo que siguió la sorprendió todavía más. Ella había supuesto que Lord guardaba los informes en los archivos generales de la oficina. Pues no: con cara de malas pulgas, Lord se sacó una llave del bolsillo y abrió un cajón de su escritorio, del que sacó la carpeta de los informes. Se los dio a Celia, después de quedarse con unos papeles que presuntamente no venían al caso.

—Gracias —murmuró Celia—. Se los devolveré.

Aquella noche, a pesar del cansancio de después de todo un día de trabajo, Celia no se acostó hasta no haber leído los informes de Gironde-Chimie y casi toda la transcripción del proceso australiano. Éste le causó cierta preocupación.

En la transcripción completa salían unos puntos que no habían sido mencionados en la versión resumida y abreviada que ella conocía.

La mujer australiana había sido descrita, en la versión abreviada, como una infeliz, que tomaba drogas y fármacos —aparte la Montayne—, casi alcoholizada y que fumaba. Todo era cierto.

Pero también lo era, y eso no se decía en la versión resumida, que tenía inteligencia, hecho que atestiguaban varios individuos. Además, en su familia no había habido antecedentes de debilidad mental o de deformidad física.

Otro dato nuevo para Celia fue que la mujer había estado embarazada dos veces anteriormente, y había dado a luz a dos niños normales y sanos.

En la versión abreviada se decía que la madre no sabía quién era el padre de la niña. Sin embargo, en la transcripción completa se revelaba que la madre había afirmado que el padre debía de ser uno de cuatro hombres determinados, y ninguno de los cuatro tenía antecedentes en su familia de problemas de deficiencia mental o física.

Los informes franceses y españoles eran como los había descrito Bill Ingram. Por los detalles dados se confirmaba que Gironde-Chimie había investigado a conciencia el problema.

De todos modos, en conjunto, los tres documentos incrementaron, en lugar de disminuir, la intranquilidad y preocupación de Celia. Porque lo que hacía pensar era el hecho indiscutible que tres mujeres, en tres lugares distintos, habían dado a luz a niños con graves deficiencias mentales y físicas, y las tres habían tomado Montayne durante el embarazo.

CAPÍTULO XII

A última hora de la tarde del día siguiente.

A mediodía Sam había recibido un informe clasificado de urgente por parte de Celia. Al poco rato, Sam convocó una reunión de ejecutivos para las cuatro y media de la tarde.

Ahora, al acercarse Celia a las piezas ocupadas por el presidente, oyó risas que salían de una puerta abierta que daba al pasillo. De momento se le antojó una incongruencia.

Entró en la recepción de los cuartos de Sam y dos secretarias la saludaron sonriendo.

—Parece como si hicieran una fiesta —dijo Celia a Maggie.

—En cierto modo, sí —asintió la secretaria de nuevo con una sonrisa. Señaló hacia otra puerta abierta—. ¿Por qué no entra? El señor Hawthorne tiene una noticia para usted.

Celia entró en la pieza, llena de humo de puros. Estaban Sam, Vincent Lord, Seth Feingold, Bill Ingram y varios vicepresidentes, entre ellos Glen Nicholson, un veterano de la compañía encargado del sector de fabricación, un tal doctor Starburt, del departamento de estimación de riesgos, y Julian Hammond, un individuo más bien joven, al frente de los asuntos públicos. Todos fumaban habanos; a Bill Ingram se le notaba cierta inseguridad. Era la primera vez que Celia le veía fumar.

—¡Ha llegado Celia! —dijo uno—. ¡Sam, dale un puro!

—¡No, no! —dijo Sam—. Para las señoras tengo otra cosa.

Con la cara radiante, se dirigió a su escritorio, detrás del cual había amontonadas una serie de cajas de bombones, de marca Turtles. Le dio una a Celia.

—En honor de mi nieto, que en este momento —Sam miró el reloj— cumple veinte minutos de edad.

Por un momento la gravedad de Celia se esfumó.

—¡Es maravilloso, Sam! ¡Felicidades!

—Gracias. Ya sé que tradicionalmente es el padre quien reparte puros y bombones, pero yo he querido iniciar la costumbre de incluir a los abuelos en la tradición.

—¡Una tradición estupenda! —exclamó Nicholson, el del sector de fabricación.

Celia dijo:

—Turtles es mi marca favorita.

Entonces se fijó que Bill Ingram estaba muy pálido y había apagado el puro.

Ella preguntó:

—¿Cómo se encuentra Juliet?

—Estupendamente —contestó Sam—. Me acaba de llamar Lilian del hospital y me ha dado la noticia: madre e hijo muy bien; peso, tres kilos y medio.

—Iré a ver a Juliet mañana, probablemente —aseguró Celia.

—Se lo diré. Pienso ir después de la reunión.

Saltaba a la vista que Sam estaba eufórico.

El doctor Starbut sugirió:

—¿Por qué no la aplazamos para mañana?

—No —dijo Sam—, mejor será que nos quitemos eso de encima. No se alargará, me imagino.

Vincent Lord puntualizó:

—No hay motivo para que se alargue.

A Celia de pronto se le cayó el alma a los pies, convencida de que todo andaba mal, que la conjunción del nacimiento del nieto de Sam y el problema de Montayne era lo peor que hubiera podido pasar. La felicidad y buen humor de Sam, que los otros compartían, iban a eclipsar la gravedad del asunto.

Precedidos por Sam, todos pasaron a la sala de reunión y se acomodaron en torno de una mesa. Sam la encabezaba. Sin introducción de ninguna clase dijo Sam:

—Esta mañana he mandado una copia de tu informe, Celia, a todos los convocados a esta reunión. A Xav Rivkin también, pero como estaba haciendo los preparativos para marcharse a Washington unos días, le he convencido de que no valía la pena que cambiara los planes. —Sam miró a su alrededor—. ¿Lo han leído todos?

Afirmación general.

Sam dijo:

—Estupendo.

Celia había redactado aquel informe con sumo interés y cuidado, por lo que se alegró de que todo el mundo lo hubiera leído. Hablaba del proceso del caso australiano y exponía los datos que había descubierto en la transcripción completa y que no habían aparecido en las anteriores versiones abreviadas, de que tenía noticia la empresa. Había también expuesto los casos más recientes de Francia y de España y las subsiguientes acusaciones contra la Montayne. Por fin había expuesto los argumentos aducidos por Gironde-Chimie, con los que demostraban la falta de fundamento de las acusaciones contra Montayne.

En el informe, Celia no llegaba a ninguna conclusión, la dejaba para el final del debate, que suponía se iba a entablar en la reunión.

—Ante todo permíteme que te diga, Celia —comenzó Sam—, que has hecho muy bien en llamarnos la atención sobre estos casos. Son importantes, porque más de uno los sacará a relucir, un día u otro, y no nos cogerán desprevenidos. Hemos de estar preparados para dar nuestra versión de la historia, la versión correcta de la historia de Montayne. Tal habrá sido tu objetivo, ¿verdad? —concluyó, mirando interrogativamente a Celia.

Pregunta inesperada y que ella no supo contestar con más que un:

—Bueno, en parte...

Sam, con prisas, asintió silenciosamente y prosiguió:

—Quiero que me aclaren otra cosa. Vince, ¿por qué no me puso al corriente de los informes de Gironde-Chimie cuando llegaron?

Los músculos del rostro del director de investigación se contrajeron ligeramente.

—Sam, si le mantuviera al corriente de todas las consultas que me llegan, no tendría tiempo de hacer nada. Además considero que mi trabajo consiste en estimar científicamente los informes y decidir cuándo vale la pena llamar la atención de usted acerca de ellos.

Explicación que, por lo visto, satisfizo a Sam, porque éste dijo:

—Dénos su opinión sobre esos informes.

—En ambos casos está de sobra demostrado que Montayne no es la causa de los incidentes. La meticulosidad de Gironde-Chimie es impresionante.

—¿Y el caso australiano? ¿Los puntos sobre los que Celia nos llama la atención le parecen a usted suficientes para ser motivo de alarma?

Celia pensó: «Aquí estamos sentados y hablando tranquilamente de "casos", "incidentes" y "conclusiones", cuando de lo que se trata es de niños nacidos en estado vegetativo, a causa o no de los efectos de Montayne. El centro de la cuestión son unos niños que en su vida no podrán mover los brazos y las piernas, ni llegar a disfrutar de una vida normal. ¿Por qué tanta indiferencia? ¿Es la indiferencia real o es mera falta de imaginación por nuestra parte, respecto a unos niños que han nacido en países lejanos? Seguramente nos tranquiliza que hayan nacido tan lejos, no como el nieto de Sam, al volver de la esquina, y cuyo nacimiento celebramos con puros, bombones y champán.»

Lord contestaba la pregunta de Sam sin hacer apenas un esfuerzo por disimular su disgusto hacia Celia.

—Los puntos a que usted se refiere no cambian en nada nuestra actitud. La verdad es que no alcanzo a comprender por qué se los menciona.

Se oyeron murmullos de alivio en torno a la mesa.

—Pero puesto que estamos reunidos a causa de ellos —prosiguió Lord—, he traído unas notas para comentar científicamente los tres incidentes: el australiano, el francés y el español. —Vaciló un instante—: Ya sé que hay prisa...

Sam preguntó:

—¿Cuánto tiempo tomará en total?

—Le prometo que no más de diez minutos.

Sam echó una rápida mirada a su reloj de pulsera.

—Adelante, entonces. Pero no se alargue más de la cuenta.

«¡Eso es fatal! —pensó Celia, nerviosamente—. Es una cuestión de una importancia fundamental, demasiado importante para ser tratada con precipitación.»

Sin embargo, hizo un esfuerzo por detener sus pensamientos y por concentrarse en las palabras de Vincent Lord.

El director de investigación habló en tono que infundía confianza y convencía, como el de un experto. Examinó las circunstancias en que se movían los antecesores, principalmente las madres, de los tres niños y señaló que un embarazo puede ser afectado por causas diversas y dañar el feto, y una de ellas era «la mezcla de fármacos en el organismo, en especial de fármacos y de alcohol», mezcla frecuentemente desastrosa y que se detectaba en los tres «incidentes».

Por tanto, concluyó Lord, visto que en los tres casos se habían dado circunstancias adversas a un parto normal, era absurdo culpar a Montayne, sobre todo teniendo en cuenta su impecable reputación.

Llegó a pronunciar las palabras «histeria» y «fraude probable», referidas a los intentos de echar las culpas a la Montayne, además de la publicidad que con ello se ganaba.

Los otros escucharon muy serios y parecieron convencerse en seguida. Tal vez con razón, se dijo Celia. Ojalá pudiera estar ella tan segura como Vincent. Lo deseaba de veras y reconocía que éste era más entendido en la materia que ella. Sin embargo, ella, quien ayer, sin ir más lejos, era de las más convencidas sobre las estupendas cualidades de la Montayne, ahora dudaba. No lo podía remediar.

Lord concluyó elocuentemente:

—Cada vez que aparece un nuevo fármaco salen personas que aseguran que tiene efectos secundarios nocivos para la salud, convencidas de que son mayores que los beneficios. A veces tienen razón y los informes están basados en criterios profesionales dignos de tener en cuenta, pero otras veces no, están hechos al buen tuntún por gente que no entiende de ello.

»No obstante, nuestro deber hacia el público y para proteger a las empresas de la posibilidad de cometer errores catastróficos, es examinar todos los argumentos y objeciones en contra de todos los fármacos, con cuidado, sin emociones, objetiva y científicamente. Es indudable que no podemos pasar por alto ninguna queja, ninguna crítica adversa, referida a un producto farmacéutico.

»Lo que hace falta descubrir en cada caso es si los males sufridos por las personas que han tomado el fármaco han sido producidos o causados por el fármaco en cuestión, sin olvidar nunca que hay muchas causas posibles.

»En el caso de que hablamos ahora, puedo asegurarles que el examen ha sido minucioso y que las causas de los males no pueden haber sido causados por la Montayne. No han sido causados por la Montayne, ésta es la verdad.

»Finalmente quiero señalar que cuando se culpa erróneamente a un fármaco de un mal que no ha causado, y se retira del uso general dicho fármaco, mucha gente sufre las consecuencias de la prohibición al no poder tomar un medicamento que les curaría la dolencia de que sufren. En mi opinión, las mujeres embarazadas no deberían ser privadas de los beneficios de la Montayne.

Conclusión que impresionó a todos, incluso a Celia.

Sam expresó el sentimiento general al decir:

—Gracias, Vince. Nos ha quitado un peso de encima. —Retiró un poco la silla, en que estaba sentado, de la mesa, y añadió—: Me parece que no hace falta votar ni tomar una resolución formal. Me parece obvio que debemos continuar con la campaña de la Montayne y supongo que todos están de acuerdo.

Los otros hombres asintieron.

—Bueno —dijo Sam—, eso es todo. Ahora, si me lo permiten...

—Lo siento —señaló Celia—, pero me temo que eso no sea todo.

Todos la miraron.

Sam preguntó con impaciencia:

—¿Y ahora qué pasa?

—Quiero preguntar una cosa a Vince.

—Bueno..., pregunta.

Celia miró las notas que acababa de tomar.

—Vince acaba de declarar que la Montayne no es la causa de los tres nacimientos ocurridos en Australia, Francia y España, en que tres niños han nacido en estado vegetativo, niños, no olvidemos, que jamás podrán moverse y que carecen de cerebro con funcionamiento normal.

«Yo no tengo miedo a decir las cosas como son», pensó Celia.

Lord dijo:

—Me alegra comprobar que me ha escuchado.

Celia pasó por alto el desagradable comentario y preguntó:

—Puesto que la Montayne no ha sido la causa, ¿qué ha sido, entonces?

—Ya he dicho que las causas pueden ser varias, incluso muchas.

—Pero ¿cuáles son? —insistió ella.

El director de investigación alzó las manos al cielo.

—¡Por Dios! ¡Yo qué sé! Cada caso es distinto, probablemente. De lo que estoy seguro es que científicamente no se puede echar la culpa a la Montayne.

—Lo cierto es, entonces, que no se sabe con seguridad lo que dañó el feto y fue causa de sus deficiencias...

Lord dijo con exasperación:

—¡Ya se lo he dicho! En palabras distintas, pero...

—Celia —interrumpió Sam—. ¿Qué te propones?

—Lo que me propongo —contestó ella— es expresar mi desazón; es decir, que, a pesar de la confianza expresada por Vince, yo no estoy tan segura. Salta a la vista que nadie sabe la causa. Yo tengo mis dudas.

Alguien preguntó:

—¿Qué clase de dudas?

—Dudo de la Montayne —profirió Celia, mirando las caras de los asistentes—. Presiento, intuyo, si prefieren, que algo no está bien, algo que no sabemos todavía qué es. Y quedan preguntas por contestar, con respuestas que todavía no sabemos.

Lord dijo en tono despectivo:

—Intuición femenina, me imagino.

Ella le espetó:

—¿Qué hay de malo en ella?

Sam los atajó:

—¡Calma todo el mundo! —Se dirigió a Celia—: Suelta de una vez tu propuesta.

—Propongo aplazar el lanzamiento de la Montayne —indicó Celia.

De pronto sintió todas las miradas fijas en ella.

Sam apretaba los labios.

—¿Aplazar por cuánto tiempo y por qué razón?

Celia contestó hablando con énfasis y midiendo las palabras cautelosamente.

—Propongo que lo aplacemos seis meses. Durante este tiempo es posible que surjan más casos de nacimientos similares a los tres casos discutidos. O que no haya ninguno más, que es lo que espero. Pero, de repetirse los casos, es posible que obtengamos información de que ahora carecemos y que, tal vez, podamos estar más seguros y confiar más en la Montayne.

Se produjo un silencio tenso, que rompió Sam.

—¡No lo dices en serio!

—Lo digo muy en serio —recalcó Celia, mirándole a la cara.

Hacía una hora, cuando fue a la reunión, todavía no sabía qué debía hacer. Se había sentido incómoda debido a cierta ambigüedad. Ambigüedad que había desaparecido como por ensalmo ante la contundencia de Vincent Lord al exponer sus argumentos y ante su confianza en la inocuidad de la Montayne, que habían surtido, en ella, el efecto contrario al esperado: la hacían dudar de la Montayne más que antes.

Y sí, reconoció, tomaba aquella actitud por instinto. Pero hasta entonces su instinto nunca había fallado.

Celia sabía que convencer a los otros era una tarea muy ardua, casi imposible, sobre todo a Sam. Pero era necesario convencerlos. Tenían que comprender que a todos interesaba obrar con suma cautela: para empezar, con las mujeres embarazadas; con la empresa, Felding-Roth, y con todos los que tenían la más mínima responsabilidad en la marcha de la empresa. Y era necesario aplazar el lanzamiento del fármaco.

—¿Te has hecho una idea de lo que costaría aplazar el lanzamiento de la Montayne? —le preguntó Sam, todavía bajo los efectos del shock.

—Por supuesto que sí —insistió Celia a punto de perder los estribos—. ¿Quién mejor que yo para saberlo? ¿Quién ha trabajado más que yo en su comercialización y publicidad?

—Por eso me parece increíble —observó Sam.

—Por eso deberías comprender que he reflexionado bien en lo que digo.

Sam miró a Seth Feingold.

—¿A cuánto se elevaría, según usted, el costo del aplazamiento de la Montayne?

El viejo señor puso cara de sentirse incómodo. Era amigo de Celia. Y no entendía nada de ciencia. Saltaba a la vista que hubiera preferido no tener que meterse en aquel berenjenal. Bill Ingram también ponía cara de incomodidad y azoramiento; Celia presintió que Bill estaba en conflicto entre la lealtad y simpatía hacia ella y sus propias convicciones personales acerca del fármaco. Bueno, todos tenemos problemas, cada uno al suyo, se dijo Celia.

Una cosa había quedado resuelta: ya nadie tenía prisa. Sam y los demás habían tenido que reconocer que el asunto exigía ser debatido con más detenimiento.

Feingold agachaba la cabeza y hacía números con una pluma. Alzó la mirada y dijo:

—En cifras redondas hemos destinado treinta y dos millones de dólares a la Montayne. Todavía no los hemos gastado todos; de modo que un cuarto, aproximadamente, todavía podrían ser salvados. Pero no he incluido costos generales, bastante considerables. En cuanto al costo concreto del aplazamiento, es imposible decir nada concreto. Todo depende de lo largo que sea el aplazamiento y de las ventas subsiguientes al aplazamiento.

—Por supuesto que una de las consecuencias de aplazar ahora la comercialización de la Montayne será una merma del número de ventas —intervino Hammond—. Eso seguro. La prensa se va a poner las botas, para empezar. Hablarán mal del fármaco y, en cierto modo, será peor que dejándolo correr por completo.

Se giró hacia Celia con expresión acusadora:

—De hacer lo que usted nos propone, y por motivos vaguísimos, ¿ha pensado en cómo se nos echarán encima los directivos de la junta y los accionistas? ¿Y ha pensado en el número de empleados que tendremos que despedir? Muchos definitivamente.

—Sí —contestó Celia, esforzándose por conservar la calma y disimular el tormento que su decisión le estaba causando—. He pensado en todo ello. He pasado toda una noche en blanco pensando en ello.

Sam la miraba detenidamente, encogió los hombros con escepticismo y se volvió a Feingold.

—Por lo que usted dice perderemos unos veintiocho millones, sin contar los beneficios que habríamos hecho y que no haremos si la aplazamos.

Feingold lanzó una mirada compungida hacia Celia, a la vez que decía:

—Es la pérdida potencial, más o menos.

—¿Nos podemos permitir una pérdida así? —preguntó sombríamente Sam.

Feingold sacudió la cabeza tristemente.

—No.

—La pérdida sería mucho peor si lanzáramos la Montayne y luego surgieran problemas —insistió Celia.

Glen Nicholson reconoció:

—Vale la pena pensar en eso.

Fue la única voz que habló a favor, aunque con inseguridad, de Celia. Ella no pudo menos de lanzar una rápida mirada de agradecimiento al jefe de manufacturación.

Vincent Lord aseguró:

—Pero no surgirá ningún problema. En fin, depende de si ustedes están dispuestos a reconocer a la señora como la gran experta en materia científica.

Se oyeron unas risitas que Sam se apresuró a cortar con un gesto.

—Celia, te ruego que me escuches —masculló Sam con voz seria y más nerviosa que hacía unos momentos. De nuevo se miraron a los ojos—. Te pido que por favor reflexiones lo que dices. Es posible que llegues a darte cuenta de que te has precipitado en tus conclusiones y que de pronto, ahora, te des cuenta de tu error. Puede pasarnos a todos. De hecho, a mí me ha sucedido más de una vez y he tenido que tragarme el orgullo y reconocer el error. De hacer eso tú, te aseguro que ninguno de nosotros te lo echaríamos en cuenta, no se volvería a hablar de ello. Te ruego que tengas la bondad de cambiar de opinión. Reflexiona y te darás cuenta de por qué te lo digo.

Celia no dijo nada de momento, no quería precipitarse a tomar un camino del que luego se arrepentiría. Sam acababa de ofrecerle la posibilidad de retractarse sin problemas, una salida, por decirlo así. Sólo tenía que decir una palabra, pronunciar una frase y todo volvería a su cauce normal. Allí no habría pasado nada. La oferta era muy tentadora.

Antes de que ella contestara, Sam añadió:

—Personalmente te la estás jugando en serio.

Celia supo en seguida a qué se refería. Su cargo de vicepresidente no había sido confirmado oficialmente todavía. Y si lo que estaba sucediendo en aquella reunión proseguía su cauce lógico, seguramente no sería confirmado jamás.

Sam tenía razón. Se la estaba jugando en serio.

Se tomó unos instantes más de tiempo para reflexionar, luego dijo con voz baja y firme:

—Lo siento, Sam; lo he meditado bien. Sé lo que me juego. Pero no tengo más remedio que recomendar el aplazamiento de la Montayne.

¡Ya estaba! La cara de Sam se nubló, luego se contrajo de cólera y ella comprendió que ya no podía retractarse.

—De acuerdo —contestó él con tirantez—. Por lo menos sabemos a qué atenernos. —Se calló unos segundos y luego prosiguió diciendo—: Antes he dicho que no votaríamos ninguna resolución. Me retracto: quiero que quede constancia de todo lo que decidamos en esta reunión. Seth, le ruego que tome nota por escrito.

Feingold, todavía con rostro compungido, sacó de nuevo la pluma.

—Yo ya he expuesto lo que pienso del asunto —reanudó Sam—. Estoy a favor de continuar los preparativos de la campaña y lanzamiento de Montayne tal como habíamos planeado. Ahora me hace falta saber quién está de acuerdo conmigo y quién no. Los que estén de acuerdo conmigo, que levanten la mano.

La mano de Vincent Lord fue la primera. Luego siguieron las del doctor Starburt, Hammond y la de los otros dos vicepresidentes. Nicholson acabó levantándola, después de dudar unos instantes. Bill Ingram también dudó; miró a Celia silenciosamente, suplicante. Pero Celia desvió los ojos, se negó a ayudarle; tenía que decidir él por su cuenta. Al cabo de un instante, también alzó la mano.

Sam y los otros miraban a Seth Feingold. El viejo suspiró, dejó la pluma sobre la mesa y levantó la mano.

—Nueve contra uno —indicó Sam—. No cabe duda de que la empresa continuará tal como hasta ahora con los preparativos del lanzamiento de la Montayne.

Volvió a producirse un tenso silencio como si nadie supiera qué decir o añadir. Sam se puso en pie.

—Como ya saben —comenzó—, antes de la reunión yo me disponía a ir al hospital para ver al nieto que mi hija acaba de dar a luz. Me voy ahora.

Lo dijo sin la alegría de hacía un rato. Sam saludó con una inclinación de cabeza a los otros hombres y a Celia la pasó por alto.

Celia permaneció sentada. Bill Ingram se le acercó.

—Lo siento... —empezó a decir.

Ella le mandó callar con un gesto:

—No me importa. No quiero saber nada.

De pronto, inesperadamente cayó en la cuenta de que todo lo que con tanto esfuerzo había conseguido labrarse para ella, se derrumbaba, se iba abajo: su puesto en la empresa, su autoridad, su reputación, su futuro. ¿Podía seguir allí? No lo sabía.

Bill le dijo:

—Perdone la pregunta, pero... ¿qué va a hacer ahora? —Al ver que ella no contestaba, prosiguió—: Una vez expuestos sus reparos, declarando que no deberíamos seguir con los preparativos de la Montayne... ¡No puede seguir a la cabeza de la campaña de ventas!

Celia contestó con voz apagada, decicida a no tomar ninguna decisión de momento.

—No sé. No sé nada.

Sabía, sin embargo, que aquella noche tendría que aclararse.

Seth Feingold le dijo:

—No me ha gustado nada votar contra ti, Celia. Pero ya sabes..., yo no entiendo nada de estas cosas de la ciencia.

Ella le miró fijamente.

—En tal caso lo correcto hubiera sido abstenerse.

Él sacudió la cabeza con pena y se marchó.

Todos se marcharon y Celia quedó a solas.

CAPÍTULO XIII

—Veo que algo va mal —dijo Andrew mientras cenaban, después de un largo silencio entre los dos—. Yo diría que algo va muy mal.

Se calló, pero al ver que Celia seguía sin hablar, añadió:

—No has hablado desde que he llegado y como conozco tus malos humores, no voy a insistir. Pero cuando necesites hablar, si me necesitas para algo..., en fin, cariño, ya sabes que estoy a tu lado.

Celia dejó el tenedor y el cuchillo en el plato, que apenas había tocado, y le miró con ojos brillantes.

—¡Querido! ¡Cómo te necesito!

Él alargó la mano y tocó la suya.

—No hay prisa. Acaba de comer —le dijo.

Ella contestó:

—No tengo apetito.

Al poco rato tomaban un coñac en el salón y Celia le contó lo sucedido aquellos dos últimos días, y cómo no había logrado convencer a Sam y a los otros de que era necesario aplazar el lanzamiento de Montayne.

Andrew la escuchó con atención, preguntándole detalles de vez en cuando. Al final le dijo:

—No veo qué otra cosa hubieras podido hacer.

—No tenía más remedio que obrar como lo he hecho —explicó Celia—. El problema ahora es qué tengo que hacer.

—¿Tienes que decidirlo en seguida? ¿Por qué no te tomas un descanso? Podríamos hacer un viaje juntos, si quieres. —E insistió—: Alejarte de los problemas te ayudará a ver más claramente qué debes hacer.

Ella sonrió con agradecimiento:

—No puedo esperar tanto tiempo. Es imposible aplazar la decisión.

Andrew se le acercó y le dio un beso, luego le dijo:

—Ya sabes que estoy dispuesto a hacer cualquier cosa para ayudarte. Y recuerda que siempre he estado muy orgulloso de ti, y lo sigo estando, decidas lo que decidas.

Ella le miró con cariño y pensó: otro ahora sacaría a relucir la disputa en el hotel de San Francisco en que él se negó a dar el brazo a torcer sobre la Montayne, o sobre el uso de fármacos por parte de las mujeres embarazadas. Aquella tarde Celia le había sugerido malévolamente, de eso se daba cuenta ahora, que su criterio médico estaba lleno de prejuicios y era anticuado.

Y había sido Celia la que luego había dudado de la Montayne, pero Andrew era un hombre demasiado honesto para decir: «Ya te lo dije.»

De comportarse según los principios de Andrew, ¿qué debía hacer? ¿Qué decisión tomaría?

No tuvo que preguntar. Ya lo sabía.

Se acordó del consejo que una vez le habían dado:

—Usted tiene un talento especial para juzgar lo que está bien y lo que está mal... Utilice su talento, Celia... Cuando tenga poder, muéstrese fuerte y haga lo que cree que debe hacer... No permita que gente inferior a usted imponga sus opiniones en contra de las suyas.

Se emocionó al recordar a Eli Camperdown. Al antiguo presidente de Felding-Roth, que la había llamado en su lecho de muerte.

Andrew le preguntó:

—¿Otro coñac, querida?

—No, gracias.

Apuró el que le quedaba en la copa, su mirada se cruzó con la de Andrew, y luego afirmó:

—No puedo continuar colaborando con la comercialización de la Montayne. Voy a dimitir de mi cargo en la empresa.

Era lo más doloroso que hacía en los veinticuatro años que había pasado en Felding-Roth.

La carta de Celia, escrita a mano y dirigida a Sam, era breve:

Con gran pesar he decidido dimitir de mi cargo de directora de ventas de productos farmacéuticos de Felding-Roth.

Con esta carta me propongo dar fin a mis vínculos con la compañía. Ya conoces los motivos. Es innecesario repetirlos.

Quiero decirte que los años pasados trabajando con vosotros han sido un placer y un privilegio para mí. Una de las cosas de que más orgullosa me siento es de haber contado con tu ayuda y con tu amistad, que te agradezco con toda mi alma.

Me marcho sin guardar rencor a nadie. Deseo que Felding-Roth y sus empleados tengan mucha suerte en el futuro.

Celia envió la carta, a través de un mensajero, al despacho del presidente, y una hora más tarde se presentó ella personalmente. La hicieron pasar inmediatamente al despacho de Sam, la puerta se cerró silenciosamente a su espalda.

Sam alzó los ojos del papel que leía. Tenía la cara sombría y habló con frialdad:

—Has venido a hablar conmigo. ¿Para qué?

Ella contestó con voz incierta:

—He pasado muchos años en la compañía y la mayor parte del tiempo he trabajado contigo. No podía irme sin verte.

Él la interrumpió con furia:

—¡Es lo que has hecho, prácticamente! Te vas por las buenas, abandonas a amigos, colegas, a personas que dependen de ti. Nos abandonas en uno de los momentos más difíciles de la empresa, en plena actividad comercial, cuando más te necesita la compañía.

Ella objetó:

—Mi dimisión no tiene nada que ver con amistad ni con lealtad.

—¡Ya se ve!

Ella continuaba de pie porque él no la había invitado a tomar asiento.

—Sam —dijo con voz suplicante—, haz el favor de comprenderlo. No puedo, simplemente no puedo, por razones de conciencia, cooperar en la venta de la Montayne.

Él replicó:

—Llámalo conciencia. Yo lo llamaría con otro nombre.

Ella preguntó con curiosidad:

—¿Cómo lo llamarías tú?

—Pues mira: histeria de mujer. O si prefieres: hipocresía, escrúpulos basados en falta de información. Despecho por no haber conseguido convencernos e imponer tu punto de vista.

Sam le clavó los ojos y reanudó:

—Te comportas ni más ni menos como esas feministillas que se pasean con pancartas por la calle o se atan con cadenas a las verjas. Lo cierto es que te has dejado engañar por aquella cabrona, la Stavely.

Indicó con un dedo la copia del *New York Times* que estaba abierto sobre la mesa. En él había un artículo de Maud Stavely sobre los últimos casos de nacimientos de niños deficientes en Francia y en España, y los utilizaba para reforzar su campaña contra la Montayne. Celia ya había leído el artículo aquella mañana.

—Lo que has dicho no es verdad. Nadie me ha tratado de engañar sobre nada —insistió Celia, resuelta a pasar por alto los mezquinos comentarios acerca de las feministas.

Sam dijo despectivamente como si no la hubiera oído:

—Bueno, ahora me imagino que te irás a trabajar con Stavely y sus compinches.

—Te equivocas —protestó Celia—. No voy a trabajar con nadie, no pienso hablar ni comentar con nadie sobre lo sucedido. Ya reconocí ayer que obro por instinto.

Nunca había visto a Sam de aquella manera. A pesar de ello, decidió comunicar con él por última vez.

—Me gustaría recordarte lo que me dijiste aquel día cuando yo estaba en Londres y conseguí reclutar a Martin Peat-Smith.

Aquella misma mañana, al pensar en la entrevista con Sam, había recordado las palabras de Sam, cuando se enteró de que había convencido a Martin para que trabajara en Felding-Roth. Antes, Sam le había aconsejado que no mencionara la cuestión del dinero al joven investigador, y Celia, desoyendo el consejo, había hecho precisamente eso, y logrado lo que Sam no había podido lograr. Entonces Sam le había dicho por teléfono desde su despacho de Boonton: «Si alguna vez tú y yo diferimos sobre alguna cuestión, te permito que me recuerdes este incidente, que tu criterio fue el justo y el mío no.»

Se lo recordó entonces, pero fue como hablar con una pared.

—Aunque fuera verdad —le espetó él—, y que conste que yo de eso no me acuerdo, es una prueba más de que recientemente se te está ablandando el seso.

Celia se sintió invadida, de pronto, por un gran sentimiento de tristeza; casi no pudo hablar, por lo que se limitó a decir:

—¡Adiós, Sam!

Él no contestó.

De vuelta a casa, Celia se sorprendió de que hubiera sido tan fácil abandonar Felding-Roth. Sólo había recogido las cosas de su despacho, se había despedido de la secretaria y de unos más de la oficina, algunos de los cuales la habían mirado con los ojos llenos de lágrimas, y se había marchado en su coche.

En cierto modo era verdad que su modo de irse había sido inconsiderado, pero por otro lado había sido fundamental hacerlo así. Recientemente, Celia no había hecho otra cosa que trabajar en el lanzamiento de la Montayne y no podía continuar haciéndolo por motivos de conciencia. Permanecer en su puesto habría sido peor. Además había dejado las cosas en orden, y al que le sucediera, Bill Ingram, suponía, no le sería difícil reanudar el trabajo por donde ella lo había dejado.

Pensó una vez más que renunciaba a ser vicepresidente de una corporación, puesto que le había hecho mucha ilusión. Pero se dijo que era el tipo de desilusión que no costaba mucho afrontar.

Andrew la llamó dos veces, primero cuando todavía estaba en su despacho y luego a casa. Al enterarse de que su dimisión ya había sido aceptada, le anunció que llegaría a casa temprano, cosa que hizo a tiempo para tomar juntos el té. Té que Celia misma preparó. La experiencia era inusitada en sus vidas y ella supuso que, a partir de entonces, sería habitual.

Se saludaron afectuosamente.

Al poco rato, después de sorber un poco de té, Andrew le dijo con ternura:

—Necesitas descansar y no tomar ninguna decisión de momento. Por eso acabo de tomar una yo por los dos. Nos vamos de viaje.

—¿A dónde?

—Daremos la vuelta al mundo.

Ella alzó las manos al techo.

—¡Andrew, es maravilloso! ¡Qué consuelo estar contigo!

—Esperemos que sientas lo mismo después de seis meses de estar juntos en barcos y en hoteles.

Sacó un montón de folletos de la cartera.

—He pensado que comenzaríamos volando a Europa, visitaremos Francia, España, Italia, lo que tú quieras; luego haremos un crucero por el Mediterráneo...

A pesar de la depresión de aquellos últimos días, Celia se sintió mucho más animada. Una vuelta al mundo había sido la ilusión de toda su vida, uno de los proyectos que habían hecho muchas veces los dos, pero que nunca les había parecido realizable. Ella pensó: «Claro, ¿por qué no ahora? ¿No era el momento idóneo?»

Andrew, con el entusiasmo de un muchacho, observó ella cariñosamente, le ayudaba a ver la idea como una realidad.

—Iremos a Egipto, Israel, a los Emiratos Árabes..., a la India, por supuesto..., a Japón, a Singapur..., y no podemos dejar Australia ni Nueva Zelanda...

Ella exclamó:

—¡Es una magnífica idea!

—Lo primero que he de hacer es encontrar un médico que me sustituya durante estos meses. Tardaré un mes, me imagino, en organizarlo. Nos podremos marchar en marzo.

Con los niños no habría problemas porque los dos ya tenían que trabajar durante las vacaciones en lugares alejados de casa.

Prosiguieron hablando, y Celia se dio cuenta de que, aunque el dolor de aquel día volvería fatalmente, aquella noche, con la ayuda de Andrew, había conseguido olvidarse de él.

Más tarde, aquella misma noche, Andrew le preguntó:

—Ya sé que es prematuro preguntarlo, pero me muero de curiosidad por saberlo. ¿Qué piensas hacer después de Felding-Roth? No te estarás en casa el resto de tu vida.

—No —dijo ella—, eso seguro que no. Pero por lo demás no tengo ni idea de lo que haré. Necesito tiempo para pensarlo..., el tiempo que tú me regalas, cariño.

Aquella noche hicieron el amor, no con pasión, sino con ternura que apaciguó a Celia.

En las semanas que siguieron, Celia cumplió su palabra de no hablar con nadie de los motivos porque había dejado de trabajar en Felding-Roth. Como era de esperar, la noticia de su marcha corrió como la pólvora por el mundillo de la industria farmacéutica, e incluso de las finanzas y de la prensa. La noticia despertó una gran curiosidad que no llegó nunca a ser satisfecha. *The Wall Street Journal, Business Week* y *New York Times* telefonearon a Celia pidiendo una entrevista con ella. Que ella se negó a dar. Y se hizo la sorda cuando amigos suyos o de Andrew quisieron indagar sobre lo ocurrido.

Sólo a Lisa y Bruce les contó la verdad. Lo hizo porque Andrew se lo pidió.

—Los niños tienen derecho a saberlo —le dijo—. Ellos te admiran, como te admiro yo. No puedes dejarlos en babia.

Lo cual significó hacer dos viajes exprofeso, uno a Stanford, para ver a Lisa, y otro a Pottstown, para ver a Bruce. En cierto modo fue una buena manera de distraerse para Celia. Ahora ya no pasaba los días ajetreada. El tiempo pasaba con mayor lentitud y ajustarse a eso no le resultó fácil.

Lisa reaccionó con simpatía y con sentido práctico.

—Ya encontrarás otro trabajo, mamá, y será algo importante, ya verás. Pero ahora lo mejor es que tú y papá os vayáis a dar la vuelta al mundo.

Fue Bruce quien, con una sensibilidad muy superior a la edad que tenía, dio en el clavo:

—Si te sientes bien con lo que has hecho, mamá..., si continúas segura de que obraste bien, nada más importa.

Después de hablar con sus dos hijos, Celia decidió que se sentía bien y, de buen humor, emprendió, en marzo, el viaje por el mundo. Andrew y Celia partieron en avión desde Nueva York con destino a París, resueltos a olvidarse de todo durante su odisea.

CAPÍTULO XIV

Martin Peat-Smith se había acostado temprano aquella noche, en su casa de Harlow, pero no conseguía dormir. Era sábado, faltaban unos minutos para la medianoche, el fin de una semana llena de emociones.

Decidió no impacientarse, el sueño llegaría a su hora, y se dispuso a esperar tranquilamente, y a pensar.

La ciencia, se dijo al poco rato, era como una mujer que te da calabazas hasta que tú estás a punto de dejarlo correr, y entonces, inesperadamente, se da la vuelta, te mira y se desnuda exhibiendo su cuerpo, con los brazos abiertos, sin secretos.

Martin continuó con la metáfora y se dijo que a veces producía como una serie de orgasmos en cadena («como los rizos de la mar», decían las mujeres), a medida que la revelación de lo desconocido, de lo hasta entonces sólo imaginado, soñado, se desplegaba ante tus ojos.

«Pero ¿por qué diablos pienso en imágenes sexuales», se preguntó.

Lo sabía de sobra: era a causa de Yvonne. No podía acercarse a ella en el laboratorio sin que la cabeza se pusiera a pensar en cierta cosa, que no era ciencia, digamos que era biología.

¿Por qué no había hecho algo para remediarlo?

¿Por qué? Bueno, eso lo pensaría luego.

De momento Martin se encontró de nuevo en su trabajo científico y en el progreso que había hecho desde... ¿Desde cuándo?

En fin, el paso decisivo había sido dado hacía un año.

Recordó aquel momento y otros anteriores.

La visita de Celia a Harlow había sido hacía dos años, en 1975. Martin recordó que le había mostrado los negativos de los cromatogramas y que le había explicado: «Donde se ven unas franjas, hay un péptido...; verá dos columnas de rayas oscuras..., por lo menos nueve péptidos.»

Sin embargo, el problema, al parecer insuperable, era que la mezcla de péptidos descubierta en los cerebros de las ratas más jóvenes aparecían en cantidades demasiado pequeñas para ser purificados y poder hacer experimentos con ellos. Además, en la mezcla había sustancias extrañas que era lo que Rao Sastri llamaba «péptidos sin sentido».

Habían hecho varios intentos de purificar los péptidos, pero con resultados decepcionantes que corroboraban, al parecer, la opinión de Sastri de que se requerían técnicas que no se descubrirían hasta dentro de diez años.

Entre las personas que componían el equipo de Harlow, la moral y los ánimos habían mermado, y también la fe en la teoría de Martin.

Sucedió cuando mayor era el desánimo.

Después de pacientes trabajos, en los que se usaron grandes cantidades de cerebros de ratas jóvenes, consiguieron una purificación parcial. Y se inyectó la nueva mezcla purificada a ratas de más edad.

En seguida los efectos fueron impresionantes: las ratas demostraron de súbito una capacidad mayor para aprender y recordar. Lo cual se vio muy claramente con las pruebas del laberinto.

Martin recordó con una sonrisa el laberinto del laboratorio.

Era una miniatura de uno de los laberintos que la humanidad había construido como pasatiempo, en que los hombres se entretenían entrando, perdiéndose hasta volver a salir. El laberinto más famoso del mundo era, probablemente, el construido en el siglo XVII, se dice que para el rey de Inglaterra, Guillermo III, y se hallaba en el palacio de Hampton Court, en las afueras de Londres.

El laberinto de conglomerado de madera que tenían en los laboratorios de Harlow era una versión en miniatura del de Hampton Court, en el que se reproducía con impresionante exactitud todos los detalles del original, y había sido construido, en su tiempo libre, por un científico del instituto. Sólo podían usarlo las ratas.

Se colocaba a las ratas, una por una, en la entrada del laberinto, a veces se les daba un empujoncito, pero era importante dejarlas que tomaran la iniciativa ellas solas y encontraran la salida. Al final se las premiaba con comida y la maña que demostraban para llegar a ella era observada y medida.

Hasta hacía poco, los resultados de las pruebas no habían sorprendido. Se metían ratas jóvenes y ratas viejas en el laberinto y las primeras veces encontraban con mucha dificultad la salida. Las ratas jóvenes la encontraban con mayor rapidez ya a la segunda vez, y la rapidez se incrementaba a cada prueba.

Las ratas jóvenes aprendían de la experiencia y se acordaban de las vueltas que debían tomar.

Mientras que las ratas viejas eran mucho más lentas en aprender, o no aprendían jamás.

Hasta que se les inyectó la última solución de péptidos.

Después de la inyección los progresos fueron extraordinarios. A la tercera y cuarta vez, las ratas viejas encontraban la salida casi corriendo, sin vacilaciones ni errores. Casi no se notaba la diferencia entre las ratas jóvenes y las ratas viejas.

Los científicos estaban entusiasmados. Un par de ellos no pudo dominar un grito de júbilo después de la espectacular carrera de una rata gorda y vieja. En determinado momento Rao Sastri había estrechado la mano de Martin y había dicho:

—¡Dios mío! Tenías razón tú. Ahora nos puedes decir aquello de: «¡Oh, hombres de poca fe!»

—Yo también comencé a perder la fe, no creas —confesó Martin, meneando la cabeza.

—No te creo —indicó Sastri—, lo dices porque eres todo un caballero y no quieres que tus humildes colegas se avergüencen de sí mismos.

—Bueno, me parece que tenemos buenas noticias para enviar a América —dijo Martin con voz alegre.

La buena nueva llegó a las oficinas de Felding-Roth, de Nueva Jersey, en la época en que más ocupados estaban con los preparativos de la comercialización de la Montayne y poco antes de que Celia comenzara a dudar del fármaco.

Mientras se estudiaba el informe en Nueva Jersey, el equipo de Harlow se enfrentaba con nuevas dificultades.

A pesar de los indicios esperanzadores de las últimas pruebas, la última mezcla de péptidos también se obtenía en cantidades pequeñas y para continuar y perfeccionar el trabajo de refinamiento y purificación, para aislar e identificar el péptido decisivo, era necesario tener péptidos en cantidades mayores.

El camino escogido por Martin para obtener eso fue el de los anticuerpos. Con la producción de anticuerpos esperaba conseguir aislar los péptidos requeridos, que se vincularían a ellos. Para ello iba a utilizar conejos, porque producían anticuerpos en cantidades mucho mayores que las ratas.

Aparece en escena Gertrude Tilwick.

La persona que se cuidaba de los animales era una severa mujer de más de cuarenta años, un técnico. Había sido contratada por Nigel Bentley no hacía mucho tiempo y, hasta que ocurrió el incidente, Martin apenas había tenido contacto con ella.

A petición de Martin, la señorita Tilwick apareció en su laboratorio personal con una jaula en la que había varios conejos. Él ya le había explicado que debían inyectar la mezcla de péptidos, mezclada a su vez previamente con una solución aceitosa, en las patas traseras. Iba a ser una inyección dolorosa para el animal. Tenía que encontrarse la manera de conseguir tener quieto al animal mientras se le aplicaba la inyección.

La señorita Tilwick, además de la jaula de los conejos, apareció con un pequeño madero en que había cuatro correas en cada una de las esquinas. Abrió la caja, sacó un conejo y lo puso panza arriba sobre el madero, luego ató cada una de las patas con las correas sujetas a las esquinas.

Operación que la señorita Tilwick hizo con movimientos bruscos y descuidados, y con actitud groseramente insensible. Martin la miró hacerlo con horror, el animal gritó de terror. Martin no sabía que los conejos gritaban, fue un grito espantoso. Luego se produjo un silencio, y, al atar la cuarta pata, se descubrió que el animal había muerto. Había muerto de miedo, del shock. Martin perdió los estribos, se puso furioso y despidió a la señorita Tilwick.

Partida de la señorita Tilwick.

Martin mandó llamar a Nigel Bentley y le informó que no toleraba que los animales estuvieran bajo custodia de personas sin sensibilidad y desprovistas de amor hacia los animales.

—Bueno —dijo Bentley—. Despediré a Tilwick y siento lo ocurrido. La contraté porque sus conocimientos técnicos parecían ser excelentes, pero no se me ocurrió comprobar si sentía afecto y ternura hacia los animalitos.

—Necesito una persona que ame los animales —repitió Martin—. Envíeme una así.

—Le mandaré la asistenta de Tilwick. Si le gusta, la ascenderemos.

Entra en escena Yvonne Evans.

Yvonne tenía veinticinco años, era un poco gordita, pero de humor alegre y muy atractiva, rubia, pelo largo, ojos azules, expresión ingenua y piel blanca y rosada. Provenía de una aldea del País de Gales, llamada Brecon, y hablaba con acento galés. Yvonne tenía unos pechos magníficos y se notaba que no llevaba sostén.

Martin quedó en el acto fascinado por los pechos exuberantes de Yvonne, sobre todo cuando se pusieron a dar las inyecciones.

—Déme un par de minutos antes de empezar —pidió Yvonne.

No utilizó el madero de la señorita Tilwick y, mientras Martin esperaba con la jeringa llena en la mano, ella sacó con gesto suave un conejo de la jaula, se lo acercó a la cara y le murmuró unos sonidos al oído, a la vez que lo acariciaba. Luego puso su cabeza contra su pecho y cogió las patas traseras con la mano.

—Ahora —le dijo a Martin.

En poco tiempo inyectaron a seis conejos, una inyección en cada uno de los cojines de los dedos de las dos patas. A pesar de la emoción que a Martin le causaba la proximidad de los pechos de Yvonne, hizo el trabajo cuidadosamente y armonizando su ritmo con el de Yvonne. Aunque en algunos momentos deseó ser conejo para poder poner la cabeza en su pecho.

Los animales se calmaban con las caricias de la joven, pero era inevitable que pasaran un mal rato y, al cabo de poco tiempo, ella preguntó:

—¿Hay que dar la inyección precisamente en la parte blanda de los dedos?

Martin contestó con una mueca.

—A mí también me disgusta, pero es el mejor sitio para la producción de los anticuerpos. La irritación de la inyección atrae las células productoras de ellos.

Explicación que pareció satisfacer a Yvonne. Cuando terminaron, él dijo:

—Usted quiere a los animales.

—Claro —dijo ella, mirándole sorprendida.

—Hay gente que no los quiere.

—¿Se refiere a Tilly? —Yvonne arrugó el ceño—. Ésa no se quiere ni a sí misma.

—La señorita Tilwick ya no trabaja aquí.

—Ya lo sé. Me lo ha dicho el señor Bentley. También me ha dicho que si lo hacía bien, me ascendería al sitio que ocupaba ella.

—Me caes bien —dijo inesperadamente Martin y, todavía más inesperadamente, añadió—: Me caes muy bien.

—A mí me cae bien usted, doctor —añadió Yvonne, riendo.

Aunque más tarde otros se ocuparon de dar las inyecciones a los animales, Martin continuó topándose con Yvonne por el laboratorio. Una vez le preguntó:

—Si te gustan los animales, ¿por qué no estudiaste para veterinaria?

Ella vaciló un instante y luego contestó con inhabitual tirantez:

—Es lo que quería hacer.

—¿Y qué pasó?

—Que me suspendieron un examen.

—¿Sólo uno?

—Sí.

—¿Y por qué no lo repetiste?

—No tenía tiempo que perder.

Ella lo miró a la cara y él no tuvo más remedio que levantar los ojos para afrontar los de Yvonne.

Yvonne continuó diciendo:

—Mis padres no tenían dinero para mantenerme. Corría prisa que yo me ganara la vida. Y me hice técnico de animales de laboratorio.

Al terminar sonrió tiernamente al darse cuenta de por dónde habían pasado los ojos de Martin.

De eso hacía ya varias semanas y, mientras tanto, Martin se había concentrado y preocupado por otras cuestiones.

Una era un análisis hecho por el ordenador de las pruebas del laberinto con las ratas; demostraba que la mejora inicial no era una falsa alarma, al contrario, era constante. En sí era una buena noticia, pero, para colmo, se había conseguido una mezcla de péptidos mucho mejor, que había podido ser purificada y de la que se había finalmente conseguido aislar un péptido activo. Era el que se buscaba y resultó ser el de la banda séptima de las originales películas de cromatogramas, por lo que fue bautizado en el acto con el nombre de Péptido 7.

Ambos logros fueron comunicados por télex a Nueva Jersey, y Sam Hawthorne contestó en el acto con unas palabras de felicitación. Martin hubiera querido hablar con Celia, pero ya le había llegado la noticia de su dimisión. Aunque no tenía idea del motivo, su partida le entristeció. Para él Celia había formado parte del instituto y del trabajo de investigación, y le parecía injusto que no pudiera gozar de los buenos resultados que comenzaba a obtener. Sabía, además, que había perdido una amiga y una aliada en la firma, y se preguntó si volvería a verla. No parecía probable.

Desde el punto de vista científico, una cosa preocupaba a Martin, tendido en la cama sin dormir. Se trataba de las viejas ratas que habían sido inyectadas regularmente con péptidos.

Su memoria había mejorado, pero su estado de salud general había empeorado sensiblemente. Habían perdido peso, se habían adelgazado muchísimo. Eran síntomas alarmantes.

¿No sería que el Péptido 7 era bueno para el cerebro y nocivo para el cuerpo? ¿Continuarían perdiendo peso las ratas tratadas con él, llegarían a morir? En este caso quedaría demostrado que el Péptido 7 era inservible para animales y para humanos, por lo que todo el trabajo científico se convertía en inútil, en una mera pérdida de tiempo.

Los cuatro años de trabajos en Harlow y los anteriores pasados en Cambridge. Todo inútil.

Fantasma que atormentaba a Martin, a pesar de sus esfuerzos para mantenerlo a distancia.

Era sábado por la noche, no, ya era domingo... Pensó en Yvonne y se volvió a preguntar por qué diablos no había hecho nada por aproximarse más a ella.

Podía llamarla por teléfono, por ejemplo. Pero se le ocurría demasiado tarde. ¿Era demasiado tarde? ¿Y por qué?

Tuvo una sorpresa al oír que contestaban al primer timbrazo.

—Diga.

—¿Yvonne?
—Sí.
—Soy...
—Ya lo sé.
—Bueno —dijo él—: estoy en la cama sin pegar ojo y se me ha ocurrido...
—Yo tampoco puedo dormir.
—Nos podríamos ver mañana.
—Mañana es lunes.
—Es verdad. Hoy, pues.
—De acuerdo.
—¿A qué hora?
—¿Por qué no ahora mismo?
Él, sin poder creer en tanta suerte, preguntó:
—¿Te voy a buscar en coche?
—Sé dónde vives. Voy yo a tu casa.
—¿Estás segura?
—Claro.
Él sintió que tenía que añadir algo:
—Yvonne.
—¿Qué?
—Me alegro de que vengas.
—Yo también. —Martin oyó que se reía bajito—. Llegué a pensar que no me lo pedirías nunca.

CAPÍTULO XV

En palabras del título de un libro de que se acordó Martin, la noche fue memorable.

La llegada de Yvonne fue a la vez deliciosa y sencilla. Se besaron afectuosamente, ella acarició con palmaditas los animales que fueron a recibirla y luego preguntó:

—¿Dónde está el dormitorio?

—Te acompaño —contestó él, y ella le siguió escaleras arriba, con la maleta de tocador en la mano.

En el dormitorio suavemente iluminado, Yvonne se desnudó aprisa, mientras Martin la miraba con el corazón palpitante, lleno de admiración hacia su cuerpo, hacia sus senos.

Al meterse ella en la cama, al lado de él, se abrazaron sin inhibiciones, con ganas, con afecto. Martin sintió que en Yvonne había una generosa capacidad de amar, que parecía brotar de una fuente secreta en su interior. Tal vez era amor por la vida, simplemente, amor por todo lo vivo, que se expresaba en la calidez de su lengua, que él se encontraba por todas partes, en sus suaves labios inquietos que no cesaban de explorarlo, y en el ritmo y contorsiones de su cuerpo, que lo incitaban a moverse de formas nuevas para él hasta aquella noche, pero que le surgieron instintivamente.

Ella murmuró:

—¡No vayas con prisas! Que dure...

Él contestó también murmurando:

—Lo intentaré.

A pesar de eso, el hambre de ambos no tardó en hacer explosión. Después las prisas y las ganas se calmaron y Martin se sintió invadido por una sensación de paz y de bienestar como pocas veces había experimentado en su vida.

Incluso entonces, su mente inquisitiva, de hombre dedicado a la ciencia, no pudo evitar hacerse preguntas y suposiciones que explicaran aquella especial serenidad. Quizá, se dijo, la razón era simplemente que se había liberado de tensiones interiores. Sin embargo, instintos que poco tenían que ver con su cerebro científico, le dijeron que había algo más: que Yvonne era una de esas raras mujeres con una paz interior que transmiten y comunican a los demás..., y con este pensamiento se durmió.

Durmió profundamente y se despertó cuando ya clareaba. De la cocina llegaban ruidos. Al poco rato apareció Yvonne con el batín de Martin y llevando una bandeja con té, tazas, tostadas, mantequilla y miel. La seguían los dos perros de la casa, los tres gatos, que la trataban como una amiga de toda la vida.

Yvonne depositó la bandeja sobre la cama y Martin se incorporó.

Con una sonrisa, ella tocó el batín:

—No te importa, supongo.

—Te está mejor a ti que a mí —dijo él.

Ella se sentó en la cama y comenzó a servir el té.

—Tomas leche y no tomas azúcar, ¿verdad?

—¿Cómo lo sabes?

—Lo pregunté en el laboratorio. Por si un día necesitaba saberlo. Oye: tienes la cocina muy sucia.

—Gracias —dijo él al tomar la taza que ella le daba—. Siento lo de la cocina. Vivo solo y...

—Antes de marcharme, te la limpiaré.

El batín se le había abierto y Martin dijo:

—Espero que no tengas prisa en marcharte.

Ella dejó que el batín permaneciera sin cerrar y sonrió.

—Cuidado no te quemes, la tostada está caliente.

—Me parece un sueño —dijo él—. Desayunar en la cama, hacía tanto tiempo que no me permitía este lujo...

—Te mereces disfrutar de él con mayor frecuencia.

—La invitada eres tú y debiera ser yo quien te trajera el desayuno.

—Me gusta así. ¿Más té? —dijo ella.

—Luego, quizá.

Martin dejó la taza y alargó los brazos hacia ella.

Yvonne se quitó el batín, dejó que cayera al suelo y se acercó a él. Él la abrazó y, esta vez sin prisas, le acarició el cuerpo, los senos y las caderas, principalmente.

La besó y le dijo:

—Tienes un cuerpo muy hermoso.

—Tengo demasiado cuerpo —repuso ella, riendo—. He de perder peso.

Se pellizcó un muslo y agarró un rollito de carne rosada entre el pulgar y el dedo índice.

—Me convendría tomar un poco de tu Péptido 7, a ver si adelgazo como las ratas.

Martin dijo:

—No estoy seguro. Me gusta tal cual eres.

Martin tenía el rostro hundido en su pelo.

Pasaron los minutos y la pasión de la noche anterior volvió a encenderse. Martin volvía a tener una erección e Yvonne se agarraba a él antes de que la penetrara.

Ella le pidió:

—¡Entra ahora!

Pero él se detuvo con brusquedad, inesperadamente. Se aflojaron sus brazos y puso las manos sobre los hombros de la chica.

—¿Qué has dicho?

—Te he dicho que entraras.

—No. Antes.

Ella suplicó:

—¡Martin, por Dios! ¡No me atormentes!

—¿Qué dijiste antes?

—¡Mierda! —soltó ella desilusionada.

El buen humor que había reinado entre los dos se había resquebrajado fatalmente y ella se tumbó de espaldas.

—¿A qué viene eso ahora? —preguntó.

—Quiero saber qué dijiste del Péptido 7.

Ella contestó con petulancia:

—¿Del Péptido 7? Pues que si lo tomaba, igual me adelgazaba como las ratas.

—Eso es. —Martin saltó de la cama—. De prisa. ¡Levántate!

—¿Por qué?

—Nos vamos al laboratorio.

Ella le miró con incredulidad.

—¿Ahora?

Martin ya se había puesto una camisa y se estaba poniendo un par de pantalones.

—Sí. Ahora mismo.

«Es posible —se dijo—. ¿Es posible?»

Martin miraba las ratas que se iban turnando para recorrer el laberinto. Yvonne las acababa de traer del cuarto de los animales, a petición suya. Era un grupo al que, desde hacía meses, se inyectaba la solución del péptido parcialmente refinado, y recientemente el puro Péptido 7. Todas las ratas habían adelgazado. Yvonne volvía a meterlas en la jaula.

Todavía era la mañana del domingo, temprano. En el instituto no había nadie, aparte de ellos dos y del guardián.

La última rata metida de nuevo en la caja, la que hacía doce, se había puesto a comer su ración como habían hecho ya las otras.

—Comen con apetito —observó Martin.

—Sí —dijo Yvonne—. Bueno, ¿me vas a decir qué mosca te ha picado?

—Al comprobar que las ratas que habían tomado péptidos habían adelgazado —comenzó a explicar Martin—, nosotros presumimos que se habían puesto enfermas, de resultas de las inyecciones. Razonamiento muy poco científico —concluyó Martin con sorna.

—¿Qué importa si lo están o no?

—Seguramente mucho. Supongamos que no han empeorado de salud. Supongamos que están en perfecto estado. Incluso que están más sanas que antes. Supongamos que el Péptido 7, además de mejorar la memoria, adelgaza sin merma de la salud.

—Es decir que...

—Es decir que puede que hayamos dado con algo que hace siglos que la humanidad está buscando: una manera de metabolizar la comida sin producir grasa ni obesidad.

Yvonne le miró con la boca abierta.

—Puede ser una cosa importantísima.

—Sí, si es cierto.

—Pero no es lo que buscabais.

—No. Muchos descubrimientos se han hecho así, sin proponérselo, buscando otra cosa.

—¿Qué harás ahora?

Martin reflexionó unos momentos.

—Pedir consejo a especialistas. Mañana me pondré en contacto con ellos.

—Bueno —dijo Yvonne, desilusionada—. ¿Podemos volver a tu casa ahora?

—Muy buena idea —dijo él, abrazándola.

—Le mandaré un informe detallado —indicó el veterinario a Martin—. En él le daré las cantidades de grasa del cuerpo, un análisis químico de la sangre, de la orina y de las heces, que haré en mi laboratorio. Pero le aseguro por adelantado que son las ratas más sanas que jamás he visto, sobre todo teniendo en cuenta su avanzada edad.

—Gracias, doctor —dijo Martin—. Es lo que esperaba que me dijera.

Era martes y el veterinario, doctor Ingersoll, especialista en mamíferos pequeños, había llegado de Londres aquella mañana, en tren. Regresaba aquella misma tarde.

Otro experto, un especialista en nutrición, de Cambridge, vendría al instituto dentro de dos días.

—Me imagino —dijo el doctor Ingersoll— que no quiere decirme qué les ha inyectado.

—Si no le importa —repuso Martin—, prefiero mantener el secreto, de momento.

El veterinario asintió:

—Ya me lo imaginaba. Bueno, no sé qué será, pero es algo muy interesante, se lo aseguro.

Martin sonrió y dejó el tema.

El martes, el especialista en nutrición, Ian Cavaliero, le dijo algo aún más curioso:

—Parece que lo que usted ha hecho con estas ratas ha sido cambiar el funcionamiento de las glándulas endocrinas o de los sistemas nerviosos centrales, si no las dos cosas a la vez. El resultado es que las calorías que ingieren a través de la comida son transformadas en calor en vez de en grasa. Si no se exagera, la cosa no comporta ningún peligro. Sus cuerpos se limitan a desprenderse del exceso de calor por medio de la simple evaporación o de cualquier otra vía.

El doctor Cavaliero, joven científico que Martin conocía de Cambridge, era considerado como una de las mayores autoridades en nutrición.

—Comenzamos a saber por datos recién descubiertos —prosiguió el doctor— que los individuos, animales o humanos, difieren en su eficacia para utilizar las calorías. Hay calorías que se convierten en grasa, pero muchas son utilizadas en el tipo de esfuerzo corporal que no vemos y del que no nos damos cuenta. Por ejemplo, el de las células bombeando iones, como sodio, de sí mismas e inyectándolos en la sangre en una suerte de ciclo continuo.

El especialista prosiguió:

—Hay calorías que se transforman necesariamente en calor para mantener la temperatura del cuerpo. Se ha descubierto, sin embargo, que la proporción de las que se convierten en calor, en trabajo metabólico, o en grasa, varía mucho. Por tanto, si se logra modificar y controlar la proporción, como parece haber hecho usted con esos animales, significa un importante progreso.

Un grupito, invitado por Martin a que escucharan al especialista, atendía con sumo interés las explicaciones de éste. En él estaba Rao Sastri, dos científicos más del equipo e Yvonne.

Sastri dijo:

—Las variables grasa, trabajo y calor son lo que explica por qué determinadas personas pueden comer mucho y no engordar.

—Exactamente —confirmó sonriendo el especialista en nutrición—. Todos hemos conocido, y seguramente envidiado, personas de éstas. Pero a sus ratas es posible que les haya afectado otra cosa, el factor saciedad.

—¿Por medio del sistema nervioso central? —preguntó Martin.

—Así es. El sistema nervioso central está regulado, sobre todo, por péptidos del cerebro. Y puesto que usted me dice que les ha inyectado una sustancia que afecta al cerebro, es posible que sea una sustancia que les reduzca las señales indicadoras de apetito... En fin, sea como sea, su mezcla tiene saludables efectos contra la obesidad.

La discusión continuó y, al día siguiente, Martin utilizó las palabras de Cavaliero —«... saludables efectos contra la obesidad»— en un informe confidencial que dirigió personalmente a Sam Hawthorne.

«Aunque nuestro objetivo principal sigue siendo mejorar la memoria a través del Péptido 7 —escribió Martin—, pensamos experimentar también con algo que, a primera vista, parece como un efecto secundario muy positivo y prometedor, que puede tener interesantes usos clínicos.»

El informe fue redactado en tono menor, pero el entusiasmo de Martin y de sus colegas había llegado a ser febril.

CUARTA PARTE

1977-1985

CAPÍTULO I

Majestuosamente, con una solidez y dignidad únicas en este medio de locomoción, el transatlántico de carga *Santa Isabella* se abría paso por las aguas del canal de Fort Amstrong y entraba en el puerto de Honolulú.

Andrew y Celia se encontraban en cubierta, de pie entre otros pasajeros, desparramados por debajo del puente y por la proa.

Andrew miraba con unos prismáticos los muelles y los edificios que oteaban en el cielo. Observaba buscando algo en concreto.

Al aparecer, alta, la torre de Aloha, dorada por el sol de Hawai, el buque hizo un viraje suave hacia estribor. Unos prácticos navegaban ajetreadamente a su lado. Sonaron las sirenas. Los pasajeros y la tripulación del *Santa Isabella* se daban prisa para estar listos para desembarcar.

Andrew bajó un momento los prismáticos y miró de reojo a Celia. Ella también estaba muy morena, tenía cara de salud, como era lógico al cabo de seis meses de no hacer más que viajar por el aire libre. ¡Qué descansada se la veía!, pensó él, recordando las tensiones que la habían abrumado antes de emprender el viaje. No cabía duda de que el viaje, el relativo aislamiento en que habían pasado aquellos meses, la falta de obligaciones, les habían hecho mucho bien.

Volvió a alzar los prismáticos.

—Parece como si buscaras algo —dijo Celia.

Él contestó sin girar la cabeza:

—Si lo encuentro, te lo diré.

—Bueno —suspiró ella—. Me cuesta creer que es el fin.

Lo era. El largo viaje por quince países terminaba, prácticamente, allí.

La estancia en Honolulú sería breve y luego volarían directamente a casa, para reanudar sus vidas y afrontar los cambios que les esperaban, especialmente a Celia.

Ésta se preguntó en qué consistirían los cambios.

Desde el mes de marzo, cuando emprendieron el viaje, ella había hecho todo lo posible para no pensar en el futuro. Ahora, a mediados del mes de agosto, no tenía más remedio que pensar en él.

Tocó el brazo de Andrew y dijo:

—Jamás olvidaré estos meses; los sitios en que hemos estado, todo lo que hemos hecho y que hemos visto...

Celia pensó: cuánto tenía que recordar. Por su mente pasaron una serie de escenas: la mágica luz de la luna sobre las aguas del Nilo, el calor y la arena del Valle de los Reyes...; los paseos por el laberinto de las calles empedradas de la Alfama de Lisboa, vieja de nueve siglos, y con flores por todas partes... Jerusalén: «la colina más cerca del cielo, desde la que el hombre puede escuchar el viento y oír la palabra de Dios»... Roma, la paradójica mezcla de lo divino y lo terrestre...; las islas griegas, los diamantes del Egeo, un montaje de luz cegadora, de casas blanquísimas, de montañas y de olivos... El país del petróleo, Abu Dhabi, próspero país donde Celia se encontró con su hermana Janet, su marido y sus hijos... la India, subcontinente de fuertes contrastes, su belleza y sus placeres junto a su suciedad y degradación... Una escena de postal: Jaipur, la ciudad rosada... Luego el arrecife de la Gran Barrera, el reino de coral australiano, un sueño fantástico...; y cerca, Kioto; Japón, la frágil y evanescente belleza de la villa imperial de Shugakuin, retiro del emperador y lugar para pensar poéticamente, protegido todavía del alud turístico... El ritmo frenético de Hong Kong, como si a la ciudad le quedara poco tiempo, ¡y a lo mejor era verdad! En Singapur, en medio de fabulosas riquezas, los humildes cuchitriles donde servían el sabroso *nasi beryani,* en la esquina de la calle de los Glotones...

En Singapur, Andrew y Celia se habían embarcado en el *Santa Isabella* y habían navegado sin prisas por el mar de la China y después habían entrado en el océano Pacífico hasta Hawai, a donde llegaban ahora.

Habían navegado con otros veinte o treinta pasajeros a bordo, y habían gozado de una calma y tranquilidad diferente al ritmo ajetreado de los cruceros convencionales.

El buque continuaba avanzando lentamente. Celia siguió recordando... A pesar del esfuerzo consciente que había hecho hasta entonces para no pensar en el futuro, no había podido no pensar en el pasado. Especialmente los últimos días, en que se había preguntado si había hecho bien en marcharse de Felding-Roth tan súbitamente, si su instinto al dimitir había sido certero. Celia no estaba segura de haber obrado cuerdamente, y la sospecha le hacía preguntarse si pronto no se arrepentiría de ello, si no sería invadida por una angustia más intensa que las dudas que sentía ahora.

Saltaba a la vista que su dimisión no había afectado a la empresa en sus planes acerca de la Montayne. Ésta fue lanzada en febrero, tal como estaba previsto, y por lo visto con mucho éxito. Según los informes que Celia había visto antes del viaje, la Montayne se había convertido en un remedio muy popular, sobre todo entre las mujeres que trabajaban durante el embarazo y que necesitaban encontrarse bien por las mañanas. Era obvio que el nuevo fármaco había sido una bendición para Felding-Roth. En Francia había observado que la situación era muy similar, y que los laboratorios productores, Gironde-Chimie, hacían su agosto con el fármaco.

Las malas noticias aparecidas en el *France-Soir*, de los nacimientos de niñas retrasadas en Nouzonville y en España, no habían afectado la popularidad de la Montayne. Ni la campaña de la doctora Maud Stavely había surtido efecto en Estados Unidos.

Celia volvió a fijarse en el buque que, en aquel momento, se aproximaba al muelle en que iban a desembarcar.

De pronto Andrew exclamó:

—¡Están allí!

—¿Quiénes?

Le pasó los prismáticos y le señaló:

—Enfoca en la segunda ventana grande..., encima del muelle y a la izquierda de la torre del reloj.

Ella hizo como le aconsejaba, aunque sin comprender.

—¿Qué busco?

—Ya lo verás.

El grupo de pasajeros se había disuelto. Sólo quedaban, aparte Andrew y Celia, dos o tres. El resto estaban en sus cabinas cerrando maletas.

Celia ajustó los prismáticos y los movió buscando. De pronto gritó:

—¡Ya los veo! ¡No puedo creerlo!...

—Claro que sí, son de verdad —dijo Andrew.

—¡Lisa y Bruce! —Celia gritó alegremente los nombres de sus hijos.

Luego cogió los prismáticos con una mano, y con la otra se puso a saludar frenéticamente. Andrew la imitó. Desde detrás del cristal de la ventana donde estaban ellos, Lisa y Bruce contestaron al saludo moviendo las manos como sus padres.

Celia dijo con expresión de incredulidad:

—No lo entiendo. ¡Si los dos trabajaban este verano!

—Yo lo organicé todo —refirió Andrew—. Por teléfono desde Singapur, cuando tú no estabas...

—Pero ¿qué han hecho de sus trabajos?

—Eso no fue problema —adujo Andrew—. Les expliqué por qué quería que vinieran a Honolulú.

Cogió los prismáticos y los volvió a guardar en el estuche.

—No lo entiendo —observó Celia—. ¿Quisiste que vinieran precisamente aquí?

—Sí —contestó Andrew—. He querido cumplir una promesa que hice hace muchos años.

—¿Una promesa? ¿A quién?

—A ti.

Celia le miró con cara perpleja.

Andrew dijo con ternura:

—Fue en nuestra luna de miel. Tú me explicaste por qué no quisiste ir a Honolulú y preferiste pasar aquellos días en las Bahamas. Dijiste que la idea de Hawai te entristecía y me contaste lo de tu padre, cómo murió en Pearl Harbour, cuando se hundió el *Arizona*.

—¡Espera! —dijo Celia en voz muy baja. Sí, ahora se acordaba..., después de tantos años...

En la playa de aquella isla de las Bahamas, durante la luna de miel, había hablado de su padre a Andrew, le había dicho lo poco que se acordaba de él, de aquel oficial Willis de Grey... «Cuando llegaba a casa, era una fiesta, la casa se llenaba de ruido y de alegría.»

Era un hombre alto, con un vozarrón y hacía reír a todo el mundo, y le gustaban mucho los niños, y era muy fuerte...

Y Andrew, tan comprensivo como siempre, le había preguntado:

—¿Has estado en Pearl Harbour?

Ella había contestado:

—No sé por qué no me siento preparada para afrontarlo. Te parecerá extraño, pero un día me gustaría ir a donde murió mi padre, pero no quiero ir sola. Me gustaría ir acompañada de mis hijos.

Entonces Andrew le había prometido:

—Un día, cuando nuestros hijos ya puedan comprenderlo, os llevaré.

Una promesa... hacía veinte años.

Mientras el *Santa Isabella* maniobraba para colocarse junto al muelle y desembarcadero, Andrew dijo a Celia en voz baja:

—Iremos mañana; todo está dispuesto. Iremos al mausoleo del *Arizona,* al lugar donde murió tu padre. Y te acompañarán tus hijos, tal como tú deseabas.

A Celia le temblaron los labios. Cogió las dos manos de Andrew y se sintió incapaz de hablar. Alzó los ojos a su rostro con expresión de adoración como pocas veces un hombre tiene ocasión de ver.

Cuando pudo, con la voz empapada de emoción, exclamó:

—¡Eres el hombre más bueno del mundo!

CAPÍTULO II

A las diez de la mañana, a la puerta del Kahala Hilton Hotel, esperaba a Andrew y a su familia una limusina y su chófer. Hacía calor, aunque sin bochorno, soplaba la brisa del sur: el tiempo que los hawaianos llaman de Kona. El cielo estaba despejado, por él navegaban unos cúmulos blancos como el algodón.

Lisa y Bruce habían tomado el desayuno con sus padres en una *suite* muy agradable que daba al golf de Waialae y al Pacífico por la parte meridional. El día anterior lo habían pasado charlando sin parar, contando, explicando, describiendo cosas y haciendo muchas preguntas. Lisa había terminado su primer año de universidad y estaba muy contenta. Bruce estaba a punto de terminar la escuela y había solicitado ingresar en el Williams College, del condado de Massachusetts, institución histórica como pocas, señal de que continuaba con su antiguo interés.

Como parte de tal interés, y previendo su visita a Pearl Harbour,

Bruce anunció que acababa de estudiar detenidamente lo que había ocurrido en 1941, cuando los japoneses atacaron el puerto. Dijo:

—Si queréis preguntar algo, yo os contestaré.

—¡Estás inaguantable! —exclamó Lisa—. Pero en fin, quizá te preguntaré algo, si me hace falta.

Celia tuvo que hacer un esfuerzo por seguir la charla de la mañana, mientras desayunaban, porque se sentía curiosamente alejada de todo. Era un sentimiento difícil de difinir, era como si de pronto su pasado hubiera vuelto, apareciera de nuevo ante ella, o fuera a aparecer en breves momentos, fuera a agregarse al presente. Al despertarse había sentido que iba a tener un día especial, por lo que se había vestido con especial cuidado y atención. Se había puesto una falda plisada, de color blanco y una camisa azul marino y blanca. Llevaba sandalias e iba a salir con el bolso de paja blanco. Quería resultar elegante sin excesiva ceremoniosidad; además, las palabras que le vinieron a la mente fueron: respetuosa y atenta. Se estudió en el espejo antes de ir a agregarse al grupo familiar y entonces pensó en su padre, y dijo en voz baja: «Si me pudiera ver ahora: ¡a su hija con sus hijos y con su marido!...»

Como si compartieran, sin saberlo, la misma actitud de Celia, los otros también se habían vestido con especial atención. Lisa iba menos desaliñada de lo habitual, se había puesto un bonito traje de flores que le quedaba muy bien, hacía resaltar su lozana juventud y Celia se vio, un momento, en ella tal como había sido a su edad, a los diecinueve años, hacía ya veintisiete.

Andrew llevaba un traje claro y se había puesto corbata, por primera vez desde hacía muchas semanas. «Mi marido —pensó Celia— está a punto de cumplir cincuenta años y cada día que pasa tiene el aspecto más distinguido e interesante.» Bruce tenía todavía un aspecto muy muchachil, aunque era muy serio y estaba muy guapo con el *blazer* de su escuela y una camisa de cuello abierto.

La familia Jordan se dirigió hacia la limusina; el chófer se llevó un dedo a la gorra a modo de saludo y les abrió la portezuela de detrás. Se dirigió a Andrew:

—¿El doctor Jordan? Va al *Arizona,* ¿verdad?

—Exactamente —contestó Andrew, consultando una nota que llevaba en la mano—. Me dijeron que no fuera al Centro de las Visitas, sino al muelle privado del AEOP.

El chófer enarcó las cejas.

—En tal caso debe de ser usted un VIP.

—Yo, no —dijo Andrew—. Mi esposa —añadió mirando a Celia.

Dentro de la limusina, Lisa preguntó:

—¿Qué es eso del AEOP?

Bruce se apresuró a contestar:

—Almirante de la Escuadra del Océano Pacífico. ¡Papá, vaya enchufe!

Celia miró con expresión intrigada a Andrew.

—¿Cómo lo has conseguido?

—Utilizando tu nombre —contestó Andrew—. Por si no lo sabías, cariño, todavía suena y todavía abre puertas. Tienes cantidad de admiradores.

En vista de que los otros seguían preguntando, al fin confesó:

—Llamé por teléfono al gerente regional de Felding-Roth en Hawai.

Celia exclamó:

—¿A Tano Akamura?

—Al mismo. Y me ha mandado decir que te echa mucho de menos. Da la casualidad de que una hermana de la mujer de Akamura está casada con un almirante. El resto fue coser y cantar. De modo que nos dirigiremos al *Arizona* en la barca de un almirante.

—Bueno —exclamó Bruce—. ¡A eso lo llamo trabajar en serio!

—Gracias —dijo su padre, sonriendo.

—Gracias a ti —repitió Celia y luego preguntó—: ¿Le preguntaste a Tano cómo andan los negocios?

—¿Te refieres a Felding-Roth y a... la Montayne? —inquirió Andrew con voz vacilante.

—Sí.

Él había esperado que ella no hiciera la pregunta y contestó:

—Por lo visto todo va bien.

—Eso no es todo lo que te dijo —dijo Celia—. Desembucha el resto.

De mala gana, Andrew añadió:

—Dijo que la Montayne tiene un gran éxito y que se vende como el pan.

Celia asintió en silencio. Era exactamente lo que todos habían supuesto y corroboraba las primeras noticias que había leído acerca de la Montayne. Lo que le hacía de nuevo preguntarse si había obrado bien al marcharse de la empresa. En fin, decidió, que lo dejaba para otro día, que aquél no era el momento de pensar en ello.

La limusina avanzaba velozmente, había tomado por las carreteras de Lunalilo y Moanalua y había ya dejado atrás los modernos edificios de Honolulú. A los veinte minutos salieron de la carretera, cerca del estadio de Aloha, y penetraron en la zona reservada del ejército norteamericano, en la bahía de Aiea. El muelle del Almirante era de reducidas dimensiones y se encontraba en una zona agradable, de atmósfera familiar.

Una lancha de la escuadra, de unos tres metros, llamada la lancha del almirante, esperaba amarrada al muelle, con los motores en marcha. La embarcación iba conducida por dos marineros de la escuadra vestidos de blanco. Media docena de personas estaban ya sentadas, aguardando a que la lancha arrancara, bajo el toldo de la cubierta.

Uno de los marineros, una mujer, dio los «Buenos días» a los Jordan cuando embarcaron. El timonel soltó las amarras y puso en marcha la lancha hacia el tráfico que cruzaba las aguas del puerto.

En el mar la brisa era más fuerte y olas pequeñas rompían contra la proa y los costados de la embarcación, salpicando de vez en cuando a los pasajeros. El agua del puerto era de color gris verdoso y totalmente opaca.

La mujer marino se encargó de dar las explicaciones de los sitios por los que pasaban, alrededor de la isla de Ford. Andrew, Lisa y Bruce la escucharon con interés, mientras que Celia, ocupada con sus recuerdos personales, sólo pudo captar comentarios sueltos.

—Domingo por la mañana, el siete de diciembre, del año mil novecientos cuarenta y uno... los japoneses lanzaron bombas desde sus aviones y submarinos enanos, atacaron por sorpresa... El primer bombardeo fue a las siete cincuenta y cinco de la mañana..., a las ocho y cinco, unas explosiones sacudieron violentamente el muelle de buques de guerra... A las ocho y diez, el *Arizona,* tocado en la santabárbara delantera, hizo explosión y se fue a pique... A las ocho y doce el *Utah* volcó... *California* y el *West Virginia* se hundieron... El *Oklahoma* se hundió de costado... Bajas, dos mil cuatrocientos tres muertos, mil ciento setenta y ocho heridos...

«Hace tanto tiempo de todo eso —pensó ella—; treinta y seis años; más de la mitad de una vida; y, sin embargo, nunca como ahora me ha parecido tan cercano.»

La embarcación, empujada por una ráfaga de viento que la embistió cerca de la boca del canal de acceso al puerto de Pearl, modificó su curso con un rápido viraje, al encontrarse frente a la punta meridional del islote de Ford. De pronto, los ojos de los pasajeros toparon con el monumento conmemorativo del *Arizona*, reluciente bajo la luz del sol.

«Aquí fue; por fin he venido a verlo», se dijo Celia. Y recordó unos versos:

Dame la concha del silencio
y emprenderé el peregrinaje.

Al mirar enfrente suyo, pasada la proa de la barca, se le ocurrió la siguiente incongruencia: «El monumento no se parecía en nada a lo que ella se había imaginado. Se parecía, más bien, a un vagón de tren herméticamente cerrado, de color blanco y con la parte del medio abollada.»

De nuevo el comentario de la mujer marino que les servía de guía:

—Según palabras del arquitecto, la forma combada hacia dentro por el centro expresa, en contraste con los extremos, fuertes y vigorosos, la derrota inicial y la victoria final...

¿Se le habría ocurrido aquella idea antes o después? En fin, qué importaba. Lo importante era el buque cuya forma se vislumbraba de manera increíble, a pocos metros debajo de la superficie, dentro del agua gris y verdosa.

—... y el monumento se extiende sobre el barco hundido.

«El barco de mi padre. Su casa cuando no estaba en casa, y el lugar donde murió... cuando yo tenía diez años, a miles de kilómetros de Filadelfia.»

Andrew le cogió la mano. Ninguno de los dos habló. Entre los pasajeros de la embarcación había una tirantez, un silencio tenso, como si todos sintieran lo mismo.

El timonel atracó junto a un desembarcadero a la entrada del monumento. La mujer marino amarró los cabos y la familia Jordan desembarcó con los demás. Dentro del monumento se tenía la impresión que se pisaba tierra firme, puesto que estaba construido sobre piedras amontonadas en el fondo del agua, sin que llegaran a tocar el buque hundido.

Cerca del centro del monumento, Celia, Andrew y Lisa se detuvieron junto a una abertura de la estructura de cemento por la que se veía la cubierta principal del *Arizona,* muy cerca, impresionantemente cerca.

«Aquí debajo, en alguna parte, están los huesos de mi padre, o sus restos. ¿Cómo moriría? ¿Fue una muerte rápida y compasiva, o, al contrario, espantosa? ¡Espero que fuera lo primero!»

Bruce se acercó a ellos y les dijo en voz baja:

—He encontrado el nombre del abuelo. Venid.

Sus padres y su hermana le siguieron hasta una pared de mármol grabada con numerosos nombres. Se detuvieron junto a los otros espectadores en silencio.

En los pocos minutos que duró el ataque japonés murieron mil ciento setenta y siete hombres en el *Arizona.* Más tarde no se pudo volver a poner a flote el barco, que se convirtió en la tumba de más de mil muertos.

La inscripción rezaba:

«EN RECUERDO DE LOS VALEROSOS HOMBRES
AQUÍ SEPULTADOS.»

Bruce señaló con el dedo y dijo:

—Mamá, es allí, mira.

«W F DE GREY CEM.»

Reinaba un silencio preñado de respeto hacia los sentimientos del prójimo. Luego Celia volvió a encaminarse al lugar donde habían estado hacía unos momentos, desde donde se veía el interior del buque hundido. Aquella proximidad le fascinaba. Mientras miraban, subió una burbuja de aceite. Al tocar la superficie se desparramó en forma de mancha, como un pétalo. A los pocos minutos volvió a subir otra.

—Estas burbujas de aceite provienen del combustible que debió de quedar en los depósitos —explicó Bruce—. No han parado de producirse y de subir desde el día en que el barco se hundió. Nadie sabe cuánto tiempo va a durar el aceite, quizá seguirá subiendo veinte años más.

Celia tocó la mano de su hijo:

—Es mi hijo, tu nieto. Me explica cosas de tu barco...

—Me hubiera gustado conocer al abuelo —dijo Lisa.

Celia iba a hablar, cuando de pronto, sin haberlo advertido, sus defensas emocionales se derrumbaron. La simple observación de Lisa había sido la gota que había rebasado la medida. Celia se sintió abrumada de pena y tristeza. Pena por su padre, a quien apenas había conocido, pero cuyo recuerdo ella tanto amaba y que ahora tan vivo era, allí en Pearl Harbour, pena por el recuerdo de su madre, muerta haría diez años aquel mes, precisamente; y pena por el reciente fracaso de la vida profesional de Celia, por el error cometido, por el ignominioso fin de su carrera. Idea ésta que había sido enérgicamente desechada durante los pasados seis meses, y que, tal vez por eso, entonces la acometía con inusitada fuerza. Celia lloró a lágrima viva.

Andrew se dio cuenta de lo que le ocurría y se le acercó, pero Lisa y Bruce se le adelantaron. Los dos muchachos abrazaron a la madre, la consolaron y se pusieron a llorar sin vergüenza.

Andrew, con suma ternura, pasó los brazos en torno del grupo.

La familia cenó reunida en el Maile Room del Hilton de Kahala.

Al sentarse a la mesa, Celia manifestó:

—Andrew, me gustaría beber champán.

—No faltaba más —repuso él y llamó al *sommelier* y le encargó una botella de Taittinger que, como él sabía, era la marca favorita de su esposa—. Estás muy guapa esta noche —le dijo luego.

—Porque me siento muy bien —contestó ella.

Apenas habían comentado la visita a Pearl Harbour. Cuando Celia había arrancado a llorar, en el interior del monumento, la gente que se encontraba casualmente a su lado se había alejado cortésmente para dejarla llorar en paz. Andrew adivinó que en aquel recinto, evocador de tantas tragedias, aquel tipo de escena debía de darse con frecuencia.

Celia había dormido la mayor parte de la tarde; luego había ido de compras en la tienda del hotel y se había comprado un vistoso traje largo, rojo y blanco, al estilo de Hawai. El que se había puesto para la cena.

—Cuando te canses de este vestido, mamá —le había dicho Lisa—, no lo tires, pues me lo pondré yo.

Llegó el champán.

Cuando las copas estuvieron llenas, Celia alzó la suya y brindó:

—Por todos vosotros, que tanto os quiero y a quien tanto debo. Os quiero decir que yo jamás olvidaré este día de hoy, vuestro consuelo y vuestra comprensión. Y también quiero que sepáis que todo ha pasado, que ya no estoy triste. Fue como si me hubiera purificado, como si... ¿Cómo se dice?

—Catarsis —dijo Bruce—. Es griego y significa eso, purificación. Aristóteles la usó para...

—¡Basta! —exclamó Lisa—. A veces te pasas mucho.

Andrew se echó a reír y los otros se rieron con él, inclusive Bruce.

—¿Qué decías, mamá? —preguntó Lisa.

—Pues que he decidido que ya basta de autocompadecerme y que ahora debo hacer algo por reorganizar mi vida. Ha sido un viaje magnífico, me lo he pasado estupendamente, pero va a terminar dentro de dos días. —Miró con afecto a Andrew y añadió—: Me imagino que estás impaciente por volver a practicar la medicina.

—Sí, es cierto —asintió él.

—Lo comprendo —observó Celia—. Yo siento algo similar. No pienso estar con los brazos cruzados, en casa; buscaré trabajo.

—¿Qué harás como trabajo? —inquirió Bruce.

Celia sorbió un poco de champán antes de contestar:

—Lo he pensado mucho y me he preguntado muchas cosas, y a cada pregunta he llegado a la misma respuesta. Mi campo, el que yo conozco bien, es el de la industria farmacéutica; de modo que lo mejor será que no me mueva de ahí.

—Estoy de acuerdo —añadió Andrew.

—¿Podrías volver a Felding-Roth? —preguntó Lisa.

—No, he quemado mis puentes. Felding-Roth no me aceptaría, aunque yo les dijera que quería regresar. No, buscaré trabajo en otras compañías.

—Si algunas de ellas no muerden el anzuelo que tú les echas, es que han perdido el juicio comercial —dijo Andrew—. ¿Has pensado en cuáles?

—Sí —dijo Celia—. Hay una que siempre he admirado más que a las otras. Se trata de Merck. Es como el Rolls-Royce de la industria. Llamaré a su puerta antes que a las de las otras compañías.

—¿Y la segunda?

—También me gustan Smith-Kline y Upjohn. Son empresas para las que me enorgullecería trabajar. Pero, en fin, si es necesario, la lista se puede multiplicar.

—No te hará falta —dijo Andrew, alzando su copa—. ¡Que Celia Jordan tenga mucha suerte! —brindó.

Más tarde, cuando ya habían terminado la cena, Bruce preguntó:

—¿Qué haremos mañana?

—Mañana es el último día que pasaremos en Hawai, y yo propongo pasarlo sin hacer nada en la playa —dijo Celia.

Todos estuvieron de acuerdo en que era la mejor manera de pasar el día.

CAPÍTULO III

En el dormitorio de la *suite* que ocupaba el matrimonio Jordan, pocos minutos antes de las seis de la madrugada, sonó el teléfono estridentemente. Paró y volvió a sonar.

Celia dormía profundamente. Andrew se encontraba en una suerte de duermevela, y se movió al persistente sonido del teléfono.

La noche anterior, al acostarse, habían dejado entreabierta la puerta del balcón, para que entrara la brisa del mar y se oyera el murmullo de sus olas. Ahora, a la luz gris del romper del día, comenzaban a verse los objetos, como si un manipulador oculto de luces iluminara gradualmente la escena, pasando del negro a la luz, enfocando los objetos por separado. Dentro de un cuarto de hora el sol ascendería por la bóveda celestial.

Andrew se despertó e incorporó en la cama. El son del timbre había conseguido penetrar en su conciencia. Descolgó el auricular.

Celia se movió y preguntó medio dormida:

—¿Qué hora es?

—Demasiado temprano —contestó Andrew—. Diga —habló al auricular.

—Una llamada personal para la señora Jordan —dijo la voz de la telefonista.

—¿De parte de quién?

Se oyó la voz de otra mujer:

—Del señor Seth Feingold, de Felding-Roth. La llamada es de Nueva Jersey.

—¿Se ha enterado el señor Feingold de la hora que es en Hawai?

—Sí, señor.

Celia se había despertado y acababa de incorporarse.

—¿Es Seth? Déjame hablar con él.

Andrew le pasó el auricular. Después de otro cambio de centralita, Celia oyó la voz de su viejo amigo.

—¿Celia, estás ahí?

—Sí.

—Acaban de decirme que te hemos despertado. Perdóname, aquí son las doce del mediodía y no podíamos esperar más.

Ella preguntó, intrigada:

—¿Por qué hablas en plural? ¿Esperar a qué?

—Celia, he de decirte una cosa muy importante. Escucha con atención.

La voz de Feingold revelaba fatiga. Ella dijo:

—Habla.

—Te llamo de parte de la junta directiva, con instrucciones, en primer lugar, de decirte que cuando dimitiste, por las razones que todos sabemos, tenías razón tú y todos los demás estábamos equivocados...

Le tembló la voz, calló un instante y luego prosiguió:

—Todos estábamos equivocados.

Ella se preguntó si estaba soñando. No podía creer que aquello fuera realidad.

—Seth, no te entiendo. No estarás hablando de la Montayne, supongo...

—Sí, por desgracia se trata de la Montayne.

—Por las noticias que me han llegado, la Montayne ha sido un éxito.

Celia se acordó del informe altamente positivo que Andrew le había transmitido de boca de Tano, el representante de Felding-Roth en Hawai.

—Es lo que pensábamos todos, hasta hace poco. De pronto todo ha cambiado, espantosamente. Estamos en una situación horrible.

—Espera un momento, por favor.

Cubrió el micrófono con la mano y dijo a Andrew:

—Ha sucedido algo muy grave. No sé de qué se trata. Escucha por el teléfono del cuarto de baño.

Celia dio tiempo a que Andrew cogiera el otro aparato, y entonces dijo:

—Seth, sigue.

—Te he dicho la primera cosa, Celia; la segunda es que la junta quiere que vuelvas a trabajar en la compañía.

Celia no podía creer lo que acababa de oír. Calló un momento y luego prosiguió:

—Empieza por el comienzo, por favor.

—Bueno, lo haré.

Celia tuvo la sensación que veía a Seth ordenando las ideas antes de ponerse a hablar, y se preguntó por qué llamaba él, en vez de Sam Hawthorne.

—Recordarás los informes de niños nacidos con graves defectos cerebrales. En estado vegetativo, la espantosa palabra. Los informes de Australia, de Francia y de España, ¿verdad?

—Claro que sí.

—Ha habido muchos más casos, de esos países y de otros. Tantos que no creo que ya nadie dude de que la causa es la Montayne.

—¡Dios mío!

Celia se llevó la mano que tenía libre a la cara. Su primer pensamiento fue: «¡Que no sea verdad! ¡Eso es una pesadilla y no es verdad! No quiero que se demuestre que yo tenía razón, no, de esa manera no.»

Luego vio a Andrew, por la puerta abierta del cuarto de baño, vio su cara sombría y se fijó en la luz que comenzaba a entrar, cada vez con mayor intensidad, de fuera. Tuvo que reconocer que no soñaba.

Seth seguía hablando, dando detalles:

—... comenzó hará dos meses y medio, noticias sueltas..., casos similares a los primeros..., aumentaron los números..., recientemente, un aluvión... y todas las madres habían tomado la Montayne durante el embarazo..., unos trescientos bebés en estado vegetativo por todo el mundo, hasta ahora... aparecerán más, sobre todo en Estados Unidos, donde la Montayne está a la venta desde hace unos meses solamente...

Celia cerró los ojos y la historia continuó espantosamente. Cientos de niños que hubieran podido ser normales, que nunca serán capaces de pensar, ni de caminar, ni de tomar un trago de agua sin la asistencia de una persona mayor, ni ser nunca como los demás... Y aparecerán más.

De buena gana se hubiera puesto a llorar, amargamente, se hubiera puesto a gritar para desfogarse de la cólera y del sentimiento de frustración que la abrumaban. ¿A quién gritar, sin embargo? A nadie, y las lágrimas no servían de nada.

¿Hubiera podido hacer más por detener la desgracia?

¡Sí!

Hubiera podido hacerse sentir después de la dimisión, haber hablado públicamente sobre sus dudas acerca de la Montayne, y no quedarse callada en casa. ¿Hubiera servido de algo? ¿Le hubiera hecho caso la gente? Seguramente no, aunque quizá si sólo una persona le hubiera hecho caso, se habría salvado un niño, y su esfuerzo hubiera quedado recompensado.

Como si le leyera el pensamiento, a miles de kilómetros de distancia, Seth dijo:

—Nos abruman las preguntas y los remordimientos, Celia. Hemos pasado noches enteras en blanco, y todos nos sentimos culpables. Tú, en cambio, puedes dormir tranquila. Tú hiciste lo que pudiste. No fue culpa tuya si los demás no te hicieron caso.

Celia pensó: ¡Qué cómodo aceptar ese razonamiento! Estaba segura de que hasta su muerte continuaría preguntándose si no hubiera podido hacer algo más.

De pronto, la preocupó otra cosa todavía más seria.

—¿Se ha hecho público todo lo que me acabas de decir, Seth? ¿Se ha dado a conocer y se ha recalcado la importancia y la urgencia de los datos que tenéis? ¿Se ha advertido a las mujeres que no deben tomar la Montayne?

—Pues... no; de esa forma, no exactamente. Se ha dicho algo, han dado noticias sueltas, pero no todo. Es sorprendente.

Eso explicaba, se dijo Celia, por qué ni ella ni Andrew no habían oído decir nada malo acerca de la Montayne.

Seth prosiguió:

—Por lo visto, los periodistas todavía no se han hecho una idea de lo que está sucediendo. Pero mucho nos tememos que no tardarán.

—¿Os teméis que...?

Celia cayó en la cuenta de que nadie había hecho nada para dar a conocer al país lo que estaba ocurriendo, los peligros a que se estaban exponiendo con la Montayne. Ésta continuaba a la venta y continuaba siendo recetada. Celia se acordó de nuevo del informe de Tano, transmitido por Andrew: «La Montayne se vendía muy bien.» Con un escalofrío, preguntó:

—¿Qué se ha hecho para retirarlo de la venta?

Seth contestó hablando con cautela:

—Gironde-Chimie nos ha dicho que lo van a retirar de Francia esta misma semana. En Inglaterra se está recetando y tomando disposiciones para hacer pública la noticia. Y en Australia ya no se vende.

Celia levantó la voz al manifestar:

—Yo te preguntaba sobre Estados Unidos.

—Te aseguro, Celia, que se ha hecho todo lo requerido por la ley. Todos los datos que han llegado a Felding-Roth han sido transmitidos diligentemente al Departamento de Sanidad. Vincent Lord se ha encargado de ello personalmente. Ahora esperamos a ver qué decide Sanidad.

—¡Esperar a que decidan ellos! ¡Dios mío! ¿Qué otra decisión esperáis si lo que hay que hacer es retirar la Montayne inmediatamente de la venta y de las farmacias?

Seth dijo:

—Los abogados nos han aconsejado, advertido, más bien dicho, que no fuéramos nosotros quienes levantáramos la liebre, que esperáramos las disposiciones de Sanidad.

Celia estuvo a punto de ponerse a chillar. Se dominó y dijo:

—Sanidad lo hace todo a paso de tortuga. Puede que tarde semanas en dar el aviso al público.

—Es posible. Pero los abogados han insistido... Por lo visto, si retiramos el fármaco nosotros mismos, significaría admisión de error y nos declararíamos responsables; es decir, susceptibles de ser demandados, y entonces las consecuencias financieras serían...

—¿Qué importan las consecuencias financieras cuando todavía hay mujeres que toman la Montayne? Peligro que nazcan niños...

Celia se calló, consciente de que razonar era inútil, que la conversación no llevaba a ninguna parte, y volvió a preguntarse por qué hablaba con Seth, en vez de con Sam Hawthorne.

Entonces exigió:

—Quiero hablar con Sam.

—Por desgracia, no es posible. De momento, por lo menos.

Se hizo un silencio incómodo.

—Sam... no se encuentra bien. Tiene problemas personales. Por eso, es una de las razones por las que te necesitamos en la compañía.

—Deja de dar rodeos. ¿Qué quieres decir?

—Te lo quería decir más tarde porque es una noticia muy triste —refirió Seth en voz baja y dramática—. No sé si te acordarás de que justo antes de que te fueras, Sam tuvo un nieto.

—El niño de Juliet, sí —afirmó Celia, acordándose de la pequeña fiesta celebrada en el despacho de Sam, que ella había aguado con sus dudas acerca de la Montayne.

—Por lo visto, Juliet, durante el embarazo, tenía muchos mareos y Sam le dio la Montayne.

Celia se quedó repentinamente helada al oír las últimas palabras de Seth. Presintió lo que iba a oír.

—Hace una semana los médicos han confirmado que el niño de Juliet ha sufrido las consecuencias adversas de Montayne. —La voz de Seth estaba a punto de quebrarse—. El nieto de Sam es deficiente mental, es incapaz de mover piernas y brazos...; un vegetal, como los otros.

Celia soltó un gritito de angustia, luego preguntó con incredulidad:

—¿Cómo pudo Sam hacer una cosa así? La Montayne todavía no estaba autorizada.

—Teníamos muestras gratis para repartir entre los médicos, no sé si te acuerdas. Sam las tomó y se las dio secretamente a Juliet. Supongo que estaba tan seguro de la Montayne, que no pensó en el riesgo. Además, recuerda, que era casi casi una cuestión de puntillo personal; al fin y al cabo había sido él quien había hecho el contrato con los de Gironde-Chimie, y el primero en oír hablar del fármaco.

—Me acuerdo perfectamente —asintió Celia con la cabeza hecha un revoltijo de frustración, cólera, amargura y pena.

Seth cortó por lo sano al decir:

—Te necesitamos, Celia. Como te imaginarás, Sam no está para nada, atormentado de dolor y de sentido de culpabilidad. Pero no es sólo Sam. Aquí está todo en un lío. Estamos como un buque que hace agua, a punto de irnos a pique si no se hace nada urgentemente. Necesitamos que se estime el daño causado y se enderece rápidamente. Tú eres la persona con suficiente experiencia y conocimientos para hacerlo, Celia. Aquí todo el mundo te respeta, tiene fe en tu criterio, sobre todo ahora. Vuelve como vicepresidente de la ejecutiva y el sueldo será generoso.

Vicepresidente de la ejecutiva de Felding-Roth. ¡Vaya! Mucho mejor que vicepresidente de ventas, el puesto que perdió al dimitir. En otros tiempos, un ascenso como aquél hubiera significado un hito importantísimo en su vida. ¡Qué extraño que ahora significara tan poco!...

—Ya supondrás que no estoy solo —observó Seth—. Estoy con otros de la junta que escuchan la conversación con sumo interés. Estamos esperando la respuesta, con la esperanza de que sea afirmativa.

Celia vio que Andrew le hacía señas desde el cuarto de baño. Y dijo por segunda vez durante aquella conversación telefónica:

—Espera un momento, por favor.

Andrew colgó el aparato y se acercó a Celia. Ella había tapado el micrófono con la mano y le preguntó:

—¿Qué opinas tú?

Él le dijo:

—Eres tú la que debe decidir. Pero piensa una cosa: si vuelves, nadie tendrá en cuenta tu dimisión y los meses que has pasado fuera. Lo de la Montayne también te salpicará a ti, te harán tan responsable como a los demás.

—Es cierto —afirmó ella—. Pero trabajé en la compañía muchos años. Pasé los mejores tiempos con ellos y ahora me necesitan. Pero sólo volveré con la condición de que...

Volvió a hablar por teléfono:

—Seth, he escuchado atentamente todo lo que me has dicho. Acepto con una condición.

—Dila.

—Que se retire la Montayne de la venta y que la iniciativa sea tomada por Felding-Roth ahora mismo, hoy, que se haga público el riesgo. No esperéis a mañana, ni a la semana próxima, y no esperéis a que Sanidad decida nada.

—Esto es imposible, Celia. Ya te he dicho qué nos han advertido los abogados: sería reconocernos responsables. Es como si nos dispusiéramos alegremente a perder una millonada de dólares..., arruinarnos.

—Demandas habrá de todos modos.

—Sí, claro. Pero no queremos empeorar la situación. La retirada del fármaco no puede tardar. Mientras tanto, podemos hablar de...

—No se tiene que hablar de nada. Quiero que se haga inmediatamente. Que se haga público hoy mismo por la televisión y la radio, y en todos los periódicos del país dentro de las veinticuatro horas próximas. De lo contrario, no regreso.

Entonces fue Seth quien arguyó:

—Espera un momento.

Celia oyó voces que discutían en voz baja. Había desacuerdos y oyó a Seth que decía: «Es inflexible», y al poco rato: «Lo dice en serio. Y pensad que nosotros la necesitamos a ella más que ella a nosotros.»

La discusión de Nueva Jersey continuó unos minutos más, aunque Celia llegó a oír muy poco. Por fin, Seth volvió al teléfono:

—Celia, estamos de acuerdo en cumplir tu condición. Haremos lo que tú dices inmediatamente. Te lo garantizo yo, personalmente. A ver... ¿Cuándo podrás estar aquí y comenzar a trabajar?

Ella contestó:

—Tomaré el primer avión. Estaré en el despacho mañana por la mañana.

CAPÍTULO IV

Consiguieron cuatro pasajes de segunda clase en un aparato de la United Airlines 747, que despegaba de Honolulú a las 4.50 de la tarde. El vuelo era directo y sin interrupción hasta Chicago, donde hacían un transbordo y tomaban otro avión hasta Nueva York, que llegaba a las nueve de la mañana del día siguiente. Celia iba a dormir las más horas posibles durante los vuelos y presentarse en Felding-Roth aquella misma mañana.

Lisa y Bruce, aunque habían proyectado pasar dos días más en Hawai, decidieron partir con sus padres. Lisa dijo:

—Hace mucho tiempo que no os hemos visto y queremos pasar todo el tiempo que podamos con vosotros. Además, si me quedara sola, me entristecería y me pondría a llorar al pensar en los bebés que han nacido con deficiencias mentales.

Durante el apresurado desayuno tomado en la *suite* de Celia y Andrew, éste explicó a los hijos el motivo de su partida.

—Yo prefiero dejarlo para más tarde —dijo Celia—. Estoy demasiado impresionada para hablar de ello ahora.

Todavía no estaba segura de si había obrado bien aceptando la oferta de la compañía, aunque como consuelo decíase que por lo menos su decisión serviría para salvar a unos cuantos niños más de los efectos de la Montayne.

La promesa de Felding-Roth se había cumplido, según tuvieron ocasión de comprobar los Jordan poco antes de salir del hotel. Un programa de radio fue interrumpido para dar una noticia urgente en que se habló de la retirada de la Montayne de la venta debido a los «posibles perjuicios graves que se estaban investigando», y se añadía una advertencia a los médicos para que no recetaran el fármaco a mujeres embarazadas.

Poco después, a la hora de las noticias, se dio un informe más extenso de los motivos de la retirada y recomendación de no tomar Montayne y luego, en el aeropuerto, vieron que en la edición de la tarde del *Honolulu Star-Bulletin* salía la noticia largamente comentada en la portada. Saltaba a la vista que la noticia estaba siendo publicada a escala masiva por todo el país.

Para la familia Jordan fue un día muy distinto del imaginado tumbados en la playa tomando el sol.

El avión iba lleno hasta los topes, aunque tuvieron la suerte de encontrar cuatro asientos juntos y poder disfrutar de una larga conversación en la relativa intimidad de la cola del aparato. Celia dijo:

—Gracias por la paciencia que habéis demostrado. Ahora preguntad todo lo que queráis.

Comenzó Bruce:

—No entiendo cómo ha podido pasar una cosa así, mamá; primero que el medicamento no es nocivo y después resulta que lo es mucho.

Celia organizó sus ideas antes de contestar.

—Ante todo hace falta recordar lo siguiente —dijo—, y es que cualquier medicamento es un cuerpo extraño dentro del organismo. Es introducido en él con el propósito de enmendar algo que no funciona bien, pero puede hacer bien o puede hacer mal. Y a la vez que hace bien, puede hacer mal. Es lo que se llama los efectos secundarios.

Andrew añadió:

—Además hay lo que se llama «riesgo frente a acción beneficiosa». El médico tiene que estimar si el riesgo de recetar un fármaco concreto vale la pena comparado con los efectos que se propone obtener de él para el paciente. Hay fármacos que implican más riesgos que otros. Pero incluso una simple aspirina implica un riesgo, muy serio, a veces, porque puede producir una hemorragia interna.

—Pero me imagino que las industrias ponen a prueba y hacen experimentos con cada fármaco antes de fabricarlo para la venta

—dijo Lisa— y además para eso está Sanidad, ¿no? Para comprobar la acción beneficiosa y los efectos secundarios de todos los medicamentos.

—Es cierto —apuntó Celia—. Pero lo que a menudo no se entiende es que las pruebas y los experimentos son siempre limitados, necesariamente. Primero se hacen con animales, luego, si con los animales se ha visto que no ocurre nada peligroso, se administra a humanos voluntarios. Ésos serán unos cuantos centenares, no más. Las pruebas pueden durar años y por muy extensas que hayan sido, las personas que han tomado el fármaco no rebasan el millar.

—Y es muy posible que a ninguna de estas personas el medicamento le haya hecho mal —dijo Andrew— o que, de sufrir de los efectos secundarios, haya sido sin importancia, unas molestias mínimas.

Celia asintió con la cabeza y prosiguió:

—Pero, en cambio, cuando el medicamento sale al mercado, son millones el número de personas que lo toman, y las reacciones adversas pueden aparecer en unos pocos, a veces en un porcentaje minúsculo de la población, y que no se dieron entre los centenares de voluntarios con que se experimentó durante el tiempo de prueba. Si el porcentaje es suficientemente grande y las nuevas reacciones son fatales y muy serias, hay que retirar el medicamento de la venta. Pero la cuestión está en que no hay manera de saber qué pasará hasta que el medicamento no ha sido administrado a millones de personas.

—Las reacciones adversas son notificadas, ¿verdad? —señaló Bruce.

—Sí. Y cuando la compañía productora se entera, tiene el deber de informar a Sanidad. Que es lo que sucede normalmente.

—¿Normalmente? ¿Sólo normalmente? —inquirió Lisa.

Celia explicó:

—A veces es difícil determinar si la reacción adversa ha sido motivada por el fármaco en cuestión o por alguna otra razón. A menudo es una cuestión dirimible sólo según criterios científicos y con frecuencia los científicos no llegan a ponerse de acuerdo. Y también hay que tener en cuenta que si se retira un medicamento precipitadamente, se priva de un remedio beneficioso a personas que lo necesitan. A veces que lo necesitan para continuar viviendo.

—Aunque en el caso de la Montayne las cosas fueron al revés —advirtió Andrew. Y mirando a Lisa y a Bruce dijo—: Vuestra madre acertó al juzgar como graves las reacciones de que se tenían noticia, y los otros no estuvieron de acuerdo con ello, y se equivocaron.

Celia meneó la cabeza.

—Tampoco fue tan sencillo. Yo no me basaba en ningún razonamiento o criterio científico, fue pura intuición, instinto por mi parte. Instinto que pudo haber sido equivocado.

—Pero no lo fue —dijo Andrew—. Eso es lo importante. Además tú defendiste tu opinión, y tuviste el valor moral de dimitir por ello. Eso lo hace muy poca gente. La familia tiene motivos de estar muy orgullosa de ti.

—¡Desde luego! —saltó Bruce.

Lisa besó a su madre:

—Yo también me enorgullezco de ti, mamá.

Se sirvió una comida. Andrew examinó con el tenedor el contenido de los recipientes de plástico y comentó:

—Bueno, por lo menos la comida que sirven en los aviones nos hace pasar el tiempo un poco más entretenidos.

Al poco rato volvieron a hablar de lo que les ocupaba la mente. Bruce dijo:

—Cuesta creer, mamá, que la televisión y los periódicos no se hayan enterado por su cuenta de lo que está ocurriendo con la Montayne.

Contestó Andrew:

—Son cosas que pasan, han pasado más de una vez. Es lo que pasó con la Talidomida, de la que he leído mucho y estoy enterado.

Entonces Celia, al recordar, sonrió:

—Nuestra familia ha vivido ya dos catástrofes históricas. En mil novecientos sesenta y uno y sesenta y dos la prensa norteamericana no hizo caso ninguno de las noticias que sobre la catástrofe de la Talidomida nos llegaban de Europa. Incluso cuando un médico norteamericano, la doctora Helen Taussing, informó al Congreso de ello, ningún periodista se dignó publicar el más mínimo comentario sobre las diapositivas de bebés deformados que el médico había mostrado a los congresistas.

—Es increíble —dijo Lisa.

Su padre se encogió de hombros.

—Depende de la opinión que tengas de la prensa. Hay periodistas perezosos. Los que debieron haber asistido a la sesión del Congreso, no se presentaron y luego no se tomaron la molestia de leer la transcripción mecanografiada. Morton Mintz, periodista del *Washington Post,* fue el único que no se durmió y quien abrió el fuego sobre la Talidomida. Ni decir tiene que la noticia corrió como la pólvora y se convirtió en sensacionalista.

—Una cosa quiero decir y es que vuestro padre siempre se opuso a la Montayne —indicó Celia.

Lisa preguntó:

—Papá, ¿presentiste que la Montayne iba a tener el espantoso efecto que ha tenido?

Andrew respondió:

—No, de ninguna manera. Sólo que yo, como médico, no creo que haya que tomar medicamentos para paliar una simple molestia, algo que nos resulta sólo incómodo y que es autolimitado.

—¿Qué quiere decir «autolimitado»? —preguntó Lisa.

—Los mareos del embarazo son un ejemplo clásico. Ocurre, se limitan normalmente, a los primeros meses del embarazo y desaparecen luego, sin efectos nocivos de ninguna clase. Tomar fármacos durante estos meses es una estupidez, a no ser en un caso de urgencia médica, porque es siempre arriesgado. Que os lo cuente vuestra madre, cómo le prohibí tajantemente, cuando estaba embarazada de vosotros dos, que tomara nada. Cuando te toque a ti —añadió Andrew mirando a su hija—, no tomes nada, ¿eh? Y si quieres que el niño salga bien sano, no fumes ni bebas alcohol.

—Lo prometo —dijo Lisa.

Mientras escuchaba, a Celia se le ocurrió una idea que, tal vez, podría convertir la triste experiencia de la Montayne en algo más positivo.

Andrew continuaba hablando:

—Los médicos hacemos muchos disparates con eso de los medicamentos. Para empezar recetamos demasiado, muchas veces innecesariamente, y en parte porque presentimos que los pacientes se irán muy decepcionados si no les recetamos nada. Otro motivo es que recetando una medicina, te sacas al paciente de encima, y puede pasar otro.

—Bueno, es el día de las confesiones —señaló Bruce—. ¿Y qué otros disparates cometen los médicos?

—Muchos de nosotros no vamos muy enterados sobre los medicamentos que recetamos, sobre todo de los efectos secundarios y de las reacciones producidas cuando se mezclan con otros medicamentos. Como es lógico, nadie puede tener toda la información en la cabeza, pero se puede consultar; lo que pasa es que la mayoría de los médicos somos demasiado orgullosos, o perezosos, para abrir el libro de consulta ante el paciente.

Celia intervino:

—Para que un médico no tema abrir el libro de consulta ante un paciente, ha de ser una persona muy concienzuda y sólida, y segura de sí misma, como vuestro padre. A él le he visto consultar el libro durante las visitas.

Andrew añadió:

—Bueno, yo he jugado con ventaja con eso de los fármacos, gracias a vuestra madre.

—¿Se equivocan en serio los médicos al recetar un medicamento? —preguntó Lisa.

—A menudo —contestó Andrew—. A veces el paciente se salva gracias al farmacéutico, que está al tanto y pide explicaciones al médico acerca de una receta. Normalmente, los farmacéuticos saben más de medicamentos que los médicos.

Bruce preguntó maliciosamente:

—¿Y los médicos, en general, lo reconocen?

—No, por desgracia —contestó Andrew—. Normalmente se trata a los farmacéuticos como a una clase inferior, no como a colegas médicos, como son, en realidad. Claro que los farmacéuticos también se equivocan —añadió sonriendo—. Y a veces es el paciente quien arma el lío tomando una dosis superior a la recetada, y lo confiesa cuando está ya grogui, en la ambulancia.

—Bien, eso es ya más de lo que mi menda puede soportar; estoy cansada y harta. Me voy a dormir.

Cosa que logró hacer durante el resto del vuelo hasta Chicago.

El transbordo para Nueva York pasó sin pena ni gloria, y el vuelo resultó más cómodo, porque pudieron coger asientos de primera clase.

En el aeropuerto, a Celia le aguardaba una berlina con chófer, de Felding-Roth. El chófer tenía una misiva para ella, que leyó muy sorprendida:

Querida Celia:

¡Bien venida a casa!

El coche y el chófer se te son asignados graciosamente por la junta de directivos. Es para tu uso regular mientras ocupes el cargo de vicepresidente de la ejecutiva.

Tus colegas y subordinados, entre los que me incluyo yo, te esperan con ilusión cuando hayas descansado de tu viaje.

Un abrazo,

SETH

En Morristown, en casa de los Jordan, Winnie y Hank March les dieron la bienvenida jubilosamente. Winnie estaba gordísima y a punto de dar a luz. Al abrazarla Lisa y Bruce, Celia y Andrew, ella les advirtió:

—No me apretéis demasiado, que igual me hacéis sacar a mi tesoro.

Andrew se echó a reír.

—En toda mi carrera como médico, todavía no he ayudado a parir a ninguna mujer. No me importaría hacerlo ahora.

Hank, menos parlanchín que su mujer, los recibió con el rostro radiante de felicidad y se ocupó de entrar y subir el equipaje.

Un poco más tarde, en la cocina, charlando los tres, Winnie, Celia y Andrew, a Celia se le ocurrió una espantosa posibilidad. Casi con miedo de hacer la pregunta, dijo:

—Winnie, ¿has tomado algunos medicamentos durante el embarazo?

—¿Quiere decir para los mareos de las mañanas?

—Sí —contestó Celia con el corazón como un puño.

—¿Algo tipo Montayne?

Winnie señaló una página del *Newark Star-Ledger* en la que salía, con grandes titulares, la historia de la Montayne.

Celia asintió.

—El médico me dio unas cuantas —repuso Winnie—. Y yo las hubiera tomado, de no ser... —Echó una mirada a Andrew—. ¿Lo digo, señor Jordan?

—Sí —dijo él.

—Pues que antes de que se marcharan de viaje, el señor Jordan me dijo, en secreto, que si me daban la Montayne, que no la tomara, que la tirara al wáter. Y es lo que he hecho.

Winnie cogió el periódico con los ojos anegados de lágrimas y se dirigió a Andrew:

—Con lo que nos había costado conseguir el niño. ¡Dios mío!... ¡Que Dios se lo pague, doctor Jordan!

Celia, aliviada y llena de agradecimiento, abrazó a Winnie y la retuvo un rato entre sus brazos.

CAPÍTULO V

Sam Hawthorne parecía un fantasma.

Al verlo, Celia tuvo tal susto que se quedó sin habla. Por eso fue Sam quien habló primero.

—¿Qué tal te prueba volver a la gloria, heroína de virtud y buen juicio entre una banda de malos y desencaminados? Bien, ¿eh?

Palabras hostiles, dichas en voz ronca que Celia casi no reconoció, que todavía la asustaron más. Hacía siete meses que no veía a Sam. Parecía diez años más viejo. Tenía el rostro macilento y pálido, la carne le colgaba de las mejillas. Los ojos estaban apagados y hundidos; tenía ojeras, unas bolsas moradas. Los hombros caídos y mucho más flaco, el traje le venía ancho.

—No, Sam —contestó Celia—. No me prueba, en absoluto. Me siento triste y me apena muchísimo lo de tu nieto. Si he vuelto, ha sido para ayudaros.

—¡Ah, claro, ya me figuraba que lo primero era compadecernos!...

Ella le atajó:

—Sam, vayamos a un sitio en que podamos hablar en privado.

Se habían topado en el pasillo y, mientras hablaban, no cesaba de pasar gente. Celia salía de una reunión con Seth Feingold y otros directores.

El despacho del presidente estaba muy cerca. Sin decir nada, Sam se encaminó hacia él y Celia le siguió.

Una vez dentro, la puerta cerrada, Sam giró y la miró a la cara. Continuó hablando con la voz ronca y llena de amargura:

—Te decía que lo primero era, por supuesto, compadecernos. Es tan fácil. No cuesta nada. Pero yo quiero que me digas lo que piensas realmente.

Ella contestó en voz baja:

—Dime tú lo que crees que yo pienso.

—¡Lo sé de sobras! Crees que soy un criminal porque di Montayne a Juliet antes de que el fármaco fuera autorizado. Que soy el único responsable de que el niño de Juliet, mi nieto, sea lo que es..., una sombra grotesca de ser humano, un...

Sam se atragantó antes de acabar la frase.

Celia no dijo nada, llena de pena y de compasión; no sabía qué decir.

—La verdad, Sam —balbuceó por fin—, es que al principio pensé eso, sí. Y no sé, tal vez lo piense todavía.

Sam la miraba a la cara, pendiente de sus palabras y ella se dio cuenta.

—Pero luego me acuerdo de otras cosas. Es muy fácil tener razón cuando las cosas ya han pasado. Quién no comete errores, quién no se equivoca al decidir...

—Tú no te equivocaste. Este error tú no lo cometiste. Tú no has cometido toda una serie de errores en cadena como he hecho yo.

Sam continuaba hablando con amargura.

—He cometido de otro tipo —dijo Celia—. Quién no los comete cuando tiene un cargo de responsabilidad. Y a veces es sólo mala pata que ciertos errores tengan consecuencias más graves que otros.

—El mío es el peor —observó Sam dirigiéndose a su escritorio y desplomándose en el sillón—. Es culpa mía que hayan nacido esos niños y los que están por nacer...

—No —replicó ella con firmeza—. Eso no es cierto. Tú, como todos, te guiaste por los asesores científicos de Gironde-Chimie. No fuiste tú solo. Muchos creyeron lo mismo que tú.

—Excepto tú. ¿Qué tendrás tú de especial para no dejarte engañar?

—Al principio yo también caí —le recordó ella.

Sam se cogió la cabeza con las manos.

—¡Dios mío! ¡Qué lío y todo por culpa mía! —Levantó los ojos—. Celia, soy injusto contigo, ¿verdad?

—No importa.

Él prosiguió hablando en voz más baja, menos hostil.

—Lo siento, de veras. La verdad es que te tengo envidia. Y me arrepiento de no haberte hecho caso. —Continuó hablando sin hilo conductor—. Noches en blanco. Horas despierto, pensando, recordando, sintiéndome culpable. Mi yerno no quiere verme. Mi hija tampoco. Lilian se esfuerza por ayudarnos, pero no sabe cómo.

Sam se calló, vaciló y luego reanudó:

—Y todavía queda una cosa. Una cosa que tú no sabes.

—¿Qué no sé yo?

Él apartó la cabeza.

—No te lo diré jamás.

—Sam —añadió firmemente Celia—, tienes que sobrellevarlo, no sirve de nada torturarte de esta manera.

Él siguió como si no la hubiera oído:

—Yo aquí ya estoy de más. Eso ya lo habrás comprendido.

—No, no me he dado cuenta.

—Quise dimitir de mi cargo, pero los abogados me dijeron que no podía todavía, que debía esperar a que pasara lo peor. Hay que conservar la fachada para proteger la compañía. Para no dar más carnaza de la necesaria a los chacales que se nos quieren echar encima con demandas judiciales de todo tipo. Por eso continúo aquí, para ayudar a los accionistas.

—Me alegro de saberlo —repuso Celia—. Te necesitan para dirigir la empresa.

Él sacudió la cabeza.

—La que va a dirigir eres tú. ¿No te lo han dicho? Es decisión de la junta.

—Seth acaba de decirme algo así. Pero yo te necesito a ti.

Él la miró con los ojos angustiados.

Celia se dirigió, de pronto, hacia la puerta. La cerró con pestillo. Hizo lo mismo con la puerta que daba al cuarto de la secretaria. Luego descolgó el teléfono y dijo:

—La señora Jordan al habla. Estoy con el señor Hawthorne y no queremos que nos interrumpan bajo ningún pretexto.

Sam continuaba sentado frente al escritorio, sin moverse.

Ella le preguntó:

—¿Has llorado desde que todo eso empezó?

Sam la miró con sorpresa y luego sacudió la cabeza negativamente.

—A veces alivia.

Celia se le acercó, se agachó y le pasó los brazos por los hombros.

—Sam, desfógate.

De momento él se apartó de Celia, con los ojos clavados en su cara, indeciso, vacilante. Luego, de súbito, como si se hubiera roto un dique, puso la cabeza contra el hombro de ella y arrancó a llorar.

A partir de aquella primera entrevista con Sam, Celia comprendió que era un hombre acabado, desmoralizado y que contribuiría muy poco a arreglar la situación en que se encontraba la compañía. Apenada, Celia no tuvo más remedio que aceptarlo.

Sam iba al despacho a diario, en su Rolls-Bentley plateado y lo aparcaba en el «gallinero». A veces él y Celia coincidían. Ella llegaba en el coche conducido por el chófer, lo que le iba de perilla para adelantar trabajo durante el viaje, mirando papeles y cosas.

Entonces Sam y ella caminaban juntos por la rampa recubierta de cristal hasta la planta donde estaban sus respectivos despachos. A veces charlaban, un poco, pero si lo hacían, siempre era porque Celia había tomado la iniciativa.

Sam apenas salía de su despacho. Nadie le preguntaba en qué ocupaba el tiempo.

Del despacho no salía nunca nada importante, aparte una serie de informes insignificantes. En las reuniones de la junta administrativa no asistía nunca a pesar de que no dejaban nunca de llamarle.

De modo que, al segundo día de haber regresado, Celia comprendió que ella era la que estaba al frente de todo.

Las cuestiones de máxima importancia que requerían decisiones a nivel de política general de la empresa, llegaban a ella y sólo a ella. Se le pidió, además, que atendiera a problemas que hacía semanas que esperaban una solución. Ella se enfrentó a todo con la firmeza, el sentido común y la rapidez que siempre la habían caracterizado.

Pasaba la mayor parte del tiempo entrevistándose con los abogados.

Se habían recibido las primeras demandas judiciales de resultas de la publicidad en torno a la retirada de la Montayne de la venta. Las había que parecían sinceras. En Estados Unidos ya habían nacido algunos de los niños con deficiencias similares a los de las madres que habían tomado la Montayne en otros países.

Era inevitable que la lista se alargara con el tiempo. Según una estimación confidencial, se calculaba que el número de niños nacidos en Estados Unidos con deficiencias de este tipo, causadas por la Montayne, iba a ser de algo más de cuatrocientos. A esta cifra se había llegado mediante las estadísticas que provenían de Francia, Australia, España, Gran Bretaña y otros países. Se tenían en cuenta el mayor plazo de tiempo en que el fármaco había estado a la venta en aquellos países, y se comparaban con las cifras de Estados Unidos.

De entre las otras demandas, las había de madres que habían tomado la Montayne, pero que aún no habían dado a luz; eran denuncias basadas en el temor de lo que podía ocurrir y demandaban a Felding-Roth por negligencia. Había una pequeña proporción de casos frívolos, poco sinceros y deshonestos, pero era necesario atender a todos, por lo menos a nivel de trámite, lo que significaba mucho tiempo y mucho dinero.

En cuanto al coste general, Celia, que tuvo que enterarse rápidamente de un tema que hasta entonces siempre se le había escapado, descubrió que Felding-Roth estaba asegurada, por posibles perjuicios de este tipo, por valor de ciento treinta y cinco millones de dólares. Además, la compañía tenía un depósito en reserva, para los mismos fines, de veinte millones de dólares.

—Ciento cincuenta y cinco millones de dólares parece mucho dinero —dijo Childers Quentin, abogado, a Celia. Y luego añadió—: Pero no se fíe demasiado. Yo de usted buscaría más dinero por otros lados.

Quentin, paternal personaje de más de setenta años, de modales exquisitos, era el mandamás de un importante bufete de abogados de Washington que se especializaba en cuestiones farmacéuticas, especialmente en defender a los demandados a causa de los perjuicios derivados de los fármacos. El equipo había sido recomendado a Felding-Roth por sus mismos abogados.

Celia se enteró de que a Quentin se le llamaba «Don Fixit fuera de la sala» debido a la gran maña que se daba en negociar de particular a particular. «Tiene el temple de un jugador de póker», decían sus colegas.

Celia no tardó en decidir que podía confiar en Quentin. A la decisión contribuyó el hecho de que el hombre le cayera bien.

—Lo que nosotros dos tenemos que hacer, nena —le había dicho él en tono de hablar con su nieta favorita—, es negociar y llegar a acuerdos razonables y generosos por nuestra parte. Es esencial para manejar una situación como la presente y conseguir que no se desborde. Vale la pena ser generoso, porque si un solo caso de esa Montayne llega a los tribunales, la sentencia puede consistir en una indemnización de millones. Lo cual sentaría precedente para los otros casos y la compañía se arruinaría.

Celia preguntó:

—¿Es realmente posible evitar que ningún caso llegue a los tribunales?

—Más de lo que se figura. —Y le explicó—: Si a un niño se le ha perjudicado de una manera irreversible, como ha pasado con la Montayne, la primera reacción de los padres es desesperarse, la segunda, encolerizarse. Los padres, llevados por la ira, quieren castigar a los responsables, y van a pedir consejo a un abogado. Lo que ellos buscan, ante todo, es desfogarse ante un tribunal.

»Los abogados, sin embargo, son gente pragmática. Sabemos que muchas veces si llevas un caso, aparentemente justo, ante el tribunal, lo pierdes por motivos que poco tienen que ver con la justicia. Conocemos también lo que ocurre durante los trámites de preparación de los casos, el problema de las salas abrumadas de trabajo, y de las tácticas dilatorias de la defensa que a veces hacen que se tarde años enteros hasta que el caso es llevado ante el tribunal. Y luego cabe la posibilidad que se recurra, y eso significa unos cuantos años más.

»Los abogados saben también que, una vez pasado el primer arrebato de cólera, los clientes tienden a deshincharse y a desilusionarse. Los trámites del caso pueden ocuparles todas las horas del día, son trámites agotadores psíquicamente, y la peor forma de tener siempre presente la desgracia que te abruma. No falla nunca: la gente acaba arrepintiéndose de no haber aceptado negociar desde el primer momento y de no haber llegado a un acuerdo rápidamente y luego reanudar lo mejor posible su vida normal.

—Sí, eso se entiende —dijo Celia.

—Además, los abogados que se dedican a demandas de esta clase también cuidan de sus intereses privados. La mayoría acepta llevar un caso a cambio de cobrar una cantidad proporcional a la suma ganada, un tercio, por ejemplo. Los abogados tienen sus facturas que pagar cada mes, como cualquier hijo de vecino, los colegios de los niños, el alquiler del despacho, las hipotecas de la casa, el último saldo de la American Express... —Quentin se encogió de hombros—. En fin, que ellos también tienen interés en cobrar pronto y no aplazarlo a un futuro lejano y poco seguro, y están a favor de la negociación privada.

—Ya me lo imagino. —Celia había estado pensando en otras cosas y dijo—: Hay días que tengo la impresión de ser una máquina de calcular. Que lo único que me importa de toda esa desgracia de la Montayne es la cuestión crematística.

Quentin comentó:

—Me parece que ya la conozco lo suficiente para poder tranquilizarla al respecto. No crea que yo no sufro también al pensar en todos esos niños; piense que yo, aquí donde me ve, soy padre y abuelo. Eso no quita para que no procure hacer mi trabajo lo mejor posible.

De esta sesión, y de otras, se fijó la suma que debía ser recaudada para costear posibles indemnizaciones. La suma fue de otros cincuenta millones de dólares.

También amenazaba el gasto de otros ocho millones para el costo de la retirada y destrucción de toda la Montayne repartida por el país.

Al comunicar Celia estas cifras a Seth Feingold, éste asintió con expresión grave, pero pareció asustarse mucho menos de lo que ella había esperado.

—A comienzos del año hemos tenido suerte en dos cosas —le indicó Seth—. Las ventas de los específicos sin receta experimentaron una alza excepcional el año pasado, y además hemos ganado dinero en divisas. De modo que nuestros accionistas no podrán quejarse. Claro que este dinero extra tendrá que destinarse para estos cincuenta millones.

»También están de nuestra parte las noticias que nos siguen llegando de Inglaterra —añadió Seth—. Parecen muy prometedoras.

—Sí. He leído los informes.

—Si fuera necesario, en vista al prometedor futuro que nos espera, los bancos no tendrán inconveniente en hacernos un préstamo.

Celia había tenido una alegría al saber que en Harlow estaban progresando en un nuevo fármaco, el Péptido 7. Al parecer «pronto» podrían contar con él, aunque «pronto», en la industria farmacéutica, significara dos años, por lo menos.

Celia había ido a dar la noticia a Sam con la intención y la esperanza de reanimarle.

Sam había sido el iniciador del proyecto, había luchado para sacar adelante el instituto, y Celia asumió que se alegraría de ver que sus esperanzas habían sido confirmadas y que se cumplían sus deseos. Pero no resultó ser así. Sam reaccionó con indiferencia. Rechazó la sugerencia de hacer un viaje a Inglaterra para hablar con Martin Peat-Smith y juzgar con mayor precisión el valor de los resultados.

—No, gracias —le contestó a Celia—. Estoy seguro de que encontrarás otro medio de ponerte en contacto.

De todos modos, la actitud de Sam no cambiaba en nada la esperanzadora situación en que, de nuevo, parecía encontrarse Felding-Roth.

Había otra cosa.

Los largos años que Vincent Lord había dedicado a su trabajo con «los radicales libres» comenzaban a dar resultado. La eliminación de los nocivos efectos secundarios de los fármacos comenzaba a verse como una posibilidad futura. Tanto que la compañía había destinado una importante suma de dinero a los laboratorios dirigidos por Vincent Lord para que pudieran trabajar en ello intensamente.

Aunque el Péptido 7 iba a ser, sin lugar a dudas, el fármaco que antes iba a ser puesto al mercado, el producto creado por Lord, que de momento llamaban Hexin W, seguiría al cabo de uno o de dos años.

Esta última perspectiva había surtido un efecto adicional. El futuro de Lord en la empresa se había asegurado. Celia, al principio, recordando la obstinación con que Lord había abogado por la Montayne, y por otras razones, había decidido despedirle al cabo de un tiempo. Ahora, tenía demasiado valor para hacer eso.

Así fue como, sorprendentemente, cuando peor se presentaban las cosas a causa de la Montayne, la compañía conseguía una vigorosa dosis de optimismo.

CAPÍTULO VI

En Harlow, Yvonne Evans y Martin Peat-Smith pasaban mucho tiempo juntos.

Yvonne conservaba el pequeño apartamento que había alquilado al llegar a Harlow, para trabajar en el instituto de Felding-Roth, pero no estaba casi nunca en él. Pasaba todos los fines de semana y muchas noches en casa de Martin, donde se encargó de ponerla en orden, de cuidar de sus aspectos más domésticos. Eso aparte satisfacer las necesidades sexuales de Martin, y las suyas propias.

Yvonne había reorganizado la cocina, que estaba reluciente. Guisaba sabrosos platos, en que ponía a prueba su talento culinario, talento que tenía naturalmente y del que disfrutaba. Cada mañana, antes de irse los dos a sus respectivos trabajos, hacía la cama que había compartido con Martin, procurando cambiar, siempre que fuera necesario, las sábanas. Dejaba recomendaciones por escrito a la mujer de la limpieza, y el resultado era que toda la casa estaba en un estado impecable, llena de detalles agradables por los que Yvonne tenía un ojo especial.

Hubo también cambios en el mundo de los animales domésticos. Yvonne trajo a su gato siamés. Luego, un sábado que Martin trabajaba y ella no, fue con un serrucho y abrió una abertura en la puerta exterior de la cocina para que hiciera las veces de gatera. Los gatos pudieron salir y entrar a su gusto, lo que resultó más sano para ellos y más conveniente para la casa.

Además, cuando Yvonne pasaba la noche allí, por la mañana sacaba a los perros a pasear, por lo que disfrutaban de un paseo al aire libre adicional, aparte el que hacían con Martin cada tarde.

Éste estaba encantado.

Una de las cosas que le gustaban de Yvonne era su manera de charlar por los codos sobre cualquier tema. Hablaba de todo, y casi nunca de nada importante: de películas, de la vida de las estrellas de cine, de los cantantes de música pop y de sus rarezas; de las rebajas en las tiendas de Londres y de las últimas gangas de Marks and Spencer. De la tele, de los chismes que se oían en el instituto, que si tal tenía novia, y cual estaba embarazada, o a punto de divorciarse; de los pecadillos que el clérigo cometía con el sexo, tal como se hablaba de ellos en la atenta prensa del país; de los escándalos políticos... Yvonne quedaba empapada de este tipo de cosas, escuchaba y leía y lo absorbía todo como una esponja.

Sin embargo, lo extraño era que a Martin no sólo no le molestaba, sino que le divertía, lo encontraba entretenido y le ayudaba a relajarse de la tensión del trabajo. A veces lo tomaba como una bonita música de fondo.

Lo que ocurría, se dijo al reflexionar sobre ello, era que pasaba tantas horas del día con intelectuales que no hablaban de otra cosa que de temas científicos, y siempre a nivel muy serio, que acababa fatigado de ello. Mientras Yvonne charlaba, él no tenía que esforzarse en escuchar, la oía como de lejos, y su cerebro permanecía como aletargado.

Uno de los temas que mayor interés despertaba en Yvonne era el príncipe de Gales. Le fascinaban sus relaciones amorosas, de las que toda la prensa hablaba, aunque a veces la preocupaban. Durante un tiempo el príncipe Charles se asoció constantemente con el nombre de Astrid, princesa de Luxemburgo. Yvonne se negó a tomarse los rumores en serio.

—El matrimonio sería un desastre —le auguró a Martin—. Además de ser católica, no es la persona adecuada.

—¿Y tú qué sabes?

—Lo sé.

Otra candidata, de la que se habló mucho, fue lady Amanda Knatchbull, y ésta le cayó mejor a Yvonne.

—Puede que funcionara —concedió—. Pero ojalá Charles tuviera un poco de paciencia, porque estoy segura de que encontrará a alguien mejor, perfecta quizá.

—¿Por qué no le escribes y se lo dices? Debe de estar muy preocupado por el asunto.

Como si no hubiera oído, Yvonne afirmó con expresión meditativa y en tono ligeramente poético:

—Lo que necesita es una rosa inglesa.

Una noche en que Yvonne y Martin habían hecho el amor, Martin le preguntó en broma:

—¿Te imaginaste que yo era el príncipe de Gales?

—¿Cómo lo has acertado? —le respondió ella, maliciosamente.

A pesar de su gusto por las habladurías, Yvonne no tenía nada de tonta, descubrió Martin. Era capaz de interesarse por otras cosas, como por ejemplo por la teoría que existía tras la investigación sobre el envejecimiento mental, que Martin pacientemente le explicó y que ella, al parecer, entendió. Movida por la curiosidad que le inspiraba ver a Martin leyendo a menudo los libros de John

Locke, a ella más de una vez se la vio enfrascada en un tomo de sus *Ensayos*, inclinada la frente y arrugado el ceño.

—Cuesta comprenderlo —reconoció Yvonne.

—Cuesta a cualquiera —dijo Martin—. Hace falta trabajarlo.

En cuanto a las habladurías que pudiera despertar su relación, las había, de eso Martin estaba seguro, porque Harlow era un lugar demasiado pequeño para que eso no sucediera. Pero en el instituto, Yvonne y Martin se comportaban con perfecta discreción, no se hablaban fuera de cuando lo requería el trabajo. De todos modos, Martin consideraba que su vida privada era asunto sólo suyo.

No se había detenido a pensar cuánto tiempo iba a durar su relación con Yvonne, pero de los comentarios sueltos sobre los dos, se colegía que no la tomaban como nada serio ni duradero.

Una cosa que ambos se tomaban con igual ilusión eran los avances de la investigación del instituto.

En palabras que Martin escribió en uno de los pocos informes que envió a Nueva Jersey: «Ya se conoce la estructura del Péptido 7. Se ha podido producir el gen, insertarlo en la bacteria, y lo tenemos preparado en grandes cantidades.» El procedimiento, comentó, «era muy parecido al de la insulina».

Al mismo tiempo se estaban haciendo pruebas de la inocuidad y efectividad del Péptido 7 en animales a los que se les inyectaba la droga.

Tenían recogidos una enorme cantidad de datos de animales, y pronto podrían pedir permiso para inyectarlo en seres humanos voluntarios.

Tal vez fue inevitable que afuera corrieran rumores de la investigación que se estaba efectuando, y que incluso fuera comentado en la prensa. Martin rechazó dar entrevistas aduciendo que sería prematuro dar nada por sentado, pero los periodistas debieron de encontrar otras fuentes de información. En conjunto no dijeron disparates. Se especuló sobre el descubrimiento de un nuevo fármaco que «frenaba el proceso de la vejez» y que, además, «hacía perder peso». Martin se encolerizó al leerlo, porque indicaba que alguien del instituto había cometido una indiscreción.

Martin pidió a Nigel Bentley que tratara de descubrir quién había sido el autor, pero sin resultado.

—Bueno, bien pensado —razonó el gerente—, la publicidad no puede hacer daño, sino al contrario. En el mundo científico ya tienen una idea de lo que están haciendo; no olvide los dos especialistas que vinieron para ser consultados. Y despertar ahora el interés del público, incrementará las ventas más tarde.

Martin no quedó convencido, pero lo dejó correr.

Uno de los efectos desagradables de la publicidad fue una avalancha de cartas, de panfletos y de peticiones de «los defensores de los animales», de extremistas que estaban en contra de la utilización de los animales para fines científicos. Los hubo que tildaron a Martin y al equipo de Harlow de «sádicos, torturadores, bárbaros y criminales con el corazón de piedra».

Martin leyó a Yvonne alguna de las perlas que había recibido de esta gente y le dijo:

—En todos los países hay fanáticos en contra de los experimentos científicos, pero en Inglaterra son los peores.

Cogió otra carta y luego la dejó con un gesto de repugnancia.

—Son gente que lo que quieren no es que se procure minimizar al máximo el sufrimiento de las bestias. ¡Quién no está a favor de esto!... Yo incluso creo que podría haber leyes que regulasen el asunto. Pero esta gente quiere que nuestra ciencia, que tiene necesariamente que hacer experimentos con animales, se vaya al carajo y basta.

Yvonne preguntó:

—¿Crees que llegará un día que podrá investigarse sin experimentar con animales?

—Quizá, sí. Ya ahora, en muchos casos en que anteriormente se utilizaban animales, se usan métodos con cultivos de tejidos, de farmacología cuántica y con ordenadores. Pero poder prescindir completamente de los animales, eso... —Martin sacudió la cabeza—. Tal vez llegará, pero tardaremos mucho.

—Bueno, no te preocupes —indicó Yvonne, recogiendo las cartas y metiéndolas en un sobre grande—. Además, piensa que nuestros animales, gracias al Péptido 7, están más sanos que nunca.

Palabras que no lograron hacer cambiar el estado de ánimo de Martin; aquellas cartas le habían deprimido de veras.

De todos modos, el ambiente en el instituto había cambiado tanto, de los sombríos días en que tanteaban a oscuras, en que apenas lograban avanzar y en que los resultados parecían cosa lejanísima, que Martin le dijo a Rao Sastri:

—Estoy preocupado. Cuando las cosas van tan bien, señal que se avecina un serio contratiempo.

Palabras que resultaron proféticas, desgraciadamente, y más pronto de lo que él mismo supuso.

Ocurrió la semana siguiente, a primera hora de la mañana del domingo; a poco de haber sonado la una de la madrugada, sonó el timbre del teléfono de la casa de Martin.

Era Nigel Bentley.

—Le llamo desde el instituto —indicó el gerente—. Me ha llamado la policía. Venga inmediatamente.

—¿Qué pasa?

—Algo terrible —murmuró Bentley con voz sombría—. Pero prefiero que lo vea con sus propios ojos. ¿Tardará mucho en llegar?

—No, voy en seguida.

Yvonne también se había despertado. Al ver que Martin se vestía, ella le imitó.

Fueron juntos en el coche de Martin. Delante del instituto vieron otros vehículos, dos coches patrulla de la policía, con sus luces azuladas encendidas. Y vieron otra luz azul que centelleaba, la de un coche de bomberos que arrancaba en aquel momento. Las puertas de la entrada del instituto estaban abiertas.

Bentley salió a recibirlos, acompañado de un policía vestido de civil. De sorprenderse Bentley al ver a Yvonne, lo disimuló a la perfección.

—Ha sido una invasión —explicó—. De la brigada de los que protegen a los animales.

Martin frunció el ceño.

—¿De los protectores de animales?

—De hecho —observó el policía—, las personas que han hecho esto se autodenominan Ejército de Salvación de los Animales. No es la primera vez que nos causan problemas.

El policía era un hombre de edad mediana, de actitud sardónica, como de quien ya no puede sorprenderse de las locuras cometidas por la humanidad.

Martin preguntó con impaciencia:

—¿Qué han hecho? ¿Qué ha pasado?

—Han entrado —refirió Bentley— y han soltado todos los animales. Todavía corren sueltos por el edificio, aunque la mayoría han sido puestos fuera, con las jaulas abiertas y quién sabe adónde han ido a parar. Luego han cogido todos los papeles, fichas que han podido encontrar, y han hecho una hoguera con ellos.

—Prendieron fuego —dijo el policía— y un vecino lo vio y nos llamó. Llegamos al mismo tiempo que los bomberos. A tiempo para detener a dos personas, un hombre y una mujer. El hombre tiene antecedentes, lo ha confesado, por una causa similar.

—Los dos están en mi despacho —explicó Bentley—. Por lo visto eran seis. Amordazaron al vigilante y le encerraron dentro de un armario. Luego desconectaron el sistema de alarma.

—La operación estuvo bien planeada —continuó el policía—. Es una de las características de esta gente.

Martin apenas escuchaba. Tenía los ojos fijos en cuatro ratas que se habían arrebujado en una esquina de la sala de recepción. Al parecer se asustaron con las voces y arrancaron a correr por una puerta abierta. Martin las siguió, en dirección a los laboratorios y los cuartos de los animales.

Se lo encontró todo revuelto y hecho un lío. Las jaulas de los animales habían desaparecido o estaban abiertas y vacías. Los libros de consulta también habían desaparecido. Los cajones de los archivos estaban abiertos, su contenido tirado por el suelo. Faltaban carpetas, fichas. Seguramente habían sido quemadas.

Bentley, el policía e Yvonne siguieron a Martin.

Yvonne murmuró:

—¡Dios mío!

Martin estaba demasiado emocionado para decir más que:

—Pero ¿por qué? ¿Por qué?

El policía le sugirió:

—¿Por qué no se lo pregunta a la pareja que hemos detenido, doctor?

Martin asintió en silencio, y el policía le condujo al despacho del gerente. En su interior, un policía más joven custodiaba a un hombre y a una mujer.

La mujer era de unos treinta y pico de años, alta y delgada. De rasgos aquilinos y con el pelo corto. De sus labios colgaba un cigarrillo encendido. Iba vestida con pantalones tejanos, una camisa holgada y botas de plástico hasta los muslos. Al entrar el policía mayor con los otros, la mujer los miró con expresión de desprecio, aparentemente tranquila y sin que le preocupara mucho el hecho de haber sido detenida.

El hombre tenía aproximadamente la misma edad, era delgado y, de no ser las circunstancias, hubiera dado la impresión de ser una persona muy apacible. Parecía un escribiente, era calvo, un poco encorvado, y llevaba gafas de montura de acero. Sonrió a los recién llegados, con expresión desafiante.

—Aquí los tiene, a los niños bonitos —dijo el policía—. Se les ha avisado según manda la ley que todo lo que digan será tomado en consideración para el juicio, pero por lo visto no temen nada. Hablan por los codos. Muy orgullosos de lo que han hecho.

—Claro que sí —exclamó el hombre, con voz ronca, temblorosa, y tosió para aclararse la garganta—. Hemos cometido una noble acción.

Martin estalló casi gritando:

—¿Tienen idea de lo que han hecho? ¿De la importancia del trabajo que han destruido?

—Nosotros sabemos —contestó la mujer— que hemos salvado a unas pobres criaturas de la vivisección. De las manos de tiranos como usted que explotan a estas criaturas con fines egoístas.

—Son ustedes unos ignorantes si se creen realmente esto. —Martin de buena gana se hubiera echado físicamente encima de ellos—. Los animales que acaban de liberar nacieron en cautividad y son incapaces de sobrevivir fuera. Sufrirán una muerte horrible. Y los que han quedado dentro tendrán que ser sacrificados.

—Mejor eso que sufrir las inhumanas crueldades que les inflige usted —masculló la mujer.

—¡No es inhumano! ¡Ni cruel! —gritó Yvonne con la cara encendida—. El doctor Peat-Smith es una persona muy buena que ama los animales.

El hombre espetó:

—Los animales domésticos, claro.

—No aprobamos la domesticación de los animales —anunció la mujer—. Porque es una relación entre amo y esclavo. Creemos que los animales tienen los mismos derechos que los hombres. Los animales no deberían tener los movimientos limitados a un espacio, ni sufrir para hacer más felices o más sanos a los humanos.

Habló con voz mesurada y segura, en el tono de quien se siente en posesión de la verdad. Él dijo:

—Además creemos que la especie humana no es superior a la especie animal.

—En su caso —intervino el inspector— es muy obvio.
Martin se dirigió a la mujer.
—Usted y su pandilla de locos acaban de destruir el resultado de años de trabajo y de investigación. Se tardará más años en repetir y volver a llegar a los mismos resultados. Y durante estos años habrá miles de personas, tal vez cientos de miles de personas, que no podrán disfrutar de la acción beneficiosa de un medicamento que les hace falta...
—¡Bien! ¡Viva el Ejército de Salvación de los Animales! —interrumpió la mujer con un grito de mofa—. Me alegra saber que no hemos trabajado inútilmente. Lo que usted llama trabajo o investigación científica, nosotros lo llamamos atrocidades de bárbaros y le deseo una muerte horrible si osa repetirlo.
—¡Loca!
El grito fue proferido por Yvonne, que se tiró encima de la mujer con las manos extendidas. Se produjo un segundo de silencio absoluto en que nadie cayó en la cuenta de lo que estaba sucediendo. De que Yvonne había agredido a la mujer, arañándole la cara con las uñas.
Martin y el policía corrieron a separarlas.
La mujer del Ejército de Salvación de los Animales se puso a gritar:
—¡Me han agredido! ¡Es una ofensa! —Uno de los arañazos rojos que le habían quedado marcados en el rostro comenzó a sangrar y entonces la mujer gritó—: ¡Detengan a esta malvada!
—¿Detener a esta señorita? —preguntó con voz asombrada el policía mayor—. ¿Y por qué tenemos que arrestarla? Yo no he visto que la agrediera. —Miró al policía más joven—. ¿Ha visto usted algo?
—No, señor —contestó el policía joven—. Me figuro que los arañazos que tiene en la cara la detenida se los ha hecho uno de los animales al salir de la jaula.
Martin pasó un brazo por encima de los hombros de Yvonne y le dijo:
—Salgamos de aquí. No sacaremos nada de hablar con esta gentuza.
Al marcharse, oyeron que el policía mayor preguntaba:
—Sean razonables y denme los nombres de los otros.
—¡Vayan a tomar por el culo! —exclamó la mujer.
Bentley había salido detrás de Yvonne y Martin.
—Irán a la cárcel —les dijo.
—Espero que sí —replicó Yvonne.
—Irán a juntarse con otros de la misma organización que ya están en la cárcel por delitos similares. Ellos se consideran mártires de la causa. Yo he leído muchos artículos acerca de ellos. Se dice que tienen cientos de partidarios por todo el país. Lo siento —añadió con voz lúgubre—. Lo debiera haber previsto.
—¿Cómo se puede prever un disparate así? —dijo Martin—. Mañana vendremos a limpiar y a ver qué puede salvarse.

CAPÍTULO VII

La deprimente tarea de hacer una estimación del trabajo perdido en el instituto de Harlow tomó varios días. Al final, Martin calculó que el daño causado por los «salvadores de animales» tardaría dos años en solucionarse.

Pudo salvarse un poco, no mucho, de las cenizas de la hoguera en que quemaron las fichas y papeles de los archivos. Más tarde Nigel Bentley dijo a Martin:

—Por lo visto esos locos sabían muy bien lo que se llevaban entre manos. Dónde estaban las cosas que querían destruir, y qué se debía destruir para causar mayor daño. Lo que significa que debieron de contar con alguien que los ayudó desde el interior, es lo que asegura la policía. Según ellos, lo hacen siempre así. Consiguen sobornar a las mujeres de la limpieza o a cualquiera del servicio de mantenimiento para que les informe de los datos que necesitan. Procuraré enterarme de quién ha sido el Judas en nuestro caso, pero mucho me temo que no sacaré nada en claro.

Bentley mandó, además, instalar un nuevo sistema de seguridad. Aunque él mismo reconoció que:

—En cierta manera es inútil, porque esa gentuza no se da por vencida así como así y podría fácilmente volver a las andadas.

Martin se encargó de llamar personalmente a Nueva Jersey para notificarles lo sucedido. Habló directamente con Celia, de cuyo regreso a la compañía Martin se había enterado hacía poco, y alegrado mucho. Martin expresó su disgusto por tener que darle una mala noticia la primera vez que se ponía en contacto con ella.

Celia también tuvo un gran disgusto al saber lo que había pasado, sobre todo después de las esperanzas que todos habían puesto en el futuro cercano del Péptido 7. Le preguntó a Martin cuánto tiempo iba a costarles la desgracia.

—Tenemos que repetir todos los experimentos con animales para volver a recoger los datos que harán falta luego para cuando la compañía solicite la autorización del nuevo fármaco. Significa mucho tiempo y mucho dinero, pero no hay más remedio.

—¿Estás seguro de que serán dos años?

—Es lo máximo —repuso él—. Procuraremos acortarlo lo máximo posible; como ahora sabemos mucho mejor qué terreno pisamos, es posible que podamos cortar por lo sano, en algunos casos.

—Quiero que sepas —indicó Celia— que el Péptido 7 se ha convertido en algo muy importante para los de la compañía. ¿Te acuerdas de la conversación que tuvimos en tu casa? Me dijiste que producirías un medicamento capaz de enriquecer fabulosamente a la empresa. Éstas fueron *grosso modo* tus palabras.

Martin hizo una mueca al teléfono.

—Me acuerdo muy bien, por desgracia —adujo—. No hablé como un científico y espero que la conversación quede entre tú y yo.

—Te lo prometo. Pero te lo recuerdo porque la primera parte de tu profecía ha resultado cumplida. Ahora necesitamos el resto.

—Dos años para volver a donde estábamos hace una semana —indicó de nuevo Martin—. No creo que consigamos acortarlo mucho.

De todos modos, la conversación le animó a ponerse rápidamente a reorganizarlo todo. Se encargaron nuevos animales en seguida y, en cuanto llegaron, el equipo del instituto se dedicó a la monótona tarea de repetir todos los experimentos hechos hacía tiempo.

De resultas de ello, a las tres semanas el trabajo de recuperación iba a toda velocidad.

A partir de la noche desgraciada de la invasión de los miembros del Ejército de Salvación de los Animales, Yvonne se dispuso a ayudar a Martin sin que él necesitara pedirle nada. Se puso al frente de la vida doméstica, por su cuenta, lo hizo todo para que Martin no tuviera que distraerse y perder tiempo con la casa. De vez en cuando le entretenía, le ayudaba a descansar y sabía por instinto cuándo prefería estar en silencio o cuándo quería que le divirtiera con sus habladurías. Una vez, un día en que el trabajo había sido especialmente pesado, le mandó tumbarse contra la cama y le dio un masaje sueco que le hizo dormir hasta la mañana siguiente sin interrupción.

Al día siguiente, Martin le preguntó dónde había aprendido a hacer aquello, y ella contestó:

—Una temporada compartí un piso con una masajista y ella me enseñó.

—He observado que nunca te pierdes una oportunidad de aprender algo. Lo mismo has hecho con John Locke —le dijo Martin—. ¿Has leído más recientemente?

—Sí —contestó Yvonne. Luego añadió—: He leído una cosa que se aplica a los «protectores de los animales» como anillo al dedo. Habla del entusiasmo.

—No sé si me acuerdo —dijo Martin, intrigado—. ¿Puedes buscar la cita?

El tomo de los *Ensayos* de Locke estaba al otro lado de la habitación, pero Yvonne no se tomó la molestia de ir a buscarlo y comenzó a citar:

—«La revelación directa resulta forma mucho más fácil para los hombres de sentar sus opiniones y regular su comportamiento, que el tedioso y no siempre eficaz trabajo de razonar, por lo que no debe sorprendernos que los haya tan hábiles en fingir que algo les ha sido revelado; y que justifiquen cualquier acto por el que sientan una fuerte inclinación a hacer, como el impulso de una llamada o de una orden celestial.» —Yvonne se paró, se rió y luego dijo con azoramiento—: Con eso basta.

—¡No, no! —le pidió Martin—. Continúa, si lo recuerdas.

Ella dijo:

—Te estás burlando de mí.

—No, de ninguna manera.

—Bueno —repuso ella y se puso de nuevo a citar—: «... entusiasmo que, aunque no se base en ningún razonamiento ni en la revelación divina, sino que deriva de las pretensiones de un cerebro enfebrecido..., los hombres al obedecer sin rechistar los impulsos que provienen de su propio interior... Puesto que las pretensiones, como si de un nuevo principio se tratara, lo arrasan todo, cuando consiguen superar el sentido común, y los liberan de las estrecheces de la razón...»

Yvonne terminó el pasaje y luego se calló con los ojos clavados en Martin, dando a entender que todavía no estaba muy segura de la reacción de Martin.

Él dijo entonces con incredulidad:

—Me acuerdo de la cita y me parece que no te has equivocado ni en una sola palabra. ¿Cómo lo conseguiste?

—Nada..., que tengo memoria.

—¿Para todo? ¿Y siempre con tantos detalles?

—Por lo visto sí.

Martin se acordó entonces de que ya se había fijado que, al contar chismes y repetir habladurías, Yvonne siempre daba detalles muy precisos y correctos sobre datos como nombres, fechas, etcétera. Se había fijado en ello subconscientemente, pero ahora caía en la cuenta de su posible significado.

—¿Cuántas veces tienes que leer una cosa para recordarla? —le preguntó.

—Una vez, la mayor parte de las veces. Pero con Locke dos veces.

Yvonne seguía con aire inseguro como si Martin le estuviera descubriendo un pecadillo secreto.

—Quiero hacer una prueba —manifestó Martin.

Fue por un libro que Yvonne no había leído. Era *El comportamiento de la comprensión* de John Locke. Lo abrió por una página que había marcado hacía tiempo y le dijo:

—Lee esto. De aquí hasta aquí.

—¿Puedo leerlo dos veces?

—Desde luego.

Yvonne agachó la cabeza; mechas de pelo rubio le cayeron como una cortina por delante de la cara; luego bajó el libro. Martin lo cogió y le ordenó:

—Ahora repite lo que has leído.

Él siguió las palabras del libro mientras ella las iba citando:

—«Son verdades fundamentales que reposan en el fondo, la base sobre la que se apoyan muchas otras, y de las que deriva su solidez. Son verdades que bullen, ricas de contenido, que nos abastecen la mente, y que, como las luces celestiales, no sólo son bellas y entretenidas de por sí, sino que iluminan y demuestran otras cosas, que sin ellas nunca llegarían a conocerse o a ser vistas. Una de ellas es, por ejemplo, el espléndido descubrimiento del señor Newton de que todos los cuerpos gravitan...»

Continuó la cita algunos párrafos más; Martin no la pilló en un solo error.

Al final Yvonne declaró:

—Es un pasaje muy hermoso.

—Y tú también —le dijo él—. Y tu talento también. ¿Sabes cómo se llama?

De nuevo aquella inseguridad, aquellas dudas.

—Dímelo tú.

—Tienes el don de la memoria fotográfica. Es una cosa especial y única. Seguro que ya lo sabías, ¿verdad?

—En cierto modo sí, pero yo no quería ser distinta a los demás. No quería ser un monstruo de circo.

A Yvonne se le cortó la voz de repente al decir estas últimas palabras y, por primera vez desde que la conocía, Martin presintió que iba a llorar.

—Pero ¿quién te dijo esto?

—Una maestra de escuela.

A instancias, muy tiernas, de Martin, la chica se avino a contarle la historia.

En un examen, debido a su memoria fotográfica, había contestado las preguntas con citas exactas de los textos estudiados, por lo que la maestra dedujo que lo había copiado y la suspendió. No hizo ningún caso de las desesperadas protestas de Yvonne. Entonces ella le había hecho una suerte de exhibición de su memoria, ante lo cual la maestra, reconociendo de mala gana su error, se burló de ella y la llamó monstruo de circo.

Martin la interrumpió para decirle:

—Es un tipo de memoria que no sirve de nada si no se entiende lo que se repite.

—¡Ah, pero yo lo entendía todo!

—Me lo creo —le aseguró él—. He tenido tiempo de sobra para verificar que tu cerebro funciona de maravilla.

Después del conflicto con la maestra, Yvonne no sólo ocultó su don, sino que trató de olvidarse de él y de no hacerlo servir. Cuando estudiaba, se esforzaba conscientemente en no recordar las expresiones y frases del texto, y en parte lo conseguía. Pero el esfuerzo le disminuyó la capacidad de comprensión de lo que leía, y de resultas de ello sacó malas notas en los exámenes y suspendió el fundamental para ingresar en la escuela de veterinarios.

—Los maestros pueden hacer mucho bien y mucho mal —observó Martin.

Yvonne, entristecida por el recuerdo, no dijo nada y se produjo un silencio que Martin aprovechó para reflexionar.

Al fin dijo:

—Tú me has ayudado mucho. Me gustaría poder ayudarte a ti. ¿Aún te hace ilusión estudiar para veterinaria?

La pregunta la sorprendió:
—¿Crees que todavía estoy a tiempo?
—Claro que sí. Lo importante es si aún quieres hacerlo.
—Sí, me gustaría.
—Voy a indagar qué se puede hacer para arreglarlo —dijo Martin.

Las indagaciones no tomaron mucho tiempo.
A los pocos días, después de cenar una comida preparada por Yvonne, Martin dijo:
—Tenemos que hablar en serio.
Estaban en el saloncito; él se arrellanó en la butaca de cuero e Yvonne se arrodilló sobre la alfombra, a sus pies. A pesar de sus buenas intenciones, no había logrado adelgazar, aunque Martin había dicho bien claramente que su exceso de redondeces no le molestaba en absoluto, y de hecho, en aquel momento, las contemplaba con expresión cariñosa.
Le dijo:
—Puedes solicitar el ingreso a la escuela de veterinarios y tienes oportunidad de conseguirlo. También de conseguir un poco de dinero para vivir razonablemente, seguramente con la ayuda del instituto. Pero si eso último no lo conseguimos, ya buscaremos otro camino.
—Pero tendré que pasar muchos exámenes antes del de ingreso.
—Sí, ya me he enterado. Has de tener aprobados tres exámenes de nivel superior: uno de química, otro de física y el tercero puedes escoger entre biología, zoología o botánica. En tu caso, lo más sensato sería zoología.
—Es verdad —asintió ella, pero en seguida surgió una duda—: ¿Tendré que dejar el empleo del instituto?
—No hace falta, puedes seguir trabajando mientras preparas los exámenes. Por las noches y los fines de semana. Te ayudaré. Trabajaremos juntos.
—Me cuesta creerlo —dijo Yvonne en voz baja.
—Ya lo creerás cuando veas la cantidad de trabajo que te espera.
—Trabajaré en serio, te lo prometo.
Martin sonrió:
—Me lo creo. Y con esta memoria que tienes no te costará nada; pasarás los exámenes sin dificultad. Lo que tienes que aprender es a cambiar el texto del lenguaje, para que no sea exacto y te vuelva a ocurrir lo de aquella maestra. Eso se puede practicar antes. Y hay técnicas para aprobar los exámenes. Yo te las enseñaré.
Yvonne se puso en pie de un salto y le abrazó.
—Amor mío, eres maravilloso. La suerte que he tenido al conocerte.
—¡Qué casualidad! Yo había pensado lo mismo de ti —rió Martin.

CAPÍTULO VIII

El optimismo que había moderadamente reinado en las oficinas de Felding-Roth, en Nueva Jersey, no tardó en desaparecer. Las nuevas de la invasión y de sus estragos en el instituto de Harlow, por el ejército de fanáticos amantes de animales, fueron el primer aviso. Después, más próximo, un inesperado y trágico accidente sumió a la compañía en grises aguas de lugubrez.

Fue un accidente, o por lo menos así acabó clasificándolo la policía de Boonton, a las tres semanas del regreso de Celia.

Faltaban unos minutos para las nueve de la mañana; Celia llegaba en su coche, conducido por un chófer, a la planta del «gallinero» reservado como zona de aparcamiento para los ejecutivos más antiguos de la empresa. El chófer de Celia había colocado el coche muy cerca de la rampa, a la izquierda, porque, tal como dijo luego a Celia, había visto por el espejo retrovisor que se acercaba el Bentley de Sam Hawthorne. Como sabía que el presidente de la compañía se dirigía a su aparcamiento habitual, situado contra un muro exterior y a la derecha de donde acababa de colocarse el coche de Celia, el chófer había dejado suficiente espacio libre para no obstruirle el acceso.

Celia no vio el coche de Sam hasta que no se hubo apeado. Primero vio la inconfundible capota asomándose por una curva de la rampa y, luego, el resto del coche al llegar a la planta del «gallinero».

Celia, convencida de que iban a caminar juntos y a cambiar impresiones mientras se dirigían hacia el edificio de las oficinas, esperó a que el elegante automóvil, motivo de orgullo y satisfacción durante muchos años para Sam, avanzara hasta su sitio con su característico lento y acompasado ritmo.

Sucedió entonces.

Se oyó un súbito rugido del motor del Bentley, seguido de un chirriar de neumáticos, se vio al coche lanzarse hacia delante, acelerando a toda velocidad y con la rapidez que sólo un coche de esta categoría puede alcanzar. Pasó por delante de Celia y del chófer como una exhalación, como una mancha gris, atravesó la parcela del aparcamiento asignada a Sam y fue contra la pared que separaba la planta del vacío. El suelo estaba a quince metros más abajo.

La pared se derrumbó estrepitosamente y el coche desapareció.

Siguió un silencio que a Celia le pareció interminable. Luego, de abajo, llegó el ruido de un golpe sordo seguido de otro de metal machacado, y de cristal hecho añicos.

El chófer corrió hacia el agujero abierto en el muro y Celia iba a seguirle, cuando se lo pensó mejor. Se metió dentro de su coche y usó el teléfono portátil para avisar a la policía. Dio las señas de donde acababa de ocurrir el accidente y pidió que enviaran un coche de bomberos y una ambulancia inmediatamente. Luego llamó a la telefonista de Felding-Roth y pidió que se presentaran en el acto un par de médicos de los que normalmente corrían por la casa. Hecho esto, se dirigió al boquete que el coche de Sam acababa de abrir en la pared.

Lo que vio le puso los pelos de punta.

El coche había volcado. Estaba patas arriba y se adivinaba que había caído verticalmente contra el suelo, y del impacto había sido impelido hacia atrás. La carrocería parecía un acordeón. Humeaba pero todavía no se había incendiado. Una rueda torcida no paraba de dar vueltas vertiginosamente.

Por fortuna, había caído en una plaza de aparcamiento vacía. No había pillado a nadie. No había afectado a nada importante, salvo las plantas y el césped.

Varias personas corrían hacia el coche accidentado y Celia oyó sirenas que se aproximaban. Hubiera sido un milagro que algún ocupante del Bentley estuviera todavía vivo.

Efectivamente.

Tardaron más de una hora en rescatar el cuerpo de Sam, tarea cruel que los bomberos ejecutaron sin innecesarias prisas después de que los médicos aseguraran que Sam estaba muerto.

Celia se encargó de telefonear a Lilian y de darle la noticia con la menor brusquedad posible dadas las circunstancias. Le pidió que no se personara en el lugar del accidente.

—Si quieres, voy inmediatamente a tu casa —dijo Celia.

Después de un breve silencio, Lilian balbució:

—No. Quiero estar un rato sola.

Lo dijo con voz lejana, desvaída, como si hablara desde otro planeta. Había ya sufrido mucho y ahora tenía que continuar sufriendo. «Lo que tienen que aguantar las mujeres», pensó Celia.

Lilian continuó:

—Después iré a donde esté Sam. Ya me dirás adónde llevan el cuerpo, ¿verdad, Celia?

—Sí. Y si quieres, te acompañaré o nos encontramos allí.

—Gracias.

Celia trató de llamar a Juliet, luego al marido de Juliet, a Dwight, pero no los encontró.

Acto seguido llamó a Julian Hammond y le comunicó que necesitaba verle inmediatamente. Hammond era el vicepresidente de relaciones públicas.

Se encontraron en el despacho de Celia y ésta le ordenó:

—Dé la noticia a la prensa y ponga todo el énfasis posible en la palabra «accidente». Si quiere, puede añadir que ha sido el acelerador que se ha atascado, que el coche perdió el control por eso.

—Nadie se lo va a creer.

Aguantándose las ganas de llorar, Celia saltó:

—¡Obedezca! Sin rechistar. ¡En seguida!

Era lo último que podía hacer por Sam, pensó al salir Hammond de su despacho. Salvarlo de la indignidad de ser tildado de suicida.

Aunque para los próximos, no cupo duda de que era suicidio.

Lo más probable era que Sam, insoportablemente abrumado

por el sentimiento de culpabilidad y de desesperación a causa del desastre de Montayne, al ver el muro del aparcamiento enfrente de sus ojos, vio una rápida solución y fin a su vida, apretó el acelerador y fue directamente contra la pared relativamente frágil. Hubiera sido característico de Sam, afirmaron sus amigos, que hubiera tenido en cuenta que la parcela de abajo estaba vacía y que, por tanto, no representaba peligro para la vida de nadie más.

Celia no pudo evitar sentir ciertos remordimientos. Se preguntaba si Sam no hubiera hecho como seguramente tantas veces, luchar contra la desesperación y dejar que la cordura y el buen sentido prevalecieran, de no haberla visto a ella, tan segura e imbuida de autoridad, encima de la rampa... Pero prefirió no formularse la pregunta completamente, visto que, de todas maneras, jamás sabría la respuesta.

También pensaba en aquello que Sam le había dicho al regresar ella a Felding-Roth, aquel primer día, en el despacho de Sam:

—... y hay otra cosa, que tú la sabes y no pienso decirte.

¿Cuál debía de ser el secreto de Sam? Celia trató de imaginárselo, pero en vano. El secreto había muerto con él.

A petición de los familiares, la ceremonia del entierro no se hizo pública. Celia fue la única representación de la compañía que asistió, acompañada de Andrew.

Sentada en una incómoda silla plegable, en la capilla de una funeraria, mientras un clérigo que no había conocido a Sam en vida soltaba las consabidas trivialidades, Celia se esforzó por borrar el momento presente y revivir el pasado.

Hacía veinte años... Sam la había contratado como vendedora al detalle... Sam, en su boda... Ella escogiéndole a él como la persona que podía ayudarla a hacer carrera... En la reunión de Nueva York, saliendo a defenderla a pesar del riesgo que comportaba para su puesto... «Si permitimos que la señora Jordan abandone así la sala, cometemos una estupidez.» Habían sido sus palabras las que la habían salvado y había sido él quien se había enfrentado al machismo imperante entre la junta de directivos y la había nombrado jefa de ventas de los productos sin receta y luego directora del sector latinoamericano: «El futuro está en el campo internacional...» Sam, ascendido a presidente, con dos secretarias: «Sospecho que se dictan cartas la una a la otra...» Sam, el anglófilo, que había tenido la magnífica idea de crear el instituto de Harlow: «Celia, tú me asistirás para crearlo...» Sam, que había pagado con la pérdida de su reputación un error, pagaba un error con su propia vida...

Sintió que Andrew se movía a su lado. Vio que le pasaba un pañuelo. Celia no se había dado cuenta de que tenía el rostro bañado en lágrimas.

Por voluntad expresa de ellas dos, Lilian y Juliet fueron las únicas que acompañaron el féretro al cementerio. Celia intercambió unas palabras con ambas antes de partir. Lilian estaba pálida, como si le quedara muy poca vida. Juliet tenía una expresión dura en los ojos, no parecía haber llorado durante la ceremonia. Dwight no había hecho acto de presencia.

En los días siguientes, Celia persistió en sus esfuerzos por que la muerte de Sam fuera conocida como un accidente. Cosa que logró sobre todo porque, según palabras de Andrew:

—Nadie tuvo el valor de hacer lo contrario. Como Sam no tenía seguro de vida, no importaba financieramente.

A las dos semanas, la junta de Felding-Roth se reunió para elegir un nuevo presidente. En la compañía se asumió que la reunión era una pura formalidad, nadie dudaba de que iban a elegir a Celia.

A los pocos minutos de terminar la reunión, Seth Feingold acudió al despacho de Celia, con la cara muy sombría.

—Se me ha encargado que te lo dijera yo —le dijo—. Te aseguro que estoy muy harto de todo. No te han elegido presidente.

Celia no reaccionó y él prosiguió diciendo:

—Te parecerá increíble, y desde luego no es nada justo, pero todavía hay hombres incapaces de soportar la idea de que una mujer ocupe el cargo de presidente de la compañía.

—No me cuesta creerlo —refirió Celia—. Hay mujeres que se han pasado la vida descubriendo eso.

—Ha sido una discusión larga y acalorada, a momentos —explicó Seth—. La junta se ha dividido en dos bandos, y los ha habido que han salido fervorosamente en tu defensa. Pero los que están en contra se han mantenido en sus trece. Por fin no hemos tenido más remedio que ceder.

Se había nombrado un presidente temporal, le dijo Seth. Era Preston O'Halloran, presidente jubilado de un banco y miembro, desde hacía muchos años, de la junta directiva de Felding-Roth. Tenía setenta y ocho años y caminaba con bastón. Era muy respetado como experto en finanzas, pero no sabía casi nada de fármacos. Lo poco que sabía lo había aprendido en las reuniones de la junta.

Celia había visto varias veces a O'Halloran, pero no le conocía bien.

—¿Qué significa temporal en este caso? —inquirió Celia.

—O'Halloran se ha avenido a ocupar el cargo por seis meses, a más estirar, y luego se elegirá a alguien permanente. —Seth hizo una mueca y añadió—: Te advierto que se habla de buscar a alguien fuera de la empresa.

—Ya.

—Te diré con franqueza, Celia, que yo de ti los mandaba a todos al cuerno y me iba en el acto.

Celia movió la cabeza.

—No, de hacerlo dirían que me comportaba típicamente como una mujer. Además, he vuelto comprometiéndome a sacar a la compañía del atolladero. Cuando lo haya conseguido, veremos si..., en fin, esperaré a ver.

La conversación le recordó otra que había tenido hacía años con

Sam. A Celia la habían nombrado asistenta del director del departamento de entrenamiento de vendedores, en lugar de directora, porque, en palabras de Sam, en la compañía los había que no podían tragar la idea de ver una mujer en el cargo de director. Por lo menos, de momento.

«*Plus ça change, plus c'est la même chose*», se citó ella en silencio. Cuantos más cambios hay, más tozudos son.

—¿Estás muy ofendida? —le preguntó aquella noche Andrew.

Celia reflexionó antes de contestar.

—Sí, supongo que sí. No soporto la injusticia. Pero, por otro lado, es extraño, porque no me importa demasiado; mucho menos de lo que me hubiera importado hace años.

—Ya me lo figuraba. ¿Quieres que te diga por qué?

—Diga, doctor —se rió ella.

—Porque eres una mujer que ha salido adelante en su vida, y muy bien. Eres una esposa excelente, como no se puede pedir más; eres una madre magnífica y eres inteligente y muy competente en el trabajo. Les das mil vueltas a todos los hombres que te rodean. Has tenido mil oportunidades de demostrar lo que vales y no necesitas oropeles ni medallas para que se enteren los demás. Tú sabes que los que trabajan cerca de ti te aprecian en lo que vales, inclusive los machistas esos de la junta directiva de Felding-Roth. Por eso, lo de hoy no te angustia lo más mínimo, porque tú sabes que los que pierden son los que han tomado esta decisión y que, a la larga, tú eres y serás la vencedora.

Andrew calló.

—Siento haberte hecho ese discurso. Sólo quería decirte unas cuantas verdades para ayudarte a no desanimarte.

Celia se levantó de la silla y se acercó a él. Le dio un beso y le dijo:

—Lo has conseguido estupendamente.

El niño de Winnie, un chico muy hermoso y sano, nació el día siguiente. El acontecimiento hizo feliz no sólo a Winnie y a Hank, sino a toda la familia Jordan. Lisa telefoneó entusiasmada desde California, y Bruce desde Pennsylvania.

Winnie se lo tomó con su habitual sentido del humor.

—La próxima vez intentaré que salgan mellizos —dijo.

CAPÍTULO IX

Vincent Lord parecía otra persona. Irradiaba energía y felicidad. Después de casi veinte años de dedicarse científicamente a una sola idea, al sueño de conseguir la eliminación de los radicales libres, sueño en que pocos creían, aparte él, el sueño se había convertido en realidad. Los largos años de dedicación estaban a punto de ser recompensados.

Era ya posible producir un fármaco que iba a convertir a otras medicinas hasta ahora peligrosas y nocivas en beneficiosas y seguras. Se necesita sólo hacer las pruebas en animales y seres humanos que requería la ley antes de autorizarla para el consumo.

La Hexina W, como la había llamado provisionalmente Lord y como se seguía denominando, se había convertido en apasionado tema de discusión en el mundo de la industria farmacéutica, a pesar de que los detalles eran todavía secretos y estaban en posesión sólo de Felding-Roth. Otras firmas farmacéuticas, al tanto de la obtención y solicitud de patentes, habían comprendido las implicaciones de ésta. Y habían dado claras muestras de interés.

En palabras del director de una importante compañía durante una conversación telefónica con Celia:

—Ni que decir tiene que nos hubiera gustado que hubieran sido nuestros investigadores los descubridores de lo que, por lo visto, ha encontrado el doctor Lord. Pero, aceptado que las cosas son así, deseamos ser los primeros en discutir la posibilidad de un contrato con ustedes.

De gran interés era que el fármaco podía aplicarse de dos maneras distintas. Podía hacerse servir como un ingrediente activo en la producción de otros fármacos —es decir, mezclarse en su fórmula al ser producida— o bien podía fabricarse como una pastilla aparte, que se administraba junto a otros medicamentos para contrarrestar sus efectos.

Dicho de otro modo, la Hexina W era un fármaco al servicio de los entendidos y científicos de fármacos, de los que investigaban la producción de otras drogas, y que podía ser comercializado por muchas empresas a la vez. Las otras compañías operarían con licencia, a cambio del pago de derechos, probablemente enormes, de Felding-Roth.

Entre los futuros beneficiados por el fármaco se contaban los que sufrían de artritis y los enfermos de cáncer. Para ambas enfermedades existían ya remedios de probado efecto, pero que apenas se recetaban debido a los peligrosos efectos secundarios.

Vincent Lord había explicado, en una reunión de planificación de ventas, la situación entre los artríticos:

—A los que sufren de artrosis se les inflaman las articulaciones hasta el punto de no poder moverse y de tener mucho dolor. Lo cual sucede cuando el estado del enfermo tiene como efecto la producción de radicales libres que, a su vez, atraen leucocitos; es decir, células de sangre blanca. Los leucocitos se amontonan y producen la inflamación.

»La Hexina W —prosiguió Lord— detiene la producción de radicales libres, por lo que se deja de atraer a los leucocitos. El resultado es que desaparece la inflamación y el dolor.

El efecto de la declaración de Lord fue tal que algunos de los que escuchaban se pusieron a aplaudir. Él se puso colorado de placer.

—Molestias menos graves —añadió— podrán también ser tratadas de formas nuevas y más eficaces con la Hexina W.

Hacía ya tres meses desde que Vincent Lord había conseguido resultados positivos y tangibles con su investigación. Significó una victoria bien merecida después del meticuloso trabajo solitario, de los avances y retrocesos experimentados a lo largo de los años. El propio método de trabajo empleado por Lord había salido beneficiado por la victoria, dado que era un método que muchos juzgaban como anticuado.

Explicado de una manera simple: el método consistía en buscar fármacos nuevos a partir de los viejos, usando los principios de la química orgánica. Se partía de una fórmula que ya estuviera en funcionamiento, se modificaba su composición química, se volvía a modificar... una y otra vez..., si era necesario hasta el infinito. El objetivo era siempre encontrar un fármaco nuevo que derivara del viejo y sin componentes ni efectos tóxicos. Lord recordaba que hacía dos años, después de probar con unas mil fórmulas diferentes, sin resultado, se prometió que nunca se daría por vencido.

Los métodos nuevos eran como el empleado por sir James Black, el descubridor de Tagamet, producido por Smith-Kline, que desde el comienzo decidía qué desorden biológico se deseaba remediar a base de fármacos y, a partir de aquí, se trabajaba para obtener un fármaco totalmente nuevo. O el método de Martin Peat-Smith, clasificado como genético. De todos modos, ambos requerían años de trabajo y podían acabar en nada, aunque, cuando daban resultado, era siempre una droga totalmente nueva.

Lord había decidido que el método antiguo era el que mejor se adaptaba a su propósito y a su temperamento y, ¡gracias a Dios!, había estado en lo cierto. Lo que más dichoso le hacía era ver la cantidad de especialistas, de químicos, biólogos, físicos, farmacéuticos clínicos, fisiólogos, toxicólogos, veterinarios, patólogos y estadísticos que se habían puesto a trabajar en Felding-Roth para encontrar la forma definitiva de producir la Hexina W.

A pesar de eso, debido al complejo programa de pruebas en animales y en seres humanos, faltaban dos años para estar en situación de poder solicitar autorización del Departamento de Sanidad.

Aunque no osara decirlo en público, Lord estaba secretamente contento del contratiempo sufrido por Peat-Smith con su Péptido 7. Gracias a los dos años de retraso que había sufrido el trabajo de Harlow, la Hexina W sería comercializada antes.

El buen humor de Lord le había hecho hacer las paces con Celia. Al poco tiempo del regreso de ésta, se presentó en su despacho. La felicitó por el ascenso y le dijo:

—Me alegro de que haya vuelto.

—Pues yo me alegro de los progresos conseguidos con la Hexina W —manifestó Celia.

—Espero que se lo reconozca como uno de los descubrimientos más importantes del siglo —dijo él con naturalidad. Con los años no había mermado la alta opinión que tenía de sí mismo.

En esta conversación con Celia, Lord no dio síntomas de reconocer que ella había estado en lo cierto acerca de la Montayne, y que él se había equivocado. Según él, ella había tenido suerte, nada más, había acertado sin base científica, por pura casualidad; por tanto no se merecía más respeto intelectual que el ganador de la lotería.

A pesar del intento de reconciliación con Celia, no pudo menos de alegrarse mucho al saber que no era nombrada presidente de la compañía, a la muerte de Sam Hawthorne. Una vez en la vida, los miembros de la junta habían dado muestras de cordura.

Al comenzar el nuevo año de 1978, la Hexina W continuaba siendo la gran esperanza de Felding-Roth.

El nombramiento de Preston O'Halloran como presidente de la compañía no cambió en mucho el trabajo y las responsabilidades de Celia. Al día siguiente a la reunión de la junta, O'Halloran tuvo una entrevista con Celia en la que habló con suma franqueza.

Se encontraron en la *suite* del despacho del presidente, ellos dos solos. El encuentro con el nuevo ocupante de las habitaciones que hasta hacía bien poco habían sido de un amigo de tantos años, apenó a Celia, sobre todo al recordar la muerte de Sam, que le costaba mucho aceptar.

Con su cuidado acento de Nueva Inglaterra, O'Halloran le indicó:

—Quiero que sepa, señora Jordan, que yo no fui uno de los que se opusieron enérgicamente a su nombramiento. Pero también he de reconocer que no apoyé su candidatura, pero si se hubiera dado una mayoría a su favor, no me habría opuesto a ella. Llegué incluso al extremo de mencionar esto a los otros miembros de la junta.

—Me interesa saber que considera esto «un extremo» —dijo con sarcasmo Celia.

—*¡Touché!* —exclamó el viejo con una sonrisa y Celia pensó: «Por lo menos no le falta cierto sentido del humor.»

—De acuerdo, señor O'Halloran —convino ella con voz decidida—. Ahora sabemos a qué atenernos, lo cual es siempre útil. De usted necesito instrucciones sobre cómo desea que yo funcione y delimitar las zonas de responsabilidad.

—Llámeme Nieve —repuso con otra sonrisa el viejo—. El apodo proviene de mi juventud, que malgasté esquiando como un loco. Me gustaría que usted también me llamara así, y que me permitiera llamarla Celia.

—De acuerdo: usted Nieve y yo Celia —puntualizó ella—. Ahora hagamos un plan de trabajo.

Celia se daba cuenta de su falta de amabilidad, pero no le importaba.

—Muy fácil —atajó él—. Me gustaría que continuara como hasta ahora, y ya sé que lo hace con suma competencia y lucidez.

—¿Y usted, Nieve? ¿A qué dedicará su lucidez y competencia?

Él contestó en tono de ligera burla:

—El presidente no tiene por qué dar explicaciones al vicepresidente, Celia. Es al revés. Pero para que no haya malentendidos entre nosotros, le confesaré que yo de fármacos no sé casi nada. En cambio, sé mucho y soy muy competente en el campo de las finanzas, en el que me atrevería a decir que la supero a usted incluso. Por tanto, mi intención es dedicar estos seis meses, o menos, a cuestiones de dinero.

Celia tuvo que reconocer secretamente que la había tratado con perfecta cortesía y consideración, e hizo un esfuerzo por rebajar el tono sarcástico que había estado utilizando con él.

—Gracias, Nieve; procuraré llevarme bien con usted.

—No le costará, se lo aseguro.

El nuevo presidente no iba al despacho cada día, pero, cuando se presentaba al trabajo, dedicaba todo el tiempo a trazar un nuevo plan financiero para la compañía. A cinco años vista. Seth Feingold describió el plan como «una joya, algo realmente importante».

Y añadió, hablando a Celia:

—El viejo necesita un bastón para caminar, pero tiene un cerebro más acerado que una navaja.

Celia acabó reconociendo los méritos de O'Halloran, su apoyo a todo lo que ella emprendía, su extrema cortesía. Era un verdadero espécimen de lo que ella había una vez oído decir «un caballero de la vieja escuela».

De modo que la entristeció de verdad cuando la última semana de enero del año 1978, el viejo tuvo que guardar cama aquejado de gripe, y más tarde, a la semana, al enterarse de que el señor O'Halloran había muerto de una obturación masiva de las coronarias.

Esta vez no tardaron dos semanas en nombrar sucesor. El asunto fue decidido al día siguiente del entierro de O'Halloran.

No apareció candidato que tomar realmente en consideración, y eso que el presidente temporal había durado más de cuatro de los seis meses previamente acordados.

Sólo había una opción, y la junta de directivos decidió en menos de quince minutos lo que debió haber acordado el mes de septiembre anterior: que Celia Jordan iba a ser presidente y el ejecutivo principal de Felding-Roth.

CAPÍTULO X

La idea se le había ocurrido durante el vuelo de regreso de Hawai, el pasado agosto. Inspirada por una observación de Andrew.

Andrew había dicho a Celia, a Lisa y a Bruce:

—No creo que haya que tomar medicamentos para paliar una simple molestia, algo que nos resulta incómodo y que es «autolimitado»... Y si quieres tener un niño sano, no fumes ni bebas alcohol.

Estas palabras habían echado los cimientos de lo que Celia se había propuesto exponer como los principios fundamentales de la futura política de Felding-Roth.

Había pensado en exponer su idea antes, durante los meses en que había ejercido como vicepresidente, pero había luego pensado que no, por temor a que votaran en contra.

Incluso en su puesto de presidente, decidió esperar un tiempo prudencial, a sabiendas de que la idea requería la aprobación de la junta de directores.

Meses después, en septiembre, se dispuso a la acción.

Bill Ingram, recién ascendido a vicepresidente de ventas y comercialización, la había ayudado en la redacción del texto de lo que ya llamaban el credo de Felding-Roth. El borrador rezaba así:

«Farmacéutica Felding-Roth, S. A., se compromete solemnemente a:

»Artículo 1.º La compañía no investigará, manufacturará, distribuirá, ni comercializará, directa o indirectamente, productos farmacéuticos para el uso de mujeres embarazadas, y se niega a medicar molestias naturales, limitadas en el tiempo, como son la náusea y el mareo, consecuencias espontáneas de todo embarazo normal.

»Artículo 2.º Felding-Roth se propone propagar la recomendación, por todos los medios posibles, de que no se administre ni recete medicamentos a mujeres embarazadas, de que no se obtenga ni se tome por iniciativa propia, durante un embarazo normal, ningún producto de la clase mencionado en el artículo 1.º.

»Artículo 3.º Felding-Roth se propone aconsejar a las mujeres embarazadas que no tomen medicamentos, recetados o sin recetar, tanto los manufacturados por la misma compañía como por cualquier otra, salvo en casos excepcionales de necesidad médica bajo supervisión del doctor.

»Artículo 4.º Felding-Roth recomendará, además, a las mujeres embarazadas que se abstengan, durante todo el embarazo, de beber bebidas alcohólicas, incluido el vino, y de fumar cigarrillos o cualquier otra cosa, incluida la inhalación de aliento de otras personas...»

No terminaba aquí. Se incluyó otra mención a los médicos, en parte con el propósito de defender y abogar por una relación de confianza entre médico y paciente, y también como un aliciente más a los médicos que, como es natural, eran los mejores clientes de la compañía. Se mencionaban las circunstancias especiales, desde el punto de vista médico, en que era recomendable o incluso imperativo recetar medicamentos.

Según palabras de Bill Ingram:

—Es lo mejor que he leído desde hace mucho tiempo, Celia. Es una pena que no se le haya ocurrido a nadie de la compañía hace años.

Ingram, que había votado en contra de Celia acerca del asunto de la Montayne, se había mostrado incómodo y culpable al regreso de Celia a Felding-Roth. A las pocas semanas reconoció:

—Me he preguntado, más de una vez desde su vuelta, si realmente desea que continúe trabajando aquí.

—La respuesta es sí —contestó Celia—. Conozco su forma de trabajar, y sé que de usted me puedo fiar. En cuanto al pasado, cometió un error, cosa que ocurre a todo el mundo a veces. Fue mala pata que las consecuencias fueran tan espantosas, pero usted no fue el único en equivocarse, y me imagino que le ha servido de lección.

—¡Esto por descontado! Y he sufrido mucho de no haber tenido la inteligencia y el temple de defenderla a usted.

—No tiene por qué defenderme siempre —le aconsejó ella—. Piense que yo también puedo cometer equivocaciones y que necesito a personas como usted para que me lo adviertan.

Una vez Celia hubo sido elegida presidenta, se produjeron ciertos cambios en la estructuración de la compañía, que comportaron ascensos de varios empleados. Uno de ellos fue Bill Ingram. Y desempeñaba ya perfectamente su nuevo cargo.

Celia era miembro con voz y voto de la junta directiva, por lo que se preparó meticulosamente para la reunión en que se iba a discutir la propuesta de su credo.

Tuvo en cuenta lo que Sam le había dicho hacía tiempo, sobre sus dificultades, respecto a la revolucionaria idea del instituto de investigación en Inglaterra, para vencer la oposición y el inmovilismo de la junta. Celia estaba segura de que encontraría oposición a su idea del credo de Felding-Roth.

Y tuvo la gran sorpresa de que apenas se opusieron a ella.

Uno de los miembros de la junta, Adrian Caston, presidente de un importante grupo financiero y persona muy cautelosa, le preguntó:

—¿Es realmente sensato autoexcluirnos permanentemente de un campo de la medicina que, tal vez en el futuro, cambie y se convierta en segura fuente de beneficios?

La reunión se celebraba en la sala de reuniones del cuartel general de la compañía, y Celia respondió a la pregunta, con los ojos bajos, fijos en la madera de nogal de la mesa:

—Creo, señor Caston, que es esto precisamente lo que debemos hacer. Hemos de autoexcluirnos de un campo tentador, arriesgado, que puede meternos en otro atolladero del tipo de la Montayne.

Se produjo un silencio preñado de tensión y ella prosiguió:

—La memoria es muy frágil. Muchas mujeres jóvenes en edad de ser madres no se acuerdan de la Talidomida, ni han oído hablar de ella. Dentro de unos años, será lo mismo con la Montayne, y las mujeres volverán a estar dispuestas a tomar cualquier cosa para aliviar las molestias de su embarazo. Los médicos volverán a recetar, pero por lo menos asegurémonos de que nosotros no contribuiremos a ello, fresco en nuestra memoria el pasado de las tragedias causadas por los fármacos administrados durante la gestación.

»El tiempo y la experiencia han demostrado que el embarazo es la única *indisposición natural* que más vale dejar en manos de la propia naturaleza. De momento, en Felding-Roth estamos viviendo el desastre de un fármaco producido para aliviar las molestias del embarazo, estamos pagando las consecuencias. En el futuro es aconsejable, me parece a mí, dejar por completo este campo y buscar los beneficios en otros. Y recomendar a los demás que hagan lo mismo.

Entonces Clinton Etheridge, abogado y director de la compañía desde hacía muchos años, salió en su defensa:

—Ya que hablamos de beneficios, quiero decir que me gusta mucho la idea de la señora Jordan de tratar de sacarle provecho comercial al desastre de la Montayne. No sé si los otros habrán notado que este denominado credo de la compañía es muy astuto. Es una inteligentísima campaña comercial para los otros fármacos que vendemos. Verán los resultados en dinero contante y sonante: eso lo aseguro yo.

Celia se dominó el estremecimiento de horror pensando que valía la pena defender, fuera como fuese, su idea del credo. Se preguntó, sin embargo, sobre los motivos de aquellas palabras en boca de Etheridge, aliado desde hacía años de Vincent Lord, y que más de una vez se había convertido en su portavoz durante aquellas reuniones. Lord estaba ya informado sobre el credo de Felding-Roth y sabía que iba a discutirse durante aquella reunión, y lo más probable es que hubiera hablado de ello con su amigo Etheridge. ¿Significaba que la defensa de Etheridge era otra forma distanciada de Lord de reconciliarse con ella después de lo de la Montayne? Pensó que jamás sabría la respuesta.

Hubo más preguntas, principalmente sobre cómo iba a ponerse en efecto el credo. Fue el rey de la televisión, Owen Norton, quien dijo la última palabra.

Miró a Celia desde la punta opuesta de la mesa y observó con su voz cascada de hombre que hacía una semana que había cumplido ochenta y dos años:

—Habrá observado, señora Jordan, que por fin hemos decidido respetar su criterio de mujer. Le aseguro que yo, y muchos de mis colegas, sentimos habernos demorado tanto tiempo en ello.

—Sus palabras me hacen muy dichosa, señor —contestó Celia sinceramente.

Se votó la propuesta y el voto a favor fue unánime.

El impacto del credo de Felding-Roth no fue, sin embargo, tan fuerte como había esperado Celia. Sobre todo entre el público en general.

Los médicos, salvo pocas excepciones, lo recibieron entusiásticamente. Un obstetra escribió una nota en que decía:

«Tengan la bondad de mandarme más copias, quiero enmarcar una de ellas y colgarla en la sala de espera del consultorio. Mi intención es servirme de ella cada vez que un paciente se queje de que no le haya recetado nada para paliar una molestia que, en mi opinión, más vale que siga su curso.

»Gracias a su actitud altamente ética, no nos sentimos tan solos los que, como yo, creemos que no existe un fármaco para cada dolencia o indisposición. ¡Fuerza!»

Se enviaron a este doctor y a otros las copias pedidas.

Los médicos que objetaron lo hicieron porque creían que eran ellos, sólo ellos, y no las compañías de productos farmacéuticos, los que debían aconsejar y hacer recomendaciones a los pacientes. Pero, a juzgar por lo poco que abultaban sus cartas, fue solamente una minoría.

El credo de Felding-Roth fue expuesto en todos los espacios que la compañía tenía reservados para la publicidad. Celia, al principio, estuvo a favor de que saliera en los periódicos y revistas en general, pero luego fue persuadida de que con ello se arriesgaba a provocar la hostilidad de los colegios de médicos y del Departamento de Sanidad, a quienes nunca les había hecho gracia que las empresas farmacéuticas abordaran el tema directamente con el público en general.

Debido a ello, seguramente, la prensa hizo muy poco caso del credo. El *New York Times* se limitó a comentarlo en dos párrafos de sus páginas económicas; el *Washington Post* sepultó un breve comentario entre la letra menuda de su última página. La televisión, a pesar de que el departamento de relaciones públicas bregó para convencer a sus productores para que dedicaran cierto espacio a ello, apenas lo mencionó.

—Si sacamos un producto que luego resultó nocivo, se nos echan encima y nos devoran —comentó Ingram a Celia—. Pero si tomamos una medida positiva como ésta, se limitan a bostezar de aburrimiento.

—Claro —respondió Celia—, eso del periodismo funciona según esquemas muy simples y muy burdos. El público está acostumbrado a reaccionar sólo ante temas fuertes, viscerales, de rápido efecto, y no saben poner atención sobre las noticias reflexivas, cerebrales, que requieren tiempo y discusión. Pero no se preocupe: a la larga surtirá su efecto.

Ingram dijo con expresión escéptica:

—Bueno, avíseme cuando comience a notarlo.

La reacción de las otras empresas fue ambigua.

Las hubo francamente hostiles, sobre todo las que vendían productos para las mujeres embarazadas.

—Publicidad de lo más rastrero y barato —dijo un portavoz de una compañía públicamente.

Otras acusaron a Felding-Roth de pretender ser más «papistas que el Papa», por decirlo así, y de «perjudicar a la industria», aunque sin especificar el porqué.

Pero un par de competidores reconocieron su admiración con toda franqueza.

—¡Ojalá se nos hubiera ocurrido a nosotros antes! —dijo uno a Celia.

—Todo eso no prueba nada —confesó Celia a Andrew—. Sólo que es imposible contentar a todo el mundo.

—Paciencia —le recomendó Andrew—. Lo que has hecho está bien y las consecuencias se notarán el día menos pensado. Te sorprenderá ver hasta qué punto.

Las consecuencias de la Montayne continuaban notándose, y, en cierto modo, de forma más peligrosa que nunca. Los efectos surgieron del propio Capitolio, en Washington.

El equipo auxiliar del veterano senador Dennis Donahue había dedicado todo un año a explorar en los entresijos del asunto de la Montayne y había recomendado a su líder que lo propusiera como tema central para las sesiones de investigación criminal del Senado.

Se afirmó que era el tema «idóneo» para el momento. Por «idóneo» se significaba que podía despertar el interés del público, que se garantizaba amplios comentarios en la prensa y, casi seguramente, en la televisión. Tal como solía decir el senador Donahue a sus allegados:

—No olviden que en televisión es donde se encuentran las masas y los electores.

De ahí que se anunciara que el subcomité sobre ética comercial del Senado, del que Donahue era presidente, iba a comenzar sus sesiones en Washington, D. C., a principios de diciembre. Los testigos ya habían sido convocados y se había invitado a otros, con datos de primera mano sobre el tema, para informar al comité.

Al enterarse Celia, telefoneó a Childers Quentin, el abogado de Washington.

—Malas noticias —le dijo el abogado—. Usted, señora Jordan, y su compañía van a pasar malos momentos. Hágame caso y comience a prepararse inmediatamente para las sesiones, contrate un asesor legal. Sé cómo funcionan estas cosas y le aseguro que el equipo del senador no cejará en su empeño de ahondar en el tema, en el más mínimo rumor que circule sobre él.

CAPÍTULO XI

Si la palabra «demagogo», de *dēmagōgos,* no hubiera sido acuñada en la antigua Grecia, allá por el tiempo de Cleón, hubiera debido de ser inventada, por necesidad, para describir al senador estadounidense Dennis Donahue. Nadie como él ejemplificaba mejor el significado de la palabra.

Rico y privilegiado de nacimiento, él afirmaba siempre que era «hijo del pueblo», que era «uno del pueblo», y «del terruño», con raíces en la «tierra». Descripción totalmente falsa pero que, como ocurre cuando se machacan las cosas hasta el hastío, había llegado a ser creída por mucha gente.

Otra de las formas en que le gustaba definirse era como «el portavoz de los pobres y desvalidos; el enemigo de sus explotadores». Si en su interior realmente sufría tanto por los pobres y desvalidos, sólo él podía saberlo.

Siempre que en el país surgía una batalla del tipo David contra Goliat, corría él a entrometerse y a ponerse a favor de David, incluso en los casos en que Goliat tuviera razón, como podía suceder a veces.

—Hay más Davids en el mundo y son los que cuentan a la hora de votar —dijo un día en que uno de sus ayudantes le pilló en un momento de inhabitual franqueza.

Tal vez por la misma razón, Donahue se ponía siempre a favor de los sindicatos y organizaciones de trabajadores y en contra de la patronal, aun conociendo los abusos que pudieran cometer los primeros.

Trabajo y paro eran campos fértiles para todo político ambicioso. Eso él lo descubrió muy pronto en su carrera. Y por eso, en períodos de paro agudo, se le veía a veces en las filas de los que esperaban cobrar el subsidio de paro o de los que iban a solicitar empleo en una oficina estatal. Según él, iba para «enterarse de primera mano de lo que sentía la gente en paro», propósito admirable contra el que era imposible objetar. Lo curioso era que los medios de comunicación estaban siempre al tanto de su paradero, en tales ocasiones, y nunca faltaban los consabidos reporteros y cámaras para filmarle mientras charlaba con los pobres víctimas del paro.

Uno de sus recientes descubrimientos, en esta línea de abusos contra el «hombre común», había sido la costumbre de los hombres de negocios de descontar de los impuestos el importe del pasaje de primera clase cuando se trasladaban en avión por asuntos de trabajo. Si se empeñaban en viajar en primera clase, aducía él, que se lo paguen de su bolsillo; los otros contribuyentes no tenían por qué subvencionar extravagancias de este tipo. Propuso una ley al Senado por la que se declaraba que los gastos de pasajes de primera clase en avión no eran deducibles a la hora de pagar los impuestos, a sabiendas, sin embargo, de que el proyecto de ley se demoraría o quedaría estancado en cualquier oficina de la administración.

Pero mientras tanto él disfrutaba de la publicidad que esta clase de campañas le proporcionaba. Ni decir tiene que él pretendía viajar siempre en clase turista, cuando iba en avión, y que siempre se las arreglaba para ser fotografiado o filmado oportunamente cuando lo hacía. En realidad, lo que nadie, o la gente común no sabía, era que habitualmente volaba en aviones privados, financiados por una fundación de su propia familia, o con los aviones de los amigos.

De aspecto, Donahue era un hombre fornido, sin estar gordo, y que tenía una cara de querubín que le hacía parecer mucho más joven que los cuarenta y nueve años que ya tenía. La mayoría de las veces, sobre todo si era visto en público, tenía una actitud sumamente jovial y sonriente. Vestía y se peinaba con estudiado desaliño, según la imagen autocreada de «hombre del pueblo».

Los observadores objetivos veían en Donahue un hombre oportunista, pero mucha gente le tenía simpatía, y no sólo los miembros de su propio partido, sino incluso muchos de sus contrincantes políticos. Una razón de esto era su sentido del humor y el hecho de que era capaz de reírse de sí mismo y de encajar las bromas en contra suyo. Además era un compañero simpático y que nunca aburría.

Esto último hacía que resultara atractivo a las mujeres, cosa de la que él procuraba aprovecharse, a pesar de que estaba casado y de que a menudo aparecía públicamente acompañado de su esposa y de sus hijos.

Tal era el senador Donahue, quien, a las diez de la mañana del primer martes del mes de diciembre, llamó al orden a los miembros del subcomité de ética comercial del Senado para anunciarles que las sesiones estaban a punto de comenzar con un breve discurso pronunciado por él mismo.

El comité se reunía en la habitación número SR-253 del viejo edificio del Senado, marco de veras impresionante. El presidente y sus colegas, senadores todos, se habían sentado en torno de una mesa en forma de U, de cara a los testigos y al público. La sala tenía tres ventanas grandes que daban al parque del Senado y a la fuente. Había una chimenea de mármol. Las cortinas eran de color *beige*, y estaban impresas con el Gran Sello de Estados Unidos.

—Todos los presentes de esta sala —comenzó diciendo el senador Donahue leyendo de un papel que llevaba escrito— conocen la espantosa tragedia de los niños que han nacido con deficiencias mentales y de funcionamiento general, a causa, supuestamente, de un fármaco producido y vendido en el país. Se llama Montayne.

El senador era un orador enérgico que sabía mantener en vilo a los que le escuchaban, en aquel caso a unas cien personas. Las cámaras de televisión estaban enfocadas en él. Junto a Donahue, había otros ocho senadores, cinco del partido mayoritario de Donahue, tres de la minoría. A la izquierda del presidente estaba Stanley

Urbach, el consejero del comité, antiguo procurador de Boston. Detrás de los senadores estaban quince miembros del personal del comité, algunos sentados, otros de pie.

—En estas sesiones se investigará —continuó diciendo Donahue— dónde caen las reponsabilidades del caso y si...

Celia, programada como el primer testigo, escuchaba el discurso de inauguración. Estaba sentada frente a una mesa tapizada de verde y a su lado estaba su abogado, Childers Quentin. Ella había persuadido a Quentin que aceptara el cargo de aconsejarla, ya que, como le había dicho ella:

—Qué abogado sabe más que usted sobre el caso Montayne y yo me fío de sus consejos.

El consejo dado por él aquel día había sido muy simple.

—Describa los hechos por completo y sin rodeos, con la mayor brevedad posible y no trate de pasarse de lista o de derrotar a Donahue en sus razonamientos —le había dicho Quentin.

Esta última advertencia había sido motivada por la intención expresada por Celia de sacar a relucir el hecho de que, hacía dos años, ante la inexplicable demora del Departamento de Sanidad en dar la autorización de la Montayne, Donahue había sido una de las voces que se había alzado en contra y «a favor del bien de las futuras madres».

—¡De ninguna manera! —había exclamado Quentin—. Lo más seguro es que Donahue se haya acordado de esto, o si no se lo habrá recordado uno de sus ayudantes, y tendrá la réplica de sobra preparada. Seguramente contestará que es un ejemplo más de cuán fácil es caer víctima de las campañas publicitarias de las compañías farmacéuticas. Algo por el estilo. Y además se ganará su antipatía, y eso no se lo recomiendo de ninguna manera.

El abogado pasó a instruir a Celia sobre cómo funcionaban las cosas en Washington.

—Los senadores de este país ejercen un poder y una influencia extraordinarios, a veces más que el propio presidente, porque es menos público. Tienen mayor libertad de movimientos. No existe ningún departamento gubernamental que esté fuera del alcance de los senadores y nadie osaría no seguir las recomendaciones de un senador, o no cumplir sus deseos, si no son del todo ridículos o ilegales. Gente de la mayor importancia, fuera y dentro del gobierno, se desvelan por contentar a cualquier senador que se les ponga en el camino, y por hacerles un favor, aunque el favor implique perjuicio para otros. Es un sistema de toma y daca, y en este tipo de sistema el poder senatorial, ya sea para construir o para destruir, es la baza más influyente de todas. Por eso hay que ser muy estúpido para enemistarse con un senador en este país.

Celia se tomó en serio la advertencia y procuró no olvidarla ni en un solo momento durante el diálogo con Donahue, a quien detestó desde el primer momento.

A Celia la acompañaba también Vincent Lord, que se había sentado al otro lado de Quentin. Mientras Celia iba a pronunciar un breve discurso en nombre de Felding-Roth, además de prestarse al interrogatorio subsiguiente, Lord sólo tenía que responder a las preguntas, si no objetaba a ellas.

El senador Donahue concluyó su perorata, hizo una pausa breve y luego anunció:

—Nuestro primer testigo es la señora Celia Jordan, presidenta de Felding-Roth, de Nueva Jersey. Señora Jordan, ¿tiene la bondad de presentarnos a sus acompañantes?

—Sí, señor —y Celia pasó a presentar a Quentin y a Lord.

Donahue asintió.

—Al señor Quentin lo conocemos de sobra. En cuanto al doctor Lord, nos alegra su presencia. Señora Jordan, tengo entendido que viene preparada a pronunciar un discurso de exposición de la actitud de Felding-Roth. Comience, se lo ruego.

Celia comenzó a hablar, sentada frente a la mesa de los testigos, en la que había instalado un micrófono:

—Señor presidente y miembros del subcomité: en primer lugar deseo expresar, en nombre de mi compañía, el dolor y la simpatía que sentimos por las familias que forman parte de lo que el senador Donahue ha descrito, hace un instante, muy justamente, como una tragedia mundial. Aunque todavía no contamos con las completas pruebas científicas, que probablemente tardarán años en ser completadas, parece, sin embargo, y sin lugar a dudas, que la Montayne ha sido la causa de la malformación de los fetos del vientre de mujeres embarazadas que tomaron el fármaco, que, a decir verdad, constituye una parte mínima del total de la población, y cuyas circunstancias fueron imprevisibles cuando se hicieron las pruebas del fármaco. Las pruebas, como ustedes saben, se hicieron originalmente en Francia y más tarde en otros países, y luego en Estados Unidos, antes de solicitar su autorización al Departamento de Sanidad.

Celia hablaba con la voz clara, pero en tono mesurado y sin excesiva energía, cosa que hacía deliberadamente. El discurso había sido preparado con mucho cuidado; en su redacción habían colaborado varias personas, aunque principalmente ella y Childers Quentin.

Procuró no desviarse del texto que iba leyendo, añadiendo, de vez en cuando, una frase propia y circunstancial.

—Otra cosa que mi compañía desea que quede bien clara es que, respecto a la Montayne, a las pruebas, a su distribución e información, nunca se desvió del camino legal. De hecho, cuando las dudas sobre el fármaco comenzaron a ser serias, Felding-Roth tomó la iniciativa de retirarlo del mercado, antes de que fuera prohibido por Sanidad.

Celia prosiguió:

—Deseo ahora hacer un poco de historia y remontarme a los orígenes de la Montayne, en Francia, donde fue descubierta y puesta a punto por los prestigiosos laboratorios Gironde-Chimie...

El discurso fue preciso e impersonal, lo que había sido deliberadamente decidido durante las consultas con los de Felding-Roth y en el despacho de Childers.

Quentin había preguntado a Celia:

—¿Cómo desea tratar el asunto de su dimisión acerca de la Montayne?

A lo que Celia había replicado:

—De ninguna manera. Mi dimisión fue un asunto personal, un asunto de instinto y de conciencia mía. Ahora he regresado y como representante de la compañía quiero limitarme a informar sobre los procedimientos de ésta en el asunto.

—¿Y qué hay de su conciencia en todo esto?

—Sigue en su sitio e intacta —había contestado ella—. Si me preguntan acerca de mi dimisión, responderé la verdad. Pero no me propongo sacarla a relucir sólo para hacerme la heroína.

Celia le había, además, recordado a Quentin su absoluta falta de base científica al dimitir, defecto del que había sido muy consciente y que había sido la causa de que no permitiera que su decisión trascendiera al público.

Al subcomité le informó seguidamente:

—No había ninguna duda acerca de la Montayne hasta el informe que llegó de Australia en junio de mil novecientos setenta y seis. Incluso entonces no pareció que hubiera motivo de preocupación, sobre todo a la vista de la investigación hecha por el gobierno australiano...

Resiguió, paso a paso, la historia de la Montayne. Lo cual le tomó cuarenta minutos y Celia concluyó con estas palabras:

—Mi compañía ha obrado de acuerdo con los requisitos legales de comparecencia ante el subcomité mandando los documentos en que se puede verificar la verdad de todo lo que yo les acabo de decir. Estamos dispuestos a cooperar de la forma que sea y a contestar a todas las preguntas.

El interrogatorio comenzó en el acto. La primera pregunta provino del consejero del comité, Stanley Urbach, hombre de rostro largo y labios delgados, que casi nunca sonreía.

—Señora Jordan, usted ha mencionado el informe que llegó de Australia y que despertó las primeras dudas acerca de la Montayne. Eso ocurrió ocho meses antes de que su compañía sacara a la venta el fármaco en Estados Unidos, ¿no es así?

—Sí, señor. —Celia había hecho un rápido cálculo mental.

—En su discurso ha mencionado dos informes más, en contra de Montayne, uno de Francia y el otro de España. Ambos casos tuvieron lugar antes de que su compañía comercializase la Montayne. ¿Correcto?

—No del todo, señor Urbach. Usted ha dicho que los informes eran en contra de la Montayne. En realidad eran suposiciones que los laboratorios de Gironde-Chimie habían investigado meticulosamente y declarado sin fundamento.

Urbach suspiró:

—¿Se conformará la testigo con «informes críticos»?

—Supongo que sí —dijo Celia con la sensación de que iba a ser muy espinoso.

El senador Donahue intervino:

—El punto que desea señalar nuestro asesor está muy claro. ¿Tuvieron sus colegas, su compañía, noticias de la existencia de los tres informes antes de sacar la Montayne a la venta en este país?

—Sí, señor.

—¿Y a pesar de ello decidieron sacar el proyecto adelante y comercializar el fármaco?

—Senador, acerca de todos los nuevos fármacos surgen siempre informes negativos, gente que se declara en contra. Argumentos que son siempre sopesados meticulosamente...

—Le ruego, señora Jordan, que no nos dé una lección sobre los procedimientos y los hábitos de la industria farmacéutica. Mi pregunta requiere un simple «no» o «sí». Repito: una vez al corriente de estos informes, ¿decidió su compañía sacar adelante el plan y vender el fármaco a las mujeres embarazadas de Norteamérica?

Celia vaciló.

—Estamos esperando su respuesta, señora Jordan...

—Sí, senador, pero...

—La respuesta «sí» es suficiente.

Donahue hizo una seña a Urbach.

—Continúe.

—¿No hubiera sido mejor y más prudente —preguntó el señor Urbach— que Felding-Roth hubiera investigado los informes y hubiera aplazado la comercialización de la Montayne?

Celia pensó amargamente: «Tal fue mi recomendación entonces y la causa de mi dimisión.» Pero acordándose de su cargo, contestó:

—Ahora está claro que sí. Pero entonces la compañía obraba siguiendo las instrucciones de sus consejeros científicos.

—¿Qué consejeros científicos?

Celia reflexionó antes de responder. Había sido, claro, el doctor Vincent Lord, pero no quiso cometer una injusticia.

—El doctor Vincent Lord, nuestro director de investigación científica, pero que actuaba, naturalmente, aconsejado, a su vez, por los científicos de Gironde-Chimie.

—Interrogaremos luego al doctor Vincent Lord sobre este punto. De momento... —Urbach consultó sus notas—. ¿La decisión de comercializar el fármaco salió adelante a pesar de los informes en contra... ¡perdón!, de los informes críticos..., tuvo alguna relación con el asunto de los beneficios económicos?

—Bueno, la cuestión económica es siempre un factor...

—¡Señora Jordan! ¿Sí o no?

Celia suspiró disimuladamente. ¿De qué servía? Cada una de las preguntas era una trampa, una manera de forzarla a declarar a favor de una conclusión predecidida.

Reconoció:

—Sí.

—¿Estaba la compañía en una situación crítica económicamente?

—Tal era la opinión general, sí.

—¿A cuánto se estimaba que montarían los beneficios?

Las preguntas despiadadas y cargadas de intención no cesaron. Sin embargo, se preguntó ella, a pesar de rozar de tan cerca la verdad, ¿por qué suenan a falsas? ¿No hubo un tiempo, hacía años, en que ella se había hecho idénticas preguntas? ¿Y no era irónico que fuera ella, y no Sam Hawthorne, quien diera la cara y las contestara? Por primera vez desde su vuelta de Hawai recordó la advertencia de Andrew aquella mañana:

—Si regresas..., lo de Montayne también te salpicará a ti.

Y como de costumbre, Andrew había tenido razón.

La tortura fue interrumpida por la hora del almuerzo. El senador Donahue le informó:

—Señora Jordan, hemos terminado de momento; pero le ruego que no se marche, es posible que tengamos que hacerle más preguntas luego. —Y entonces el senador anunció—: Después del almuerzo interrogaremos al doctor Vincent Lord.

CAPÍTULO XII

Quentin y Celia almorzaron a base de bocadillos y café con leche en los asientos traseros de la limusina que los aguardaba a la puerta del Senado.

—Es más rápido y más íntimo —manifestó Quentin, que era quien lo había organizado.

El automóvil había luego aparcado en una callejuela, Jefferson Drive, no lejos del museo nacional. El chófer uniformado caminaba arriba y abajo en actitud vigilante.

Habían invitado a Vincent Lord, pero éste había declinado la invitación porque tenía otros planes.

—Han conseguido hacerla quedar mal —observó Quentin al cabo de un rato—. ¿Cómo se siente?

Celia hizo una mueca.

—¡Hombre, no muy bien! No me hace ninguna gracia.

—Es una táctica —explicó el abogado, sorbiendo el café—. Este tipo de investigación, al ser un ejercicio esencialmente político, requiere siempre de un malo. Usted representa a la compañía, es el único malo que tienen a mano. Pero podría hacer algo para cambiar la situación, si usted quiere.

—¿Como qué?

—Permítame que le explique un poco el trasfondo del asunto. Donahue y su equipo conocen perfectamente la postura que usted defendió acerca de la Montayne, y su posterior dimisión. Es imposible que no se hayan enterado, son gente que trabaja muy meticulosamente y a fondo. Además también deben de conocer el credo de Felding-Roth y deben de pensar que usted es la autora.

—Entonces cómo se...

—Escuche bien. Y procure comprender su punto de vista. —Quentin saludó con la cabeza a un grupo de turistas que habían mirado al interior del coche y luego prosiguió—: ¿Qué más le da a Donahue y a su gente lo que pueda ocurrir con su personalidad pública? No van a hacer nada por dejarla bien, porque, de hacerlo, no tendrían a nadie en quien descargar los cargos. El máximo responsable es cadáver, a ése ya no se le puede tocar.

—Sí, eso lo comprendo —asintió Celia—. Comprendo que es un juego político. Pero ¿no importa la verdad?

—Si yo fuera el abogado de la parte contraria, le contestaría lo siguiente —dijo Quentin—. Que la verdad es siempre importante. En cuanto a la Montayne, la verdad está en lo que hizo la compañía, Felding-Roth, porque ella sacó el producto al mercado. Usted, individualmente, bueno, sí, dimitió. Pero luego volvió y, al hacerlo, cargó sobre sus espaldas gran parte de la responsabilidad de lo que ha ocurrido con la Montayne. Claro que no me costaría aducir argumentos para defender lo contrario —concluyó Quentin con un mohín.

—¡Los abogados! —La carcajada de Celia sonó hueca—. ¿Son capaces de creer en algo?

—Lo intentamos. Pero la ambivalencia es uno de los peligros que corre la profesión.

—Ha dicho que podría hacer algo para cambiar la situación. Explíquese.

—En el subcomité —explicó Quentin— hay varios miembros de la minoría que sienten simpatía por la industria farmacéutica, eso me consta. Incluso hay un consejero de la minoría. Ninguno de ellos ha tomado la palabra y probablemente no lo harán, porque defender la industria implicaría, en este caso, defender la Montayne, y esto es insostenible. Pero si yo se lo pidiera como un favor a uno de ellos, estoy seguro que saldría a hacerle una serie de preguntas que usted podría contestar de forma que quedaría mejor que ahora.

—¿Y eso beneficiaría a Felding-Roth?

—No, probablemente todo lo contrario.

Celia dijo con voz de resignación:

—En tal caso dejémoslo.

—Si usted se empeña —prosiguió el abogado tristemente—. Pero se trata de su cabeza, y en ella corre sangre suya.

Vincent Lord se colocó frente al micrófono de los testigos al comenzar de nuevo la sesión.

Urbach volvió a aplazar el interrogatorio para que Lord pudiera hacer una breve exposición del trasfondo científico de la Montayne. Luego el consejero pasó a hacerle una serie de preguntas acerca de la primera fase de la Montayne, a las que Lord contestó con voz tranquila y segura.

A los quince minutos, Urbach preguntó:

—Cuando se acercaba la fecha del lanzamiento de la Montayne al mercado, y llegaron los informes de Australia, Francia y España, ¿recomendó usted aplazar la campaña comercial?

—No.

—¿Por qué no?

—Aplazarlo en fecha tan avanzada era una decisión que sólo podía tomar el sector de la gerencia. Yo, como director de investigación, sólo tenía voz como científico.

—Explíquese.

—Sí, señor. Yo estaba encargado de dar una estimación científica de la información que se encontraba a mano y que nos había llegado de los laboratorios de Gironde-Chimie. Sobre esta base, no existía razón para recomendar un aplazamiento.

Urbach insistió:

—Ha dicho «estimación científica». Pero, aparte la ciencia, usted hubiera podido presentir algo, intuir algo, ¿no es así?

Por primera vez Lord vaciló antes de contestar:

—Es posible que sí.

—¿Es posible que sí o de hecho sí presintió algo?

—En fin, sentí cierta inquietud, pero no era nada científico.

Celia, que hasta entonces había escuchado sin prestar excesiva atención, miró a Lord con cierta expectación.

Urbach proseguía preguntando:

—Si lo comprendo bien, doctor Lord, usted se encontró en una suerte de dilema. ¿No es así?

—Sí, la verdad.

—Un dilema entre la ciencia y su «inquietud», ha sido su palabra, como ser humano, ¿verdad?

—Algo por el estilo.

—No se trata de encontrar aproximaciones, doctor Lord, sino de lo que usted declara tajantemente.

—De acuerdo; entonces, sí, fue eso.

—Gracias. —El consejero echó una mirada a sus notas—. Y para terminar, doctor Lord, después de haber leído los informes, ¿recomendó usted que se prosiguiera con los preparativos de la comercialización de la Montayne?

—No.

Celia no podía dar crédito a sus oídos. Lord estaba mintiendo. Porque no sólo había defendido que se continuara con los planes de comercializar la Montayne, sino que había votado a su favor en la reunión convocada por Sam, y se había burlado de las dudas expresadas por Celia y de su ruego que se aplazara la operación.

El senador Donahue se acercó al micrófono para decir:

—Deseo hacer una pregunta al testigo: de haber formado parte del sector de la gerencia, doctor Lord, en vez del sector científico, ¿hubiera usted recomendado el aplazamiento?

Lord vaciló de nuevo. Luego contestó con voz firme:

—Sí, senador, sin duda alguna.

«¡Cabrón!», se dijo Celia y comenzó a escribir una nota para Quentin: «¡Una sarta de mentiras!...» Luego se detuvo. ¿Para qué? Si se levantaba a expresar sus dudas públicamente sobre la honestidad y veracidad de Lord, el resultado sería un debate, una serie de acusaciones y de refutaciones volando por el aire... que no cambiarían en nada la situación de aquellas sesiones. Molesta, rasgó la hoja en que había comenzado a escribir la nota.

Al cabo de unas cuantas preguntas más, se dio las gracias a Lord por su presencia como testigo y se le permitió salir de la sala. Lord se marchó inmediatamente, sin hablar ni mirar a Celia.

El testigo siguiente fue la doctora Maud Stavely.

La presidenta de la «asociación de ciudadanos en lucha por una medicina más segura» se adelantó hacia el micrófono de la mesa de los testigos, a poca distancia de Celia y Quentin, a los que no miró.

El senador Donahue saludó cordialmente a la testigo y seguidamente la doctora Stavely pasó a leer un escrito que llevaba preparado. En él se presentaba profesionalmente a sí misma, hacía mención de sus calificaciones como médico, exponía la estructura de la organización neoyorquina que ella encabezaba, la actitud del grupo en contra de la industria farmacéutica y los principios en que se basaba su hostilidad. Terminó declarando que desde el principio su grupo se había opuesto a la Montayne.

A Celia no le gustó el tono fanático del discurso y ciertas alusiones, pero tuvo que reconocer que la doctora Stavely daba una sensación de gran profesionalidad y competencia. Tal como la había visto hacía dos años su aspecto era de persona que se cuidaba, elegante con sencillez y educada. Aquel día iba con un traje de chaqueta marrón.

Sobre la Montayne, Stavely declaró:

—Por desgracia, nuestras protestas surtían poco efecto debido a la falta de medios económicos. Nuestro grupo no cuenta con un gran capital y no puede competir con los multimillones de dólares que compañías como Felding-Roth destinan a las campañas de promoción de ventas de sus productos, para engañar a los médicos y engatusar al público en general, haciéndoles creer que medicamentos como la Montayne no son nocivos, a sabiendas, por indicios, que podrían muy bien serlo.

Stavely hizo una pausa que Donahue aprovechó para decir:

—Me imagino, doctora Stavely, que ahora que está demostrado que sus opiniones sobre la Montayne eran acertadas, las contribuciones a su organización habrán experimentado un notable incremento.

—Sí, senador. Y esperamos que, después de estas sesiones, todavía aumenten más.

A lo que Donahue sonrió sin contestar y Stavely prosiguió.

Con gran disgusto de Celia, Stavely mencionó la visita que Celia había hecho a las oficinas de su organización. Lo que significó una complicación que ella había esperado poder eludir.

El asunto salió a relucir durante el interrogatorio de Stanley Urbach.

—¿Qué día exactamente fue a visitarlos la señora Celia Jordan?

Stavely consultó sus notas.

—El doce de noviembre de mil novecientos setenta y ocho.

—¿Le dijo la señora Jordan cuál era el propósito de su visita?

—Dijo que quería cambiar impresiones. Y se habló de la Montayne, entre otras cosas.

—Por estas fechas la Montayne ya había obtenido la autorización de Sanidad, pero todavía no estaba a la venta. ¿Correcto?

—Sí, señor.

—¿Es verdad que la organización de ciudadanos en lucha estaba trabajando para obtener la cancelación de la autorización concedida por Sanidad?

—Sí, lo intentamos muy en serio.

—¿Tuvo la impresión de que ello preocupaba a la señora Jordan?

—Bueno, lo que es seguro es que no le hacía ninguna gracia. Ella defendió la Montayne, aseguró que no era nociva. Y yo le dije que no estaba de acuerdo.

—¿Le dijo por qué creía que el fármaco no era nocivo?

—De eso me acuerdo perfectamente: no. Recuerdo que ella no tiene cualificaciones médicas ni nada parecido, cosa que a esa gente ávida de vender cualquier cosa no parece afectar lo más mínimo. —Stavely dijo estas palabras con desdén y luego añadió—: De todos modos, me escandalicé al ver lo poco enterada que estaba.

—¿Puede especificar qué la escandalizó?

—Sí. Recordará que ya se había hablado en la prensa del proceso australiano acusando a la Montayne, ¿verdad?

A lo que Urbach replicó con una sonrisa cortés:

—Soy yo quien debe hacerle preguntas, doctora.

Stavely le devolvió la sonrisa.

—Perdón. A lo que me refiero es que la señora Jordan no había leído la transcripción del proceso australiano. Lo reconoció ella misma. Yo le aconsejé que la leyera.

—Gracias, doctora. Ahora dígame si durante su conversación con ella tuvo la impresión de que había sido enviada por Felding-Roth.

—Sí, sin duda alguna.

—Y en cuanto a los esfuerzos que su organización estaba haciendo por conseguir que se anulara la autorización que Sanidad había concedido a la Montayne, ¿sacó usted la impresión de que Felding-Roth estaba inquieto por ello? ¿Que temía algo? ¿Y que había enviado a la señora Jordan con el encargo de que procurara ablandarla?

—La verdad es que se me ocurrió, pero no quedó demostrado.

Pero si tal fue el propósito de la visita de la señora, no cabe duda de que en el acto comprendió que no había nada que hacer.

Mientras escuchaba y observaba, Celia pensó: «Al contrario de Vincent Lord, la doctora Stavely no miente, y, sin embargo, no deja de ser curioso cómo, a fuerza de acentuar ciertos detalles en detrimento de otros, de dar cierto tono a la voz y de recalcar determinados puntos de vista, puede modificarse mucho cualquier conversación.»

El senador Donahue habló al micrófono con un papel en la mano:

—Doctora Stavely, en mi mano tengo un documento que se conoce como el credo de Felding-Roth. Es posible que usted ya lo conozca; de lo contrario, le haré llegar una copia.

—Lo he leído, senador, y con una vez basta.

Donahue sonrió:

—Me figuro que tiene su opinión sobre el asunto. Expóngala.

—En mi opinión, este mal denominado credo es la campaña de ventas más asquerosa y podrida de toda la historia de la industria. Es insultante ver cómo se aprovechan de la tragedia de los niños nacidos con deficiencias mentales a causa de la Montayne.

Celia, furiosa, iba a saltar, pero Quentin la retuvo. Hizo un esfuerzo por permanecer sentada, roja de ira.

El senador Jaffee, de la minoría, observó con suavidad:

—De todos modos, doctora Stavely, tiene que reconocer que no deja de ser un buen síntoma que la compañía reconozca públicamente su error y haga promesas para el futuro...

Stavely le espetó:

—Me han pedido que dé mi opinión y yo la he dado. Si a usted han logrado engatusarle con esa porquería, a mí no.

El senador Donahue dejó la hoja con una media sonrisa.

Al cabo de unas cuantas preguntas más, la doctora Stavely obtuvo el permiso de marcharse de la sala.

Se anunció que el próximo testigo, en la sesión del día siguiente, iba a ser el doctor Gideon Mace, del Departamento de Sanidad.

Aquella noche, cuando descansaba en su *suite* del hotel Madison, Celia fue llamada al teléfono. La llamaba Juliet Goodsmith, la cual le dijo que estaba abajo, en recepción. Celia la invitó a que subiera a su habitación y, al aparecer Juliet, se abrazaron efusivamente.

La hija de Sam y de Lilian parecía que tuviera más de veintitrés años, pensó Celia, aunque tampoco se sorprendió por ello. Parecía también más delgada, demasiado, por lo que Celia sugirió que fueran a cenar, pero Juliet rehusó:

—Vine sólo —dijo ella— porque estoy en Washington unos días, en casa de una amiga y me he enterado de las sesiones. No se portan bien contigo, Celia. Tú eres la única de la compañía que demostraste valor y sentido ético respecto al maldito fármaco. Los demás se comportaron como una pandilla de ladrones, y ahora te castigan a ti.

Estaban sentadas cara a cara y Celia observó con suavidad:

—Tampoco fue como tú dices.

Le explicó luego que era natural que, como la principal y más antigua representante de la compañía, se hubiera convertido en el blanco de las acusaciones del senador Donahue. Y le recordó que su comportamiento individual no afectó en nada el asunto de la Montayne.

—Lo que Donahue intenta —añadió ella— es convertir a Felding-Roth en una suerte de enemigo público número uno.

—En eso tendrá razón —dijo Juliet—. Esta compañía es verdaderamente peligrosa.

—¡No, eso no! —protestó enérgicamente Celia—. La compañía cometió un error tremendo con la Montayne, pero en el pasado ha hecho mucho bien y lo continuará haciendo en el futuro.

Y al decirlo pensaba, con euforia, en el Péptido 7 y en la Hexina W.

—Además —prosiguió Celia—, por grave que fuera la equivocación que cometió tu padre, no era una persona que pudiera ser acusado de «ladrón». Tu padre era una buena persona que hacía lo que le parecía justo en el momento.

—Me cuesta creerlo —dijo Juliet—. ¿Cómo pudo darme las pastillas sin advertirme que no estaban autorizadas?

—Trata de perdonar a tu padre —observó Celia—. Si no lo haces, ahora que está muerto, no sacarás nada de ello y todo resultará mucho más difícil de sobrellevar. —Al ver que Juliet movía la cabeza, Celia añadió—: Le perdonarás un día, ya lo verás.

Celia no preguntó por su hijo, que ya debería de tener dos años y que se encontraba hospitalizado en una institución especializada para los incurables y desvalidos. Pero le preguntó:

—¿Cómo está Dwight?

—Estamos a punto de divorciarnos.

—¡No! —exclamó Celia escandalizada.

Entonces recordó cómo, en la boda de Juliet y Dwight, había pensado que era una pareja sólida, capaz de afrontarlo todo.

—Todo iba muy bien hasta que el niño tuvo unos meses —explicó Juliet con voz apagada que denotaba la sensación de derrota—. Pero cuando descubrimos lo que pasaba, todo comenzó a ir mal. Dwight se puso furioso contra mi padre, más que yo. Quería demandar a Felding-Roth y a papá personalmente, hacerlos pasar un mal rato ante el tribunal. Yo me negué a ayudarle en esto.

—Hiciste bien —notó Celia—. Hubiera sido un desastre para todos.

—Después tratamos de arreglar las cosas, una temporada —prosiguió Juliet—. Pero no fue bien. Ya nada podía volver a ser como antes, no éramos las mismas personas. Y decidimos divorciarnos.

«¡Qué puedo decir! —pensó Celia—. ¡Cuánta tristeza y cuántas tragedias ha causado la Montayne!»

CAPÍTULO XIII

De todos los testigos que comparecieron ante el subcomité de ética comercial del Senado, durante la investigación de la Montayne, el doctor Gideon Mace fue quien lo pasó peor.

En un momento en que el dramatismo parecía haber disminuido, durante el interrogatorio a que sometieron al doctor Mace, el senador Donahue le señaló con el dedo y con voz atronadora le acusó:

—Usted ha sido quien, en representación del gobierno y de todas las leyes decretadas para proteger al pueblo, echó esta plaga sobre el sexo femenino de Norteamérica y sobre sus desgraciados hijitos. No espere, por tanto, salir de aquí incólume, libre de censura o del peso de una conciencia culpable que, espero, le atormentará hasta el fin de sus días.

Lo que Mace había hecho hacía pocos minutos, asombrando al público y a todos los que le oyeron, fue reconocer que antes de recomendar la autorización de la Montayne, había seriamente dudado sobre su pretendida inocuidad, después de leer el primer informe del caso australiano, dudas que no llegaron a disiparse nunca.

Urbach, que era quien le estaba interrogando, casi había gritado:

—Entonces ¿por qué la autorizó?

A lo que Mace contestó, con sentimiento y aire derrotado:

—No lo sé, no lo sé.

Era la peor contestación que pudo haber dado y entre el público produjo una audible ola de horror y escándalo que provocó la perorata ya mencionada del senador Donahue.

Hasta entonces, Mace había dado la impresión, aunque de nerviosismo, de dominarse y de ser capaz de dar cuenta de sus actos como el inspector encargado de leer el informe sobre la Montayne y de hacer la pertinente recomendación al Departamento de Sanidad. Había comenzado haciendo una breve exposición de la situación, mencionando el voluminoso informe de la Felding-Roth (ciento veinticinco mil páginas en trescientos siete tomos) y las preguntas acerca de detalles y de datos que él había hecho y que había sido la causa de la demora. Las preguntas, dijo, habían sido contestadas satisfactoriamente. No hizo mención del informe australiano; éste salió a relucir más tarde, durante el interrogatorio.

Cuando el caso australiano salió a relucir, Mace comenzó a dar señales de emocionarse y, de pronto, dio la impresión de que estaba a punto de derrumbarse. A ello había seguido la espantosa confesión:

—No lo sé.

A pesar de que saltaba a la vista que Mace estaba en una situación poco clara, Celia no pudo evitar sentir cierta simpatía hacia él.

Pensó que cargarle toda la culpa a él era desproporcionado. Luego lo comentó con Childers Quentin.

—En estas situaciones uno se da cuenta de la superioridad del sistema inglés —observó Quentin.

Al preguntarle Celia por qué, Quentin explicó:

—En Gran Bretaña, el ministro de Sanidad es aconsejado por un comité en pro de una medicina segura y el ministro en persona es quien decide dar la autorización a los nuevos fármacos. Los funcionarios de la administración tienen la importante tarea de informar y aconsejar al ministro, pero el responsable es sólo el ministro, de modo que si pasa algo serio, es él quien tiene que responder de ello ante el Parlamento y cargar con toda la culpa.

»Un ministro inglés no aceptaría la cobardía de que hacen gala los de aquí. No permitiría que un simple funcionario como Mace tuviera que comparecer en el Capitolio y cargar con toda la responsabilidad. Si nosotros tuviéramos algo comparable a su fuerte sistema ético, el secretario de Sanidad, Educación y Bienestar Social se presentaría aquí y daría la cara ante Donahue. ¿Y dónde está? Escondido en su despacho o tal vez fuera de la ciudad.

Otra de las fallas del sistema norteamericano era, según él, la siguiente:

—Una consecuencia de todo ello es que el personal del Departamento de Sanidad va con pies de plomo, con una cautela exagerada, por temor a ser forzados a comparecer ante el Senado y ser sancionados. De modo que, en vez de autorizar medicamentos que no representan ningún riesgo y que, en cambio, son de necesidad para muchos enfermos, prefieren usar tácticas dilatorias y esperar a ver qué pasa. Y así retrasan la marcha normal del progreso científico de la medicina, causan molestias a los médicos y a los hospitales, y a los pacientes.

Cuando finalmente terminaron con Mace, y él se dirigía con aire abatido a la puerta de salida, Celia suspiró aliviada. Y se levantó, movida de simpatía hacia él, para ir a saludarle.

—Doctor Mace, soy Celia Jordan, de Felding-Roth. Quería decirle que...

Se calló, confusa y desanimada. A la sola mención de Felding-Roth, la cara de Mace se había contorsionado y con una mirada que echaba fuego y un odio salvaje como ella jamás había visto, murmuró entre dientes:

—¡Aléjese de mí! ¿Me oye? ¡No vuelva a acercarse a mí!

Sin dar tiempo a Celia a sobreponerse de la sorpresa y poder contestar, Mace se dio la vuelta y se marchó.

Quentin, que estaba cerca de ella, le preguntó con curiosidad:

—¿Qué pasa?

Temblando, Celia contestó:

—No lo sé. Todo ha sido al mencionar yo el nombre de la compañía. Se ha puesto fuera de sí.

—Bueno, es natural —explicó Quentin—. Al doctor Mace no le

cae en gracia el nombre de la compañía que produjo la Montayne. ¿Y qué?

—Hay algo más, estoy segura.

—Yo de usted no pensaría más en ello.

Sin embargo, aquella expresión de odio en el rostro de Mace quedó grabada en la mente de Celia durante el resto del día.

Vincent Lord había permanecido en Washington un día más y Celia tuvo ocasión de enfrentarse con él y pedirle explicaciones sobre las declaraciones de la tarde anterior. La confrontación tuvo lugar en la *suite* del hotel donde ella le acusó de embustero, y le preguntó:

—¿Por qué?

Ante la sorpresa de Celia, el director de investigación no intentó negar la veracidad de su acusación y confesó:

—Me puse nervioso. Lo siento. Usted tiene razón.

—No me pareció nada nervioso.

—No se veía, pero las preguntas me estaban poniendo negro. Y comencé a preguntarme qué sabría el tipo, Urbach.

—¿Saber? ¿Qué podía saber?

Lord vaciló, inseguro de qué contestar.

—No sé; me figuro que no más de lo que sabemos nosotros. En fin, me dije que, contestando como lo hice, era la mejor manera de librarme de él y acabar.

Celia no quedó convencida.

—¿Por qué tenía usted más prisa que los demás para acabar pronto? Ya sé que todo esto es muy desagradable para todos, inclusive para mí, y que todos tenemos remordimientos sobre lo sucedido. Pero con la Montayne nunca se cometió ninguna ilegalidad. —Se calló. Se le acababa de ocurrir una cosa cuando preguntó—: ¿O sí?

—¡No, claro que no!

Pero la contestación llegó unos segundos demasiado tarde y con fuerza desproporcionada.

Entonces Celia recordó aquellas palabras de Sam: «Y hay otra cosa que tú no sabes.»

Ella miró intrigada a Lord:

—Vince, diga una cosa. ¿Hay algo acerca de la Montayne y de Felding-Roth que yo no sé?

—No, se lo juro, no hay nada. ¿Por qué habría de haberlo?

Volvía a mentir. Saltaba a la vista. Y Celia cayó en la cuenta de que el secreto de Sam no había ido a parar a la tumba con él, porque Lord también lo sabía. Sin embargo, de momento, no podía preguntar más.

Las sesiones duraron cuatro días. Comparecieron más testigos, entre ellos dos médicos, neurólogos que habían examinado los nacidos con deficiencias a causa de la Montayne. Uno de ellos había estado en Europa estudiando los casos de allí y proyectó diapositivas de los niños que había visitado.

Por el aspecto, estos niños parecían absolutamente normales. Pero casi todos estaban echados, porque, como explicó el especialista:

—No pueden moverse lo más mínimo. Todos estos niños fueron dañados en el cerebro durante la fase embrionaria.

Algunas de las caras de estos niños eran muy hermosas. Uno de ellos, mayor que los otros, tenía ya dos años. Miraba a la cámara, alguien le alzaba la cabeza por detrás, y tenía unos ojos aparentemente llenos de melancolía. El rostro impávido.

—Este niño —dijo el neurólogo ante el silencioso público— nunca será capaz de pensar como nosotros, y casi seguro que jamás tendrá conciencia de lo que sucede a su alrededor.

Aquella cara recordó a Celia la de Bruce a la misma edad, hacía dieciséis años. Bruce les había escrito recientemente desde el colegio universitario de Williams, donde estudiaba ahora:

Queridos papás:

¡Esto me encanta! Lo que más me gusta es que aquí nos exigen pensar, pensar, pensar...

Celia agradeció que hubieran bajado la luz para proyectar las diapositivas, porque no pudo evitar que las lágrimas le rodaran por las mejillas. No tardó en darse cuenta, sin embargo, de que ella no era la única que había tenido que sacar el pañuelo.

El propio senador Donahue, al acabar la exposición el médico, tuvo dificultades con la voz. «Sí —pensó Celia—, a pesar de su fastuosidad y su política, también es capaz de sentir.»

Con todo, por la tarde, después del almuerzo, el senador Donahue se había vuelto a endurecer. Era la tarde del cuarto y último día. Celia tenía que comparecer de nuevo como testigo. El senador se había mostrado irritado incluso con el personal de su equipo. Antes que llamaran a Celia, Quentin le advirtió, susurrando:

—Al tanto. Algo le habrá sentado mal durante el almuerzo, está de muy mal humor.

El interrogatorio, dirigido por Urbach, como siempre, consistió en preguntas acerca de las declaraciones que otros testigos habían hecho relacionadas con las suyas.

Al interrogarla acerca de la afirmación de Vincent Lord, según la cual hubiera aplazado la comercialización de la Montayne, si hubiera estado en sus manos, ella dijo:

—He hablado de ello con él. Mi recuerdo difiere del suyo, pero no veo razón para discutir lo que él aserta.

En cuanto a su visita a las oficinas de la organización ciudadana en lucha por una medicina menos peligrosa, Celia manifestó:

—Hay diferencias de interpretación. Visité a la doctora Stavely por iniciativa propia, llevada de un impulso y con intenciones amistosas, convencida de que podríamos beneficiarnos de la conversación. Pero me equivoqué.

Urbach preguntó:

—¿Fue el motivo de la visita hablar de la Montayne?

—No, especialmente.

—Hablaron de la Montayne, ¿verdad?

—Sí.

—¿Creyó que podría convencer a la doctora y a su organización de que interrumpieran la campaña para anular la autorización de la Montayne?

—No. Ni se me ocurrió.

—¿Fue su visita oficial, en nombre de la compañía?

—Ya le he dicho que no. De hecho, hasta hoy nadie de Felding-Roth sabía nada de mi visita a la doctora Stavely.

Donahue puso cara de descontento. Preguntó:

—¿Está diciendo la verdad, señora Jordan?

—No he dicho más que la verdad. —Y llena de cólera añadió—: ¿Quiere hacerme la prueba del polígrafo?

Donahue rugió:

—Esto no es un proceso.

—Perdone, señor, no me había dado cuenta.

Encendido de furia, Donahue hizo señal a Urbach de que podía continuar.

El interrogatorio pasó al tema del credo de Felding-Roth.

—Ya ha oído cómo la señora Stavely ha descrito el documento como una campaña comercial «asquerosa y podrida». ¿Tiene objeciones a tales calificativos? —preguntó Urbach.

—Naturalmente que sí. El credo fue redactado con el objetivo declarado y sincero de delimitar los campos para el futuro de la compañía.

—¿De veras? ¿Está convencida de que no tiene la función de propaganda comercial?

Celia presintió que le tendían una trampa. Contestó con cautela:

—No he dicho eso. Pero, honestamente, si la tiene, es de más a más.

A Donahue se le veía inquieto. Urbach se volvió hacia él con mirada interrogativa:

—¿Senador?

El presidente pareció dudar entre si debía intervenir o no. Luego dijo con expresión desabrida:

—Todo depende de cómo se interprete, ¿no es así? ¿A quién debemos creer? ¿A una persona dedicada voluntariamente, desinteresadamente al bien de la humanidad, como es el caso de la doctora Stavely, o a la portavoz de una industria cuya codicia llega al límite de matar a la gente y de mutilarla, vendiendo medicamentos que de antemano sospecha que pueden ser nocivos?

Hubo una conmoción general entre el público. Incluso los asistentes de Donahue pusieron caras de incomodidad, presintiendo que había exagerado.

Celia decidió olvidarse de todo e inquirió:

—¿Me lo pregunta a mí, senador? ¿O bien es lo que aparenta ser: una declaración sin fundamento y totalmente arbitraria, encaminada a la conclusión que de antemano tiene usted preparada, y que tan obvia ha sido durante las sesiones de estos cuatro días?

Donahue señaló con el dedo a Celia, como lo había hecho antes con Mace.

—Prevengo a la testigo que en este lugar existe un delito denominado contumacia o rebeldía contra el Congreso.

Celia gritó sin importarle ya nada:

—¡No me tiente!

El senador retumbó:

—¡Le ordeno que aclare esas palabras!

Celia había llegado demasiado lejos para hacer caso de todas las advertencias y cautelas. Sin oír la súplica que en voz baja le hacía Quentin, y sacudiéndose de encima la mano con que él trataba de calmarla, se puso en pie.

—Se lo aclararé recordándole que la misma persona que hoy osa juzgar Felding-Roth, el caso de la Montayne y el Departamento de Sanidad, es la misma que hace dos años se quejaba de la demora de la autorización de la Montayne, y la calificaba de ridícula.

—¡Mentira! Eso sí es contumacia, señora. Yo nunca dije tal cosa.

Celia se sintió rebosar de satisfacción. *Donahue había olvidado.* No era sorprendente, ¡con lo que hablaba sobre cualquier cosa! Y su equipo se había olvidado de recordárselo, suponiendo que ellos supieran que había dicho aquello. Fuera como fuera, Quentin se había equivocado.

Celia tenía una carpeta delante suyo que todavía no había abierto. La había llevado consigo por si acaso. De ella sacó unos recortes de periódico. Leyó el primero:

—Esto salió en el *Washington Post* el diecisiete de septiembre de mil novecientos setenta y seis.

Sin sentarse, pasó a leer:

—«Sobre el fármaco Montayne, actualmente pendiente de autorización y para ser administrado a las mujeres durante el embarazo, el senador Donahue ha calificado la demora del Departamento de Sanidad como "claramente ridícula vistas las circunstancias".» —Celia añadió—: Lo mismo salió en otros periódicos.

Celia calló.

—Y aquí tengo otra cosa, senador.

Sacó otro papel de la carpeta.

Donahue, rojo como un tomate, hizo ademán de coger la maza, pero el senador Jaffee, de la minoría, exclamó:

—¡No, no! Deje hablar a la señora. Me interesa.

—Usted nos acusa a nosotros de matar a la gente —continuó Celia mirando a Donahue—. Aquí tengo constancia de cómo vota usted desde que forma parte del Congreso; es decir, durante los últimos dieciocho años, a favor de los subsidios a las fábricas de tabaco. Con estos votos, senador, ha contribuido usted a matar mucha más gente de cáncer de pulmón que la industria farmacéutica en toda su historia.

Las últimas palabras se perdieron entre la algarabía de gritos y de mazazos de Donahue, que trataba de hacerla callar declarando:

—¡Aplazada la sesión!

CAPÍTULO XIV

Lo que para Celia había comenzado siendo una desagradable y humillante experiencia resultó, al fin, un triunfo personal, o por lo menos tal fue la impresión.

Unas horas después del percance con el senador Donahue, los canales de televisión más importantes del país, ABC, CBS y NBC, dieron casi por entero el espectacular episodio en las pantallas. En palabras de un crítico: «Fue teatro dc lo mejor, uno de los mejores *shows* televisivos.»

La prensa del día siguiente le dedicó también importantes espacios. El *New York Times* sacó el siguiente titular: «Una mujer valiente amonesta a un senador.» El *Chicago Tribune* imprimió: «El senador Donahue interroga a Jordan y le sale respondona.»

Pero eso no fue todo. Por una vez, en este caso, los periodistas habían hecho las cosas bien y andaban enterados de los más importantes datos sobre el episodio. Según uno confesó a Julian Hammond:

—La mayoría nos enteramos de la dimisión de la señora Jordan a raíz de la Montayne y la condición bajo la que volvió, que se retirara inmediatamente la Montayne del mercado sin esperar las instrucciones de Sanidad. Pero no sabíamos cómo utilizar la información, y por eso la dejamos para otra ocasión. Y la táctica ha dado mejor resultado del que podíamos imaginarnos.

Después del percance entre Celia y el senador, los periodistas tuvieron la oportunidad de hacer quedar bien a Celia de dos maneras. Una, porque tanto su dimisión como su regreso, hechos ya del dominio público, la hacían quedar como persona de sólidos principios éticos. Y segundo, porque, al negarse a que su dimisión saliera a relucir durante las sesiones del subcomité, indicaban una lealtad y una nobleza fuera de lo común.

El *The Wall Street Journal* publicó un comentario que decía: «En el mundo de los negocios hay mucha más nobleza de la que normalmente se reconoce. Cuán agradable resulta, entonces, que nos expongan un caso de nobleza y que, encima, sea encomiada por el público en general.»

A los pocos días de su regreso de Washington, Celia y Julian Hammond se entrevistaron en el despacho de ella. El vicepresidente de relaciones públicas había traído un montón de recientes recortes de periódicos que enseñó con suma satisfacción a Celia. Unos minutos después llegó Childers Quentin.

Celia no había visto al abogado desde su partida de Washington. Ahora iba a verla para discutir sobre los nuevos demandantes contra la compañía, a consecuencia de la Montayne.

Quentin venía con el aspecto fatigado y no parecía de muy buen humor.

Hammond dijo:

—Ahora mismo me voy, Quentin. Estábamos gozando del botín de la victoria —añadió señalando los recortes.

—¿Así lo llama? —preguntó fríamente Quentin.

—Pues claro. ¿Usted no?

Se produjo un silencio, que Celia interrumpió:

—Bueno, abogado: desembuche de una vez.

—Todos esos oropeles —comenzó a decir Quentin— y las noticias que han salido en la televisión son embriagadores. En pocas semanas habrá pasado y nadie se acordará de nada. Lo que cuenta es otra cosa.

—¿Qué cuenta? —preguntó Hammond.

—Lo que cuenta y contará es que esta compañía y usted, Celia, personalmente, se han ganado un enemigo muy poderoso. Conozco a Donahue. Le han hecho quedar como un payaso. Y lo que es peor, lo han hecho en su propio territorio, en el Senado y ante millones de espectadores. No se lo perdonará jamás. En cuanto vislumbre la más mínima posibilidad de perjudicarla a usted, Celia, o a la firma, no dude de que saltará y sacará las uñas. Es posible que incluso ose forzar las cosas y en este país, un senador tiene de sobra fuerza para eso y para mucho más.

Para Celia estas palabras fueron como una ducha de agua helada. Y comprendió que Quentin tenía razón. Preguntó:

—¿Qué me aconseja?

El abogado se encogió de hombros.

—De momento, nada. En el futuro vaya con mucho tiento y no se ponga en situación, usted o la compañía, de que el senador Donahue se les eche encima.

CAPÍTULO XV

—¿Cómo es la señora Jordan? —preguntó Yvonne a Martin.

Él reflexionó antes de responder:

—Atractiva. Con fuerza. Inteligente. Muy competente en el trabajo. Directa y franca; con ella siempre sabes qué terreno estás pisando.

—La idea de conocerla me pone nerviosa.

—No tienes por qué —dijo él, riendo—. Simpatizaréis en seguida, ya lo verás.

Era un viernes por la tarde, del mes de julio, y estaban en casa de Martin, en Harlow, en la que Yvonne vivía ya permanentemente. Había dejado su pequeño apartamento hacía un año, para ahorrarse gastos superfluos.

Por el suelo del saloncito estaban desparramados libros y papeles, material de los estudios que Yvonne emprendía al terminar el trabajo, para preparar los exámenes que iba a hacer dentro de seis meses. Hacía un año y medio desde que, aconsejada por Martin, había decidido tomarlos con la esperanza de poder ingresar en la escuela de veterinaria.

Los estudios marchaban bien. Yvonne era más feliz que nunca y su dicha contagiaba la casa y a Martin. Al terminar del instituto de Felding-Roth asistía a clases y Martin la ayudaba a repasar las lecciones en casa, durante los fines de semana.

En el instituto las cosas también marchaban bien. Desde la invasión de los «amantes de los animales», el trabajo de recomponer los datos había progresado con mayor rapidez de la esperada y el Péptido 7 había avanzado hasta el punto que ahora necesitaba ser revisado por la gerencia del sector comercial.

Por eso estaban a punto de llegar Celia y un reducido grupo de empleados de la compañía de Nueva Jersey. Eran esperados el próximo miércoles.

De momento, sin embargo, lo importante era otra cosa. Martin frunció el ceño ante el libro que tenía abierto sobre la falda, *Principios de química orgánica,* de Murray.

—Es una versión nueva, reescrita desde que lo estudié yo. Muchas de las cosas que han puesto nuevas son muy poco realistas. Las aprendes para olvidarlas luego.

—¿Te refieres al sistema de nomenclatura de las sustancias químicas?

—Por supuesto.

El sistema de Ginebra de nombrar las sustancias químicas había sido establecido por la Unión Internacional de Química pura y aplicada con la idea de que el nombre indicara automáticamente la estructura del componente. Así, por ejemplo, iso-octano se modificó en 2,2, 4-trimetilpentano; el ácido acético, comúnmente vinagre, en ácido etanoico, y la glicerina común, propano-1, 2, 3-triol. Desgraciadamente, los químicos casi nunca usaban esta nomenclatura, pero los examinadores la exigían. De ahí que Yvonne tuviera que aprenderse los nuevos nombres para acceder a los exámenes, y los viejos para trabajar en el laboratorio.

—¿No utilizáis estos nombres en tu laboratorio? —preguntó ella.

—Casi nunca. Son demasiado difíciles de recordar; y demasiado difíciles de pronunciar. Bueno, a ver si te los sabes.

—Adelante.

Martin nombró veinte sustancias, a veces usando el nombre

antiguo, a veces el nuevo, e Yvonne tenía que dar el otro correspondiente. Cosa que hizo sin equivocarse ni una sola vez.

Martin cerró el libro y observó:

—Tu memoria no cesa de asombrarme. ¡Ojalá la tuviera yo!

—¿Por culpa de mi memoria no me dejas tomar el Péptido 7?

—En parte. Pero es que tampoco quiero que te arriesgues —replicó él.

Hacía un mes Martin había colgado una nota en que decía: «Se necesitan voluntarios.»

En el cartel se requería a los voluntarios a hacer pruebas con inyecciones de Péptido 7. El cartel llevaba la firma de Martin.

Los primeros en firmar habían sido Rao Sastri e Yvonne. A los pocos días aparecieron catorce firmas más y Martin seleccionó diez de ellas. Excluyó a Yvonne.

—Tal vez más tarde. Ahora no quiero.

El propósito de las pruebas con seres humanos era ver si surgían efectos secundarios de tipo nocivo.

—En Inglaterra está permitido pedir voluntarios por iniciativa propia, mientras que en Estados Unidos es obligatorio solicitar el permiso de Sanidad —había explicado Martin a Yvonne.

A los veinte días de regulares inyecciones de Péptido 7 a los voluntarios seleccionados, no habían surgido efectos de ninguna clase, o que saltasen a la vista.

Martin estaba contento, aunque sabía que las pruebas no eran suficientes.

—Quiero tomar Péptido 7 lo más pronto posible —dijo Yvonne—. Seguramente será la única manera de adelgazar. ¡Ah!, he comprado arenques ahumados para el desayuno de mañana.

—¡Eres un ángel! —exclamó Martin. Arenques ahumados era su desayuno favorito los fines de semana.

Luego se puso serio e indicó:

—Mañana voy a ver a mi madre. He hablado hoy con mi padre y los médicos dicen que no le quedan muchos días de vida.

El proceso de deterioro general de la madre de Martin había sido lento, mientras que el avance de la enfermedad de Alzheimer había sido muy rápido. Desde hacía unos cuantos meses, estaba internada en un asilo de viejos de Cambridge y el padre continuaba viviendo solo en el piso que Martin les había comprado al comenzar a trabajar en Harlow.

—Lo siento —murmuró Yvonne, cogiéndole la mano—. Si no te importa, te acompañaré.

Acordaron que saldrían temprano a la mañana siguiente. Martin quería pasar antes por el instituto.

A la mañana siguiente, en el instituto, mientras Martin miraba el correo y examinaba una hoja que había salido del ordenador la noche anterior, Yvonne estaba en el cuarto de los animales. Martin entró a buscarla.

La encontró de pie, delante de una de las jaulas de las ratas y oyó que decía:

—¡Cachondo, más que cachondo!

—¿Con quién hablas? —preguntó Martin, divertido.

Yvonne se dio la vuelta y señaló la jaula.

—Este grupito de animales no paran de follar. Por lo visto les interesa más el sexo que comer, últimamente.

Mientras Martin los observaba, el cobayo a que Yvonne se había referido copulaba sin cansarse con su dócil y sumisa pareja que tenía debajo. En la caja contigua también ocurría lo mismo.

Martin miró las etiquetas de ambas jaulas. Aquellas ratas habían sido recientemente inyectadas del extracto más refinado de Péptido obtenido hasta entonces.

—¿Por qué has dicho que últimamente follan más que comen?

—Pues... me imagino que es desde que se les aplicó la inyección —contestó Yvonne.

—¿Son ratas jóvenes?

—¡Qué va! Si fueran personas, los llamaríamos pensionistas.

—Supongo que es una coincidencia —repuso Martin y en el acto pensó que tal vez no lo era.

Yvonne dio la impresión de leerle el pensamiento, porque preguntó:

—¿Qué vas a hacer?

—El lunes quiero que comprueben el índice de crías de las ratas recién inyectadas con Péptido 7. Que me hagan una estimación del promedio.

—No necesito esperar al lunes para decírtelo. Te aseguro que crían en cantidades superiores a las normales. Pero hasta ahora no se me había ocurrido conectar ambas cosas.

—¡No conectes nada! —le amonestó Martin—. Asunciones de este tipo conducen a callejones sin salida. Pero mándame las cifras que obtengas.

—De acuerdo —contestó ella sumisamente.

—Luego agrupa a las ratas más viejas en dos, pero deja que cohabiten. A un grupo se les inyectará el Péptido, y al otro, no. Quiero que el ordenador haga un análisis de las costumbres sexuales de ambos.

—El ordenador no puede decirte cuántas veces... —dijo Yvonne con una risita.

—Me imagino que no. Pero podrá seguir la pista a las crías. Nos guiaremos por ellas.

Ella pareció asentir, pero Martin sospechó que estaba pensando en otra cosa.

—¿En qué piensas?

—En una cosa que pasó ayer. En la tienda donde compraba los arenques. Mickey Yates es uno de los voluntarios, ¿verdad?

—Sí.

Yates, técnico del laboratorio, era el mayor en años de entre los que habían voluntariamente tomado Péptido 7. Desde aquel incidente con la rata guillotinada, en presencia de Celia, se había desvivido por complacer a Martin.

—Me encontré con su mujer en el mercado y me dijo que estaba muy contenta de ver que el nuevo trabajo de Mickey le había rejuvenecido.

—¿Qué quiso decir?

—Se lo pregunté. Y ella se puso colorada y dijo que últimamente Mickey estaba lleno de energía y que en la cama no la dejaba un segundo en paz.

—¿Recientemente sólo?

—Sí.

—¿Antes no?

—Según ella, antes casi nunca.

—Me asombra que hablara de eso.

—No conoces a las mujeres —dijo Yvonne sonriendo.

Martin reflexionó unos segundos y luego decidió:

—Vámonos. Hablaremos en el camino hacia Cambridge.

Los primeros momentos del viaje los dedicaron a escuchar las noticias de la radio, cuya mayor parte fueron de índole política. Gran Bretaña iniciaba un nuevo período de optimismo, a raíz de la elección de la primera mujer como primer ministro, la *Dama de Hierro*, Margaret Thatcher, capaz de inyectar energía a un país que, desde la segunda guerra mundial, había vivido sumido en la apatía.

Cuando acabaron las noticias, Martin apagó la radio y se dispuso a hablar de otros temas.

—Me preocupa y no quiero que se hable de lo que se nos ha ocurrido esta mañana —explicó—. No digas a nadie lo de las ratas que crían más. Y tampoco lo del nuevo estudio que te he encargado. De momento quiero reservarme los resultados sólo para mí. Y no quiero más historias sobre Mickey Yates y su mujer.

—Descuida —dijo Yvonne—. Pero no veo por qué te preocupas tanto.

—Porque yo espero producir un medicamento serio para luchar contra una enfermedad seria. Si corre el rumor de que además es afrodisiaco, y para colmo que hace adelgazar, cosa que es buena o mala, según, será un desastre. Todo el trabajo que hemos hecho habrá sido inútil y nos harán sentir como si acabáramos de reinventar el ungüento de serpiente.

—Ya entiendo —repuso Yvonne—. Te prometo que no hablaré con nadie del tema. Pero será difícil conseguir que no hablen los otros.

—Ya lo sé, ése es el peligro —añadió lúgubremente Martin.

Llegaron a Cambridge a mediodía. Martin fue directamente al asilo donde estaba su madre. La encontró acostada, tal como pasaba la mayor parte del día. No se acordaba de absolutamente nada, desde hacía años, y no dio señales de reconocer a su hijo.

Martin observó que su madre se apagaba rápidamente. Tenía el cuerpo esquelético, las mejillas hundidas, se había quedado casi calva. En los primeros años de la enfermedad, había conservado vestigios de su antigua belleza, que Celia todavía había podido ver durante su visita a la casa del barrio de Kite. Pero ahora no quedaba nada.

Era como si el mal de Alzheimer no se hubiera contentado con devorar su cerebro, y necesitara también alimentarse de su cuerpo.

—Mi sueño ha sido descubrir un medicamento para prevenir esto, o parte de esto. Pasarán años antes que sepamos si lo hemos conseguido. Pero mi investigación sobre el envejecimiento es tan importante para mí, que no quiero malograrlo con otros descubrimientos afines, de menor importancia.

—Te comprendo. Sobre todo ahora —dijo Yvonne.

En ocasiones anteriores en que Yvonne había acompañado a Martin al asilo, la chica había tomado la mano de la anciana entre las suyas y se había sentado, sin decir nada. Aunque no se podía saber con seguridad, Martin había tenido la impresión que su madre sentía algo, y que le aliviaba, en cierta manera. Pero este día, Yvonne sospechó que ni eso ocurría.

Del asilo fueron al piso donde vivía el padre. Estaba cerca del Colegio de Girton, al noroeste de la ciudad, y lo encontraron trabajando en una parcela destinada a trabajos manuales o de reparaciones que había detrás del edificio. Tenía las herramientas de su antiguo oficio desparramadas y él estaba martilleando un pequeño trozo de mármol, con cincel y mazo.

—No sé si sabías que mi padre había sido albañil.

—Sí —contestó Yvonne—. Pero no sabía que aún trabajaba en ello.

—No trabajo —dijo el viejo—. Tengo los dedos anquilosados, pero se me ha ocurrido que podría esculpir una lápida para la tumba de mi mujer; es lo último que puedo hacer por ella. ¿Te parece mal que haya comenzado antes de que esté muerta? —preguntó mirando a Martin.

Martin pasó el brazo por los hombros de su padre.

—Me parece muy bien, papá. ¿Necesitas algo?

—Un trozo más grande de mármol. Es muy caro.

—No pienses en el dinero; encarga lo que quieras y que me manden la factura a mí.

Al mirar a Yvonne, Martin vio que lloraba.

CAPÍTULO XVI

—Estoy totalmente de acuerdo contigo en cuanto a lo del efecto como estimulante sexual —intervino—. Si se llegara a considerar el Péptido 7 como un afrodisiaco, el producto no sería tomado en serio.

—Me figuro que no será difícil mantenerlo en secreto —indicó Martin.

—Yo no estoy muy segura, pero hemos de intentarlo.

Era el segundo día de su visita al instituto de Harlow, y se entrevistaba a solas con Martin en su despacho. Antes él le había dicho:

—Estoy en situación de poder informar que tengo en mi poder un medicamento no nocivo para retardar el envejecimiento del cerebro y preservar la lucidez. Al parecer no hay indicios de contraindicaciones.

A Celia le pareció muy lejana aquella vez que, por órdenes de Sam, había ido a Harlow con la intención de cerrar el instituto si era necesario, y todavía más lejana aquella primera entrevista de Sam, ella y el joven investigador en Cambridge.

—No cabe duda que has conseguido algo muy importante —reconoció ella.

Hablaban tranquila y cordialmente. De recordar, uno de los dos, las horas de intimidad que habían pasado aquella noche en la cama, no se notaba. No cabía duda que ambos lo consideraban como un momento sin gran trascendencia en sus vidas.

Mientras Celia se entrevistaba a solas con Martin, media docena de ejecutivos de Felding-Roth, que habían viajado con ella, discutían con especialistas del instituto sobre el Péptido 7. Se discutía la manufacturación, el control de calidad, la cuestión de las materias primas y de su obtención, los costos, envase, todo tipo de detalles que iban a formar parte del plan básico para regular la introducción y comercialización del producto. Rao Sastri, Nigel Bentley y otros empleados del instituto se encargaban de responder a las preguntas de los de Felding-Roth.

Aunque todavía faltaba un año o más de pruebas clínicas con la droga, antes de poder solicitar los permisos de los diversos gobiernos, había llegado el momento de tomar importantes decisiones acerca del futuro. Una de las más importantes era la suma de la inversión que Felding-Roth debía destinar a su manufacturación, de lo que dependía que el producto fuera un exitazo a escala mundial o sólo un juego en que se iba a perder el dinero.

Era importante, además, decidir la forma en que iba a ser distribuido. Martin dijo a Celia:

—Estamos trabajando en ello. Nosotros recomendamos que se haga en forma de pulverizador nasal; es un sistema moderno y muy cómodo. En el futuro muchos medicamentos serán tomados de esta forma.

—Sí, ya lo sé. Se habla de hacerlo con la insulina. En fin, gracias a Dios que no penséis administrarlo como inyección.

Ambos sabían que era un hecho indiscutible que los medicamentos vendidos en forma de inyección se vendían mucho menos que los otros.

—Para usarlo como pulverizador nasal —continuó Martin—, el Péptido 7 se disolverá en una solución salina inerte mezclada con detergente. El detergente es para asegurar la absorción.

Le explicó que ya habían hecho pruebas con varios detergentes. El mejor, entre los no tóxicos, y que no producía irritación de las membranas de la nariz, había resultado ser uno de los nuevos productos que Felding-Roth había sacado a la venta en Norteamérica.

Celia se puso muy contenta.

—¿De modo que podremos hacerlo todo en casa?

—Sí, como te gusta a ti. La dosis normal —prosiguió él— sería de dos tomas diarias.

Dos médicos, contratados recientemente por el instituto, se encargarían de coordinar las pruebas clínicas en Gran Bretaña. Éstas iban a comenzar en seguida.

—Comenzaremos por las edades que abarcan de los cuarenta a los sesenta. Aunque eso se puede modificar si es necesario. Haremos también pruebas con gente en los primeros estadios del mal de Alzheimer. No hay posibilidad de que revierta la enfermedad, pero es posible que la frene.

Celia le informó sobre los planes de las pruebas en Norteamérica.

—Queremos empezar cuanto antes. Dados los preparativos y el permiso que se requiere de Sanidad, iremos un poco a la zaga de vosotros.

Continuaron haciendo planes, llenos de esperanza y optimismo.

De una de las consultas celebradas en Harlow se sacó el resultado de decidir que el envase consistiría en un pequeño frasco de plástico con tapón. La dosis saldría automáticamente al apretar con el dedo una minúscula bomba.

Era un sistema de envase que ofrecía atractivas posibilidades.

Lo más probable era que Felding-Roth no manufacturara los frascos, que lo encargara a un especialista. Pero esto último sería definitivamente decidido en Nueva Jersey.

Durante la estancia de Celia en Harlow, Martin organizó una cena con ella y con Yvonne. Celia apreció su sensibilidad al no invitarlas al restaurante del hotel Churchgate, sino a otro que se había inaugurado recientemente, The Saxon Inn.

Al principio, las dos mujeres se examinaron con curiosidad, pero al poco rato, y a pesar de la diferencia de edad, hablaron entre sí como amigas de toda la vida. Gracias, tal vez, a la intimidad que las dos disfrutaban con Martin.

Celia admiró la decisión de Yvonne de estudiar para veterinaria. Cuando Yvonne comentó que, si ingresaba en la escuela, sería la más vieja de los estudiantes, Celia bromeó:

—Mejor. Así rendirás más. —Dirigiéndose a Martin dijo—: En

Felding-Roth hay un capital destinado a ayudar económicamente a los empleados que desean perfeccionar sus estudios. Estoy segura de que podríamos financiar los gastos de Yvonne durante sus años en la escuela.

—Yvonne —explicó Martin, enarcando las cejas—, parece que te van a pagar la vida.

Yvonne expresó su gratitud y Celia contestó:

—Por lo que me han dicho, tu contribución a los avances del Péptido 7 ha sido decisiva.

Más tarde, al abandonar por un momento Yvonne la mesa, Celia reconoció:

—Es una chica especial, encantadora. Perdona la indiscreción, Martin, pero dime: ¿os vais a casar?

La pregunta le desconcertó.

—No creo. Estoy seguro de que no se nos ha ocurrido.

—A Yvonne sí.

Él no estuvo de acuerdo.

—¿Por qué? Tiene toda una carrera por delante. Tendrá que desplazarse a otros sitios donde conocerá a otros hombres, de su edad. Yo tengo doce años más que ella.

—Doce años no son nada.

Martin insistió con obstinación:

—Hoy día cuenta mucho. Significa toda una diferencia generacional. Además, Yvonne y yo necesitamos estar libres. De momento, el arreglo que tenemos está conforme a la situación en que trabajamos, pero las cosas cambiarán.

—¡Los hombres! —prorrumpió Celia—. Los hay que sacan el máximo partido de sus «arreglos». Pero a veces estáis ciegos.

La discusión terminó al llegar Yvonne. No volvieron a hablar del tema antes de que Celia y su grupo regresaran, unos días más tarde, a Nueva Jersey.

El día en que Celia se marchó, murió la madre de Martin. Abandonó la vida silenciosamente, sin advertírselo a nadie ni crear molestias. Según palabras de un médico del asilo:

—Se ha ido como un barquichuelo arrastrado por la marea de la noche, en un mar en calma.

«Sí —pensó Martin, con tristeza y alivio a la vez—, la calma había durado demasiado.» El gusto por la vida proviene de la agitación y la inquietud mental, no de la calma. El mal de Alzheimer había privado a su madre del gusto de vivir, y la idea reavivó sus esperanzas en torno del Péptido 7.

Al entierro sólo asistieron Martin, su padre e Yvonne. Después, el señor Peat-Smith, el viejo, reanudó su trabajo de esculpir el mármol que hacía poco había llegado a sus manos, para la lápida de la tumba. Martin e Yvonne volvieron a Harlow en silencio amistoso.

Durante los meses siguientes fueron tomadas importantes decisiones en Felding-Roth, jalonadas por varias travesías del Atlántico.

El ingrediente principal del Péptido 7 iba a ser manufacturado en la República de Irlanda, en una planta nueva emplazada en un sitio recién adquirido por la empresa y para la que los arquitectos ya estaban trazando los planos. La sustancia tendría el aspecto de un polvo blanco y cristalino. La nueva planta sería la primera dedicada a la biología molecular, de Felding-Roth. En ella se dejaría el espacio suficiente para manufacturar la base química de la Hexina W.

La producción final, el líquido acabado y listo para ser envasado, saldría de una planta que Felding-Roth poseía ya en Puerto Rico. Los envases, manufacturados, como se había pensado, por un especialista, llegarían en barco allí, lo que tenía la ventaja de ser menos costoso en términos de impuestos que si se manufacturaba en Estados Unidos.

El plan en conjunto requería una fuerte inversión de capital que Felding-Roth no estaba en situación de adelantar, por lo que era necesario solicitar créditos. De fracasar el producto y no poder devolverse el dinero, Felding-Roth se iría al agua.

En palabras de Celia a Andrew:

—La atmósfera que se respira en la prensa es una suerte de «ahora o nunca», es como si hubiéramos apostado toda la empresa.

Hubo de tomarse otras decisiones menores, pero de importancia, como por ejemplo el nombre del Péptido 7 como producto comercial.

La agencia publicitaria de Felding-Roth, todavía Quadrille-Brown de Nueva York, emprendió un costoso estudio de los nombres de marcas ya existentes y sugirieron varios nombres nuevos, muchos de los cuales fueron rechazados casi en el acto. Al cabo de varios meses de trabajo, se celebró una reunión a alto nivel en el cuartel general de Felding-Roth. Como representante de la compañía asistió Celia, Bill Ingram y media docena de ejecutivos más.

El pequeño grupo de la agencia publicitaria fue encabezado por Howard Bladen, actual presidente de Quadrille-Brown, que asistió según él «más para recordar viejos tiempos que por otra cosa». Antes de comenzar la sesión, Celia y él pasaron unos momentos evocando el recuerdo de aquella reunión de hacía años, en que decidieron aquel famoso anuncio «de la mamá feliz» que tantos beneficios iba a producir a la compañía.

En la sala de reuniones se instalaron una serie de pizarras y de caballetes para exponer los nombres, y su presentación, propuestos para el nuevo medicamento.

—De entre los posibles a que nos hemos reducido —comenzó diciendo el ejecutivo encargado de la exposición— existen los que evocan el cerebro y la facultad comprensiva del hombre.

Siguió la lista: Apercep, Compre, Percip y Braino. Se señaló que los tres primeros eran derivados de «apercepción», «comprensión» y «percibir».

El cuarto nombre fue retirado en el acto al señalar Ingram que era muy similar al de un producto de uso doméstico: Drano.

—¡Qué vergüenza! —reconoció Bladen—. No entiendo cómo se nos ha podido pasar por alto.

Luego siguieron los nombres que «sugerían algo brillante, reluciente, evocador de la inteligencia». Eran: Argent y Nitid.

Otros dos eran: Genus y Compen. El segundo sugería que el fármaco podía compensar algo que faltaba desde el nacimiento.

Se discutió durante una hora. A Bill Ingram le gustó Apercep, no le gustó Nitid y los otros le eran bastante indiferentes. Tres ejecutivos favorecieron Argent. Bladen se puso a favor de Compen. Celia no decía nada, esperaba a ver qué sugerían los otros, y reflexionando de vez en cuando en los miles de dólares que todo aquello iba a costar.

Por fin Bladen preguntó:

—¿Qué opina usted, señora Jordan? Usted es famosa por sus brillantes ideas.

—La verdad —arguyó Celia— que no sé por qué no lo llamamos Péptido 7, tal cual.

Sólo Ingram tenía la experiencia y el suficiente conocimiento de Celia para no reírse a carcajadas.

Bladen vaciló, luego con una sonrisa dijo:

—Su idea me parece excesivamente brillante.

—Bueno —indicó Celia con coquetería—, no necesita adular a sus clientes, ¿sabe? A mí no me parece brillante, pero sí muy sensato.

Después de una discusión sumamente breve, se acordó que el producto denominado Péptido 7 se vendería con el nombre de Péptido 7.

Pasó un año.

Las pruebas clínicas del Péptido 7 progresaron con mayor rapidez de lo esperado, y habían dado excelentes resultados en Gran Bretaña y en Estados Unidos. Los pacientes de más edad habían reaccionado magníficamente. No habían aparecido efectos secundarios nocivos. Por lo que se habían enviado los datos junto a la solicitud de autorización al Comité para una Medicina Segura de Londres y al Departamento de Sanidad norteamericano.

En Harlow y en Boonton se celebraron consultas en las que se concluyó que no se pediría reconocimiento o indicación oficial de los efectos de antiobesidad del Péptido 7. Lo cual significaba que se informaría de ello a los médicos cuando se vendiera el fármaco, pero no se vendería específicamente para ello.

Claro que habría médicos que lo recetarían con ese propósito. Pero en estos casos sería responsabilidad del médico, no de Felding-Roth.

En cuanto al efecto afrodisiaco, aunque en los animales había sido constante, en las pruebas con seres humanos no se le había prestado atención y fue incluido en la lista de datos lo más disimuladamente posible.

En ambos casos la idea era todavía que el Péptido 7 era un medicamento serio, para retardar el envejecimiento del cerebro. Los usos «frívolos» obrarían en detrimento del uso serio y en el buen nombre del producto.

En vista de la excelencia de los resultados clínicos y del hecho de que no se quería sacar provecho de las otras dos posibles indicaciones, no se esperaban problemas ni demoras con la autorización.

Mientras tanto, la planta de Irlanda estaba a punto de ser terminada y la de Puerto Rico casi ya estaba a punto.

En Harlow, Martin, aunque muy interesado por los resultados clínicos, había optado por dejarlos en manos de los médicos, y él se dedicaba a estudiar posibles modificaciones del Péptido 7, con el propósito de producir otros péptidos cerebrales.

Martin e Yvonne todavía vivían juntos. En enero de 1980, Yvonne había pasado con éxito los exámenes preuniversitarios y el de ingreso de la Universidad de Cambridge, porque había solicitado entrar en el colegio de Lucy Cavendish y había sido aceptada, con la condición de que pasara el previo examen de ingreso. Yvonne había sido atraída por el texto del folleto de introducción del colegio, en que se autodescribía como «una sociedad de mujeres con particular interés por las que han tenido que aplazar sus estudios».

En septiembre, después de abandonar el instituto de Felding-Roth, comenzó a asistir a las clases de la escuela de veterinaria y a frecuentar el colegio de Lucy Cavendish.

Había ya llegado octubre y estaba muy acostumbrada a la rutina de ir a diario a Cambridge, lo que significaba una hora de ida en coche y otra de vuelta.

Además de los estudios, un motivo de dicha para Yvonne era el idilio entre el príncipe de Gales y *Lady Di*, como ya la llamaban los ingleses. Yvonne discutía el tema con Martin.

—Ya lo dije yo, que era cuestión de esperar a que apareciera la rosa inglesa.

Martin continuaba escuchando los chismes de Yvonne, que actualmente versaban principalmente sobre el mundillo de Cambridge, con igual cariño.

En enero del año siguiente, mientras Reagan subía al poder a miles de kilómetros de distancia, en Gran Bretaña se concedía la autorización para producir el Péptido 7 para la venta. Dos meses después se concedía la licencia norteamericana y al poco tiempo la canadiense.

En Gran Bretaña se iba a lanzar el producto en el mes de abril, y en Estados Unidos y en Canadá, en junio.

Pero en marzo ocurrió una cosa que estuvo a punto de hundir todo el proyecto.

Todo comenzó con una llamada telefónica del *Daily Mail*, conocido periódico londinense, al instituto de Harlow. El periodista que llamó pidió por el doctor Martin Peat-Smith o por el doctor Rao Sastri. Cuando fue informado que ninguno de los dos estaba en el instituto en aquel momento, dejó el siguiente encargo para Martin: «El *Mail* acaba de enterarse que existe una droga milagrosa que es capaz de rejuvenecer a las personas sexualmente, que las hace adelgazar y ayuda a los de mediana edad a sentirse jóvenes de nuevo. Pensamos escribir sobre ello en el número de mañana por la mañana y nos convendría tener una declaración de su compañía al respecto lo más pronto posible, hoy mismo.»

Martin leyó la nota un poco antes del mediodía y reaccionó con un ataque de pánico. ¿Iba un maldito periódico sensacionalista a estropear todo el trabajo que había hecho durante tantos años?

Su primer impulso fue telefonear a Celia, cosa que hizo. La llamó a su casa. En Morristown eran las seis y media de la mañana y pilló a Celia en la ducha. Martin esperó pacientemente a que se secara y se arropara con una bata.

Al oír la voz de Celia, soltó la historia de lo sucedido, con la voz llena de angustia. Celia mostró preocupación y sentido práctico:

—Bueno, conque ya se sabe lo del estímulo sexual del Péptido 7, ¿eh? Ya me figuré que un día u otro iba a pasar.

—¿Se puede hacer algo para que no se propague?

—Evidentemente, no. Hay una base de verdad y no podemos negarla. Además ningún periódico se dejaría perder una noticia de este tipo.

Martin, más desamparado que nunca, preguntó:

—¿Qué hago yo ahora?

—Llama al periodista y concédele una entrevista. Contesta con la mayor honestidad posible a sus preguntas y acentúa el hecho de que el efecto sexual sólo ha sido observado entre los animales. Y que por eso no se recomienda a los hombres con este fin. Y lo mismo con lo de la pérdida de peso. Quién sabe, tal vez conseguirás que no escriban más de un párrafo y que pase inadvertido —añadió Celia.

—Lo dudo —dijo Martin lúgubremente.

—Yo también, pero inténtalo.

Tres días después, Julian Hammond se personó en el despacho de Celia con un resumen de lo que los medios de comunicación habían dicho sobre el Péptido 7.

—La noticia del periódico inglés ha sido como abrir las compuertas de la presa. Estamos inundados.

El *Daily Mail* había encabezado el artículo así: «Increíble avance científico. ¡Muy pronto! Un medicamento milagroso que le rejuvenecerá, la hará más sexy y más esbelto.»

Las líneas que seguían hacían hincapié en el efecto de estimulante sexual del Péptido 7 y mencionaba muy someramente el hecho de que sólo se hubiera observado en animales. La palabra «afrodisiaco», que tanto horror causaba a Martin y a otros de Felding-Roth, salía repetidamente. Lo peor era que el periódico se había enterado de lo experimentado por Mickey Yates y había impreso una fotografía de éste, y publicado una entrevista. Bajo la foto se leía: «¡Gracias, Péptido 7!» y se veía a un avejentado Mickey sonriendo radiante de satisfacción con su mujer al lado, sonriente.

En el artículo se mencionaba algo que los de Felding-Roth desconocían, y era que otros de los voluntarios que habían tomado la droga también habían experimentado un inhabitual estímulo sexual. A ellos también se los entrevistaba.

La vaga esperanza de Celia de que la noticia se limitara a un solo periódico se había probado totalmente falsa. Toda la prensa británica se hizo eco de ella, además de la televisión y de la radio. En Estados Unidos se experimentó un súbito interés por el Péptido 7, en la prensa y en la radio y televisión no se habló de otra cosa, durante un tiempo, que de sus efectos contra la obesidad y como estímulo sexual.

A partir de entonces, los teléfonos de Felding-Roth no pararon de sonar: periodistas ávidos de más detalles sobre el Péptido 7. A pesar de las suspicacias que despertaba tanta avidez de sensacionalismo, no pudo negarse a dar información.

Muy pocos de los que llamaron se mostraron interesados por los efectos de retardamiento del envejecimiento mental, el auténtico objetivo por el que se había producido el medicamento.

A la invasión de los medios de comunicación siguió la del público: sus preguntas fueron principalmente sobre los dos efectos secundarios, como estimulante sexual y contra la obesidad. La compañía decidió grabar una advertencia contra el uso del fármaco con estos dos propósitos. Pero las telefonistas tuvieron la impresión de que tal respuesta no resultaba bastante convincente.

Algunos de los que llamaron eran locos, no cabía duda. Otros eran obsesos sexuales o personas con propósito de soltar obscenidades. Como observó Bill Ingram:

—De pronto, el trabajo que tan meticulosamente hemos hecho se ha convertido en un número de circo.

Este aspecto de número circense preocupaba a Celia. Se preguntó si los médicos se tomarían en serio un medicamento vinculado a aspectos tan poco merecedores de respeto. Y si no se negarían a recetarlo a sus pacientes.

Lo consultó a Andrew y éste le confirmó sus temores:

—Siento tener que decírtelo, pero muchos médicos reaccionarán así. Por desgracia se está creando la impresión de que eso del Péptido 7 es una suerte de moderno bálsamo de caballo o ungüento de serpiente.

Celia exclamó de mal humor:

—¡Ojalá no te lo hubiera consultado!

Y así fue como, a menos de un mes de lo que se había proyectado como un digno lanzamiento del nuevo fármaco llamado Péptido 7, el desánimo y los malos presentimientos hicieron presa de Celia.

En Inglaterra, Martin estaba desesperado.

CAPÍTULO XVII

—Resultó que sí —dijo Celia años más tarde al recordar estos tiempos—, que tuvimos graves problemas durante los primeros meses después del lanzamiento del Péptido 7 al mercado. Todos los responsables de Felding-Roth sufrieron de insomnio, pasaron largas horas de tensión y ansiedad, mordiéndose las uñas. Pero lo extraño fue que los problemas que surgieron fueron de una índole totalmente diferente de la que nos habíamos temido. —Se echaba a reír y añadía—: Es la prueba de que nunca puede saberse cómo va a reaccionar la gente.

Los problemas de que Celia hablaba eran de suministro.

Desde el primer día que se puso el Péptido 7 a la venta, en las farmacias y con receta del médico, comenzó a haber problemas de escasez. La demanda superó inmediatamente a la oferta. Delante de las puertas de las farmacias se formaron largas colas de gente que esperaba poder adquirir el nuevo fármaco y cuando se enteraban de que en la farmacia donde hacían cola se habían terminado las existencias, corrían a hacer cola frente a otra.

Una de las causas descubiertas posteriormente, según dijo Bill Ingram, fue que «los médicos y los farmacéuticos reservaban las existencias para su uso particular y para sus amigos».

La escasez fue desesperante durante un tiempo tanto en Estados Unidos como en Gran Bretaña. Gente de toda la vida de Felding-Roth nunca habían visto nada igual. Se produjeron frenéticas llamadas telefónicas entre las oficinas de Nueva Jersey y las plantas de Irlanda, Puerto Rico, Chicago y Manchester (en estas dos últimas se fabricaban los frascos y las bombas de dedo) y el instituto de Harlow. Especialmente de Puerto Rico no paraban de «llegar gritos histéricos exigiendo más frascos, que rellenaban y embarcaban a una velocidad vertiginosa», según explicó un empleado de Felding-Roth.

Las plantas de Irlanda y de Puerto Rico funcionaban veinticuatro horas al día, se habían creado nuevos turnos y empleado más obreros. Más de una vez se había tenido que fletar un vuelo chárter para trasladar el ingrediente del Péptido 7 de Irlanda a Puerto Rico.

Ingram fue el que cargó con todo el peso de estos difíciles meses.

—Vivíamos al día, haciendo auténticos malabarismos con las existencias que teníamos a mano, tratando de contentar a todos los clientes.

Pero luego se echaba a reír, se olvidaba de la ansiedad pasada, y decía:

—¡Benditos todos! Todo el mundo contribuyó al máximo, se mató trabajando. Incluso los médicos y los farmacéuticos contribuyeron con sus favoritismos a que el fármaco fuera la mina de oro que ha resultado ser.

La palabra «oro» era la más indicada. Según la revista *Fortune*, en un artículo publicado al año de aparecer el Péptido 7 como una tromba en el mundo farmacéutico, los beneficios producidos por el nuevo fármaco se estimaban que montaban a seiscientos millones de dólares.

El artículo fue encabezado por el titular siguiente: «Felding-Roth descubre que ser rico es mejor.»

Todo esto causó que las acciones de Felding-Roth en la Bolsa de Nueva York se pusieran por los cielos. En un mes su valor se triplicó, en un año volvió a doblarse y se dobló de nuevo durante los ocho meses siguientes. En vista de lo cual, los directivos decidieron dividir cada una en cinco participaciones para mantener precios asequibles en el mercado.

Incluso así se descubrió que la estimación de *Fortune* había quedado corta en cien millones de dólares.

En el artículo de *Fortune* se dijo también: «Desde el famoso Tagamet de Smith-Klein, salido en 1976 para combatir las úlceras, no se había visto un producto como el fenomenal Péptido 7.»

El éxito no se limitó al campo monetario.

Miles y miles de personas de mediana y avanzada edad tomaron la medicina, dos veces al día, y aseguraron sentirse mucho mejor, con memorias más seguras y mayor vitalidad. Si se les preguntaba qué entendían por «vitalidad», si se referían a mayor poder sexual, algunos contestaban que sí, otros sonreían y declaraban que aquello era un asunto privado.

Los expertos en fármacos dieron mucha importancia al factor de mejoramiento de la memoria. Personas olvidadizas se acordaban de todo desde que se pulverizaban la nariz, dos veces al día, con el Péptido 7. Se acordaban de los nombres de todo el mundo, de los números de teléfonos. Los esposos no se olvidaban ya de la fecha del cumpleaños de sus mujeres, ni de sus aniversarios de boda. Un señor de avanzada edad afirmó haberse aprendido de memoria, sin esfuerzo, todo el horario de los autobuses del barrio. Le hicieron una prueba, y resultó ser verdad. Los psicólogos hicieron sus pruebas y confirmaron el éxito.

Aunque considerado de menor importancia, su efecto contra la obesidad no tardó en convertirse en un hecho incontrovertible y de grandes ventajas. Los gordos, incluidos los más jóvenes, perdieron peso y cobraron salud. El efecto no tardó en ser aceptado por los médicos y Felding-Roth solicitó autorización, en los tres países, para que pudiera indicarse específicamente para ello. Nadie dudaba de que la autorización iba a ser concedida.

Muchos otros países se precipitaron a adquirir la licencia y la autorización para el Péptido 7.

Todavía era demasiado temprano para saber si el fármaco podía reducir la aparición del mal de Alzheimer. Se tardarían años en saberlo con seguridad, pero se tenían grandes esperanzas de que así fuera.

De lo que no cabía duda era de que el Péptido 7 se recetaba en exceso, como había sucedido en el pasado con otros medicamentos. La diferencia era que no producía efectos secundarios nocivos, incluso cuando se tomaba innecesariamente. No perjudicaba, y no producía adicción.

Una mujer de Texas escribió quejándose de que cada vez que lo tomaba, y luego copulaba, al cabo de un rato le venía dolor de cabeza. La carta fue debidamente enviada por Felding-Roth al correspondiente Departamento de Sanidad, que se encargó de investigar el asunto. Por fin se dejó correr al descubrir que la mujer autora de la carta tenía ochenta y dos años.

Un hombre de California demandó a la compañía aduciendo que por culpa del Péptido 7 tenía que renovar completamente su vestuario. Por lo visto había perdido tanto peso, que toda la ropa le venía grande. Ni decir tiene que la demanda fue rechazada.

No hubo quejas más serias que éstas.

Los médicos parecían entusiasmados. A sus pacientes recomendaban el Péptido 7 como medicamento sumamente beneficioso, seguro y uno de los mayores progresos de toda la historia de la medicina. Se recetaba en los hospitales. Los médicos de vida social nunca iban a una cena sin el bloc de las recetas en el bolsillo, porque sabían que seguramente alguna señora les pediría que les recetara el Péptido 7 y que si no la defraudaban seguramente iban a ser invitados a otra fiesta.

Respecto a la reacción de los médicos, Celia dijo a Andrew:

—Bueno, esta vez te has equivocado. A los médicos no les afectó el sensacionalismo del principio, parece que más bien fue al contrario.

—Sí, me equivoqué —reconoció Andrew— y supongo que me lo vas a recordar toda la vida. Pero me alegro de que haya sido así, amor mío. Me alegro por ti y por Martin.

La publicidad continuaba sin disminuir debido seguramente, pensó Celia, a que el medicamento estaba ayudando a hacer más feliz a mucha gente. En los periódicos salían frecuentes menciones del efecto beneficioso del fármaco, y en la televisión también se hablaba a menudo de ello.

Bill Ingram recordó a Celia:

—Una vez usted me dijo que ya llegaría el día en que el sensacionalismo de la televisión obraría a nuestro favor. Bien, parece que el día ha llegado.

Ingram había sido ascendido a vicepresidente de la ejecutiva hacía un año y sobre él recaía la gran responsabilidad que había tenido Celia con anterioridad. Actualmente la mayor preocupación de ésta era qué hacer con el dinero ganado, que no paraba de acumularse.

Seth Feingold ya se había retirado, pero continuaba funcionando como asesor financiero y de vez en cuando aparecía por las oficinas de la compañía. Al año y medio del lanzamiento del Péptido 7, urgió a Celia:

—Hace falta acelerar las decisiones sobre cómo gastar el dinero ganado, de lo contrario todo se irá en impuestos.

Una manera de utilizar el dinero era adquiriendo más compañías. Celia recomendó, y la junta aceptó, comprar la firma de Chicago que fabricaba los envases del Péptido 7. Luego se adquirió una empresa de Arizona que se especializaba en nuevos sistemas de suministro de fármacos. Se comenzaron a hacer negociaciones para adquirir una fábrica óptica, y se iban a destinar varios millones a la construcción de un nuevo centro de investigación en ingeniería genética. Se ampliaría el campo de las operaciones por el extranjero.

Se proyectó la construcción de un nuevo cuartel general de oficinas, porque el edificio de Boonton había quedado pequeño y varios departamentos habían tenido que instalarse en edificios aparte, algunos excesivamente alejados del central. La nueva estructura se edificaría en Morristown, y parte del nuevo complejo sería un hotel.

Se compró un *jet*, tipo Gulfstream III, para que lo usaran Celia e Ingram en sus frecuentes viajes por Norteamérica.

Seth sugirió a Celia acerca del dinero ganado:

—Parte de este dinero podrá destinarse a indemnizar a más niños víctimas de la Montayne.

—Me alegro de saberlo —dijo Celia.

Hacía tiempo que se había dado cuenta de que la suma destinada para ello, y que habían acordado juntamente con Childers Quentin, se estaba agotando.

—Nunca podré librarme del sentimiento de culpabilidad acerca de la Montayne —comentó Seth.

Lo cual sirvió para que Celia no olvidara que, a pesar de los grandes éxitos financieros y médicos del tipo del Péptido 7, la industria pasaba, a veces, también por momentos sombríos debido a importantes equivocaciones.

Ni que decir tiene que con todo eso Martin Peat-Smith estaba en el séptimo cielo. Ni en sus pasados momentos de mayor optimismo se había imaginado un éxito igual. Su nombre era conocido en todo el mundo, su persona admirada y respetada. Y muy solicitada. Le habían elegido miembro de la Royal Society, la institución científica más antigua de Inglaterra. Le pedían que pronunciara conferencias por todas partes. Se hablaba de concederle el Premio Nobel. De concederle un título nobiliario.

Martin consiguió, a pesar de todo, preservar su intimidad. Hizo cambiar su número de teléfono y sacarlo del listín. Nigel Bentley se encargó de protegerle de los visitantes que no fueran personas íntimas o realmente necesarias de ser recibidas.

Otro cambio fue que Yvonne decidió irse a vivir a Cambridge en lugar de en Harlow, con Martin.

El traslado se hizo sin roces ni dificultades. Como dijo ella, había resuelto hacer su vida, nada más. Últimamente, Martin había tenido que ausentarse con frecuencia, hasta el punto de que Yvonne se había encontrado sola en Harlow, a la vuelta de las clases en Cambridge. Martin comprendió los motivos de Yvonne y no se opuso a su decisión. Ella había esperado que él protestara, aunque sólo fuera por mero formalismo, pero al ver que no lo hacía, lo aceptó con calma, sin aparente decepción. Acordaron que continuarían viéndose de vez en cuando, y que serían amigos.

Sólo Yvonne supo, en el momento de partir, cuán triste y dividida se sintió por dentro. Se sobrepuso al recordar lo feliz que la hacía estar en el tercer curso de veterinaria.

Martin tuvo que ausentarse la semana inmediatamente después de la marcha de Yvonne. Cuando regresó a casa, la encontró fría y oscura. Hacía cinco años que no le ocurría aquello y no le gustó. Al cabo de otra semana le gustó todavía menos. Descubrió que se sentía solo y que echaba de menos la conversación y la presencia de Yvonne. Una noche, al acostarse, se le ocurrió decirse que era como si en su vida se hubiera apagado una luz.

El día siguiente, Celia le llamó de Nueva Jersey por un asunto de negocios. Al final de la conversación, ella comentó:

—Te noto deprimido. ¿Qué te pasa?

Entonces él, sin habérselo propuesto de antemano, le contó que Yvonne se había marchado.

—No lo entiendo —dijo Celia—. ¿Por qué la has dejado marchar?

—No era cuestión de dejarla o no. Es libre de decidir lo que quiera.

—¿Intentaste convencerla de que no lo hiciera?

—No.

—¿Por qué no?

—Porque no hubiera sido justo —repuso Martin—. Es su vida.

—Sí, de acuerdo —dijo Celia—. Y sin duda quiere más de lo que tú le ofreces. ¿No se te ha ocurrido darle algo más, como, por ejemplo, el matrimonio?

—La verdad es que se me ocurrió el día que se marchó. Pero no dije nada, porque hubiera hecho mal efecto...

—¡Dios nos asista! —exclamó Celia—. Oye, Martin: si pudiera te iba a dar una buena azotaina. ¿Cómo se puede ser tan tonto y descubrir el Péptido 7? ¿No ves que ella te quiere?

—¿Cómo lo sabes? —preguntó Martin con voz dubitativa.

—Porque soy mujer y porque he estado con ella, y en menos de cinco minutos me di cuenta.

Se produjo un silencio y luego Celia preguntó:

—¿Qué harás ahora?
—Si no es demasiado tarde..., le pediré que se case conmigo.
—¿Y cómo lo harás?
—Podría llamarla por teléfono, por ejemplo.
—Martin —observó Celia—, como superior tuya en la compañía, te ordeno que salgas del despacho en que te encuentras inmediatamente, cojas el coche y vayas a buscar a Yvonne, esté donde esté. Lo que hagas luego que la hayas encontrado, es asunto tuyo, pero te aconsejo que te arrodilles, si hace falta, y que le digas que la amas. La razón por la que te ordeno todo esto es porque dudo mucho que vuelvas a encontrar a una persona mejor, que te quiera más que ella. ¡Ah!, y podrías comprarle un ramo de flores. De flores, ¿entiendes? Me consta: una vez me enviaste un ramo precioso. ¿Te acuerdas?
Momentos después, el personal del instituto de Harlow quedó boquiabierto al ver al director pasar como una exhalación por el pasillo, correr hacia donde tenía el coche y arrancar disparado como si se le escapara el tren.

El regalo de boda de Celia y Andrew a Martin y a Yvonne fue una bandeja de plata grabada con unos versos de Francis Quarles, del poema *A una novia*, escrito en el siglo XVII:

Que todas las alegrías sean como el mes de mayo,
que todos los días sean como los de una boda,
que el dolor, la enfermedad y las preocupaciones
sean entes remotos para ti.

Y después hubo lo de la Hexina W.
Faltaba un año para que saliera al mercado.

CAPÍTULO XVIII

Las pruebas clínicas de la Hexina W produjeron unos pocos efectos secundarios en los enfermos que la habían tomado junto con otros medicamentos, en combinaciones que se esperaba posibilitaran la toma de determinados fármacos al eliminar los radicales libres. Llegaron informes de pacientes que habían sufrido náuseas, vómitos y algo de diarrea, mareo o subida de la presión sanguínea. Pero nada de esto era raro o motivo de alarma. No se produjo ningún caso grave, ni en gran proporción de enfermos. Era poco habitual que un fármaco no produjera efectos secundarios de vez en cuando en algunas personas. Lo del Péptido 7 había sido una excepción.
Las pruebas de la Hexina W exigieron dos años y medio de

esfuerzo y fueron hechas bajo la supervisión directa del doctor Vincent Lord. Lo que significó traspasar otras responsabilidades a sus subordinados, para tener él el tiempo necesario para su trabajo. No quiso arriesgarse a que el descuido de nadie pudiera estropear el progreso de su obra personal. Que nadie pudiera privarle de la gloria que como científico se merecía.

Lord había vivido con sentimientos encontrados el enorme éxito del Péptido 7. Por un lado sintió celos de Martin Peat-Smith, pero, por otro, Felding-Roth se había convertido en una empresa mucho más potente, y, por tanto, mejor equipada para producir otros productos que prometieran algo similar a lo del Péptido 7.

Los resultados obtenidos con la Hexina W hicieron muy feliz al doctor Lord. Incluso en lo que se denominaba la «fase III» de las pruebas, cuando el fármaco se administraba a enfermos graves, el resultado había sido bueno. El fármaco había sido administrado a más de seis mil personas, muchas de ellas internadas en hospitales; es decir, bajo control y en circunstancias idóneas para este tipo de prueba.

Seis mil personas era más de lo que habitualmente se necesitaba en la «fase III». El número se había decidido porque se quiso poner a prueba varias combinaciones con fármacos distintos.

Los aquejados de artrosis habían reaccionado muy bien, tal como se había esperado. Podían tomar la Hexina W combinada con otro enérgico antiinflamatorio que, anteriormente, no habían podido tomar por excesivamente arriesgado.

Para coordinar las pruebas se había tenido que contratar a más personas, tanto en el interior de la compañía, como en el exterior. Ahora ya estaba. Había sido un trabajo enorme, la recopilación de datos había sido gigantesca y Lord tuvo que revisar la mayoría antes de presentarlos al Departamento de Sanidad junto con la solicitud de autorización.

Lord hizo el trabajo con interés, por lo que incluso le resultó ameno, hasta topar con una serie de casos concretos que le dejaron perplejo.

Lord los releyó varias veces hasta que de perplejidad pasó a preocupación y luego a cólera.

Los informes en cuestión provenían de un tal doctor Yaminer que practicaba como médico en Phoenix, Arizona. Lord no conocía a Yaminer personalmente, pero su nombre le resultaba familiar y estaba enterado de varias circunstancias suyas.

Yaminer era internista, tenía un consultorio privado de bastante envergadura y puestos en dos hospitales. Como muchos de los otros médicos contratados por Felding-Roth, para el programa de pruebas de la Hexina W, tenía que administrar el fármaco a un grupo limitado de pacientes, un centenar. Para ello se requería el permiso de los pacientes, cosa habitualmente fácil de obtener.

Era lo normal en estos casos. Y no era la primera vez que Yaminer trabajaba para Felding-Roth.

Los médicos se aficionaban a este tipo de trabajo por dos razones. Porque era interesante desde el punto de vista científico y porque estaba bien remunerado.

El trabajo no era nada del otro mundo y cobraban entre quinientos y mil dólares por paciente, según la firma y el fármaco puesto a prueba. A cambio de las pruebas con la Hexina W, Yaminer había cobrado ochenta y cinco mil dólares. Los costos en que incurría el médico en estas pruebas eran insignificantes, por lo que les quedaba la suma casi neta.

Pero el sistema tenía una falla.

Dado que el trabajo estaba tan bien remunerado, unos cuantos médicos caían en la tentación de aceptar más trabajo del que podían hacer debidamente. Lo cual a veces conducía a inexactitudes en los datos y frecuentemente a su falsificación.

En una palabra: al fraude.

Lord estaba seguro de que el doctor Yaminer había falsificado los datos enviados de las pruebas de la Hexina W.

Había dos posibilidades: o bien el doctor Yaminer no había podido hacer las pruebas requeridas en los pacientes nombrados, o bien algunos, sino la mayoría, de los pacientes de la lista eran imaginarios. Se los había inventado, y se había inventado los «resultados».

Basándose en su experiencia pasada, Lord conjeturó que era esto último.

Pero ¿cómo lo sabía?

Por una razón: porque Yaminer había hecho la falsificación con prisas y sin cuidado. Lo que había llamado la atención de Lord, en primer lugar, había sido el parecido de la letra en que estaban redactados los informes de un paciente, supuestamente hechos en fechas distintas. Normalmente, había variaciones no sólo de letra, sino de pluma. Incluso en los casos de médicos que escribían siempre con bolígrafo, era muy raro que siempre lo hicieran con idéntica letra.

Pero eso en sí no bastaba para llegar a ninguna conclusión. Yaminer hubiera podido pasar todos los informes en limpio en un mismo día, cosa poco probable en personas con tanto trabajo como él. Y Lord decidió fijarse en si había otros detalles sospechosos.

No tardó en encontrarlos.

Una de las pruebas consistía en hacer un análisis de orina y medir su acidez o alcalinidad. Normalmente el pH de una persona variaba entre 5 y 8. Cada medida, tomada en días distintos, era un dato independiente de por sí, que habitualmente variaba; es decir, que si el martes era 4, lo más probable era que el miércoles fuera otra cifra. Dicho de otro modo, las probabilidades de que se obtenga la misma medida en cinco días consecutivos era de uno a cuatro. Es decir, mínimas.

Y sin embargo, en los informes de Yaminer el pH era el mismo cada día. Cosa muy poco probable, incluso con el mismo individuo. Y del todo imposible con quince pacientes, que era el número encontrado por Lord en el informe de Yaminer.

Para estar más seguro, Lord seleccionó otros quince nombres y revisó los datos sobre la sangre. De nuevo se repetían las mismas cifras con una regularidad poco natural.

No necesitó más. Cualquier entendido hubiera aceptado como falsos los datos de Yaminer. Y en este caso, la falsificación era un delito penalizado por el código legal.

Furioso, Lord maldijo al doctor Yaminer.

El informe de Yaminer, en su conjunto, dejaba muy bien la Hexina W. Pero en este caso no era necesario, porque el fármaco quedaba suficientemente bien en los otros informes que había leído Lord.

Lord sabía qué debía hacer.

Debía informar inmediatamente al Departamento de Sanidad y presentarle las pruebas. Después de lo cual Yaminer sería sujeto a una investigación en toda regla y denunciado. Ya había ocurrido con otros médicos, y algunos habían sido encarcelados. Si Yaminer era declarado culpable, seguramente también sería puesto en prisión y, quizá, perdería la licencia de médico.

Pero Lord también sabía otra cosa.

Si implicaba en todo esto a Sanidad, y se anularan los datos entregados por Yaminer, debería de repetirse todo el trabajo, lo cual exigiría un año entero. Todo el programa del lanzamiento de la Hexina W sería demorado.

Lord maldijo de nuevo a Yaminer por su estupidez y por el dilema en que le había puesto.

¿Qué hacer?

De haber sucedido con un fármaco del que tenían dudas, Lord no hubiera vacilado. Pensó él. Hubiera entregado a Yaminer a los lobos de Sanidad y se hubiera ofrecido como testigo en el subsiguiente proceso. Pero sobre la Hexina W no cabían dudas. Con el falso informe o sin él, era un medicamento de acción beneficiosa, que no podía causar perjuicios.

De modo que ¿por qué no hacer la vista gorda y dejar pasar el informe falso? Nadie de Sanidad iba a darse cuenta; la documentación era demasiado voluminosa para ello. E incluso si el informe de Yaminer era examinado por uno de Sanidad, era muy poco probable que detectara el engaño, como Lord, que poseía la agilidad mental lógica en este caso para fijarse en detalles tan pequeños.

De buena gana Lord hubiera suprimido el estudio, pero no podía. El nombre de Yaminer aparecía en la lista ya enviada a Sanidad.

Detestaba la idea de no hacer pagar a Yaminer, pero qué remedio.

De modo que..., bueno. Haría la vista gorda. Lord puso sus iniciales bajo el estudio de Yaminer y lo juntó a los ya examinados.

De lo que sí estaba seguro Lord era de que procuraría que Yaminer no volviera a trabajar para Felding-Roth. De Yaminer tenían una ficha en el departamento. La buscó y metió las hojas en que él mismo había tomado las notas del examen que podían servirle para demostrar el fraude. Si en el futuro las iba a necesitar, no le costaría encontrarlas.

Lord no se equivocó en su cálculo.

La solicitud de la autorización fue presentada a Sanidad y aprobada al cabo de poco tiempo.

Sin embargo, Vincent Lord pasó un pequeño susto. Al doctor Gideon Mace le habían nombrado director delegado del Centro Nacional de Drogas y de Biología que el Departamento de Sanidad tenía en Washington. Mace era una persona muy diferente de la de años anteriores. Ya no bebía, se había vuelto a casar y esta vez parecía que el matrimonio era estable, y en el trabajo se le respetaba. El mal trago de las sesiones del Senado no le habían perjudicado, al contrario: el ascenso había ocurrido poco después.

Lord se enteró, además, que Mace, aunque no estaba implicado directamente en ello, había demostrado un interés personal en la Hexina W. Por lo visto era el mismo interés que demostraba con todos los productos producidos por Felding-Roth. Parecía seguro que Mace continuaba resentido con la empresa y que buscaba un pretexto para vengarse.

Pero con la Hexina W no pasó nada y Lord se tranquilizó.

Como con el Péptido 7, se decidió que el mejor nombre comercial era el mismo del producto.

—Se pronuncia con facilidad y quedará bien impreso en el envase —indicó Celia.

Bill Ingram estuvo de acuerdo y añadió:

—Confiemos que nos traerá la misma buena suerte.

Con suerte o sin ella, la Hexina W fue un éxito inmediatamente. Los médicos, incluso los más prestigiosos profesores de hospitales, la describieron como un importante progreso médico que abría el paso a otros tratamientos para enfermos muy graves. En las revistas médicas se encomió el medicamento y a su creador, Vincent Lord.

Muchos médicos privados comenzaron a recetar la Hexina W, incluido el propio Andrew, el cual dijo a Celia:

—Tengo la impresión de que va a ser tan importante y decisivo como la Lotromicina en su tiempo.

La voz corrió entre los médicos, surgieron interesantes discusiones sobre el fármaco, los pacientes expresaron su agradecimiento por los beneficios aportados y las ventas experimentaron un fuerte incremento.

Otras compañías farmacéuticas, vencidos los escrúpulos del primer momento, comenzaron a usar la droga mezclándola con productos propios con el fin de reducir sus efectos secundarios. Había unas cuantas drogas que nunca se habían puesto a la venta debido a su peligrosidad, y ahora, gracias a la Hexina W, podían sacarse y volverlas a probar una vez hecha la mezcla.

Un caso era el del medicamento contra la artrosis, Arthrigo. El propietario de su patente era la firma Exeter & Stowe, laboratorios ubicados en Cleveland. Su presidente era Alexander W. Stowe, conocido de Celia. Stowe era un antiguo químico y había formado la compañía con un socio, de esto hacía diez años. La compañía continuaba siendo pequeña, pero tenía una merecida reputación como productora de productos de alta calidad para ser vendidos con receta médica.

Una vez concedida la autorización de Sanidad, Stowe se presentó en las oficinas de Felding-Roth. Era un hombre que ya había pasado de los cincuenta, de aspecto simpático, que llevaba siempre trajes sin planchar, iba despeinado y parecía distraído, aunque no lo fuera en la realidad. En la entrevista que tuvo con Celia y Vincent Lord dijo:

—Hemos obtenido autorización de Sanidad para mezclar la Hexina W con Arthrigo, experimentalmente, por supuesto. Los dos fármacos obran contra la artritis y estamos muy esperanzados. Os informaremos del resultado de las pruebas.

Eso fue a los seis meses de estar la Hexina W a la venta.

Unas semanas después, Celia y Andrew dieron una fiesta en su casa para celebrar el éxito de Lord. Asistieron Lisa y Bruce.

Celia se había dicho que había llegado la hora de hacer algo personal por Lord y para que quedara bien claro la estima en que tenía ella y la compañía a su trabajo. Y que las antiguas rencillas estaban olvidadas.

La fiesta fue un éxito. Lord apareció más tranquilo y alegre que de costumbre. Su cara alargada y flaca se puso roja más de una vez al oír las alabanzas que le prodigaban todos. No cesó de sonreír y conversó con todos los invitados: ejecutivos de Felding-Roth, ilustres ciudadanos de Morristown, gente de Nueva York, y también Martin Peat-Smith, que había venido expresamente para la fiesta, desde Inglaterra.

Esto último agradó y lisonjeó especialmente a Lord, sobre todo al oír el brindis que le dedicó Martin, a petición de Celia.

—La vida de un investigador científico —comenzó Martin— es arriesgada y aventurera. Se pasan años fatigosos, plagados de fracasos, largas horas de desesperación y de soledad. Sólo quien ha vivido esto puede apreciar los sufrimientos de Vincent Lord durante su trabajo para producir la Hexina W. Pero su genio y su paciencia lograron vencer los obstáculos, y hoy celebramos todos su triunfo. Celebración en que yo humildemente participo al brindar por el gran descubrimiento científico.

—¡Qué estilo! —comentó Lisa cuando se hubieron ido todos los invitados—. Si el éxito de la fiesta trasciende al exterior, me juego algo a que volverán a subir las acciones de la compañía.

Lisa tenía casi veintiséis años y hacía cuatro que había acabado los estudios. Ahora trabajaba como analista económica en una firma de banqueros de Wall Street. En otoño esperaba ingresar en la Escuela Mercantil de Wharton.

—Lo que tendrías que hacer —le sugirió Bruce— es aconsejar a tus clientes que adquieran acciones de Felding-Roth, el lunes, y luego, el martes, hacer correr la voz de que el doctor Peat-Smith, descubridor del Péptido 7, se ha mostrado optimista respecto a la Hexina W.

—Eso no sería ético —replicó Lisa—. ¿O es que a los editores les tiene sin cuidado la ética?

Bruce, en los dos años que hacía que se había licenciado en Williams, había trabajado para un editor neoyorkino que se dedicaba a los libros de texto. Él había trabajado en el sector de historia. Sus planes para el futuro eran ir a París, donde esperaba cursar estudios en La Sorbona.

—La ética nos preocupa más que a vosotros —observó Bruce—. Por eso los editores ganan menos dinero que los banqueros.

—Me gusta teneros en casa —dijo Celia— y ver que no habéis cambiado.

El puesto de presidente de una compañía que funcionaba bien no comportaba menos problemas de gerencia, descubrió Celia. A veces los problemas eran más numerosos que en los tiempos en que la compañía iba escasa de capital. Pero eran problemas diferentes. Y era verdad que la atmósfera que se respiraba era de un optimismo exuberante, que a Celia le subía fácilmente a la cabeza.

Después de la fiesta dada en honor de Lord, Celia pasó unos días muy ocupada con asuntos financieros y de organización que requirieron viajes. De aquí que pasaran tres meses antes de que volviera a hablar con Lord sobre el contrato de la licencia de Hexina W para Exeter & Stowe. Lord se había presentado en su despacho por otra razón y Celia le preguntó:

—¿Qué se sabe de las pruebas de Alex Stowe con la mezcla de Arthrigo y Hexina W?

—Las pruebas clínicas parecen ir bien. El conjunto es esperanzador.

—¿No ha habido informes adversos todavía? A mí no me han mandado ninguno.

—No, no se los he mandado porque carecen de importancia —señaló Lord—. Por lo menos no es nada que concierna directamente a la Hexina W.

Celia, acostumbrada como estaba últimamente a que todo fuera bien, no se fijó en el último rodeo de la contestación de Lord. Inmediatamente pasó a otra cosa. Más tarde lo recordaría acongojada y sentiría remordimientos por no haber prestado mayor atención.

Porque Lord, como era habitual en él desde hacía muchos años, más de los que Celia le conocía, no había dicho toda la verdad.

CAPÍTULO XIX

La verdad fue desvelándose poco a poco. Al principio como por casualidad, en pequeños detalles sintomáticos, y al reflexionar luego en ello, Celia tuvo la impresión de que el destino fatal había entrado de puntillas, cautelosamente y revestido de una vaina de metal común, de la que más tarde salió la flameante espada.

Todo comenzó con una llamada telefónica cuando Celia estaba ausente de su despacho. Al regresar, vio el recado: era de Alex Stowe, de los laboratorios Exeter & Stowe, que quería hablar con ella. Como no parecía urgente, Celia esperó a solucionar otras cuestiones antes de llamar.

Una hora después, pidió que le pusieran en comunicación con Stowe.

—Hola, Alex. Precisamente esta mañana pensaba en ti y en cómo iban las pruebas con Arthrigo y la Hexina W.

Se produjo un breve silencio y luego una voz sorprendida preguntó:

—Pero ¿no sabías que hemos anulado el contrato con vosotros, que no usaremos la Hexina W?

La sorprendida entonces fue ella.

—No, no sabía nada. Lo habrás encargado a otro y se habrá demorado en hacer la anulación.

—Lo hice yo personalmente —manifestó Stowe desconcertado—. Hablé personalmente con Vince Lord. Y hoy, al caer en la cuenta de que todavía no te había dicho nada personalmente a ti, te he querido llamar, por mera cortesía.

Irritida por no estar enterada de algo de que tenía que haber sido informada en el acto, Celia dijo:

—He de hablar con Vince. —Se interrumpió y preguntó—: ¿Por qué habéis anulado el contrato?

—Bueno... Verás: la verdad es que estas muertes por infección no nos hacen ninguna gracia. Dos han sido pacientes bajo nuestro control y, aunque no da la impresión de que ninguno de los dos fármacos sea la causa..., quedan muchas dudas por aclarar. No nos podemos fiar ni de Arthrigo ni de la Hexina W, de momento. Y especialmente al enterarnos de las otras muertes.

Celia estaba desconcertada. Un escalofrío le recorrió la espalda. De pronto tuvo la premonición de que aquello era sólo el principio de algo para lo que no estaba preparada.

—¿De qué muertes hablas?

Esta vez la pausa se alargó mucho más.

—Pero ¿no lo sabes?

Ella contestó con impaciencia:

—Alex, por favor, si lo supiera no te lo preguntaría.

—Nosotros sabemos de cuatro muertes, aunque desconocemos los detalles, salvo que todos estaban bajo el tratamiento de la Hexina W y perecieron por infecciones de diversos tipos. —Stowe se calló y luego prosiguió con voz mesurada—: Celia, perdona lo que te voy a decir, pero me huelo que necesitas una buena confrontación con el doctor Lord.

—Sí —asintió Celia—. Tienes razón.

—Vince sabe lo de las muertes, de todas ellas, porque he hablado yo con él. Y él tendrá más detalles para informar debidamente a los de Sanidad. —Un instante de vacilación—. Espero de verdad, por tu bien y por el de la compañía, que haya informado a Sanidad.

—Alex —dijo Celia—, hay un hueco importante en mi información y ahora mismo voy a remediarlo. Te agradezco mucho lo que me acabas de decir. De momento no veo razón para continuar esta conversación.

—Estoy de acuerdo —replicó Stowe—. Pero llámame si necesitas más información, o si te puedo ayudar en algo. ¡Ah! Me olvidé de decirte que la razón de mi llamada era comunicar que sentía mucho no poder colaborar con vosotros. Otra vez será.

Celia respondió automáticamente, con la mente ya en otro sitio:

—Gracias, Alex. Así lo espero.

Puso fin a la conversación apretando un botón. Iba a apretar otro para pedir comunicación con Vincent Lord, pero luego pensó que iría a verle personalmente. En el acto.

La primera noticia de la muerte de un paciente que tomaba Hexina W llegó a las oficinas de Felding-Roth a los dos meses del lanzamiento del fármaco. Había llegado a las manos, como era natural, del doctor Lord, el cual decidió que no tenía ni la más mínima importancia.

El informe provenía de un médico de Tampa, Florida. En él se decía que el paciente estaba bajo tratamiento a base de Hexina W y de otro fármaco y había muerto a causa de una fiebre y de una infección. Lord decidió que la muerte no estaba vinculada con la Hexina W y arrinconó el informe. Más tarde, aquel mismo día, en vez de archivarlo en el sitio de costumbre, lo metió en una carpeta que guardaba en un cajón cerrado con llave.

El segundo informe llegó dos semanas después. Provenía de un vendedor al detalle de la compañía y había sido enviado a raíz de una conversación con un médico de Southfield, Michigan.

Los informes sobre los efectos secundarios de los fármacos, incluidos los «adversos», llegaban a las compañías farmacéuticas de fuentes diversas. A veces de los hospitales, para los que este tipo de informe era parte de su rutina. Otras de farmacéuticos interesados y responsables que decidían informar de lo que habían oído. Y también de los propios vendedores de la compañía, siguiendo instrucciones de informar de todo lo que supieran, por trivial que pareciera.

En la compañía se guardaban los informes y cuatro veces al año se enviaban a Sanidad, según lo requería la ley.

No obstante, la ley requería que si se tenía información de reacciones serias, sobre todo con fármacos nuevos, debía enviarse el informe a Sanidad con el sello de «Urgente» y antes de que pasaran quince días desde el momento en que el informe llegara a la compañía. La norma era igualmente válida en el caso de que los expertos de la compañía no creyeran que las reacciones tuvieran nada que ver con el fármaco.

El informe del vendedor de Southfield, que leyó Lord, revelaba que el paciente había muerto de una infección del hígado mientras era tratado con la Hexina W y otro fármaco contra la artrosis. La causa de la muerte había sido corroborada por la autopsia.

Lord decidió de nuevo que la Hexina W no tenía nada que ver con la causa de la muerte, y guardó el informe en la misma carpeta donde estaba el primero.

Pasó un mes, llegaron dos informes más, por separado, pero al mismo tiempo. Con los detalles de las muertes de un hombre y de una mujer. Ambos habían sido medicados con Hexina W en combinación con otro fármaco. La mujer, de edad avanzada, había tenido una gran infección bacteriológica en el pie, el pie le había sido amputado, pero la infección se propagó al resto del cuerpo y murió. La infección había comenzado con un corte que se había hecho mientras estaba en su casa. La muerte del hombre había sido causada por una infección cerebral. El hombre no había gozado de mucha salud.

La reacción de Lord fue irritarse con los dos muertos. ¿Por qué diablos tenían que morir de dolencias particulares suyas, mientras estaban bajo tratamiento a base de Hexina W y cargar la responsabilidad a este medicamento, que no tenía ninguna culpa? Así y todo, los informes comenzaban a multiplicarse y a ser un engorro.

Lord era consciente de que no cumplía con la ley al no enviar los informes a Sanidad. Se daba cuenta de que se estaba creando una situación muy embarazosa.

Si enviaba los últimos informes a Sanidad, debía también enviar los primeros. Éstos los hubiera debido mandar hacía tiempo, porque el plazo de quince días requerido por la ley había pasado de sobra. Si los mandaba ponía en un apuro a la compañía, y a él mismo. No se sabía lo que podía pasar, principalmente teniendo en cuenta que el doctor Gideon Mace todavía debería de estar al acecho de sorprenderlos en falta. Lord guardó los dos últimos informes en la carpeta con los otros. Al fin y al cabo, se dijo, sólo él sabía el número de informes enviados. Los individuos que habían escrito cada informe no tenían por qué estar enterados de los otros.

Cuando llamó Alex Stowe para anular el contrato para utilizar la Hexina W, Lord tenía ya en su poder doce informes, y no le llegaba la camisa al cuerpo. Tembló al descubrir que Stowe se había enterado, no sabía Lord cómo, de otras cuatro muertes vinculadas con la Hexina W. Lord no le dijo a Stowe que eran doce muertes más las dos que sabía Stowe y de las que Lord todavía no iba enterado.

De modo que no había manera legal de ocultar que el número total de muertes de que Lord estaba enterado era de catorce.

El informe número quince llegó el mismo día que Celia habló con Stowe por teléfono. Lord comenzó a barruntar la causa de las defunciones, por lo menos de algunas de ellas.

Unos meses antes, hablando con Celia, había descrito el efecto de la Hexina W diciendo que, «al detener la producción de radicales libres, los leucocitos —es decir, las células de sangre blanca— no son atraídos al sitio del mal... Resultado: no hay inflamación... y desaparece el dolor».

Era la verdad.

Y de lo que se deducía, cada vez con mayor claridad, que la ausencia de los leucocitos era precisamente la causa de la infección.

Normalmente los leucocitos atacan todo cuerpo extraño que se introduce en el organismo; o sea matan las bacterias. Los leucocitos causan dolor, pero curan y previenen las infecciones. Al no estar en el sitio donde habitualmente acuden al aparecer las bacterias, éstas campan por las suyas y causan la infección. Y la muerte.

De modo que Vincent Lord estaba seguro, incluso antes de hacer las necesarias pruebas científicas, de que la Hexina W era la causa de las infecciones de los doce, o más, muertos.

Cayó entonces en la cuenta de que en las pruebas clínicas de la Hexina W habían cometido un fallo. La mayoría de los pacientes a los que se les había administrado experimentalmente el fármaco habían sido hospitalizados; es decir, habían estado en condiciones controladas, en las que es difícil que no se ataje a tiempo una infección. Todas las muertes de que él tenía constancia en su secreta carpeta habían ocurrido en casa, lejos de los hospitales, en circunstancias donde las bacterias habían tenido libertad de actuar...

Minutos antes de que apareciera Celia en su despacho, Lord llegó a una conclusión que hacía añicos sus sueños y reforzaba sus temores, y le ponía en una posición insostenible.

Cuando llegó Celia, Lord ya sabía que no había más remedio que retirar la Hexina W del mercado. Sabía también que iba a ser acusado de retener información que hubiera podido salvar unas cuantas vidas. Que lo iban a procesar y que probablemente acabaría siendo encarcelado.

De una manera extraña, su mente retrocedió veinte años..., al día en que había discutido con el decano de la Universidad de Illinois, porque él le había exigido que acelerase su promoción, exigencia que le había sido denegada.

Ya entonces había presentido que el decano sospechaba que en él, en Vincent Lord, había un grave defecto de carácter. «¿Tenía razón el decano?», se preguntó de pronto Lord.

Celia entró en el cuarto de Lord sin llamar a la puerta.

—¿Por qué no se me ha informado de la anulación de contrato de Exeter & Stowe? —preguntó Celia sin perder tiempo.

Lord, sobresaltado por la inesperada aparición, contestó azorado:

—Iba a decírselo. No he tenido tiempo.

—¿Cuánto hubiera tardado de no venir yo a preguntárselo? —Luego, sin esperar contestación—: Gente de fuera ha tenido que decirme que ha habido informes adversos sobre la Hexina W. ¿Por qué no me informó tampoco?

—Los he estado estudiando, comparando... —contestó mansamente Lord.

—Los quiero ver en seguida. Sáquelos —ordenó Celia.

A sabiendas de que ya no podía hacer nada para seguir ocultando la verdad, Lord sacó la llave y abrió el cajón donde guardaba la carpeta.

Al verlo, Celia recordó el día en que había ido a exigirle los informes «dudosos» sobre la Montayne, hacía siete años. Entonces, igual que ahora, Lord había sacado una llave del bolsillo y abierto un cajón. Y ella se había sorprendido de ver que los informes no habían sido archivados en el lugar debido, abierto a todos los del departamento.

La misma táctica de ocultamiento.

Celia se dijo amargamente que la experiencia pasada no le había servido de lección, y que ahora era demasiado tarde. Por culpa de eso, en la organización de la compañía había habido siempre una grieta peligrosa de la que ella, como presidenta, era responsable.

Doblemente responsable, porque también sabía que Lord tenía una tendencia a ocultar las malas noticias, a ocultar todo lo que no le agradaba, y ella no había tomado medidas para salvaguardar a la compañía.

Lord le entregó la abultada carpeta. Celia se asustó al verla tan llena. Y se horrorizó al leer lo que decían las hojas del interior. *Quince muertes*. Y todas las víctimas habían estado tomando la Hexina W.

Por fin hizo la inevitable pregunta:

—¿Se han enviado a Sanidad todos o algunos de los informes?

Los músculos del rostro de Lord se contrajeron al responder:

—No.

—¿Sabía naturalmente que la ley exige enviar los informes dentro de un plazo de quince días?

Lord asintió despacio, sin hablar.

—Hace unas semanas le pregunté si había habido informes adversos sobre la Hexina W y usted me contestó que no.

En un último y desesperado intento por salvarse, Lord aún respondió:

—Yo no le dije que no hubiera habido ninguno. Le dije exactamente que no era nada que concerniera a la Hexina W.

Celia se acordó. Sí, tales habían sido sus palabras. Había sido uno de los típicos rodeos de Lord, al que conocía desde hacía veintisiete años.

Conociéndole como le conocía, lo que ella hubiera debido haber hecho era reconocer la índole evasiva de su respuesta y seguir preguntando. Y así se hubieran ahorrado unas muertes, porque Sanidad hubiera tomado cartas en el asunto y hubiera advertido a los médicos y a las farmacias...

En cambio, se había dejado llevar por la euforia, ilusionar por la idea de que habían conseguido otro gran éxito... Primero el Péptido 7 y ahora la Hexina W... Había creído que ya nada podía ir mal. Pero se había equivocado, de resultas de lo cual se desmoronaba el mundo de Lord y el suyo.

Sin esperar respuesta razonable, preguntó:

—¿Por qué lo ha hecho?

—Yo creía en la Hexina W... —comenzó a decir Lord.

—Déjelo —dijo Celia con un ademán de la mano.

Metió las hojas en la carpeta.

—Me lo llevo. Haré que hoy mismo envíen copias a Sanidad, en un sobre con el membrete de urgente. Y llamaré luego yo personalmente para asegurarme de que los estudien debidamente.

Luego añadió con rostro sombrío, como hablando consigo misma:

—Me figuro que no tardarán en decirnos algo.

CAPÍTULO XX

El Departamento de Sanidad actuó con rapidez, gracias, seguramente, a la llamada personal de Celia y a su conversación con el representante del municipio. Se dio orden de retirar «temporalmente» la Hexina W, dejando en el aire la posibilidad de ser reintroducida más tarde. De todos modos, una cosa estaba clara: el soñado triunfo de la Hexina W se había ido al agua.

—Es una pena —dijo Alex Stowe en una conversación mantenida con Celia al poco tiempo—. Es un buen fármaco y un gran avance científico, independientemente del lío que por razones personales ha creado Vince. El problema es que en la sociedad actual todos sueñan con medicamentos que no hagan daño, y esto es imposible.

Celia había adquirido la costumbre de conversar regularmente con Stowe, al que había tomado mucha confianza desde el incidente de la Hexina W.

—Verás cómo volverá a aparecer la Hexina W —añadió él—. Tal vez con mayores medidas de seguridad, o después de ciertas mejoras. Pero lo de eliminar los radicales libres es algo absolutamente imprescindible. Hay muchos que trabajan en ello y verás que a cada año que pasa se escribirá y hablará más y más de ello. Y entonces tú, Celia, podrás presumir de que tu compañía ha sido la pionera.

—Gracias, Alex —dijo Celia—. En este momento, comentarios como éste son un consuelo para todos los de la compañía.

A pesar de la tristeza con que se efectuó la operación de la retirada, no hubo demoras innecesarias, en parte porque Celia no había esperado a la decisión de Sanidad para hacer imprimir las cartas de advertencia a los médicos. A las dos semanas, ya no podía encontrarse la Hexina W en el mercado. Celia había intentado que la retirada del fármaco no fuera obligada, sino sólo voluntaria, pero no había logrado convencer a los de Sanidad. Los abogados le habían aconsejado que no insistiera, sobre todo en vista de la situación de ilegalidad en que se encontraba Felding-Roth a causa de la inexcusable demora en mandar los informes.

Respecto a esta cuestión, no se dijo nada inmediatamente, pero al cabo de unas semanas fue mencionada en lo que se conocía como la «Hoja rosa», boletín farmacéutico que se publicaba semanalmente en Washington.

En él se decía:

«En cuanto al asunto de Felding-Roth y la Hexina W, el Departamento de Sanidad ha remitido al Departamento de Justicia la investigación sobre la supuesta infracción de la ley sobre informes adversos, aunque al parecer no se ha recomendado que el asunto sea traspasado a la competencia del Tribunal del Estado.»

—Por las noticias confidenciales que yo tengo —les comunicó por teléfono Childers Quentin a Celia y a Bill Ingram—, dentro del Departamento de Sanidad hay dos facciones.

A petición de Celia, Quentin había utilizado sus numerosos contactos en la capital para descubrir qué se pensaba en Sanidad sobre el asunto. El abogado llamaba regularmente desde Nueva York a Celia para tenerla al corriente de lo que sabía.

—Una facción es la del representante de la junta municipal, que no es partidario de llevar las cosas demasiado lejos, porque saben que eso del Tribunal del Estado puede tener repercusiones desagradables contra los mismos de Sanidad, a los que siempre se les puede inculpar de negligencia también. Además, el representante municipal quedó bien impresionado por la llamada personal de Celia y por su honestidad. Pero hay otra facción, que está encabezada por un funcionario influyente, que también es de la junta municipal. Es un tal Gideon Mace. Éste está decidido a apretar lo más posible. Tal vez le recuerde. Declaró como testigo en el Capitolio.

—Me acuerdo muy bien —dijo Celia—. Es el que está resentido contra la compañía, y yo no sé por qué.

—¿Se puede influir de alguna manera sobre los acontecimientos presentes y futuros del Departamento de Justicia? —preguntó Bill.

—Esperando sentados —contestó Quentin—. En Washington es posible ejercer todo tipo de influencias y hacer cambiar las cosas, pero no cuando conciernen al Tribunal del Estado.

De modo que no hubo más remedio que esperar, cosa que no resultó nada fácil.

Lo peor fue cuando una mañana se presentaron los oficiales de la justicia federal en las oficinas de Felding-Roth con una orden de registro. La orden venía firmada por el tribunal federal de Newark, el tribunal federal más próximo a Boonton.

La Hexina W había sido retirada a principios de octubre. A mediados de noviembre, el fiscal del estado del distrito de Nueva Jersey, actuando bajo intrucciones del Departamento de Justicia, había solicitado permiso a un magistrado federal para «registrar y apoderarse de todos los documentos que conciernen al producto farmacéutico conocido con el nombre de Hexina W».

Acción de la que la Felding-Roth no fue advertida, por lo que la orden de registro fue concedida sin que mediara ninguna defensa por su parte.

El registro fue un rudo golpe para Celia y otros de la compañía. Los funcionarios permanecieron varios días en las oficinas y se llevaron una docena de cajas de cartón llenas de documentos. Entre éstos había todas las fichas y hojas encontradas en los archivos del departamento de investigación y del despacho privado de Vincent Lord.

Lord intentó protestar ante la irrupción de los funcionarios en su cuarto, pero en vano.

Desde el día en que Celia había descubierto los informes escondidos por Lord, éste había evitado cruzarse con ella y con otros importantes ejecutivos de la compañía. Nadie dudaba de que los días de Lord en ella estaban contados, pero todos sabían que hasta que no quedara definitivamente resuelto y aclarado el asunto de la Hexina W, toda la compañía tenía que aparecer como un frente unido, en el que se incluía, necesariamente, a Lord. Lo del registro había sido una prueba de ello.

Mientras tanto, Celia hacía planes para reestructurar la organización de la investigación. Su intención era nombrar un presidente de la división, responsable general, y varios vicepresidentes que encabezarían secciones especializadas y que tendrían la obligación de informar periódicamente al presidente general. Entre las nuevas secciones pensaba crear una de ingeniería genética y ya sabía a quién probablemente iba a nombrar vicepresidente.

Durante el resto del año nada más se supo del asunto de la Hexina W. Poco antes de Navidad, Childers Quentin les informó:

—Oficialmente continúa la investigación, pero en Justicia están ocupados con otras cosas y lo de la Hexina W no es urgente.

La sensación era que cuanto más se demorara la investigación, en mejor posición quedaría la compañía.

De todos modos, Quentin les advirtió:

—Normalmente es así, pero no se fíen demasiado.

El nuevo año comenzó con una buena noticia. El rumor de que a Martin Peat-Smith iban a darle un título nobiliario se había convertido en realidad: su nombre había aparecido en la lista de honor de la reina. El *Times* de Londres informó que el título era el premio a su «excepcional servicio a la humanidad y a la ciencia».

La ceremonia de investidura oficial iba a celebrarse en el palacio de Buckingham, durante la primera semana de febrero. Celia, al saberlo, decidió asistir en compañía de Andrew y celebrar luego una fiesta privada para Martin e Yvonne.

Así fue como, a fines de enero, Celia y Andrew se encontraron en Londres, acompañados de Lilian Hawthorne, a quien Celia había persuadido para que fuera. Desde la muerte de Sam, su marido, Lilian se había acostumbrado a vivir sola y casi nunca viajaba. Pero Celia logró convencerla, haciéndole comprender que, en cierto modo, se lo debía a la memoria de Sam, el cual, al fin y al cabo, había sido el iniciador de todo.

Celia, Andrew y Lilian estaban en el hotel de moda de los turistas de lujo, en Fortyseven Park Street de Mayfair, donde, además de habitaciones, podían alquilarse apartamentos de lujo.

Lilian, a punto de cumplir los sesenta años, continuaba siendo muy atractiva, y durante la visita que los tres habían hecho al instituto de Harlow, la atracción de Rao Sastri hacia ella llamó la atención de todos. Rao Sastri, a pesar de la gran diferencia de edad, era veinte años más joven que Lilian, la invitó luego a un almuerzo a solas con él. A Celia la encantó saber que habían quedado en encontrarse en Londres la semana siguiente, y salir juntos de noche.

El lunes, dos días antes de la ceremonia palaciega, Celia tuvo una llamada telefónica desde Norteamérica. Era Bill Ingram, que la llamaba para informarle de lo que Childers Quentin acababa de decirle.

—Por lo visto en Washington la están armando muy gorda.

Le explicó que los protagonistas del lío eran el doctor Gideon Mace, funcionario de Sanidad, el senador Donahue y la Hexina W.

—Por lo visto Mace no quiso más demoras de Justicia y llevó todos los documentos de la Hexina W al senador Donahue. Éste los ha recibido como si de un regalo de Navidad se tratara. Dicen que al verlos soltó: «Es lo que esperaba.»

—Sí, ya me lo figuro —dijo Celia.

—Entonces Donahue llamó al fiscal general y le pidió que actuara. Según Quentin, Donahue llama al fiscal veinte veces al día.

—Bueno, son muchas noticias para una sola llamada. ¿Qué más? —dijo Celia con un suspiro.

—Bastante más, por desgracia. Para empezar es seguro que el asunto de la demora en enviar los informes adversos de la Hexina W va a ser visto por el Tribunal del Estado, y algo más que ha salido últimamente. El fiscal está seguro de que conseguirá presentar una querella y que le será aceptada.

—¿Contra quién?

—Contra Vince Lord, por supuesto, pero también contra usted, Celia. Aducirán que usted ha sido responsable de la demora de Vince. Donahue se ha empeñado en ello. Según Quentin, Donahue quiere su cabeza.

Celia sabía el motivo. Recordó las palabras del abogado después de las sesiones en el Senado. «Le ha hecho quedar como un payaso... En cuanto vislumbre la más mínima posibilidad de perjudicarla a usted o a Felding-Roth, no dude de que saltará y sacará las uñas.»

Luego se acordó de que Ingram había dicho otra cosa y preguntó:

—Bill, ha mencionado: «algo más que ha salido últimamente». ¿Qué es?

Esta vez fue Ingram el que suspiró:

—Es complicado, trataré de simplificarlo. Verá: cuando se enviaron los documentos y los resultados de las pruebas de la Hexina W junto a la solicitud de autorización, se mandaron los resultados enviados por un tal doctor Yaminer, de Phoenix. Resulta que el estudio de Yaminer es todo falso, es un fraude casi todo.

—Bueno, lo siento, pero ocurre a veces. Cuando se descubre un fraude así, se denuncia a Sanidad y santas pascuas —repuso Celia.

—Sí —asintió Ingram—. Pero lo que no se puede hacer es incluir los datos como buenos en la solicitud que se envía a Sanidad, después de haber descubierto que eran falsos.

—Por supuesto que no.

—Es lo que hizo Vince. Firmó con sus iniciales el informe de Yaminer y lo envió con los otros.

—¿Y cómo saben que Vince se dio cuenta...?

—A eso voy. Cuando se hizo el registro de los archivos, los funcionarios de justicia se llevaron un montón de papeles del despacho de Lord, entre ellos había unas notas en que queda demostrado que Vince se había dado cuenta del fraude de Yaminer antes de enviar el informe a Sanidad. El Departamento de Justicia tiene en sus manos estas notas y el informe de Yaminer.

Celia no dijo nada. ¿Qué podía decir? ¿Hasta dónde llegaría la infamia?

—Esto es todo, salvo...

—¿Salvo qué?

—Bueno, es acerca del doctor Mace. ¿Se acuerda de que usted comentó que no comprendía por qué era tan hostil a la compañía?

—Sí.

—Sospecho que Vince sabe por qué —explicó Bill—. Me lo huelo. Está muy asustado ante la perspectiva de enfrentarse con Mace.

Celia sopesó lo que acababa de oír. Entonces se acordó de la conversación que había tenido con Lord cuando ella le acusó de haber mentido al dar testimonio en el Senado. Lord había...

Celia dijo apresuradamente:

—Quiero hablar con él. Que venga a verme.

—¿Vince?

—Sí. Dígale que es una orden. Que tome el primer avión para Inglaterra y que me llame en cuanto llegue.

Se miraron a la cara. Celia y Vincent Lord.

Estaban en el salón del apartamento que los Jordan habían alquilado en Mayfair.

Lord tenía el aspecto cansado, parecía mayor de sesenta y un años. Había adelgazado y su rostro se contraía con mayor frecuencia que de costumbre.

Celia se acordó del incidente que había tenido con él hacía muchos años, cuando ella, desde su punto de ayudante de director de ventas, consultaba a menudo a Lord y le había propuesto llamarse por los nombres de pila. Y Lord había contestado desabridamente que no, que más valía que no olvidaran sus respectivos cargos.

«Bueno —se dijo Celia—: es lo que haré ahora.»

Con voz helada manifestó:

—No me propongo hablar sobre el lamentable episodio del doctor Yaminer. Sólo le diré, doctor Lord, que es una excelente oportunidad para que la compañía se disocie públicamente de usted, y deje que se defienda por su cuenta, y se costee los gastos de su bolsillo.

Lord çontestó con una luz triunfal en la mirada:

—No puede hacerlo porque la querella también va contra usted.

—Puedo decidir organizar la defensa para mí sola, sin meterme en lo suyo.

—Puede decidir... —Lord pareció desconcertarse.

—No me comprometo a nada. Pero por si acaso la compañía decide asistirle en su defensa, exijo saberlo todo.

—¿Todo?

—Hay algo del pasado que desconozco. Algo relacionado con el doctor Mace y de lo que usted está al corriente.

—Bueno, sí, hay algo —concedió Lord—. Pero no le gustará saberlo. Se arrepentirá de haberme forzado a decírselo.

—Desembuche, en el acto.

Y se lo contó.

Se lo contó todo, remontándose a los primeros conflictos con Gideon Mace, con su carácter mezquino, sus tácticas dilatorias con el Acompasón, fármaco absolutamente seguro e imprescindible para salvar vidas... Los intentos de descubrir por dónde sorprender al incómodo doctor, la entrevista en el bar de homosexuales con Tony Redmond, técnico de Sanidad. La compra de los documentos incriminatorios contra Mace que Redmond tenía en su poder. Su precio: dos mil dólares, la complicidad de Sam al entregarle el dinero y estar de acuerdo con él en guardar los documentos, en vez de entregarlos a una agencia legal para que demandara a Mace... La decisión, compartida por Sam, dos años más tarde, de utilizar los documentos para hacer chantaje a Mace y conseguir la autorización de la Montayne, a pesar de las dudas despertadas por el informe australiano. Las dudas honestas de Mace...

Llegó el fin. Celia lo sabía todo y, como había previsto Lord, deseó no haberse enterado. Pero era necesario, para saber a qué atenerse como presidenta de Felding-Roth.

Y entonces comprendió la desesperación de Sam, su suicidio... El extraño papel de Mace durante las sesiones en el Senado y su hostilidad contra Felding-Roth y sus productos.

Celia se dijo: «Yo de Mace también odiaría Felding-Roth.»

Y una vez conocida la triste y lamentable historia, ¿qué debía hacer? Su conciencia le decía que sólo podía hacer una cosa: informar a las autoridades. Hacer una exposición pública de la situación. Decir la verdad. Despejar el campo para que todos los implicados cargaran con las responsabilidades que les correspondían.

Y, sin embargo, ¿que resolvería? Lord y Mace saldrían malparados: cosa que le importaba un comino. Lo que sí le importaba era que la compañía sería arrastrada con ellos, deshonrada para siempre, y no sólo la compañía, sino todo el personal: empleados, ejecutivos, accionistas, los otros científicos. Sólo ella se salvaría del lodo.

Y después de tanto tiempo, no conseguiría cambiar nada revelando la verdad.

Decidió no obedecer el mandato de la conciencia. No revelar la verdad al público. Callarse como los demás, ser cómplice de su corrupción. ¡Qué remedio!

Lord lo sabía. Sus finos labios esbozaban una sonrisa.

Celia le despreció. Le odió como jamás había odiado en su vida.

Se había corrompido a sí mismo, había corrompido a Mace, a Sam, y ahora a ella.

Celia se levantó. Con voz emotiva, casi incoherente, gritó:

—¡Salga de aquí! ¡Váyase!

Lord desapareció.

Andrew regresó una hora más tarde de visitar un hospital.

Celia le dijo:

—Una cosa grave ha pasado y tengo que regresar inmediatamente después de la fiesta. Tomaré el avión pasado mañana. Puedes quedarte unos días más si quieres...

—Volveremos juntos —repuso Andrew. Y añadió—: Haré las reservas. Veo que tienes preocupaciones.

Al poco rato le informó que el Concorde del jueves iba lleno, pero había encontrado dos plazas de primera clase en un 747 de la British Airways. Llegarían a Nueva York, y luego a Morristown, el jueves por la tarde.

CAPÍTULO XXI

Yvonne no podía creerlo. ¿De veras estaba en el palacio de Buckingham? ¿Era realmente ella la que estaba sentada en la sala de baile, junto con otras esposas o parientes de quienes iban a ser condecorados por la reina? ¿Lo soñaba?

¡Como sueño era delicioso! Acompañado por la agradable música que tocaba la orquesta de la guardia real. En aquel momento tocaban aquello de *Una mañana temprano,* tonada saltarina y alegre.

No era un sueño, porque había ido acompañada de su querido Martin, quien en aquel momento esperaba en la antesala a que comenzara la ceremonia.

De pronto, silencio. La música paró. El director de la orquesta esperaba con la batuta al aire. Se dio la señal. Las puertas se abrieron y apareció la reina.

La reina, vestida de seda color turquesa, sonreía. Avanzó hacia el centro de la sala, seguida del lord chambelán y del ministro del Interior. Comenzó la ceremonia a la suave música de un vals de Strauss. No se perdió tiempo, la ceremonia se desarrolló a ritmo rápido.

Yvonne grabó todos los detalles en su fabulosa memoria.

Llegó el turno de Martin. Entró, avanzó tres pasos, hizo una reverencia..., se arrodilló en un reclinatorio..., con la rodilla derecha en el reclinatorio y el pie izquierdo en el suelo.

La reina cogió una espada de las manos de un gentilhombre y tocó ligeramente a Martin sobre ambos hombros. Martin se levantó... medio paso a la derecha, uno hacia adelante... De pie, con la cabeza inclinada, y la reina le colgó la cinta roja con la medalla de oro.

La reina intercambiaba unas palabras con cada uno de los condecorados. A Yvonne le pareció que con Martin se detenía un ratito más. Luego, tres pasos hacia atrás, de espaldas y una reverencia. Martin se fue.

Unos minutos después reapareció para sentarse al lado de Yvonne.

—¿Qué te ha dicho? —susurró ella.

—La reina está muy bien informada —fue la respuesta de Martin.

Yvonne estaba segura de que más tarde él se lo contaría todo.

La única decepción de Yvonne fue no ver al príncipe Charles y a la princesa de Gales. Ya le habían dicho que no asistirían a la ceremonia. Pero ella había esperado verlos. Bueno, ya los vería otro día, porque ahora con Martin, todo era posible.

Lo que le molestaba era tener que aceptar ser llamada «*my lady*» por la gente de Harlow y de Cambridge. Al portero del colegio de Lucy Cavendish se lo había prohibido, pero él no hacía caso. Bueno, ya se acostumbraría, pensó. Y sonrió al imaginarse a los granjeros llamando al veterinario que cuidaba de sus cerdos y de sus vacas lady Peat-Smith.

La fiesta que Celia y Andrew dieron en el hotel Dorchester, en honor de sir Martin y de lady Peat-Smith, fue un éxito. Comenzó a la hora del té y se alargó hasta la noche. Fueron más de cien invitados, entre ellos todo el personal de Harlow. Rao Sastri continuó intimando con Lilian y la pareja pareció pasárselo bien. Celia se había enterado de que Rao era un hombre libre, que nunca se había casado, según Martin.

Yvonne estaba muy guapa y radiante. Había adelgazado, gracias al Péptido 7, que finalmente Martin le había administrado.

Durante la fiesta, Celia dijo a Martin que quería hablar con él en privado antes de marchar a Estados Unidos, al día siguiente.

Era ya de noche cuando se reunieron Celia, Andrew, Martin e Yvonne en el hotel Fortyseven Park, a poca distancia del Dorchester.

—Martin —dijo Celia—, iré al grano porque estoy cansada. No sé si sabes que Felding-Roth inaugurará un nuevo departamento de ingeniería genética, en Nueva Jersey, cerca de las nuevas oficinas de Morristown.

—Me han llegado noticias de ello —indicó Martin—. Rumores de que todo va a ser de la mejor calidad.

—Lo que quería preguntarte es lo siguiente: ¿os importaría a Yvonne y a ti trasladaros a Nueva Jersey, y tú Martin ser el vicepresidente y el director de los nuevos laboratorios? Te prometo absoluta libertad en el trabajo. Lo dejaría todo a tu confianza.

Hubo un silencio y por fin Martin murmuró:

—Gracias por la oferta, Celia, pero no, definitivamente no.

—No tienes que contestar ahora —dijo Celia—. Háblalo con Yvonne.

—No, es inútil —insistió Martin—. El motivo es que estoy a punto de dejar el puesto de Harlow.

—¡No puede ser! —exclamó Celia—. ¿No me dirás que has aceptado trabajar para otra compañía?

—No, no te haría una cosa así. Lo que sucede es que regreso junto a un antiguo amor.

—Se refiere a la Universidad de Cambridge —aclaró Yvonne—. No a una mujer.

«A la universidad de donde le saqué yo», se dijo Celia.

La noticia la había cogido desprevenida, pero comprendió en seguida que esta vez sería inútil tratar de disuadirlo. En fin, trece años antes ella había vencido a la universidad, y ahora era la universidad quien vencía a Felding-Roth.

—¿Le nombrarán *Master* de algún colegio? —preguntó Andrew.

—No, para eso soy demasiado joven. Cuarenta y seis años en Cambridge es como ser un niño.

—¡Dios mío! —exclamó Celia—. Con la reputación que ya tienes, la fama internacional, los avances científicos. ¿Qué más exigen?

—Cambridge está muy avezada a este tipo de cosas —refirió Martin, sonriendo—. Yo trabajaré en algo llamado «Programa de la Nueva Generación».

Se refería a un plan financiado por el gobierno, en el que a él le habían nombrado ayudante de director de investigación de un campo muy nuevo en la ciencia. El salario no era excesivo, diez mil libras anuales, de momento. Pero los Peat-Smith contaban con el dinero que les proporcionaba el Péptido 7 y Martin pensaba usar parte de él para costear parte de su trabajo de investigación.

Unos meses antes se había llegado a un acuerdo, entre Martin y Felding-Roth, sobre el aspecto financiero del Péptido 7. El acuerdo había sido de la satisfacción de Celia y de la junta directiva.

Mediante la ley británica, según la ley de patentes de 1977, Martin hubiera podido exigir que un tribunal decretara la suma de dinero que, como compensación por el descubrimiento del Péptido 7, se merecía. Pero había preferido no recurrir a los tribunales y Felding-Roth tampoco. Se había acordado que la compañía depositaría un capital de dos millones de libras en las Bahamas y él recibiría una cantidad de dinero periódicamente. El capital había sido colocado con toda una serie de disposiciones, encaminadas a salvaguardarlo de la rapacidad del sistema de impuestos inglés. En palabras de Celia:

—Que no le quiten a Martin lo que con tanto trabajo ha ganado.

Celia reflexionó que gracias a lo que había ganado, precisamente, podía ahora volver a Cambridge. Pero también se dijo que seguramente hubiera vuelto de todos modos.

Como despedida Celia les dijo:

—Felding-Roth os va echar de menos. Espero que continuemos en contacto como amigos.

Antes de la partida de los Jordan a América, se dispuso otra componenda. Martin e Yvonne ya se habían ido, y Celia y Andrew se preparaban para acostarse, cuando llamaron a la puerta del apartamento. Era Lilian Hawthorne. Andrew adivinó que Lilian quería hablar a solas con Celia, por lo que desapareció.

—Te agradezco que me hayas persuadido a hacer este viaje —comenzó diciendo Lilian—. Habrás notado que me lo he pasado muy bien.

—Sí, y Rao también... —insinuó Celia.

—Rao y yo hemos descubierto que nos gustamos y que es posible que sea algo más serio. —La mujer vaciló—: Te parecerá ridículo, a mi edad...

—De ningún modo —se apresuró a asegurarle Celia—. Comenzaba a ser hora de que volvieras a disfrutar de la vida, Lilian, y si es con Rao Sastri, pues muy bien.

—Me alegro de que pienses eso, porque quería pedirte un favor.

—Haré lo que pueda para complacerte.

—A Rao le gustaría ir a América. Desde hace tiempo sueña con eso. A mí también me gustaría... Si pudieras darle trabajo en Felding-Roth...

La frase quedó cortada y Celia la terminó:

—... Os haría felices a los dos.

—Eso —asintió Lilian, sonriendo.

—Estoy segura de que habrá un puesto en el laboratorio de genética —dijo Celia—. Dile a Rao que yo se lo garantizo.

—Gracias, Celia —prorrumpió Lilian con la cara encendida—. Se alegrará de veras, era lo que esperaba. Es consciente de que carece de las dotes de líder, como Martin, pero es un buen investigador...

—Ya lo sé y por eso no me cuesta darle trabajo —prosiguió Celia—. Lo hubiera hecho de todos modos, Lilian, por ti, a cambio del gran favor que tú me hiciste hace muchos años. Éste no es nada comparado con aquél.

—¿Te refieres a aquella mañana que viniste a casa a pedirme que convenciera a Sam de que te diera trabajo como vendedora? —preguntó riendo Lilian.

Pero de pronto calló: el nombre de Sam le había evocado ciertos recuerdos.

Temprano, a la mañana siguiente, un coche condujo a Andrew y a Celia al aeropuerto de Heathrow.

EPÍLOGO

En el compartimento de primera clase ya se había retirado el servicio del almuerzo. Andrew volvió a su asiento después de una breve ausencia.

—Mientras estaba ahí dentro —indicó a Celia señalando los lavabos del avión— se me ha ocurrido que damos demasiadas cosas por descontadas. Cuando Lindbergh cruzó el atlántico volando, y de eso no hace tantos años, no podía moverse de su asiento y tenía que orinar dentro de un bote.

—Me alegro de que eso haya cambiado —observó riendo Celia—. ¿Y nada más? Presiento que ibas a filosofar en serio.

—Bueno, he estado pensando en tu trabajo y se me han ocurrido un par de cosillas que pueden ponerte de buen humor.

—Desembucha, que lo necesito.

—Las personas como tú, agobiadas por tantos problemas, os absorbéis tanto en lo que lleváis entre manos, que sólo veis los nubarrones, y os olvidáis de que también sale el arco iris.

—A ver, recuérdeme unos cuantos arco iris.

—Pues bien: cuando comenzamos a vivir juntos y me trajiste la Lotromicina. Todavía continúa siendo un fármaco seguro, sólido, que salva vidas humanas, imprescindible para los médicos. Ya no se habla de ella, porque ya no es noticia, pero sigue ahí. Ha habido muchos más desde los años cincuenta; en cierta manera ha sido un período de importantes cambios en la medicina, y gracias a ti, yo los he vivido de cerca.

»Hace años, después de la segunda guerra mundial, cuando comencé a trabajar, los médicos no podíamos hacer mucho más que asistir al paciente sentándonos a su lado y esperar. Había muchas enfermedades que no sabíamos cómo curar, no teníamos armas. Eso ha cambiado radicalmente. Ahora disponemos de un arsenal de medicamentos que curan. Gracias a tu industria.

—Eso es música celestial —rió Celia—. Continúa.

—Por ejemplo, la hipertensión —prosiguió Andrew—. Hace veinte años teníamos medios muy limitados para tratarla. A menudo no surtían efecto. Con frecuencia se moría la gente a causa de ella. Actualmente, hay cientos de medicamentos y todos son seguros. La frecuencia de un ataque de apoplejía se ha reducido en un cincuenta por ciento, y sigue disminuyendo. Gracias a los medicamentos, hay menos ataques cardiacos. Ya no hay tuberculosis, úlceras. La vida de los diabéticos ha mejorado considerablemente. Y es lo mismo en muchos otros campos de la medicina. Actualmente existen muchos medicamentos maravillosos. Yo los receto a diario.

—Nombra unos cuantos.

—Corgard, Procardia, Indocin, Orinase, Torazine, Tagamet, Lasix, Apresonil, Staidpace, Mandol, Prednisone, Levodopa, Cytoxan, Isoniazid, Péptido 7. ¿Más? —preguntó por fin Andrew.

—Ya basta. ¿Y con eso qué quieres decir? —preguntó Celia.

—Que el número de medicamentos de acción beneficiosa es mayor que el de medicamentos que han resultado ser nocivos. Por cada uno de los nocivos, como la Talidomida, Selacryn, Montayne, Oraflex, Bendectin, de los que tanto oyes hablar por televisión y por la radio, ha habido cien medicamentos estupendos. Y no son sólo las compañías farmacéuticas las que salen ganando. Somos todos, la gente, los que estamos sanos en vez de estar enfermos, vivos en vez de muertos. —Andrew hizo una pausa y añadió—: Si esto fuera un discurso, diría que lo que tu industria ha hecho, cariño, a pesar de sus defectos, es un gran bien a la humanidad.

—¡Ya basta! No continúes, porque lo estropearías. Me has animado —dijo riendo—. Voy a cerrar los ojos y a pensar.

A los diez minutos, Celia volvía a abrir los ojos y dijo:

—Andrew, querido, quiero decirte una cosa; a ti, que me has ayudado tanto y quien, en cierto modo, has sido mi confesor. Quiero decir que me siento culpable por lo sucedido con la Hexina W. Estoy segura de que obré mal. Si hubiera sido más dura, habría hecho las preguntas que hacía falta hacer, habría podido evitar unas cuentas muertes. Di por sentado cosas que por experiencia pasada no hubiera tenido que dejar pasar. El éxito y el poder se me subieron a la cabeza, estaba tan animada por lo del Péptido 7 que perdí lucidez con lo de la Hexina W. En parte es lo que le ocurrió a Sam con la Montayne, ahora lo comprendo.

—Espero que no digas todo esto en la sala del tribunal.

—Descuida, no soy tan tonta. Pero necesitaba confesar mi culpa a alguien.

—¿Qué pasará con Vincent Lord?

—He decidido que le costearemos la defensa, pero en cuanto al resto, allá él.

—A pesar de tu confesión y de tus argumentos, no seas excesivamente dura contigo misma. Eres tan humana como los demás. Y no hay nadie perfecto. Tú eres mejor que muchos.

—Sé que podría hacer las cosas mejor —reconoció Celia con su acostumbrada voz de persona práctica y decidida—. Por eso, porque lo sé, me apetece continuar. Tengo sólo cincuenta y tres años y todavía puedo hacer mucho en Felding-Roth.

—Así lo espero —repuso Andrew—. Como hasta ahora.

Callaron los dos; luego Andrew vio que Celia había cerrado de nuevo los ojos y dormía.

Celia no despertó hasta que el avión no comenzó a prepararse para el aterrizaje. Tocó el brazo de Andrew y él la miró.

—Gracias, amor mío —dijo Celia sonriendo—. Gracias por todo. Se me han ocurrido más cosas y he tomado una decisión. Pase lo que pase, venceré. Saldré adelante.

Andrew no dijo nada y le tomó la mano. No se la soltó durante la maniobra de aterrizaje en el aeropuerto de Nueva York.